ROSS EDGLEY

MAXIMUM FITNESS

Bibliografische Information der Deutschen Nationalbibliothek:
Die Deutsche Nationalbibliothek verzeichnet diese Publikation in der Deutschen Nationalbibliografie; detaillierte bibliografische Daten sind im Internet über http://d-nb.de abrufbar.

Für Fragen und Anregungen:
info@rivaverlag.de

Wichtiger Hinweis
Dieses Buch ist für Lernzwecke gedacht. Es stellt keinen Ersatz für eine individuelle medizinische Beratung, Ernährungs- und Fitnessberatung dar und sollte auch nicht als solcher benutzt werden. Wenn Sie medizinischen Rat einholen wollen, konsultieren Sie bitte einen qualifizierten Arzt. Der Verlag und der Autor haften für keine nachteiligen Auswirkungen, die in einem direkten oder indirekten Zusammenhang mit den Informationen stehen, die in diesem Buch enthalten sind.

1. Auflage 2019

Nymphenburger Straße 86
D-80636 München
Tel.: 089 651285-0
Fax: 089 652096

Die englische Originalausgabe erschien 2018 bei Sphere, an imprint of Little, Brown Book Group, unter dem Titel *The World's Fittest Book*.

Übersetzung: Ulrich Korn
Redaktion: Susanne Schleußer
Umschlaggestaltung: Marc-Torben Fischer
Umschlagabbildungen: Richard Hunter
Abbildungen Innenteil: Allthingsgym.com 244, 246; James Appleton 10, 30, 53, 64, 66, 68, 69, 70, 71, 132, 269, 271, 274, 296, 320; Chris Bailey 83, 105, 108, 109, 122, 123, 124, 192, 193, 194, 195, 239, 242; Anthony Barwell/BBC Photo Library 16; Rupert Bonington 136o; Tani Devaux 6–7; Harvey Gibson 32, 39, 43, 46, 54, 59, 95, 96, 107, 111, 120, 160, 186, 200, 216, 217, 228, 231, 233, 236, 255, 264, 283, 285, 287, 294, 295; Simon Howard 21, 26, 88, 90, 134, 136 (untere 3 Bilder), 151, 152, 161, 173, 177, 205, 206, 212, 254, 281; Richard Hunter 13, 93, 125, 165, 180, 183, 201; Annie Mayne 61, 155, 159, 174, 175, 176, 178, 179, 221, 223; Mike Poz 196; Phil Rowley Photography 22; Hester Sabery 98, 102, 103, 222; Hiroo Saso/BBC Photo Library 298; Tim Shieff/Bart Pronk 72, 75, 77, 78; Shutterstock 4, 14, 20, 33, 42, 76, 86, 97, 214, 236, 258, 268, 298or; Adam Wiseman 15, 19, 33, 34, 259, 299; Christie Wright 224
Illustrationen: Emil Dacanay, D.R. ink
Layout: Sian Rance, D.R. ink
Satz: Daniel Förster, Belgern
Druck: Firmengruppe APPL, aprinta Druck, Wemding
Printed in Germany

ISBN Print 978-3-7423-0784-2
ISBN E-Book (PDF) 978-3-74530-378-0
ISBN E-Book (EPUB, Mobi) 978-3-74530-379-7

Lerne von den fittesten Menschen der Welt und erreiche jedes sportliche Ziel in Rekordzeit

ROSS EDGLEY

MAXIMUM FITNESS

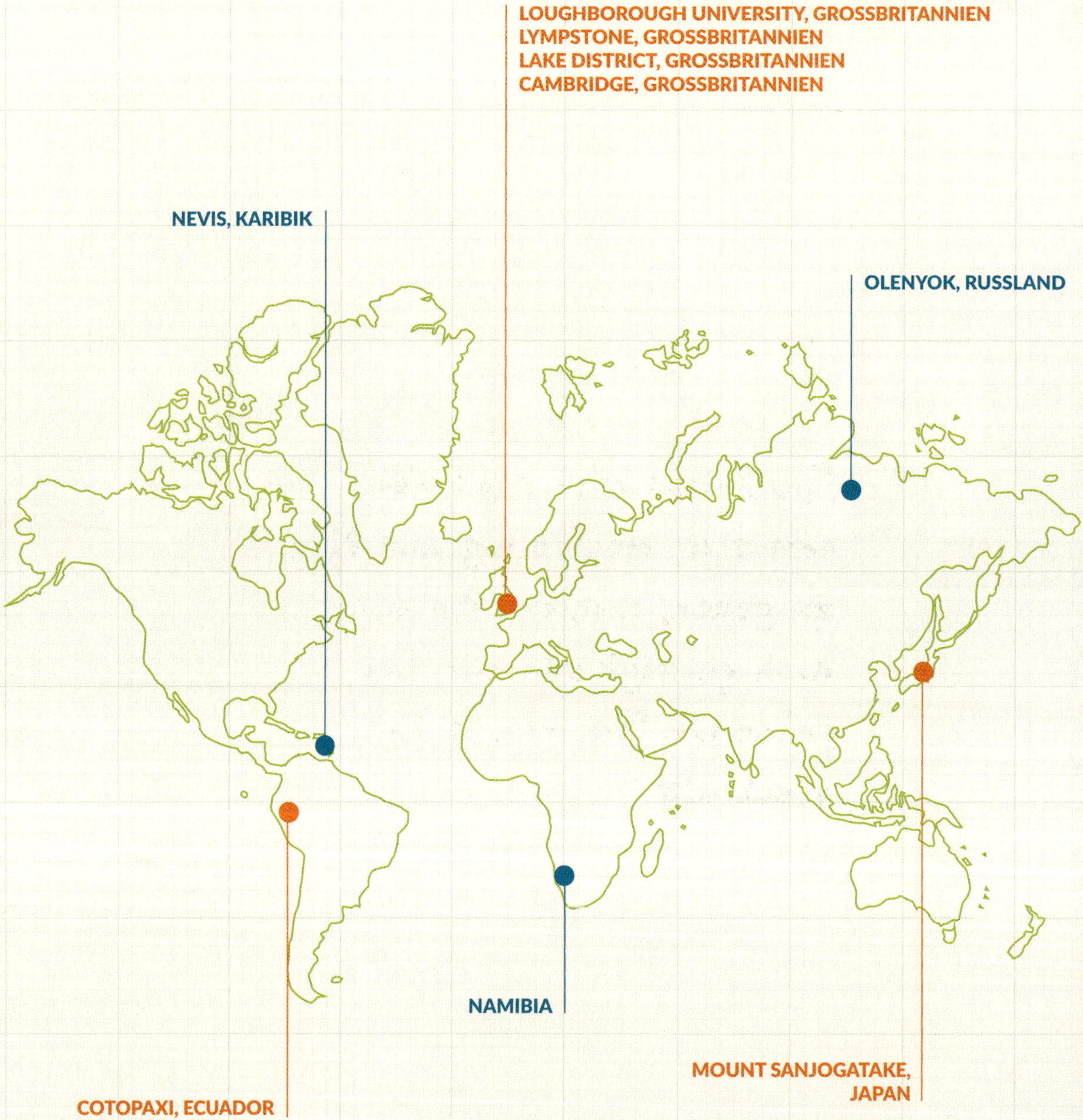
LOUGHBOROUGH UNIVERSITY, GROSSBRITANNIEN
LYMPSTONE, GROSSBRITANNIEN
LAKE DISTRICT, GROSSBRITANNIEN
CAMBRIDGE, GROSSBRITANNIEN
NEVIS, KARIBIK
OLENYOK, RUSSLAND
NAMIBIA
MOUNT SANJOGATAKE, JAPAN
COTOPAXI, ECUADOR

Ich danke meinen Eltern.
Sie haben mich nicht nur ermutigt, meinen eigenen Weg zu gehen, sondern ihn mir auch gezeigt und mir das passende Schuhwerk dafür geschenkt.

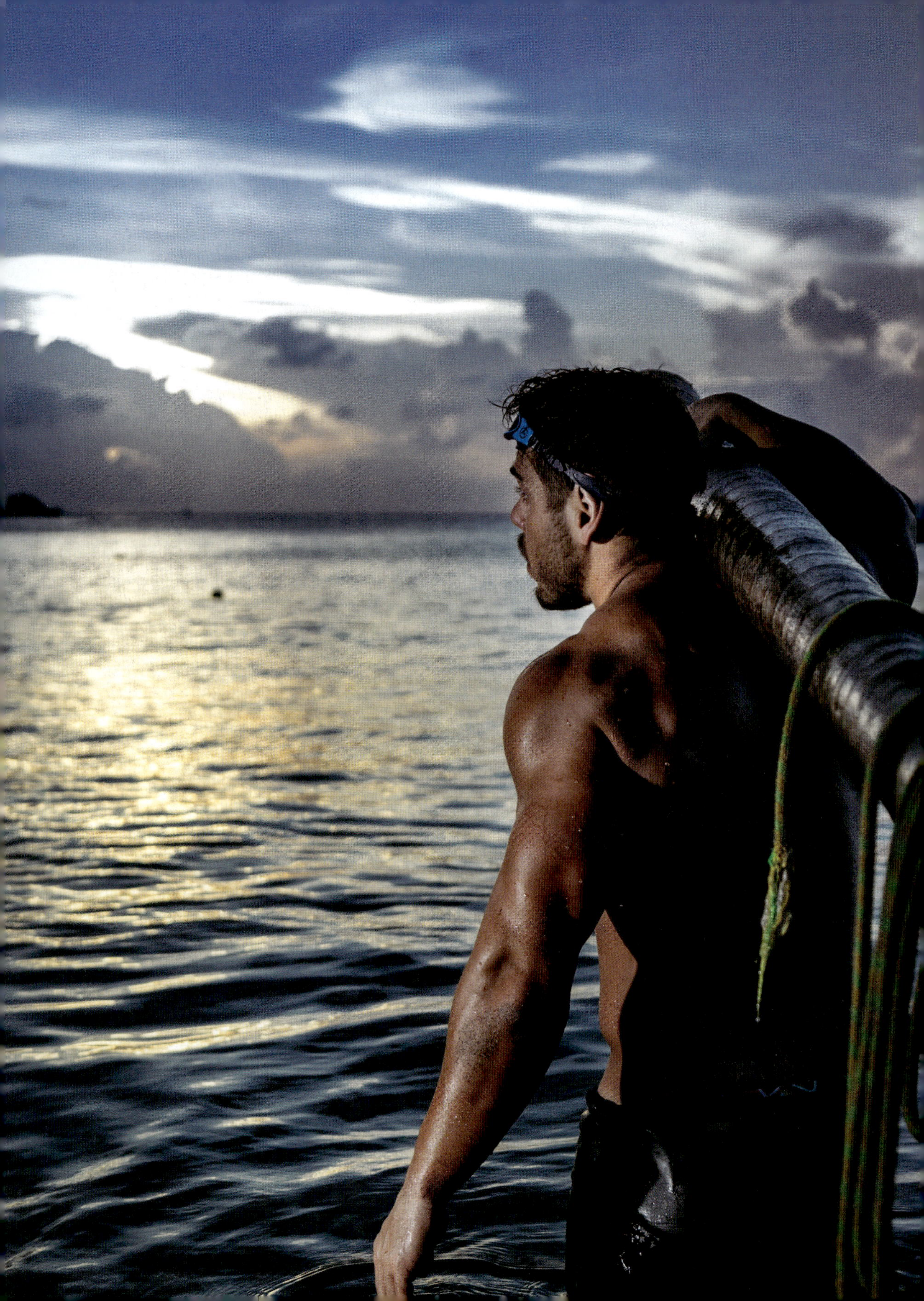

INHALT

VORWORT

DIES IST KEIN FITNESSBUCH

Dieses Buch ist anders als die meisten Bücher (und es bedarf dafür keinerlei Rechtfertigung). Es enthält keine Sofortlösungen, leere Versprechungen oder Wunderpillen. Du findest hier keinen Trainings- oder Ernährungsplan, den du blind zu befolgen hast. Vielmehr zeigen dir diese 320 Seiten, wie du Fett reduzierst sowie Kraft und mehr Ausdauer aufbaust, sodass du deine eigenen Fitnessmethoden entwickeln kannst.

Diese Vorgehensweise beruht auf den Erkenntnissen des amerikanischen Philosophen und Schriftstellers Ralph Waldo Emerson, der ein Verfechter der Selbstbestimmung war. Im 19. Jahrhundert hielt er in den USA über 1500 öffentliche Vorlesungen zum Thema Individualismus sowie über die Bedeutung der Unabhängigkeit und der Eigenverantwortung des Menschen. Auf die Art und Weise, wie er Millionen Menschen die Selbstbestimmung gelehrt hat, hat seine Denkweise auch den Inhalt dieses Buchs geprägt.

Denn 1841 schrieb er einen Essay mit dem passenden Titel »Vertraue dir selbst! Ein Aufruf zur Selbstständigkeit des Menschen«. In dieser Schrift plädiert er dafür, strikte und engstirnige **Methoden** zugunsten ganzheitlicher, beständiger **Prinzipien** zu verwerfen. Mein Lieblingszitat lautet:

> ***»Methoden mag es eine Million geben oder noch mehr, aber Prinzipien gibt es nur wenige. Wer Prinzipien begreift, kann mit Erfolg seine eigenen Methoden auswählen.«***
>
> RALPH WALDO EMERSON

Das ist vor allem für unsere Ernährung und unsere Fitness wichtig. Viel zu viele Menschen befolgen naiv irgendwelche »Methoden« in Form überteuerter Ernährungspläne und Trainingshandbücher, ohne tatsächlich die »Prinzipien« zu verstehen, die dahinterstecken. Aber dieses Buch wurde geschrieben, um all dies zu ändern.

MEHR ALS EIN BUCH – EINE LITERARISCHE REBELLION

Deswegen handelt es sich hierbei in mancherlei Hinsicht nicht nur um ein Buch. Es ist mehr als nur eine literarische Rebellion, die dich mit bestimmten Fähigkeiten ausstattet. Basierend auf der Arbeit des brasilianischen Pädagogen Paulo Freire und seinem Konzept der »Bewusstseinsbildung«[1] fördert dieses Buch eine kritische Denkweise, die uns zu einem tiefgründigeren Verständnis eines Themas befähigt – in diesem Fall die Themen Ernährung und Fitness –, sodass wir uns gegen Einschränkungen wehren können. Indem wir diese Philosophie verinnerlichen, hoffe ich, dass wir eine ganze Armee von Experten – nicht Mitläufer – aufstellen, denn du selbst kennst deinen Körper am allerbesten.

Du bist dein bester Personal Trainer.

Du bist dein bester Ernährungsberater.

Hör auf, irgendwelche Gurus zu vergöttern und anderenorts nach Antworten zu suchen.

»Niemand rettet uns, außer uns selbst. Niemand kann und niemand darf das. Wir müssen selbst den Weg gehen.«

BUDDHA

Bahne dir stattdessen **deinen eigenen Weg** und sorge dafür, dass du **mehrere Mittel zur Hand hast**. Dein bester Experte bist du selbst!

EINE ZEHNJÄHRIGE REISE ZU DEN FITTESTEN MENSCHEN DER WELT

»Ich bin kein Prophet. Meine Tätigkeit besteht darin, Fenster zu öffnen, wo es vorher nur Wände gab.«

MICHEL FOUCAULT

Dieses Buch wurde von einem Schmelztiegel genialer Köpfe erschaffen. Es verknüpft die Ideen und Konzepte einiger außergewöhnlicher Menschen, die neue Wege gingen und auf ihren jeweiligen Fachgebieten – ob nun Kraft, Geschwindigkeit, Ausdauer oder Ernährung – für Wirbel sorgten und die gängigen Erkenntnisse durcheinanderbrachten; von Olympiasiegern und Weltrekordhaltern bis hin zu abgeschieden lebenden Stämmen und berühmten Militärs. Lerne diese Menschen kennen und du wirst mehr über Fitness erfahren als 99,9 Prozent der Bevölkerung.

Dabei muss ich gestehen – und einräumen –, dass ich keiner dieser Fitness- und Ernährungsgenies bin. Als ich dieses Buch schrieb, saß ich oft ehrfürchtig vor diesen Menschen, mit weit aufgerissenen Augen und offenem Mund, und der Großteil ihres Wissens überstieg meinen Horizont. Meine Rolle besteht darin, von jedem Einzelnen zu lernen und das Gelernte zu leben.

Mit einem Notizblock in der einen und einem Proteinriegel in der anderen Hand zog ich durch die Welt wie ein eifrig schreibender Nomade, um ihre Lehren in diesem vielseitigsten und ganzheitlichsten Fitnesshandbuch, das je geschrieben wurde, zusammenzutragen. Einzig und allein damit du zum stärksten, schlankesten und schnellsten Exemplar deiner Selbst werden kannst.

WARUM UM DIE GANZE WELT?

Wissen sollte sich nicht nur aus dem Studium eines einzigen Spezialgebiets rekrutieren, sondern aus der Kombination vieler solcher Gebiete. Diese Idee wurde von Robert Greenes hervorragendem Buch *Perfekt! Der überlegene Weg zum Erfolg* inspiriert, das ich in willkürlich ausgewählten Auszügen während einer langen Bootfahrt auf dem Amazonas immer wieder zur Hand nahm. Es betont, wie wichtig es ist, die Werke anderer Künstler zu studieren, um eine bestimmte Aufgabenstellung zu meistern. Greene behauptet, dies sei ein wesentlicher Teil, um etwas beherrschen zu können, und verweist als Beispiel auf Mozart:

»Mozart äußerte nie eine bestimmte Auffassung zur Musik. Er nahm die verschiedenen Stile um sich herum auf und integrierte sie in seine eigene Stimme. Erst gegen Ende seiner Karriere lernte er die Musik von Johann Sebastian Bach kennen, die ganz anders war als seine eigene. Die meisten Künstler hätten diesen Angriff auf die eigenen Prinzipien abgelehnt. Doch Mozart öffnete sich diesen neuen Möglichkeiten. Fast ein Jahr studierte er Bachs Kontrapunkt und erweiterte so sein eigenes Repertoire. Danach klang seine Musik neu und überraschend.«[2]

Das ist der Grund, weshalb ich, inspiriert von Herrn Mozart, zehn Jahre lang durch die Welt streifte, um jene Männer und Frauen aufzuspüren, die sportlich am fittesten und in Sachen Ernährung auf dem neuesten Stand sind. Dieses Buch verdankt seine Entstehung ihren gesammelten Lehren und inspirierenden Geschichten.

Ross Edgley

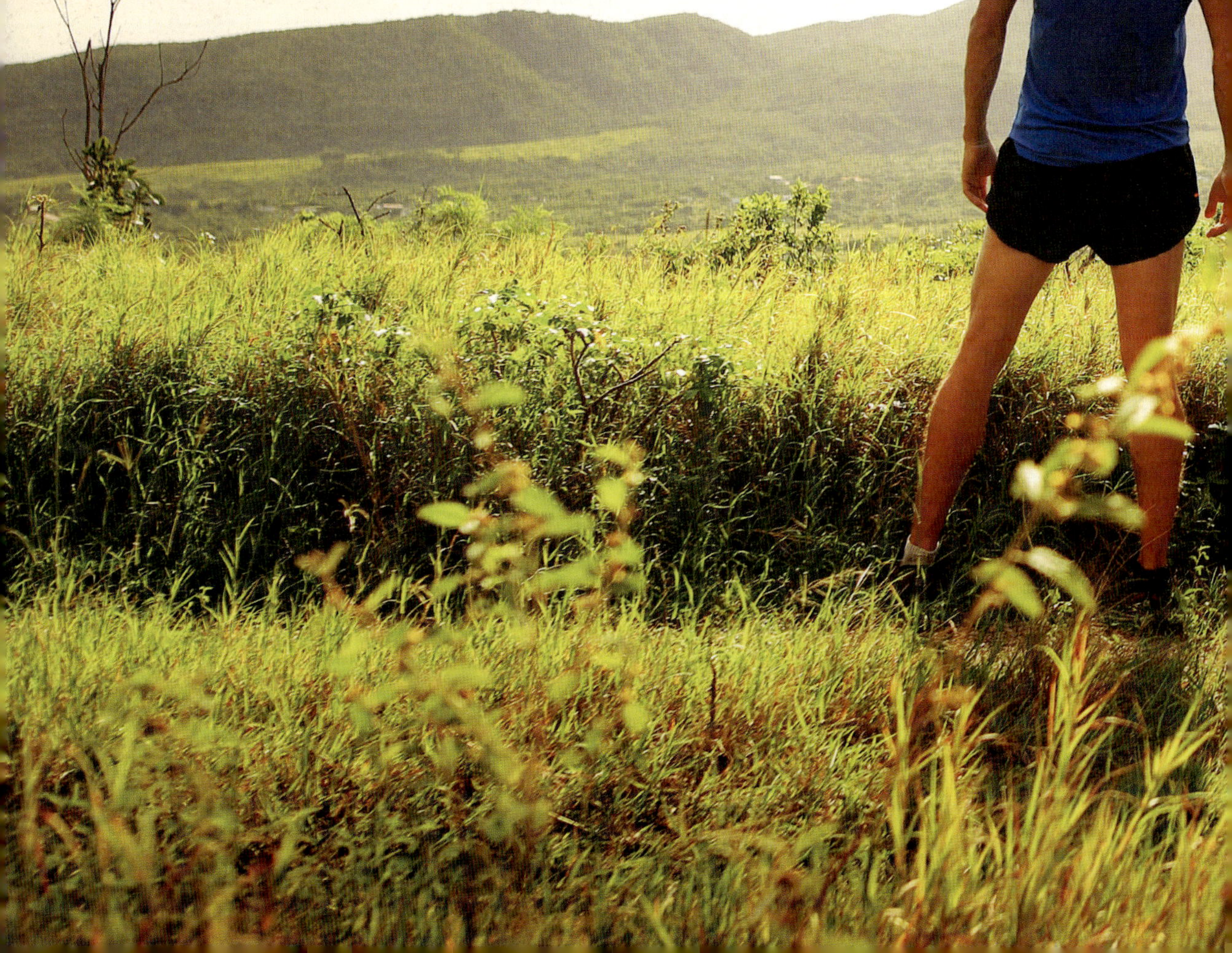

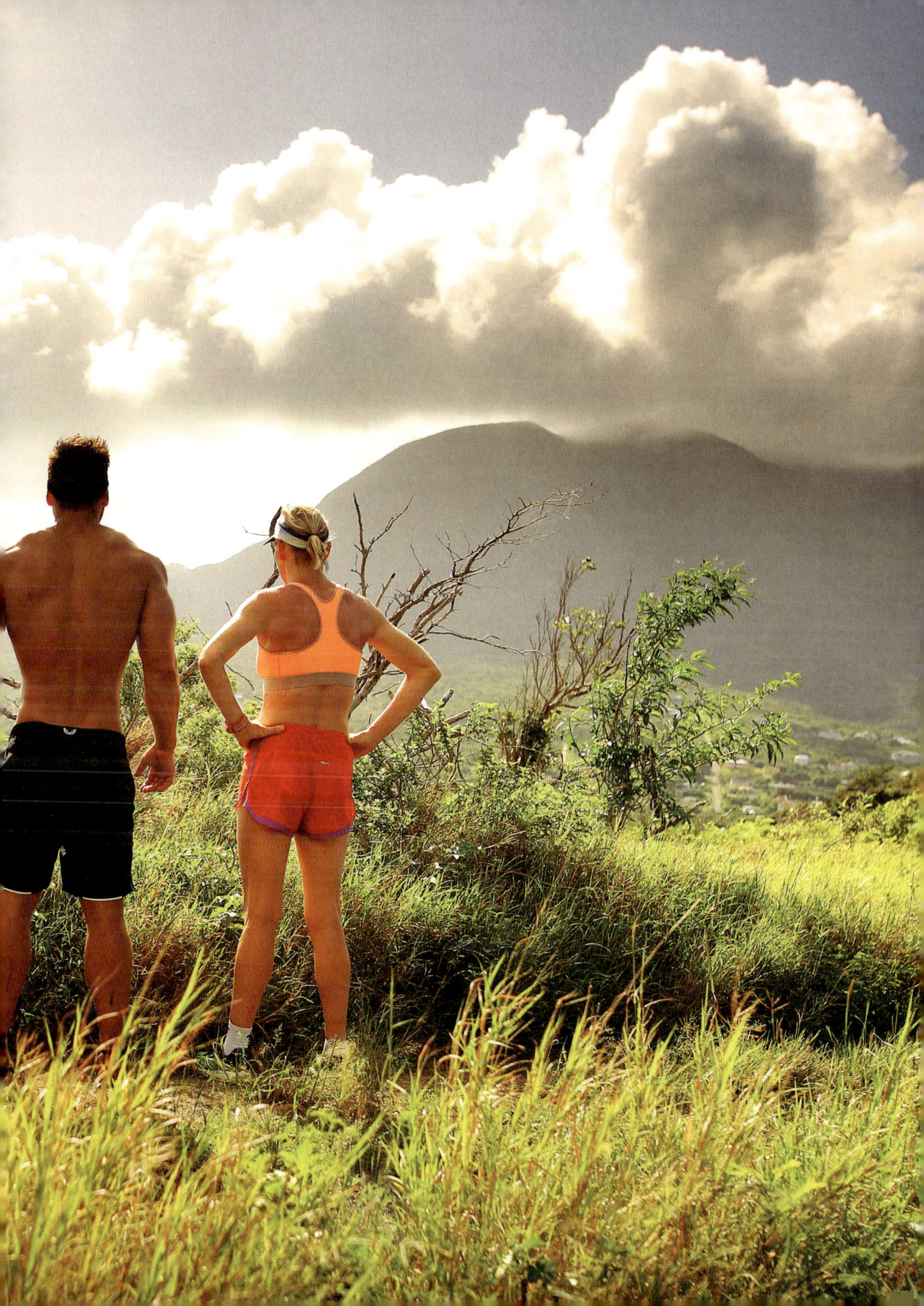

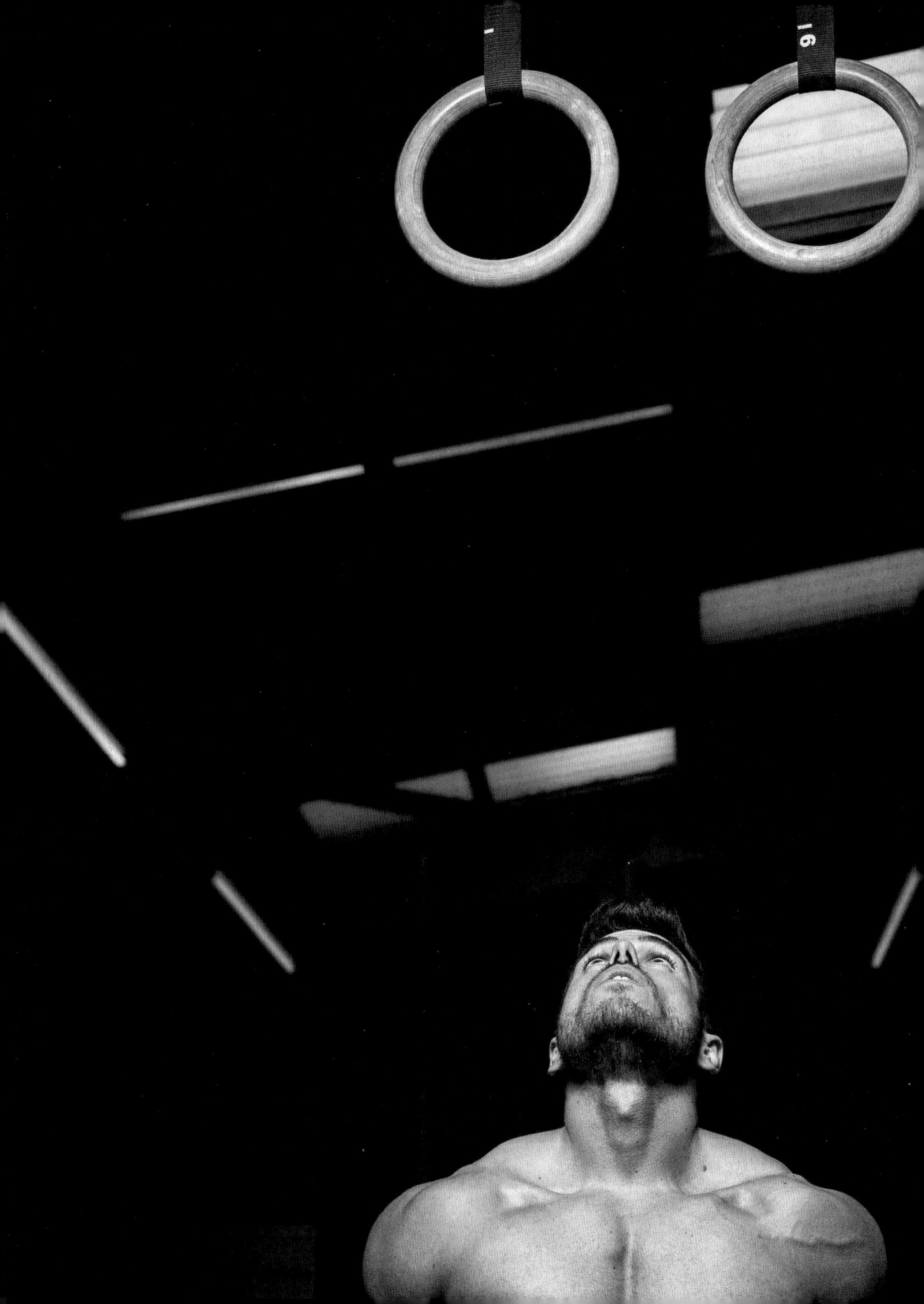

“WIR WERDEN VIELLEICHT NIE DIE GEHEIMNISSE DES MENSCHLICHEN KÖRPERS GANZ VERSTEHEN, ES ABER EIN LEBEN LANG ZU VERSUCHEN, IST SCHON DER MÜHE WERT.”

ROSS EDGLEY

TEIL I:
MEINE ANFÄNGE

DER BEGINN DES BUCHES | Anden, Ecuador (2008)

PACK DEN STIER BEI DEN HÖRNERN!

11. März 2008: Ich sitze in einem voll besetzen Flugzeug, das irgendwo über Südamerika fliegt.

Mein Körper oszilliert zwischen einer seltsamen Mischung aus Jetlag und Adrenalinzufuhr und mein letzter Schlaf ist Ewigkeiten her. Anstelle von Ruhe und Erholung treten Süßigkeiten und Koffein, während ich mich auf die nächste Aufgabe vorbereite.

Mein Universitätsabschluss ist jetzt ein Jahr her. Die meisten meiner Freunde waren direkt nach dem Verlassen der Loughborough University's School of Sport and Exercise Science vom English Institute of Sport angeworben worden. Sie besetzten wichtige Positionen als Trainer, Mediziner und Ernährungsberaterund würden später den kometenhaften Erfolg des britischen Sports bei den Olympischen Spielen 2012 in London einfädeln. Für mich hatte das Leben jedoch etwas anderes vorgesehen.

Ausgerüstet mit Stift, Papier und einem Rucksack voller Proteinshakes war ich zu diesem eigenartigen Hybridmenschen mutiert – zu einem »Reiseschriftstellersportler«. Ich hatte mir den Ruf erworben, selbst die bizarrsten Aufträge anzunehmen. Also war ich ein Jahr um die Welt geflogen, gefahren und gesegelt und hatte die entlegensten und lebensfeindlichsten Orte aufgesucht. Das war alles andere als konventionell gewesen, aber auch fern jeder Langeweile.

Während ich von Männern und Frauen lernte, die die Grenzen des Menschenmöglichen jeden Tag ein wenig überschritten, erlebte ich von ringenden Haien auf den Bahamas bis zu giftigen Kobras in Bangladesch fast alles. Dagegen nahm sich ein normaler Extremurlaub aus wie ein Ausflug ins Disneyland.

Ich könnte behaupten, dass ich mich auf eine Sinnfindung begeben wollte. Um aber ganz ehrlich zu sein, lag es eher an meiner totalen Aversion gegen Langeweile, an meiner kindlichen Neugier und daran, nicht Nein sagen zu können. Um Augustinus von Hippo, den lateinischen Kirchenlehrer der Spätantike, zu zitieren:

> ***»Die Welt ist ein Buch. Wer nie reist, sieht nur eine Seite davon.«***
>
> AUGUSTINUS VON HIPPO

Jetzt befand ich mich also auf einem weiteren Langstreckenflug und las noch einige Seiten. Ich war auf dem Weg nach Ecuador in der Hoffnung, dass eine gefeierte Gruppe von Berg-Cowboys, bekannt als *Chagras*, mich akzeptieren würde, während sie sich auf das diesjährige Rodeo vorbereiteten.

Auf dem Programm standen Ringen, Lassowerfen und das Brandmarken wilder Stiere; stundenlanges Herumreiten auf einem Pferd, bis der Hintern schmerzt. Das alles müsste ich überleben, jedenfalls für 14 Stunden am Tag in einer Höhe von 4000 Metern über dem Meeresspiegel, nur mit Suppe und Alkohol, ohne irgendetwas, das auch nur entfernt einem Ruhetag ähnelte.

War ich aufgeregt? Ja.

War ich nervös? Ja.

War ich überfordert? Absolut!

Hier jedoch, kilometerweit entfernt von jedem Laufband oder jeder Hantel, auf den matschigen Feldern dieser Hazienda, würde ich eine meiner wertvollsten Fitnesslektionen lernen: Um etwas wirklich zu verstehen, muss man es leben.

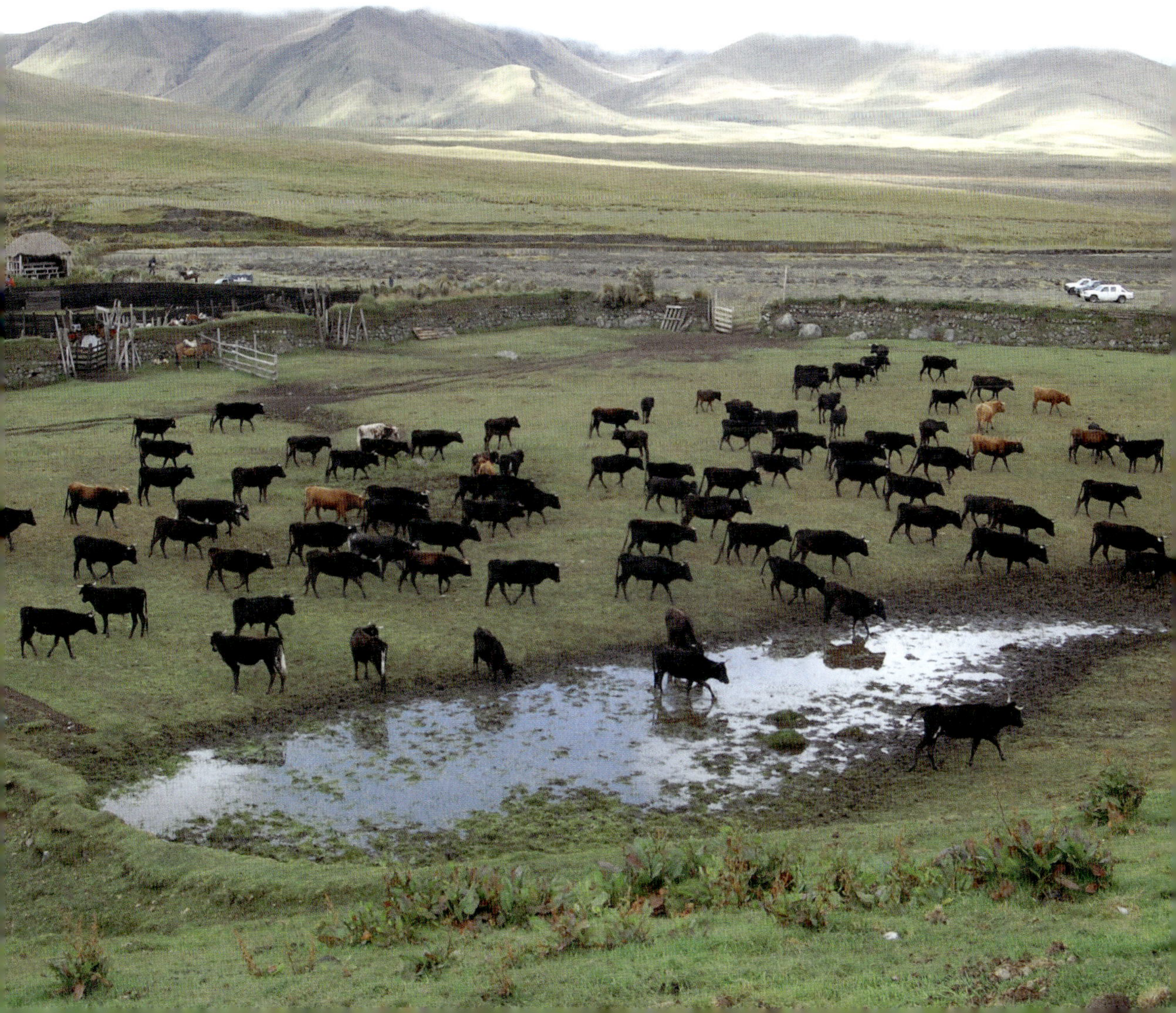

»HALT STILL!«

Zwei lange Stunden waren verstrichen und der Stier brach zusammen. Das Seil um seine Hörner war straff gespannt. Mein Knie drückte fest auf seinen Nacken. Doch der Kampf war noch lange nicht vorbei, da bei einem ecuadorianischen Rodeo die Kavallerie nie zu weit weg ist. Zu meinem Leidwesen bestand diese Kavallerie aus dem größeren und noch wütenderen Bruder des Stiers.

Sein Gewicht betrug gut 900 Kilo, er war pechschwarz, schnaubte vor Wut und war durch und durch ungezähmt. Die Kampfwunden in seinem Gesicht verrieten, dass schon viele versucht hatten, ihn zu bändigen. Aber wie sein brandmalfreies Fell zeigte, hatte bisher niemand Erfolg gehabt. Stelle dir jetzt noch zwei entstellte, gezackte Hörner vor, die ständig in meine Richtung zeigten, dann hast du das perfekte Gesamtbild seiner bedrohlichen Aura vor deinem geistigen Auge.

Aber es wird noch schlimmer. Ich sage nur: »Cotopaxi.«

In den Anden auf über 5000 Metern über dem Meeresspiegel gelegen gehört der Cotopaxi und der gleichnamige Nationalpark – der Name passt hervorragend – zur Allee der Vulkane, einer Kette aktiver Vulkane: ein Ort, an dem die Höhenkrankheit auf die Lunge drückt und die Muskeln quält, und die Gefahr eines Vulkanausbruchs allgegenwärtig ist.

Soweit zur Aufzählung möglicher Gefahren. Ganz oben auf der Liste stand allerdings immer noch der zuvor erwähnte Stier, der mich jetzt zu umkreisen begann und mir seine Absicht eindeutig klarmachte. Die Medizin in meiner Hand, die ich seinem kleineren Bruder zu verabreichen versuchte, interessierte ihn nicht die Bohne. Er hatte nur ein Ziel vor Augen: meine zusammengekniffenen Pobacken.

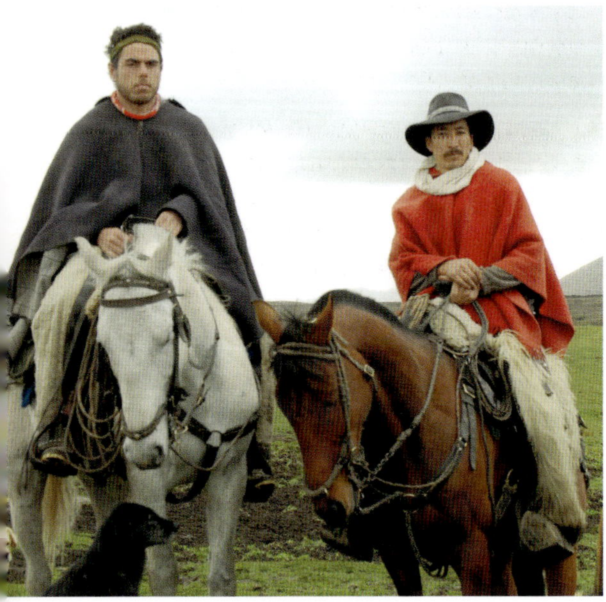

Ich und Haraldo, etwas verkatert von den Rodeo-Feierlichkeiten in der Nacht zuvor

Da stand ich also. Unfähig, meine Position irgendwie zu ändern. Der festgehaltene Bulle witterte die Freiheit und machte sich bereit für die zweite Runde. Hilfesuchend schaute ich zu meinem Mentor. Sein Name war Haraldo.

Der Häuptling der Chagras war 1,70 Meter groß mit lederartige Haut und stolzer Träger des dicksten und imposantesten Schnurrbarts, den ich je gesehen habe – als wäre er einem Hollywoodfilm entsprungen. Schon lange bevor ich überhaupt das Licht der Welt erblickte, fing er Stiere mit dem Lasso ein. Das erklärte wohl auch, weshalb er inmitten des Chaos lässig auf dem Zaun der Hazienda saß – jenseits der Gefahrenzone und langsam eine Zigarette drehend – und mir den folgenden Rat gab: »Halt still! Greift er aber an, dann bewege dich.«

Nicht gerade der beste Plan, den ich mir erhofft hatte. Aber noch einmal: Das ist Südamerikas Wilder Westen. Hier gibt es keine Regeln. Wenn dich ein Stier verfolgt, dann sei schnell. Erwischt dich ein Stier, sei stark. Aber über allem steht: Wenn die Luft so dünn ist wie hier, dann sei vor allem fit. Also im Grunde flink, kräftig und im weitesten Sinne des Wortes: einfach nur fit!

Es war abzusehen: Der Stier griff mich an.

Ich begann zu laufen…

Haraldo lachte… Sehr!

Der Augenblick, in dem ich mit dem Kopf voraus und meinen Hintern festhaltend über den zwei Meter hohen Zaun sprang, ist nun auf ewig Teil der Folklore in der ecuadorianischen Bergwelt. Denn in Ermangelung von Fernsehern und Büchern sind die Geschichten der Chagras immens wichtig. Und die Geschichte von dem verängstigten und durch die Luft fliegenden Sportabsolventen war eigentlich pulitzerpreisverdächtig. Dabei ist es überflüssig zu erwähnen, dass ich zwar physisch unversehrt ins Lager zurückkehrte, gleichwohl mein Ego aber mächtig angeschlagen war.

Was sich als unnötig herausstellte. Um elf Uhr abends klopfte es an der Tür der heruntergekommenen Gartenhütte, die ich mein Zuhause nannte. Es war Haraldo. Es schien, als hätte ich mir mit meinen Rodeo-Eskapaden ein 300-Gramm-Steak verdient sowie einen Platz am Feuer mit einigen der angesehensten Chagras in ganz Cotopaxi. Gerne nahm ich das Angebot an.

Denn ich liebe Steaks, und die aus Ecuador gehören mit zu den besten in ganz Südamerika. Mir was allerdings ebenso klar: Auch nur halbwegs akzeptiert zu werden, obwohl ich beim Rodeo weniger erfolgreich gewesen war, bedeutete eine große Ehre. Also schnappte ich mir meinen Poncho und machte mich auf den Weg zu dieser Art »Cowboy Gentlemen's Club«. Und dessen Feierlichkeiten – das sollte ich schnell lernen – waren gefährlicher als der Stier.

Zusammen mit Steak, Kartoffeln und offenem Feuer wurde in großen Mengen ein spezielles selbst gebrautes, 70-prozentiges alkoholhaltiges Getränk namens *puntas* ausgeschenkt. Hergestellt aus Zuckerrohr, kann es mit Zimt und Fruchtsäften gewürzt zu einem Cocktail gemischt werden. Aber wie auch immer die Serviervorschläge lauten: Die Einheimischen trinken es wie Wasser und behaupten, es habe medizinische Eigenschaften. Das erklärt, warum ein nüchterner Chagra am Abend eine eher seltene Erscheinung ist.

FIT WERDEN ODER SICH BETRINKEN

Bereits kurz nach meiner Ankunft begann auch schon meine Einweihung. Man machte mir Platz, damit ich neben Manuel sitzen konnte. Er war der älteste und angesehenste aller Cowboys in Cotopaxi. Sein Alter? Schwer zu sagen. Sein faltiges und wettergegerbtes Gesicht erzählte Geschichten von Tausenden Rodeos. Aber seine perfekte Haltung, sein schelmisches Lächeln und sein permanent scherzhaftes Verspotten der anderen Chagras brachten mich dazu, anderes zu glauben.

Wie hoch angesehen er war? Sehr hoch. Alles wegen seiner Gefechtsnarben und weil er trinken konnte wie ein Fisch – zwei hochgeschätzte Qualitätsmerkmale in diesem Teil Ecuadors. Letzteres sollte ich schnell lernen, sobald ich mich niedergelassen und man mir ein ausgehöhltes Stierhorn randvoll mit *punta* als Shot in die Hand drückte.

Ich war natürlich erpicht darauf, die Schmach des gescheiterten Stierringens am heutigen Tag wettzumachen. Also prosteten wir uns zu. Ich trank. Und alle amüsierten sich königlich über mein verzerrtes Gesicht, als das Gesöff mir die Lippen verbrannte und fast die Kehle zuschnürte. Nach zehn Sekunden, in denen ich sicherstellte, dass alles nicht postwendend wieder hochkam, gestikulierte ich ein zweites Mal mit dem Stierhorn, um zu signalisieren, dass ich okay war. Es brachte mir stürmischen Applaus ein.

Das zog sich bis spät in die Nacht hinein. Lieder wurden auf der Gitarre gespielt, man erzählte sich gegenseitig Geschichten, und meine einst gesunde und voll funktionsfähige Leber verwandelte sich allmählich in eine Pastete. Aber aus diesem feucht-fröhlichen Beisammensein entstand zwischen Manuel und mir eine besondere Beziehung.

Ich gebe zu, dass ich nicht trinkfest bin. Es dauerte nicht lange, bis ich betrunken war. Doch Manuel war mein Felsen. Er saß perfekt aufrecht, als ich mich bei ihm anlehnte, um nicht ins Feuer zu fallen. Sein Körper verharrte in einer festen und stabilen Position, während mein Gleichgewichtssinn völlig schwand.

Mit meinem Kopf auf seiner Schulter drängte sich mir das Gefühl auf, ihn nach etwas zu fragen. Denn wie konnte es sein, dass ein Mann, der dreimal so alt wie ich zu sein schien, mich tagsüber unter den Tisch arbeitete und abends unter den Tisch trank?

»Manuel, wie alt bist du?«, fragte ich.

Das sorgte für noch mehr Gelächter am Feuer. Er legte mir seine Hand auf den Kopf, trank einen weiteren Shot und sagte: »Wer weiß? Ich weiß es nicht!«

Haraldo, der bemerkte, wie verwirrt ich in meiner Trunkenheit war, beugte sich zu mir und flüsterte: »Vielleicht sechzig. Vielleicht siebzig. Nach seinem fünfzigsten Geburtstag hat er aufgehört zu zählen.«

Damals dachte ich: Das ist genial. Klar, ich war ziemlich betrunken. Aber zu Hause in England würde man ihn in Rente schicken. Sogenannte Experten würden ihm raten, es ruhiger angehen zu lassen. Doch wie gesagt – das ist Cotopaxi. Frei von irgendwelchen einengenden Idealen konnte Manuel arbeiten, trinken und feiern genau wie damals, als er einundzwanzig Jahre alt war. Mit dem Ergebnis, dass seinem Körper und Geist der Zahn der Zeit nichts anzuhaben schien.

»Wie alt würdest du sein, wenn du nicht wüsstest, wie alt du bist?«

SATCHEL PAIGE, BASEBALL-LEGENDE

Sehr betrunken und müde schlief ich in dieser Nacht doch auf seltsame Weise beseelt.

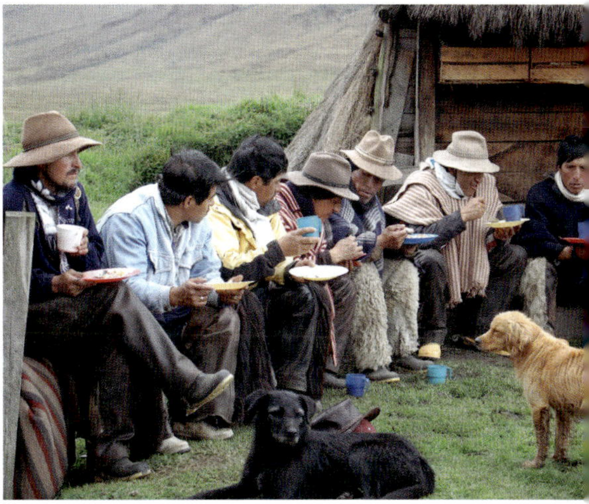

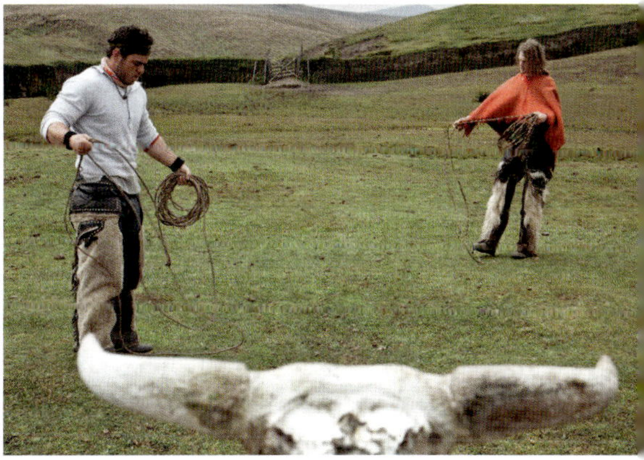

Morgens wachte ich auf einer Holzbank auf. Mein Poncho diente mir als provisorisches Kissen und war einigermaßen bequem, doch mein ganzer Körper schmerzte infolge der nächtlichen, alkoholschwangeren Gastfreundlichkeit. Verkatert beobachtete ich Haraldo, wie er – sicherlich schon seit Stunden auf den Beinen – Pferde durch die Berge trieb.

Er hatte gestern Abend mehr getrunken als jeder andere! Wie konnte er noch aufrecht stehen oder überhaupt alle Sinne beisammen haben?

Beim Rodeo erwartete mich ein weiterer 14-Stunden-Tag. Ich schälte mich von der Bank und schlürfte eine merkwürdig aussehende braune Suppe, um auszunüchtern. Ich war immer noch völlig benommen in dem kalten Tageslicht – nichts ergab einen Sinn hier draußen.

Vier Jahre lang hatte ich mit dem Studium im Olympia-Park der Loughborough University zugebracht, und die Physiologie sowie die Ernährung eines Chagras brachten binnen kurzer Zeit alles ins Wanken: von der verrückten Herz-Kreislauf-Fitness über die ungesunde Steak-*puntas*-Diät bis hin zu Manuels gänzlich fehlendem Respekt oder seiner Sorge vor dem Älterwerden. Und all das fand auch noch in unerträglich großer Höhe statt.

Jegliche Fitnessregeln standen dazu im Widerspruch. So etwas wurde in keinem Buch, das ich jemals gelesen, und in keiner Vorlesung, die ich jemals gehört hatte, erwähnt; aber aus irgendeinem Grund funktionierte Leben so. Sie hatten sich ganz und gar den Lebensbedingungen angepasst, mit denen sie Cotopaxi konfrontierte. Die folgende Offenbarung schrieb ich – unter dem Einfluss von *punta* – in mein Notizbuch:

> »Wir werden vielleicht nie die Geheimnisse des menschlichen Körpers verstehen. Es aber ein Leben lang zu versuchen, ist schon der Mühe wert.«
>
> ROSS EDGLEY

Meine Zeit in Ecuador war zu Ende, meine Fitnesspilgerreise sollte beginnen. März 2008. Ich begann, dieses Buch zu schreiben. Jahre würden vergehen, Seiten geschrieben werden, und ich würde allmählich die Geheimnisse der Chagras verstehen – und so vieles mehr.

WARUM DIESES BUCH ENTSTAND | Loughborough University (2006)

ÄNDERUNG DER FITNESSREGELN

Als ich nach England zurückkehrte, wurde mir klar, dass sich die Fitnessregeln ändern würden. Warum? Weil sie es können.

Zu viele von uns betrachten die Idee von »Fitness« als feste Doktrin, als eine Zusammenstellung unfehlbarer Gesetze, die man gewissenhaft zu befolgen hat. Das stimmt jedoch nicht – schaue dir nur die Chagras an. Fitness ist ein weiter, formbarer und veränderbarer Begriff, der Tausende Ideen und Konzepte beinhaltet, die man erlernen, außer Acht lassen oder verwerfen kann.

> *»Man vergisst oft, dass Fitness ein komplexer Zustand ist, der durch mehrere interagierende Bausteine bestimmt wird, und jeder einzelne davon bedarf eines speziellen Trainings, um eine optimale Entwicklung zu gewährleisten.«*[1]
>
> DR. YURI V. VERKHOSHANSKY & MEL SIFF, *SUPERTRAINING*

Aus diesem Grund waren die National Strength and Conditioning Association (NSCA)[2] und das American College of Sports Medicine (ACSM)[3] – beides angesehene Organisationen auf diesem Gebiet – nicht in der Lage, den Begriff »Fitness« trotz etlicher Schriften, die sie zu diesem Thema publiziert haben, zu definieren. Im Ernst: Unter all den Gurus, Zeitschriften und Organisationen, die einem versprechen, die eigene Fitness zu verbessern, gibt es nicht eine einzige stichhaltige, anerkannte Definition von Fitness.

Das ist aber nichts Schlechtes. Es liegt in der Natur des Menschen, stets alles definieren zu wollen. Jede Stereotype, jede Kategorie und jedes ordentlich organisierte Ablagefach gibt uns ein Gefühl der Sicherheit. Das lässt uns glauben, wir wüssten, wie die Welt funktioniert. Indem es uns jedoch nicht gelingt, eine allgemeine Definition von Fitness in einem breiten Kontext zu finden, können wir sie völlig an unsere eigene, sich ständig verändernde Lebensweise, an Körper und Ziele anpassen. Das kann doch nur gut sein, oder?

Jeder kann Fitness anders auslegen. Ja, ich weiß, da gibt es die oft angeführten zehn Fitnesselemente (kardiorespiratorische Ausdauer, Muskelausdauer, Kraft, Geschwindigkeit, Schnellkraft, Gelenkigkeit, Koordination, Beweglichkeit, Balance und Genauigkeit). Aber wer weiß denn schon, ob man nicht so trainieren und sich so ernähren kann, dass man beim Kreuzheben (Kraft) drei Wiederholungen mit dem eigenen Körpergewicht auf der Hantelstange schafft oder eine schnelle Zeit beim Marathon (Ausdauer) läuft, mit steinharten Bauchmuskeln (Körperzusammensetzung) und mit der ergänzenden Hilfe einer Portion Proteinpfannkuchen?

Experten? Doktoren? Was ist mit den Sportwissenschaftlern? Sind das die gleichen Menschen, die Roger Bannister sagten, es sei für den menschlichen Körper physiologisch unmöglich, die Meile (1609 Meter) unter vier Minuten zu laufen? Natürlich klärt das nicht,

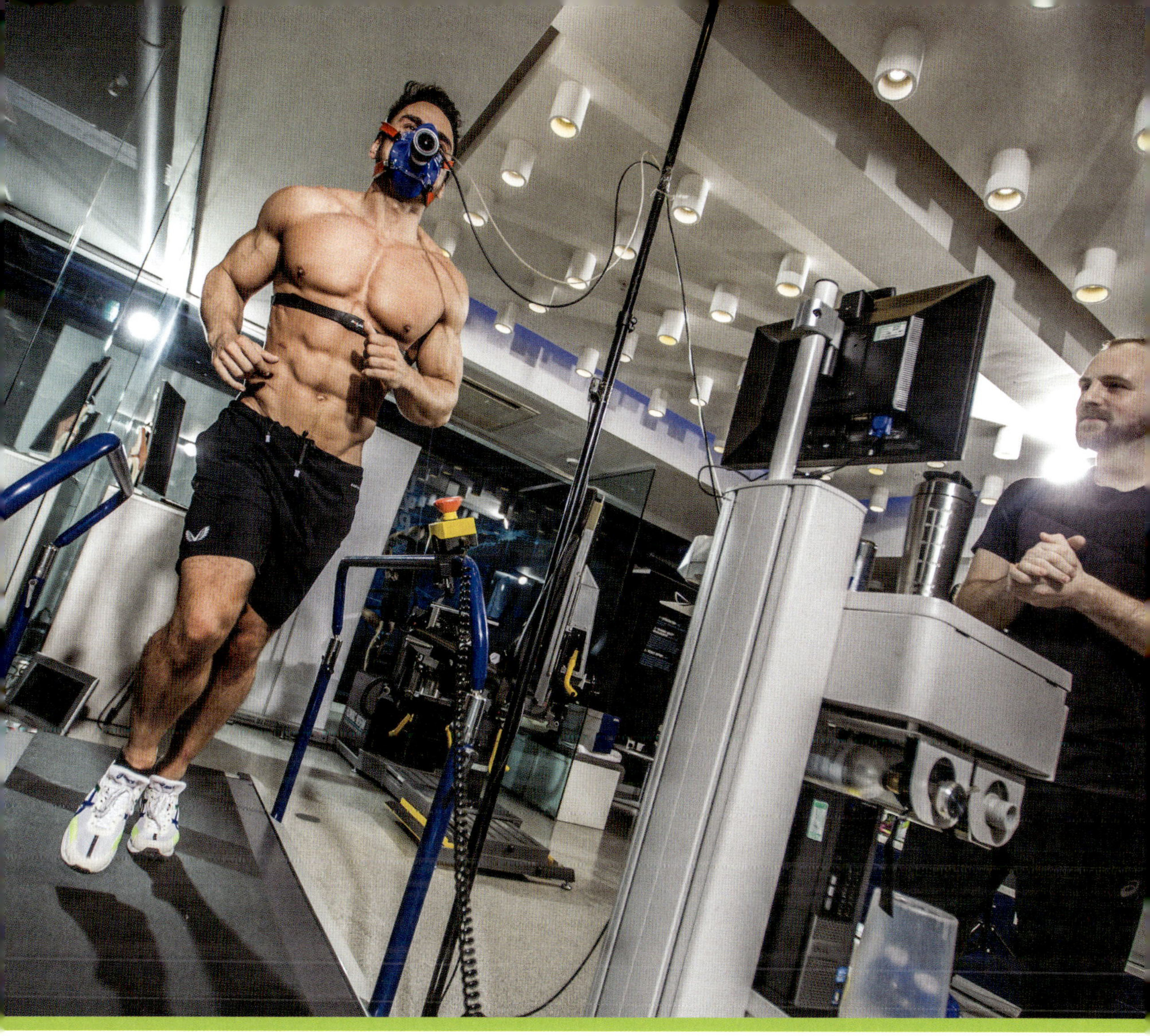

warum der ehemalige 25-jährige Medizinstudent am Abend des 6. Mai 1954 auf der Leichtathletikanlage der University of Oxford an der Iffley Road die Meile in 3:59,4 Minuten lief.

Und genau aus diesem Grund wurde dieses Buch geschrieben. Dieses Buch kam mit der Hilfe von einigen wirklich inspirierenden Menschen zustande, die – wie die Chagras von Cotopaxi – keine Regeln, Einschränkungen oder Trainingsplateaus gelten lassen. Es beinhaltet die Lehren von Champions und Rekordhaltern sowie die Erkenntnisse alter Stämme und Sportikonen, die mit den Regeln gebrochen, Grenzen überschritten und das Limit des menschlichen Potenzials verschoben haben. Alle angetrieben von dem Wunsch, ihre Fitness zu finden.

Sie wollen schneller laufen, schwerere Gewichte stemmen und mit dem Rad weitere Strecken bewältigen – und zwar nach ihren eigenen Vorstellungen. Sie lassen sich nicht von anderen vorschreiben, was sie zu tun haben, sondern richten sich nach dem Gesetz biologischer Individualität. Denn das uneingeschränkte Gesetz des menschlichen Verhaltens lehrt uns, dass unsere Physiologien trotz mancher Gemeinsamkeiten so viele Unterschiede bereithalten, dass jeder von uns biologisch wirklich einzigartig ist.

Das begriff ich, als ich auf dem Fußboden der Universitätsbibliothek von Loughborough inmitten unzähliger Bücher und Zeitschriften erkannte, dass man 51 Prozent der »gedruckten Fitness« nicht trauen kann. Sie ist irreführend, verbreitet Fehlinformationen und wird fälschlicherweise als Universallösung für die breite Masse angeboten.

Eine Universalmethode ist eine Methode, die für niemanden geeignet ist.

50 PROZENT DER FITNESSLEHRE SIND FALSCH

»Ich kann keine Kunst ertragen, um die man herumgehen und die man bewundern kann. Ein Buch sollte entweder ein Bandit oder ein Rebell sein.«

D. H. LAWRENCE

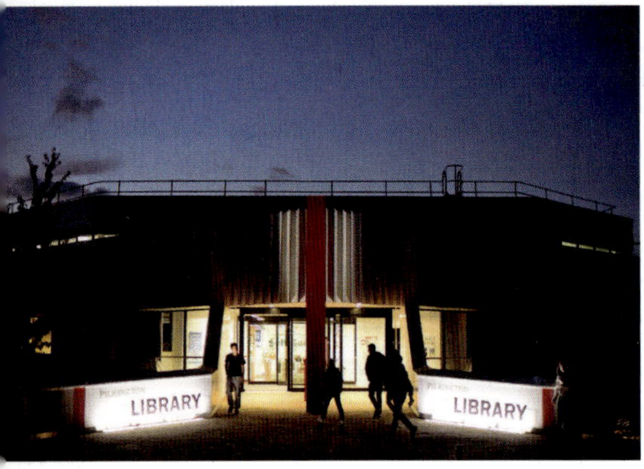

Zeit: 25. Juli 2006, Mitternacht; Ort: eine stille Ecke in der Universitätsbibliothek von Loughborough.

Mir bleiben noch zwei Tage, um meinen Promotionsvorschlag einzureichen, und ich habe keine Ahnung, worüber ich schreiben soll. Deshalb sitze ich hier auf dem Fußboden der Bibliothek, umringt von einem Haufen diverser Fachzeitschriften über Sportmedizin, von Fitnessmagazinen und Büchern über antike Philosophie. Die ganze Zeit über suche ich verzweifelt nach Inspirationen und mache mir ziellos Notizen in meinem Block.

Ich hatte auch keine große Hoffnung. An den letzten Schlaf konnte ich mich kaum erinnern. Hatte mich eine Woche lang nicht geduscht oder rasiert und fühlte mich die ganze Zeit halb wie im Delirium. Das lag an dem stark anregenden, selbst gemachten Sportsdrink, von dem ich zu jeder vollen Stunde einen Schluck nahm, um mich wachzuhalten. Ich kam mir vor wie ein Vagabund, der in der Bibliothek hauste.

Aber in meiner dunkelsten und unhygienischsten Stunde, während ich durch die Bücher von Ralph Waldo Emerson und Platon blätterte, hatte ich einen Geistesblitz. Die älteren, verstaubten Bücher aus den hintersten Ecken der Bibliothek hoben die Bedeutung der Prinzipien eines beständigen Erfolgs hervor. Deswegen standen sie dort auch so lange.

Dagegen waren die glänzenden, mit Photoshop bearbeiteten Bücher aktueller Autoren auf das Erzielen sofortiger Ergebnisse fixiert. Tendenziell wurden diese Bücher so schnell ersetzt, wie sie ihren Platz im Bücherregal gefunden hatten, und ihre Botschaften waren weitaus weniger von Dauer.

Wie lautete also meine koffeinbeeinflusste Erleuchtung?

»Beurteile ein Buch nicht aufgrund seines Covers,
sondern nach seinem Leben im Bücherregal.«

ROSS EDGLEY (VERFASST UNTER MEDIZINISCHER SELBSTBEHANDLUNG UND HALB IM DELIRIUM)

Schnell bannte ich die oben gewonnene Erkenntnis in großen, fetten Buchstaben auf ein Blatt Papier.

Danach begann ich – hellwach infolge des Tyrosin- und Guaraná-Cocktails – durch die Seiten von Büchern und Magazinen zu blättern, bis ich schließlich, irgendwo zwischen Sokrates und *Sports Illustrated*, feststellen musste: Die meisten handelsüblichen Fitnessmagazine folgen alle dem gleichen »literarischen Strickmuster«.

Zunächst gibt es »Falschaussagen« oder »Frageworte für eine falsche Intention«, um waghalsige Behauptungen oder Fragen zu beschreiben, die mit der bloßen Behauptung oder Frage bereits fast Resultate versprechen. Gepaart mit Adjektiven im Superlativ oder mit Adverbien versprechen sie, dass man »muskulöser«, »schlanker« und/oder »stärker« wird. Man findet Überschriften wie:

»Muskelaufbau in fünf leichten Schritten!«

»Wollen Sie schnell Fett loswerden?«

»Die beste Diät für unmittelbare Resultate!«

»Wollen Sie schnell ein Sixpack entwickeln?«

Kommen dir diese »Fitnessmärchen« bekannt vor? In der Branche wimmelt es nur so davon, und im Schnitt machen solche Märchen 51 Prozent der Schlagzeilen von Fitnesszeitschriften aus.[4] Ich bin übrigens nicht der Einzige, der so denkt. Der Sportwissenschaftler Dr. Mel Siff hat es am besten formuliert:

»Die Öffentlichkeit fühlt sich in der Regel mit zerebral anspruchslosen Mantras und ›Fast Food‹-Lösungen wesentlich wohler als mit weitaus genaueren, komplexen Methoden. Dies ist ein Hauptgrund dafür, warum viele Fitnessmenschen so schreiben und sie ihre Slogans so einfach vermarkten können. Die Gesellschaft wird durch die Massenmedien abgefertigt, sich genauso zu verhalten. Die Menschen wollen nicht gezwungen werden, genauer über etwas nachzudenken oder dass man ihre konventionellen Überzeugungen hinterfragt. Denn das würde eine ernsthafte Bedrohung für ihre psychologische Sicherheit darstellen.«

DR. MEL SIFF

Kurz, Fitnessmärchen hören sich toll an, aber die meisten versprechen zu viel und bieten zu wenig. Kurze, zackige Anweisungen werden uns stichpunktartig serviert und sollen unkritisch befolgt werden; gleichwohl gelingt es aber nicht, die grundlegenden Regeln für Ernährung und Fitness zu vermitteln. Die gründliche und tiefgehende Schulung wie es früher gang und gäbe war, ist in Vergessenheit geraten.

Aus dieser Motivation heraus griff ich in diesem Moment zum Stift und schon war meine Doktorarbeit geschrieben.

»Ich bin nicht daran interessiert, den Status quo zu erhalten; ich will ihn stürzen.«

NICCOLÒ MACHIAVELLI

DAS FISCHEN BEIBRINGEN

»Gib einem Mann einen Fisch und du ernährst ihn einen Tag lang; bringe einem Mann das Fischen bei und du ernährst ihn ein Leben lang.«

ANNE ISABELLA THACKERAY RITCHIE

Nebenbei bemerkt, ich mache den heutigen Autoren keinen Vorwurf, wenn sie Fitnessmärchen verbreiten. In einer schnelllebigen und auf Wettbewerb beruhenden kapitalistischen Gesellschaft, die von Sofortlösungen besessen ist, würde sich »Das Große Buch für hartes Training, Geduld und Fettabbau« wohl nicht besonders gut verkaufen. Zugegeben, der Effekt wäre größer. Aber was bringt es, wenn deine Mutter die Einzige ist, die zur Signierstunde auftaucht?

Für mich bedeutet Schreiben Leidenschaft pur und keine Pflicht. Mich reizte es schon immer – auch auf die Gefahr hin, jetzt wie Miss World bei ihrer Dankesrede zu klingen –, ein Buch zu schreiben, das Menschen weiterbringt. Auch dann, wenn ich bereits im himmlischen Fitnessstudio trainiere. Kurz, ich möchte Menschen das Fischen beibringen.

Deshalb wurde dieses Buch sozusagen gegen den Trend ohne kommerzielle Absicht geschrieben. Dir wird kein perfektes Workout versprochen, auch kein magischer, gebetsmühlenartiger Ernährungsplan. Die hier entwickelten Grundlagen sind anders motiviert. Sollte meine Mutter als Einzige zur Signierstunde kommen – einverstanden.

»Der Autor ist sich völlig bewusst, dass er keine orthodoxe Botschaft vermitteln will, aber da unsere orthodoxen Theorien uns nicht gerettet haben, müssen wir sie vielleicht korrigieren.«

WEST A. PRINCE, *NUTRITION AND PHYSICAL DEGENERATION*

EIN LEBEN JENSEITS VON WIEDERHOLUNGEN UND KALORIEN

»Du musst Dinge machen, die durchschnittliche Leute nicht verstehen, denn dies sind die einzigen guten Dinge.«

ANDY WARHOL

Nachdem ich die Uni verlassen hatte, ließ ich die meisten aktuellen Fitnesszeitschriften links liegen. Vielmehr bildete ich mich mithilfe alter Bücher und Langhanteln über Gesundheit, Ernährung und Fitness weiter. Was fand ich heraus?

Das Potenzial der menschlichen Fitness ist komplex, leistungsstark und unbegrenzt. Wir wissen immer noch nicht, was der menschliche Körper zu leisten imstande ist, und haben gerade mal an der Oberfläche des Verständnisses von diesem Leistungsvermögen gekratzt. Keine Trainingspläne, keine Checklisten und keine (trügerischen) Headlines von Hochglanzmagazinen sollten die Fitnessforschung einschränken.

Aus diesem Grund sagte die Kampfsportikone Bruce Lee und einer der größten Wegbereiter für körperliche Spitzenleistungen die berühmten Worte:

> ***»Kein Weg als Weg, keine Grenze als Grenze.«***
>
> **BRUCE LEE**

Er hatte absolut recht und stand mit dieser Überzeugung nicht allein da. Auch Dr. Yuri V. Verkhoshansky und Dr. Mel Siff, zwei der erfolgreichsten Coaches überhaupt, teilten diese Meinung und verschoben durch ihre Methoden die Grenzen von Kraft und Konditionierung. Ein jeder von ihnen verfasste über 500 wissenschaftliche, methodologische Arbeiten; sie trainierten Tausende von Sportlern, damit sie schneller laufen, weiter springen und schwerere Gewichte heben konnten als jemand zuvor.

Wie haben sie das gemacht? Jedenfalls nicht nach dem uralten Schema von »Wiederholung und Gewicht«, wie es von den meisten Büchern und Zeitschriften verbreitet wird. Vielmehr sagten unsere Yodas aus der Kraft- und Konditionierungsabteilung:

> ***»Die Übersicht der Trainingsmethoden in der Tabelle mag für den durchschnittlichen Personal-Trainer oder Coach, der mit dem durchschnittlichen Klienten oder einem leistungsschwächeren Sportler arbeitet, angemessen sein. Sie muss jedoch erweitert werden, wenn die genannten Zielsetzungen berücksichtigt werden sollen.«***
>
> **DR. YURI V. VERKHOSHANSKY & DR. MEL SIFF, *SUPERTRAINING***

Beachte das Wort **durchschnittlich**.

Variable	Kraft	Leistung	Hypertrophie	Ausdauer
Belastung (in % des Einer-Maximums*)	80–100	70–100	60–80	40–60
Wiederholungen pro Übung	2–5	1–5	6–15	25–60
Sätze pro Übung	4–7	3–5	4–8	2–4
Pause zwischen den Sätzen (in Minuten)	2–6	2–6	2–5	1–2
Dauer (Sekunden pro Satz)	5–10	4–8	20–60	80–150
Tempo pro Wiederholung (in % des Maximaltempos)	60–100	90–100	60–90	60–80
Trainingseinheiten pro Woche	3–6	3–6	5–7	8–14

* Das Einer-Maximum (1RM) meint das Gewicht, das nur eine einzige Wiederholung erlaubt, oder die Maximalkraft, die man bei nur einer Wiederholung erzeugen kann, sei es bei einer Muskelkontraktion oder beim Heben eines Gewichts.

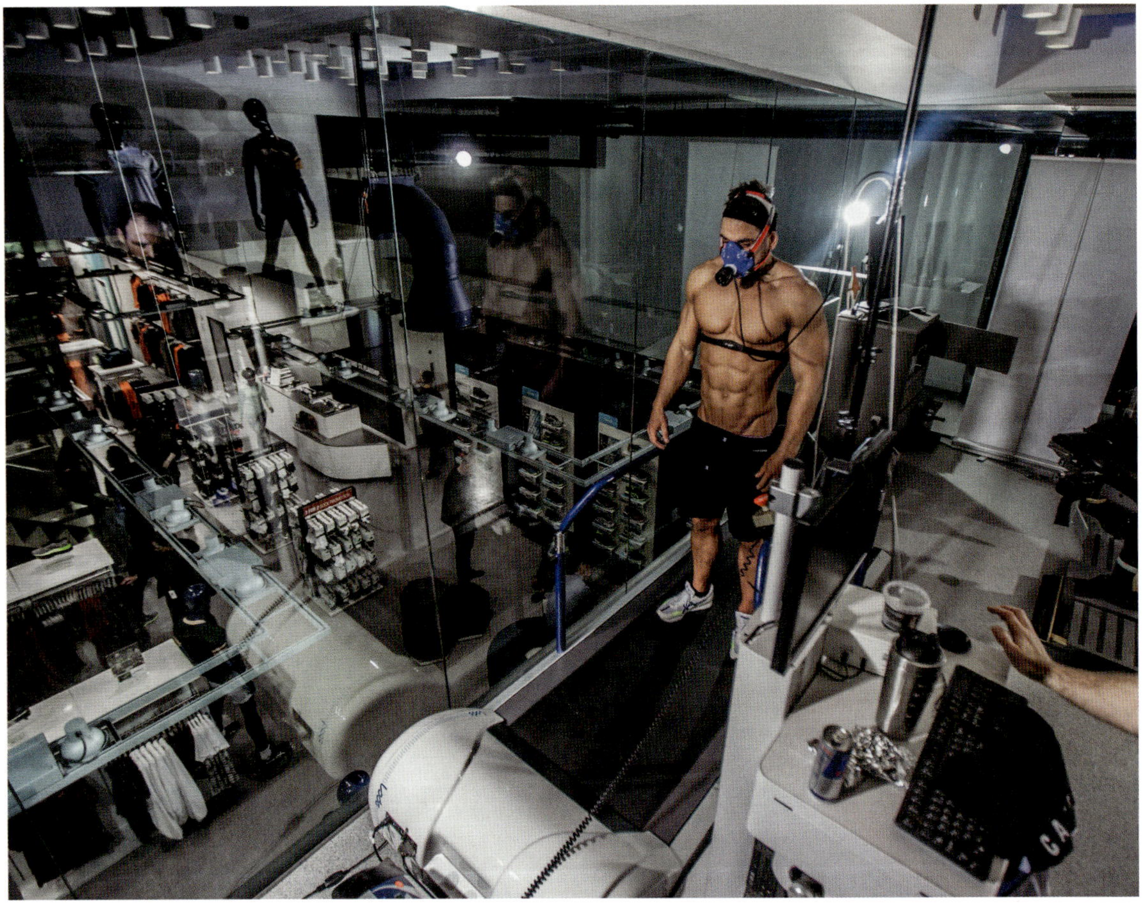

Man hat uns so weit reglementiert, dass wir nur noch Mittelmaß sind. Unser Training bekommen wir in Form von Regeln und schablonenhaften Tabellen serviert, die uns ein Gefühl von Sicherheit geben sollen. Aber das ist nicht wirklich fortschrittlich und wegweisend. Um es mit den Worten John Kielys, bereits heute eine Legende der Sportwissenschaft (und obendrein ein guter Freund), zu sagen: »Solche Ergebnisse stellen infrage, inwieweit die Anwendung allgemeiner Methoden auf die Planungsprobleme, bedingt durch die inhärenten, komplexen biologischen Systeme, angemessen sind.«[5]

John spricht hier über die Gefahren eines zu sehr durchgeplanten Trainings. Zu viele von uns, so behauptet er, leben innerhalb der Parameter von Sätzen und Wiederholungen, die aber lediglich Mittel zum Zweck und keine einschränkenden Regeln sein sollen.

Das gilt nicht nur für den Bereich Fitness. Einer meiner Lieblingsautoren, Nassim Nicholas Taleb, behauptet in seinem Buch *Kleines Handbuch für den Umgang mit Wissen*, dass wir grundsätzlich diesen Bedarf nach endgültigen Erklärungen und eine Aversion gegen Unsicherheit haben:

»Es geht um Situationen, in denen wir Menschen mit Grenzen des Wissens konfrontiert werden, mit Dingen, die wir nicht ohne Weiteres begreifen können, mit neuen, unbekannten Sachverhalten. Wir lösen die Spannung, die daraus entsteht, indem wir Leben und Welt in handhabbare Standards zwängen und auf bekannte Kategorien, einen spezifischen Wortschatz und vorgefertigte narrative Muster zurechtstutzen, was dann und wann explosive Konsequenzen hat.«

NASSIM NICHOLAS TALEB

Das erklärt, warum ein »durchschnittlicher Personal Trainer« nicht über das Wiederholung-Gewicht-Schema hinausdenken kann oder weshalb viele Läufer Trost auf dem Laufband suchen, dafür aber das Squat-Rack scheuen wie der Teufel das Weihwasser. Oder auch, warum so viele Kraftsportler ganze Berge versetzen können, aber ihnen die Beweglichkeit fehlt, ihre Zehen im Stand zu berühren. Wir müssen jedoch über vorgefertigte Vorstellungen hinausdenken, um Fortschritte zu machen. Das ist wie Fahrradfahren lernen, ohne jemals die Stützräder abzunehmen. Und es hat noch nie jemand die Tour de France mit Stützrädern gewonnen, oder?

»Bei lebhaften Hoffnungen und Befürchtungen ist Ungewissheit qualvoll; sie muss jedoch ertragen werden, wenn wir ohne die Unterstützung tröstlicher Märchen leben wollen.«

BERTRAND RUSSELL

Unsere Ernährung entbehrt auch jeder Weiterentwicklung. Laut der Weltgesundheitsorganisation »waren im Jahr 2008 über 1,4 Milliarden Erwachsene übergewichtig, und über eine halbe Milliarde litt an Fettleibigkeit«.[6] Wieso? Forschungsveröffentlichungen der Cambridge University Press[7] stellen fest, dass »Fettleibigkeit und ähnliche Erkrankungen nicht auf arithmetisches Diäthalten (zum Beispiel durch Kalorienzählen) ansprechen«. Wir gehen viel zu arithmetisch und »mechanisch« vor, wenn es um unsere Ernährung geht.

»Das Leben ist dazu da, um gelebt und nicht um begriffen zu werden oder sich vorgegebenen Mustern zu fügen.«

BRUCE LEE

Auf diese Weise entstand dieses Buch. Es beginnt mit einem **Fünf-Punkte-Handbuch für den** Körper, um zu verdeutlichen, wie du alles Mögliche, wo auch immer, unabhängig von deinem Ziel, deinem Alter oder deinen Fähigkeiten, trainieren kannst.

FÜNF-PUNKTE-HANDBUCH FÜR DEINEN KÖRPER

Als Quintessenz von zehnjähriger Forschungsarbeit präsentiere ich dir jetzt die Summe meiner Erkenntnisse: dein **Fünf-Punkte-Handbuch für den** Körper!

Dieses Rahmenkonzept – eine **Prioritätenpyramide**, die ich in meinen Hochschulvorträgen verwende –, soll dir helfen, eine tolle physische Konstitution zu erarbeiten. Die Pyramide ist als hierarchisch aufgebautes Grafikmodell bestens dazu geeignet zu veranschaulichen, was es bei der Planung des Körpertrainings zu beachten gilt, um den Körper von Grund auf aufzubauen. Zu viele Menschen versuchen, Fett loszuwerden oder Muskeln aufzubauen, ohne eine solide Grundlage zu haben.

Ein Schloss lässt sich aber nicht auf Sand bauen, eine Kanone nicht aus einem Kanu abfeuern, und du kannst nicht mit dem Training beginnen, wenn du nicht die fünf Gesetze der Fitness verstanden hast, die der Prioritätenpyramide zugrunde liegen.

DIE FÜNF GESETZE DER FITNESS

Diesen Abschnitt muss jeder lesen!

Diese Gesetze bestimmen 100 Prozent aller Fitnessziele. Ob du einen mächtigeren, kräftigeren Körper aufbauen oder etwas schlanker werden willst: Alles wird einfacher, wenn du diese Gesetze verstanden und verinnerlicht hast. Solltest du Anfänger sein – oder zurzeit ein Trainingsplateau erreicht haben –, führe dir diesen Abschnitt unbedingt – wenn notwendig auch immer wieder – zu Gemüte, denn er bildet das Fundament eines jeden Fitnessziels. Die Gesetze werden in den Kapiteln 1 bis 5 behandelt.

ERREICHE JEDES FITNESSZIEL

Dieses Kapitel ist in Ziele unterteilt, die in den Kapiteln 6 bis 9 näher unter die Lupe genommen werden. Jedem Ziel, das durch Studien und weltweites Wissen gestützt wird, ist wiederum ein einzelner Abschnitt gewidmet. Die Abschnitte sind in kleinere Prioritätenpyramiden unterteilt und zeigen den hierarchischen (stufenweisen) Weg auf. So kannst du all deine Bemühungen darauf konzentrieren, was dir den größten Erfolg bringt.

- Die unteren Elemente der Pyramide sind am weitesten von deinem Ziel entfernt.
- Die höheren Elemente der Pyramide leisten einen bedeutenden Beitrag, dein Ziel zu erreichen, allerdings nur, wenn du zuvor die Grundlagen gelegt hast.
- Der oberste Teil dieser Pyramide ist eigentlich nicht begrenzt und entwickelt sich immer weiter. Deswegen sind alle nach oben hin offen und ohne Spitze, denn das Verständnis für unseren Körper und dessen Erforschung sollten nicht durch eine Obergrenze limitiert sein.

Prioritätenpyramide

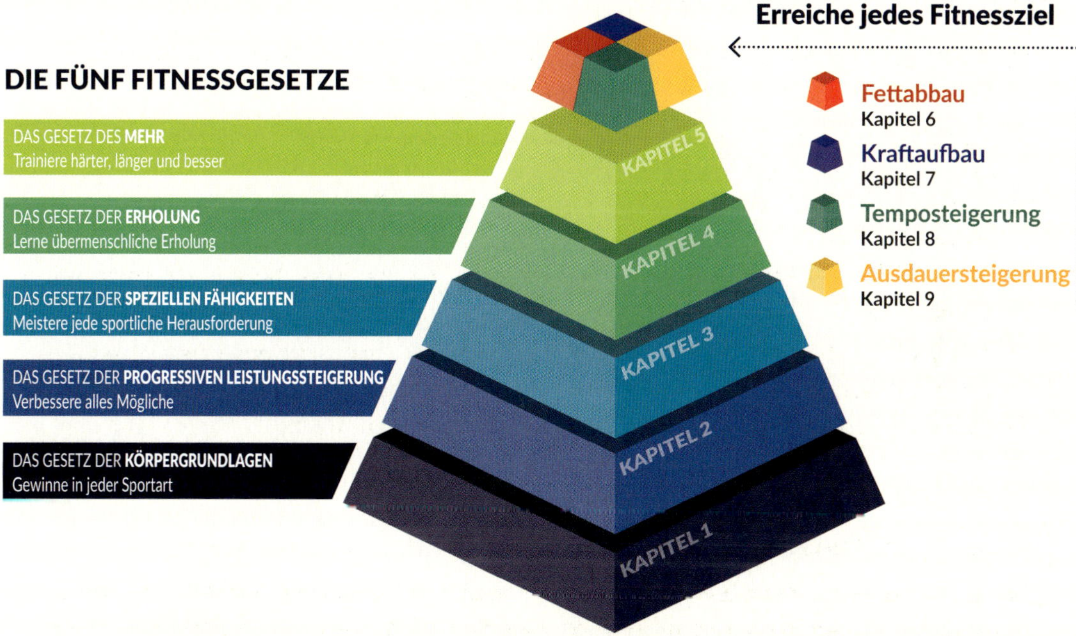

WIE KÖRPER UND GEHIRN ZUSAMMENARBEITEN

Das Fünf-Punkte-Handbuch für deinen Körper beruht auf der Arbeit führender Psychologen. Im Jahr 1936 erstellte der Schweizer Entwicklungspsychologe Jean Piaget eine systematische Methode zur Untersuchung der geistigen Entwicklung und konstatierte, dass wir – denn so, meinte er, funktioniere das menschliche Gehirn – durch »Schemata« lernen. Die Schemata bieten uns Bausteine für ein intelligentes Verhalten, die wir immer wieder neu kombinieren können, um eine Aufgabe zu bewältigen.

»Nur die Erziehung ist in der Lage, unsere Gesellschaften vor einem möglichen Zusammenbruch, ob nun gewaltsam oder allmählich stattfindend, zu bewahren.«

JEAN PIAGET

Machen wir einen Zeitsprung ins Jahr 1949 und widmen uns dem Psychologen und Verhaltensforscher Harry Harlow. Er ging davon aus, dass wir Menschen – und andere intelligente Tiere – Verhaltensweisen und Verknüpfungen wahrnehmen, die uns effizienter lernen lassen. Wir lernen nicht nur, sondern wir lernen zu lernen. Wir lösen neue Probleme schneller, wenn wir entsprechende Erfahrungen zur Lösung älterer Probleme sammeln. Wenn du beispielsweise gelernt hast, stark zu werden, dann sollte dir das Schnellerwerden leichter fallen. Gleiches gilt für die Anpassung und Optimierung deines persönlichen Trainingsprogramms – nur mit einer anderen Zielsetzung. Um Harry Harlow zu zitieren: Du musst »lernen zu lernen«.

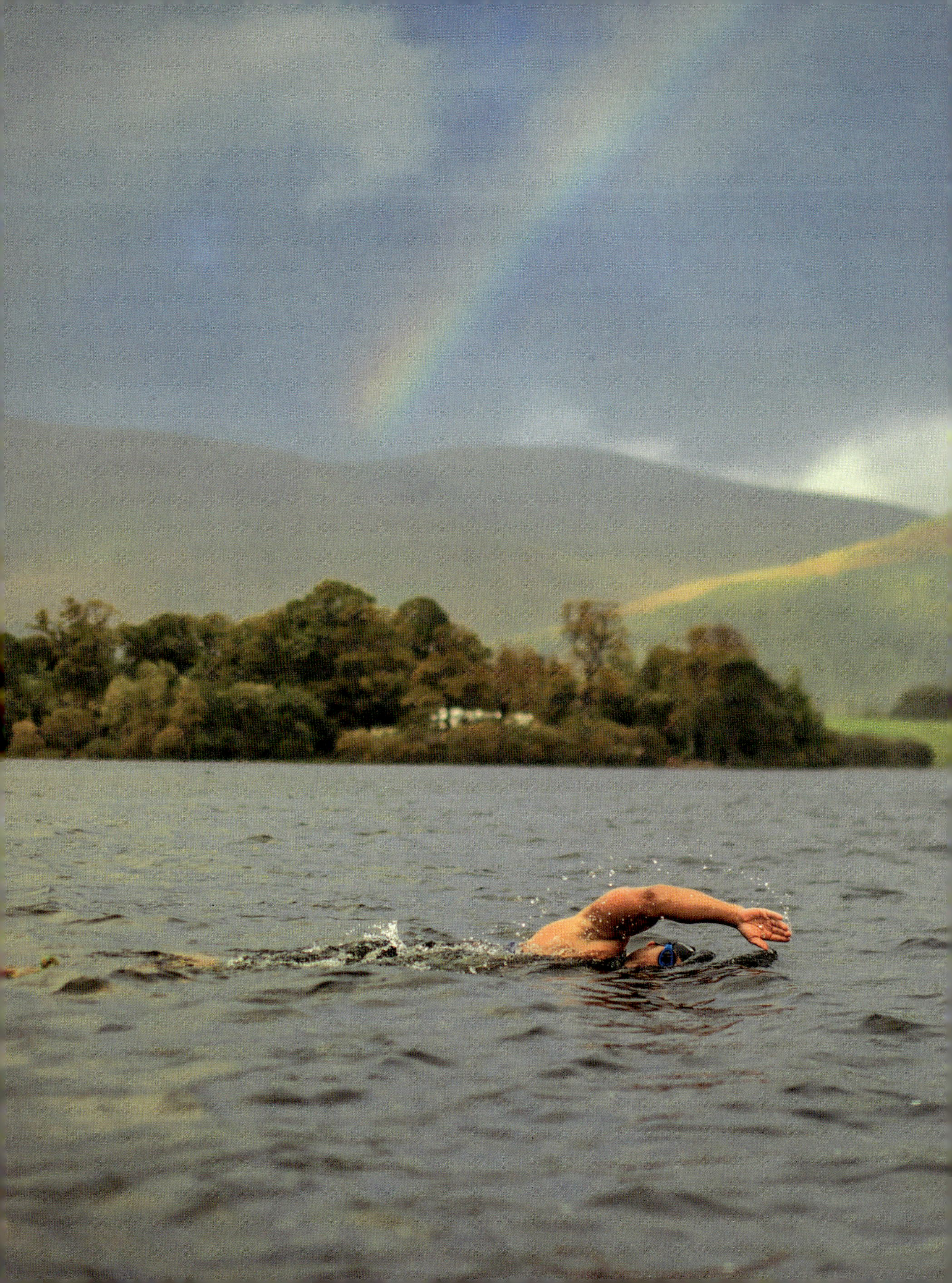

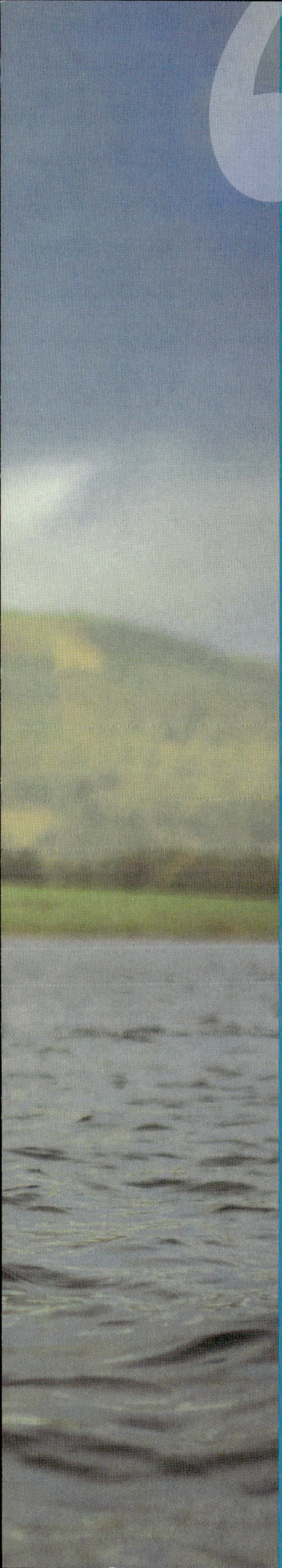

> „ES GIBT VIELE MÖGLICHKEITEN, FITTER, STÄRKER UND SCHLANKER ZU WERDEN. ZIEHE NICHT EINE METHODE DER ANDEREN VOR ODER TRAINIERE NUR NACH EINEM EINZIGEN KONZEPT. SOBALD DU DAS TUST, SCHRÄNKST DU DEIN POTENZIAL EIN."
>
> ROSS EDGLEY

TEIL II:
DIE FÜNF FITNESS-GESETZE

KAPITEL 1
DAS GESETZ DER KÖRPER-GRUNDLAGEN

> WENN DU LUFTSCHLÖSSER GEBAUT HAST, MUSS DIE ARBEIT NICHT UMSONST GEWESEN SEIN; DORT GEHÖREN SIE HIN. JETZT GILT ES, FUNDAMENTE DARUNTER ZU BAUEN.
>
> HENRY DAVID THOREAU

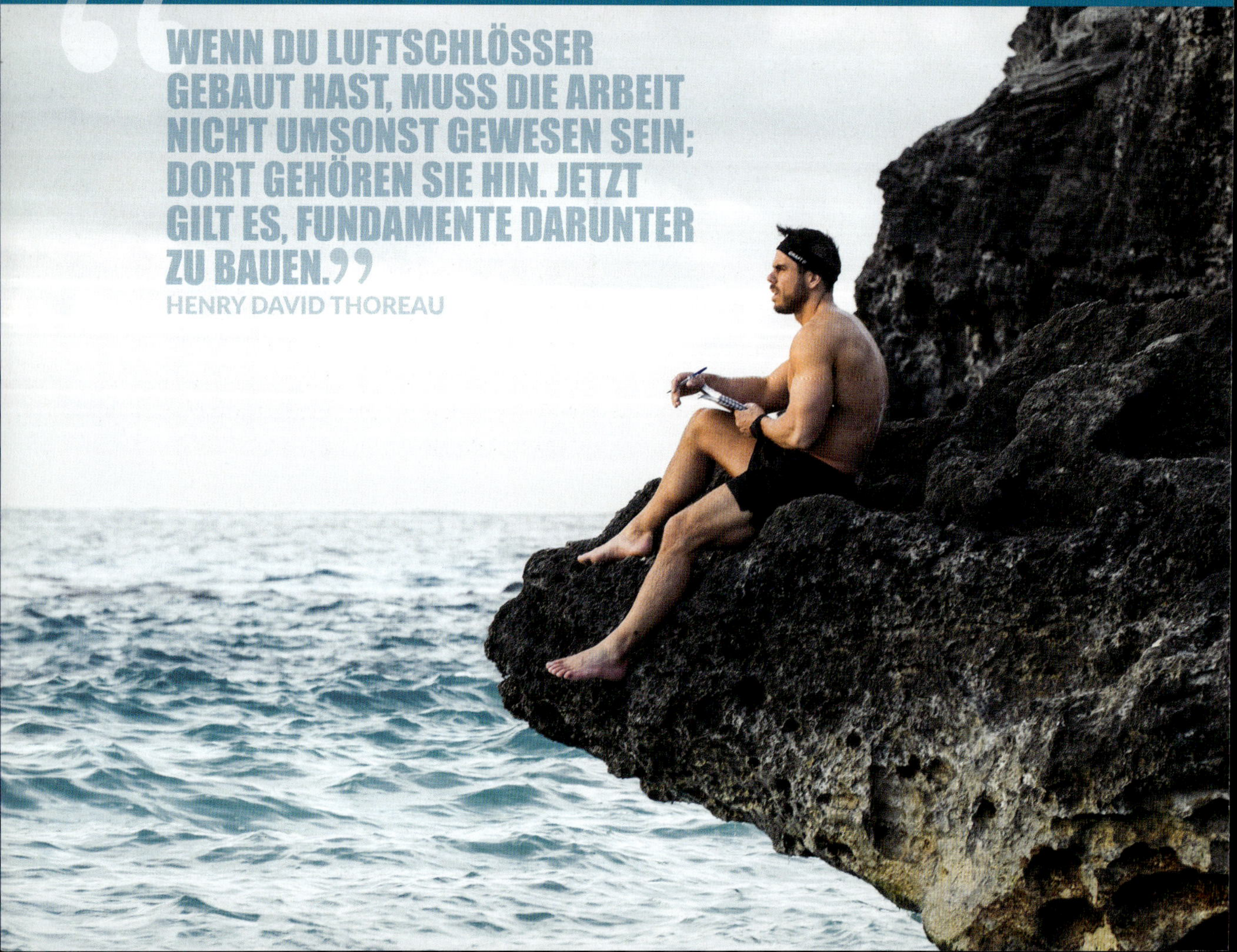

DAS GESETZ DER KÖRPERGRUNDLAGEN | Olenjok, Russland

JEDEN SPORT MEISTERN

Es ist der 21. April 2008, einen Monat nach meinem Aufenthalt bei den Cowboys von Cotopaxi.

Ich kann mich gut an diesen Tag erinnern. Es war der Tag, an dem ich das Geheimnis erfuhr, wie man jeden Sport meistert.

Ich habe einen alkoholberauschten Aufenthalt in Ecuador überlebt (meine Leber ist sich immer noch nicht sicher, was eigentlich los war), danach einen Monat mit den Rentier-Ewenken in Sibirien verbracht (meine Finger und meine Nase sind immer noch dabei aufzutauen) und bin jetzt auf dem Weg zu einem Retro-Fitnessstudio aus Sowjetzeiten.

Warum eine weitere, absolut willkürlich erscheinende Reise? Weil ich schon immer von den Kraft- und Konditionsgeheimnissen Osteuropas fasziniert war. Nachdem ich also eingeladen war, zusammen mit einem berühmten Ex-Soldaten und heutigen Ringkämpfer zu trainieren, würde ich mir diese tolle Gelegenheit wohl kaum entgehen lassen. Daher suchte ich, der noch nie ein Wort Russisch gesprochen und nie einen Ringkampf absolviert hatte, jenen Mann auf, den man Nikolai nannte.

Ich sollte an dieser Stelle darauf hinweisen, dass ich absolut null Ahnung hatte. Klar, in den vergangenen vier Jahren hatte ich in den gemütlichen Räumen der Loughborough University Sportwissenschaften studiert, aber das brachte mir hier draußen nichts. Hier war das ländliche Russland. Hier war es kalt, rau, und mein akademischer Grad interessierte niemanden.

Ein Flugzeug, einen Zug und ein Taxi später stand ich mit pochendem Herzen vor dem Eingang des Studios und war neugierig, was mich erwarten würde. Die feuchten schweißdurchtränkten Wände und die vom Stöhnen mit schweren Eisengewichten pumpender Männer bestimmte Geräuschkulisse warnten jeden, der den Schneid hatte, hier einen Fuß über die Schwelle zu setzen. Doch ich ging entschlossen weiter und öffnete die Tür zur Haupthalle.

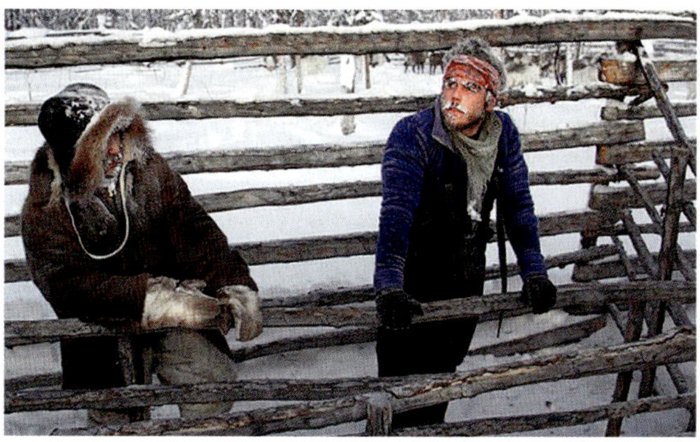

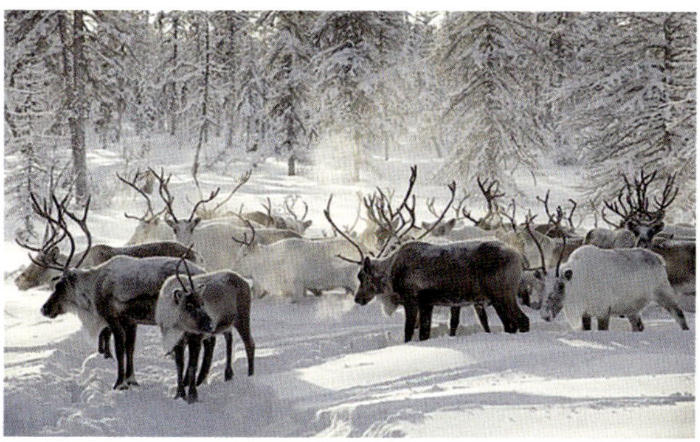

Wie man an meinem Bart sieht, ist es in Olenjok nicht warm.

Mein Versuch, nicht aufzufallen, scheiterte auf ganzer Linie. Die alten Scharniere fingen an zu quietschen, als ich die riesige Holztür öffnete, und kündigten den (großen) Studiobewohnern mein Eintreffen an. Fünf der muskelbepacktesten, furchteinflößendsten Männer, die ich je gesehen hatte, starrten in meine Richtung; einer von ihnen, dem etwa 40 Kilo Zusatzgewicht von den Hüften baumelten, hielt mitten in seinem Klimmzug inne, um zu sehen, was dieser komische Engländer in ihrem Studio wollte. Ehrlich gesagt kann ich ihnen auch keinen Vorwurf machen. Ich muss einen so seltsamen Anblick abgegeben haben, wie ich dastand mit meinem Notizblock, auf dessen erster Seite ein paar russische Redewendungen gekritzelt waren. Ich kam mir wie ein herumirrender Tourist vor.

Gott sei Dank nahte die Erlösung in Form eines 65 Jahre alten, militärisch ausgebildeten Ringer-Champions, der hier als Lokalgröße gefeiert wurde. Das war Nikolai.

Nach ein paar Wochen Kommunikation in Form holprig übersetzter E-Mails (wir beide verließen uns weitgehend auf den Google-Übersetzer) war es ein tolles Gefühl, endlich den Lokalmatador himself zu treffen. Worte vermögen Nikolais Erscheinung nicht gerecht zu werden, aber ich will es trotzdem versuchen.

Im Grunde genommen hatte er viel von einem Mann, er war nur wesentlich größer. Mit seinen 1,93 Metern und über 104 Kilo war er wie die meisten Dinge in Russland gebaut: robust, widerstandsfähig und äußerst einschüchternd. Obwohl er dreimal so alt war wie ich, zeigte sein Körper kein Gramm Fett, nur viele Haare, die durch die Löcher seines alten Militär-T-Shirts hervorsprossen. Dazu trug er extrem enge Shorts, die nur wenig Raum für Spekulationen ließen.

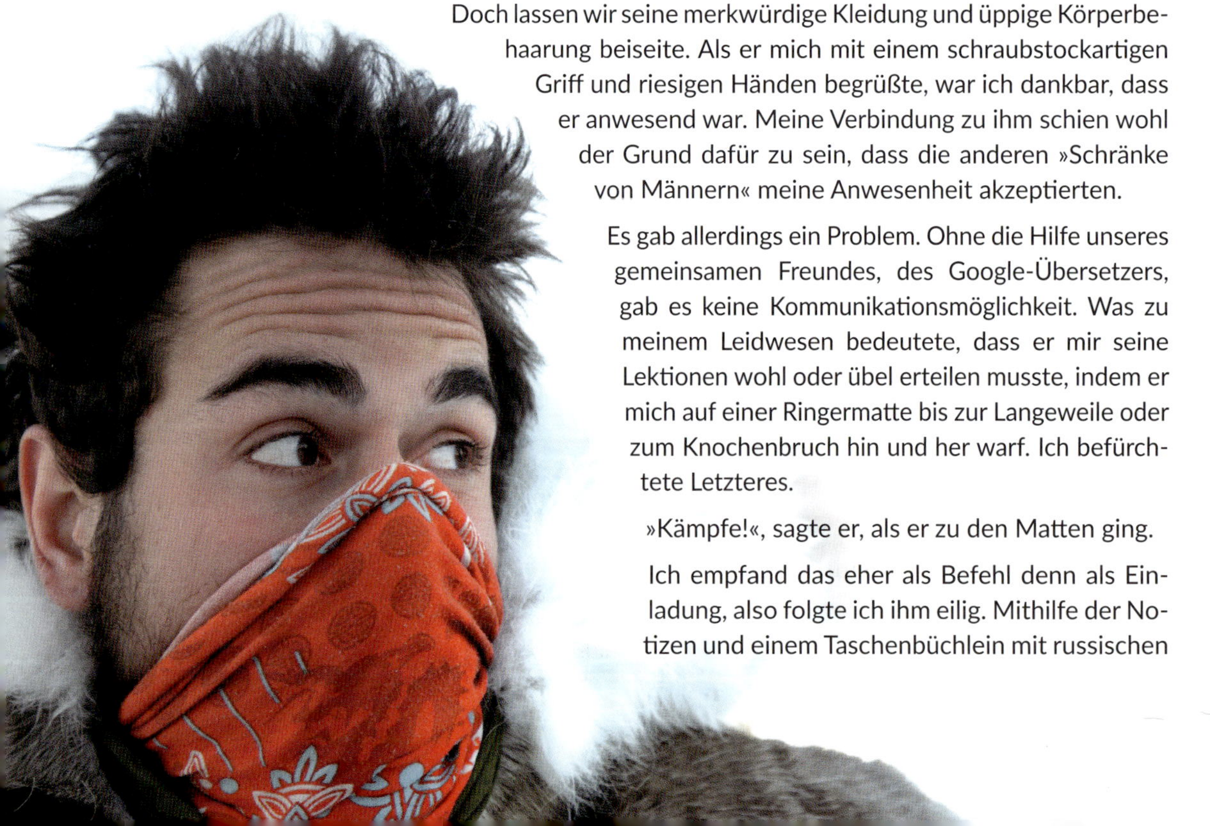

Doch lassen wir seine merkwürdige Kleidung und üppige Körperbehaarung beiseite. Als er mich mit einem schraubstockartigen Griff und riesigen Händen begrüßte, war ich dankbar, dass er anwesend war. Meine Verbindung zu ihm schien wohl der Grund dafür zu sein, dass die anderen »Schränke von Männern« meine Anwesenheit akzeptierten.

Es gab allerdings ein Problem. Ohne die Hilfe unseres gemeinsamen Freundes, des Google-Übersetzers, gab es keine Kommunikationsmöglichkeit. Was zu meinem Leidwesen bedeutete, dass er mir seine Lektionen wohl oder übel erteilen musste, indem er mich auf einer Ringermatte bis zur Langeweile oder zum Knochenbruch hin und her warf. Ich befürchtete Letzteres.

»Kämpfe!«, sagte er, als er zu den Matten ging.

Ich empfand das eher als Befehl denn als Einladung, also folgte ich ihm eilig. Mithilfe der Notizen und einem Taschenbüchlein mit russischen

Redewendungen versuchte ich, ihm zu erklären, dass ich noch nie zuvor gerungen hatte. Nikolai schaute lediglich etwas irritiert und begann mit den Dehnübungen.

Jetzt gab es kein Zurück mehr, und natürlich würde das hier nicht gut für mich ausgehen. Ich bereitete mich auf das Schlimmste vor, stellte meine Tasche auf den Boden und begann ebenfalls mit dem Stretching, alles in der vergeblichen Hoffnung, dass mir mein sportlicher Hintergrund wenigstens etwas zugutekäme.

Tat er aber nicht. Diesmal wurde ich nur Zweiter.

Ein paar Augenblicke später wurde mein Gesicht trotz höchster Anstrengungen von den Baumstämmen, die Nikolai als Beine bezeichnete, in die Matte gequetscht. Es war, als kämpfte man mit einem riesigen, nass geschwitzten Bären. Das ging noch 50 Minuten so weiter, in denen ein ringender Kriegsveteran mich auf der Matte rauf und runter stieß und nach Belieben festklammerte.

Gefühlte Stunden später waren mein Körper und mein Ego mächtig angeschlagen. Schlimmer noch: Die Nachricht von meinem Besuch hatte die benachbarte Schule erreicht, und mein Untergang wurde nun von einer Gruppe Kindern verfolgt, die rings um das Studio Platz genommen hatten und ihren Lokalmatador anfeuerten.

Sie feierten jeden schmerzhaften »Bodyslam« und jeden »Hosenzieher«, und ich kann mit Fug und Recht behaupten, dass dies nicht wirklich mein größter sportlicher Moment war. Aber kurioserweise stellte er sich als einer meiner kostbarsten heraus. Denn nach einer weiteren schmerzvollen Stunde gestattete mir Nikolai eine kurze Pause, sodass mein Gesicht nicht weiter gegen den Boden geschmettert wurde. Er bot mir einen Becher Wasser von einem abtauenden Eisblock an und bedeutete mir, mich neben ihn auf die Matte zu setzen. Dankbar nahm ich an und nutzte die Gelegenheit, mit ihm über alles zu »reden« – mit Händen und Füßen –, was mit Training und Ernährung zu tun hatte.

Auf dieser schweißdurchtränkten russischen Ringermatte lernte ich, jede Sportart zu meistern.

Kein Zweifel, Nikolai war ein Beispiel für menschliche Physis *par excellence*. Er hatte soeben einen Sportler, dessen Alter nur ein Drittel seines eigenen betrug, absolut beschämt, und war selbst kaum außer Atem. Was mich jedoch am meisten verblüffte, war, dass ihm alles so lässig von der Hand ging, und er behauptete, er habe einen grundlegenden, allgemeinen Trainingsplan befolgt.

Es war so einfach, dass es fast banal erschien.

Nikolai zuckte mit seinen riesigen Schultern und griff nach seiner Tasche, die er behutsam auszupacken begann. Er legte eine Sammlung alter Trainingsmagazine und einige Übungseinheiten, die er für das Militär ausgearbeitet hatte, auf die Matte. Später erzählte er mir, er habe das alles für meine Ankunft vorbereitet, habe jedoch abwarten wollen, ob ich es wert bin, sie zu Gesicht zu bekommen.

Ich pickte mir die dickste der Zeitschriften heraus – eine Schwarte von 500 Seiten – und überflog das Magazin. Kein Vorwort, kein Inhaltsverzeichnis und kein belangloses literarisches

Vorspiel. Nur reine Fakten sowie auf Sport und Soldaten ausgerichtete Theorie, kompakt auf jeder einzelnen Seite dargestellt. Ebenso die Trainingseinheiten: einfach zu verstehen und mit genauer Angabe von Sätzen und Wiederholungen. Die Workouts waren straff organisiert und sinnvoll angeordnet, sie alle konzentrierten sich auf einfache Übungen, die oftmals nur mit dem eigenen Körpergewicht absolviert werden konnten. Viele Liegestütze – mitunter Varianten mit nur einem Arm –, Dips, Klimmzüge, Klettergerüstübungen, Unterarmstütz, Ausfallschritte, Kniebeugen im Ausfallschritt, Gleichgewichtsübungen auf einem Bein, Hüpfen auf einem Bein, L-Sitz, Gewichte schleppen (*Carries*), Frontdrücken im Stehen, Kniebeugen mit Kurzhantel über Kopf (einhändig) und so weiter. Das Abbildungsverzeichnis war endlos.

Als Nikolai sah, dass ich sofort in die Zeitschrift vertieft war, erhob er sich, klopfte mir mit seiner riesigen Hand auf den Kopf und ging in eine andere Ecke des Studios, wo er einige der jüngeren Athleten Wurf- und Sprungübungen absolvieren ließ. Mich ließ er derweil Seite für Seite in die Geheimnisse sowjetischer Trainingsmethoden eintauchen.

Was also hatte ich an diesem Tag auf der schweißgetränkten Matte gelernt? Kurz gesagt lernte ich – schmerzhaft wohlgemerkt – das Training mit dem eigenen Körpergewicht sowie das Prinzip der sogenannten *allgemeinen Körpervorbereitung* zu verstehen.

Lass mich zuerst Letzteres erklären.

»Verlasse dich auf allgemeine Grundlagen, damit du bestimmte Ziele verfolgen kannst.«

ROSS EDGLEY

DAS SOWJETISCHE GEHEIMNIS: DIE ALLGEMEINE KÖRPERVORBEREITUNG

Dies ist eine Art des allgemeinen Trainings und der Grundlagenkondition, um Kraft, Schnelligkeit, Ausdauer, Beweglichkeit sowie Fertig- und Fähigkeiten verbessern zu können. Damit wird kein bestimmtes Ziel verfolgt. Vielmehr werden dadurch funktionale Bewegungen durch viele motorische Einheiten gefördert, um die Trainingskapazität zu verbessern – ein Trainingsumfang also, den man absolvieren und an den man sich in positiver Weise anpassen kann (und von dem man sich natürlich auch erholt).

Das klingt vielleicht kompliziert, ist es aber nicht. Es handelt sich um ein Trainingsprogramm, bei dem man so häufig und so oft wie möglich Kniebeugen, Ausfallschritte und Drückübungen macht, außerdem klettert, springt und wirft. Und das alles, bevor man irgendein spezielles Training absolviert.

Einfach? Ja.

Notwendig? Absolut.

Du verbesserst dadurch deine Beweglichkeit, kannst höhere Gewichte und Belastungen bewältigen und vermeidest körperliche Schieflagen. Nikolai war der lebendige Beweis dafür.

Er hat dieses Prinzip der russischen »allgemeinen Körpervorbereitung« jahrelang praktiziert, und er trainierte immer noch und sah putzmunter aus, während ich zusammengesackt auf dem Boden saß und las. Das war in vielerlei Hinsicht »das vergessene Workout«.

Die heutigen Fitnessstudios sind voller Menschen, die Kraft, Schnelligkeit und Ausdauer aufbauen wollen, gleichwohl aber ein solides Fundament an Grundlagenfitness vermissen lassen. Sie laufen, noch bevor sie gehen können, oder besser gesagt, sie absolvieren erst Curls, dann das Kreuzheben. Man kann keinen fitten, funktionierenden und gut aussehenden Körper nur durch Trizeps-Kickbacks und Wadenheben entwickeln.

Als ich zurück in Großbritannien meine Notizen ausarbeitete, musste ich feststellen, dass Nikolai nicht der Einzige war, der diese Trainingsmethode anwandte. Er war ein Kind des russischen Trainingssystems, das auch als die »Methode zur Erreichung sportlicher Meisterschaft« bekannt war. Im Grunde also ein lebenslanges Trainings- und Konditionsinstrument, das von allen großen Kraft- und Konditionstrainern der ehemaligen Sowjetunion praktiziert wurde. Sie waren davon überzeugt, dass die allgemeine Körpervorbereitung tatsächlich als Vorbereitungsphase für ein bestimmtes Trainingsprogramm dienen sollte. Natürlich nimmt so etwas viel Zeit in Anspruch und findet in der wettbewerbsfreien Zeit statt oder auch dann, wenn keine Stellschrauben für besondere Fertigkeiten oder spezielle Spielstrategien gedreht werden müssen. Oder, wie in Nikolais Fall, wenn sich ein Kind noch im Wachstum befindet und die Physis noch geformt werden kann.

»Der zentrale Fokus in dieser Phase besteht darin, eine Ausgangsbasis für die Kondition zu schaffen, um das Toleranzvermögen des Sportlers für ein intensiveres Training zu erhöhen. Konditionsmaßnahmen beginnen bei relativ niedrigen Intensitäten und hohem Pensum: langsames Langstreckenlaufen oder -schwimmen, plyometrische Übungen mit geringer Intensität sowie Krafttraining mit hoher Wiederholungszahl und mit leichten bis moderaten Gewichten.«[1]

NSCA

Auch im Alter von fünf Jahren hätte Nikolai von ganz allein irgendeine Form der allgemeinen Körpervorbereitung wie Laufen, Klettern oder Werfen betrieben, was ihm nicht wirklich wie gezieltes Sporttreiben vorgekommen wäre. Selbst wenn er Kettlebells oder Gewichte mit sich herumgeschleppt hätte, hätte es ihm wahrscheinlich einfach nur Spaß gemacht.

Diese Methode basierte auf folgender Theorie: Entwickelt ein Athlet eine vielseitige sportliche Grundlage, wird sich sein gesamtes motorisches Potenzial ebenso wie sein Bewegungspotenzial entsprechend verbessern. Im Laufe der Zeit kann er sich dank dieser neurologischen Leistungsstärke spezialisieren und jeden Sport betreiben. Ohne dieses Fundament jedoch wird man ewig mit einer angezogenen »physiologischen Handbremse« trainieren.

Die Trainer der ehemaligen Sowjetunion glaubten, dass die direkte Verbindung zwischen dem zentralen Nervensystem und dem körperlichen Training eine überaus wichtige Rolle bei der Anpassung des Sportlers an sein Training spielt. Besitzt dieser Sportler im jungen

Alter ein leistungsstarkes Nervensystem, kann er sich innerhalb des Rahmenkonzepts der »Methode zur Erreichung sportlicher Meisterschaft« entwickeln und reifen – genau wie es Nikolai beim Ringen tat.

LERNE DEINE KÖRPER KENNEN

Was ich an jenem Tag auf der schweißnassen Matte erkannte, steht in engem Zusammenhang mit der **kinästhetischen Wahrnehmung (Tiefensensibilität)**. Lass dich von diesem Begriff nicht abschrecken. Er ist nur eine komplizierte Umschreibung von »Sei dir bewusst, wo sich dein Körper im Raum befindet«. Diese Fähigkeit auszubilden ist in doppelter Hinsicht hilfreich:

1. Du weißt, ob du richtig oder falsch trainierst

Durch eine bessere kinästhetische Wahrnehmung kann man erkennen, ob sich die absolvierten Bewegungen richtig oder falsch anfühlen. Mithilfe dieses »biologischen Feedbacks« lassen sich Anpassungen vornehmen, damit diese Bewegungen besser und effizienter durchgeführt werden können.

2. Du entwickelst eine bessere physiologische Intuition

Das kann hilfreich sein, wenn man Trainingstipps in Form von verbalen oder visuellen Stichwörtern beziehungsweise Zeichen von einer außenstehenden Person erhält, die sich auf den Ausgang einer Bewegung konzentrieren. Wenn ich beispielsweise jemanden dazu bringen möchte, dass er beim Kreuzheben seine Gesäßmuskeln einsetzen soll, könnte ich ihm sagen: »Stell dir vor, du zerdrückst eine Walnuss mit deinen Pobacken.« Oder wenn ich möchte, dass jemand das Bankdrücken kraftvoller absolviert, sage ich vielleicht: »Versuche, die Hantel bis an die Decke zu werfen.«

Je besser man versteht, wie es sich für den Körper anfühlt, wenn er in Bewegung ist, desto sinnvoller sind Hinweise von außen und desto besser lassen sie sich anwenden. Du wirst eine ausgewogene sportliche Basis entwickeln, die in der allgemeinen Körpervorbereitung verwurzelt ist, sodass dein gesamtes motorisches Potenzial (Beweglichkeit) sich entsprechend verbessert, wenn du dich später auf eine bestimmte Sportart spezialisieren willst.

Das Schema ist ganz einfach:

- Zunächst laufe, springe und absolviere Drück- und Ziehübungen (Gesetz der Grundlagenfitness).
- Dann erhöhe das Pensum bei diesen Aktivitäten (Gesetz der progressiven Leistungssteigerung).
- Zum Schluss spezialisiere dich auf eine Sportart (vielleicht Ringen?) (Gesetz der speziellen Fähigkeiten).

»Das bildet die Rahmenbedingungen für den neurologischen Aufbau aller anschließend entwickelten motorischen Fähigkeiten.«

DIE ENTWICKLUNG DES RUSSISCHEN TRAININGSSYSTEMS KOMBINIERTER PERIODISIERUNGEN

KAPITEL 2
DAS GESETZ DER PROGRESSIVEN LEISTUNGSSTEIGERUNG

»WER NIE AN SEINE GRENZEN GEKOMMEN IST UND EINEN BLICK DARÜBER HINAUS GEWAGT HAT, WIRD NIEMALS VERSTEHEN, DASS ES BESSER IST, EINEN EINZIGEN TAG ALS LÖWE ZU LEBEN ALS EIN LEBEN LANG ALS SCHAF. ABER DIEJENIGEN, DIE AN IHRE GRENZEN GEKOMMEN SIND, WISSEN, DASS HARTE ZEITEN NICHT EWIG WÄHREN – HARTE MÄNNER JEDOCH SCHON!«

ROYAL MARINES

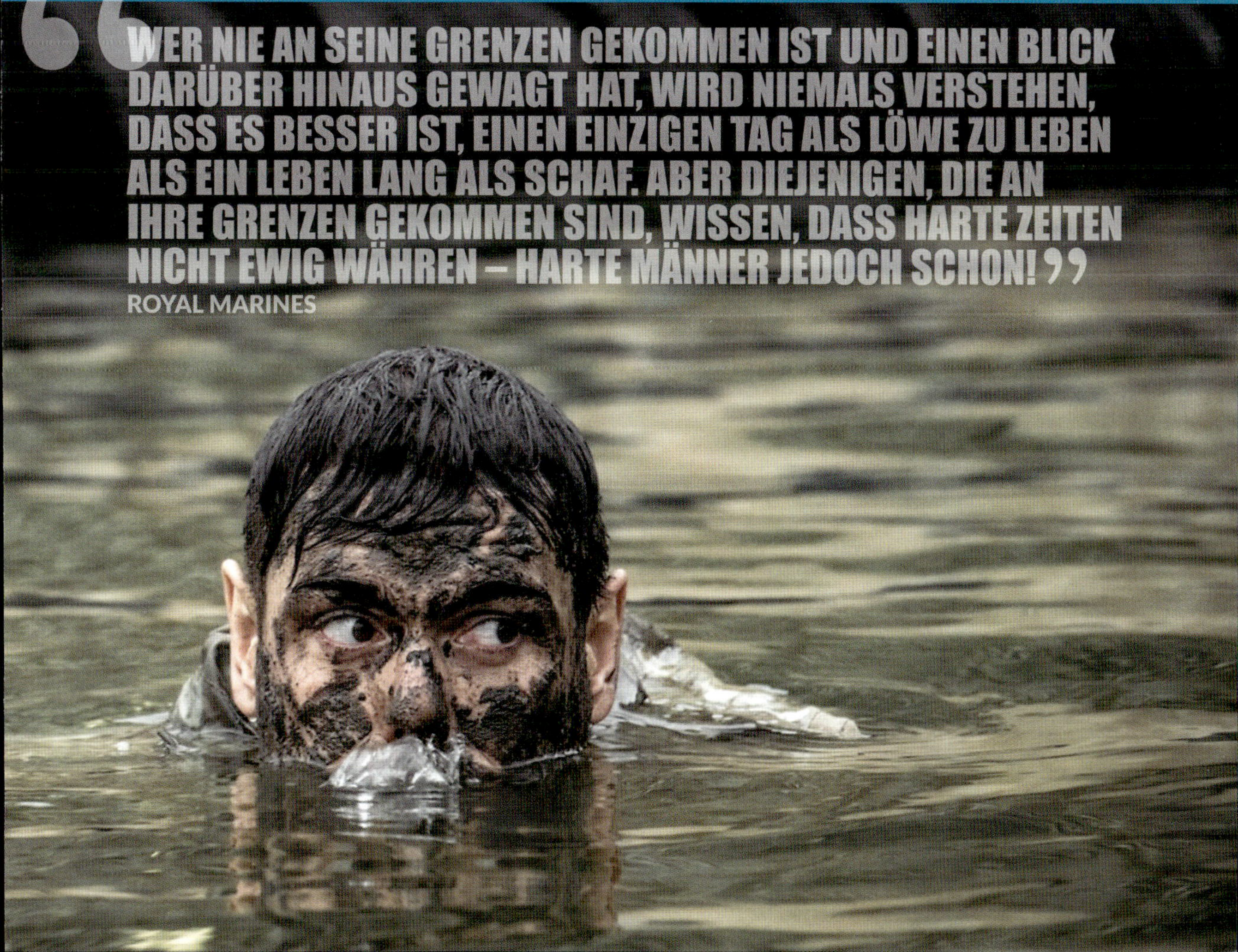

ANPASSUNG IST PFLICHT

Alle jemals erstellten Workouts haben eines gemeinsam: die progressive Leistungssteigerung. Das meint die schrittweise Erhöhung des Gewichts, des Pensums, der Intensität, der Trainingsfrequenz oder der Trainingszeit, um ein bestimmtes Ziel zu erreichen. Im Grunde also die kleinen, stufenweisen Verbesserungen, die du immer dann machst, wenn du in den Kraftraum gehst, in deine Laufschuhe schlüpfst oder ins Schwimmbecken springst.

Bizeps-Curls, Kniebeugen, Marathonläufe, olympisches Gewichtheben und Yoga – in jedweder Sportart passt man sich schrittweise den Herausforderungen an und verbessert sich. Denn sportliches Training ist im Wesentlichen ein Anpassungsprozess. Nur aus diesem Grund machen wir das.

Wenn du nicht versuchst, dich in irgendeiner Weise zu verbessen oder weiterzuentwickeln, kann man das wahrscheinlich nicht als Training bezeichnen. Daher ist es ein absolutes Muss, die progressive Leistungssteigerung und das »Gesetz der Anpassung« ganz zu verstehen. Allzu oft schnappen sich Leute im Studio Gewichte vom Rack oder quälen sich auf dem Laufband, ohne eigentlich zu begreifen, warum sie das tun. Das ist so, als nähme man am Kunstunterricht ohne Farbe oder Pinsel teil, aber mit dem Ziel, so etwas wie die Sixtinische Kapelle zu erschaffen.

Kurze biologische Vorgeschichte

Solange wir leben, befinden wir uns in einem ständigen Anpassungsprozess. Das ist uns allerdings erst seit 1915 dank dem amerikanischen Physiologen Walter Cannon und dem französischen Wissenschaftlers Charles Richet klar. Cannon und Richet haben entscheidend zu unserem Verständnis der **Homöostase** beigetragen. Homöostase bezeichnet die Fähigkeit des Körpers, ein stabiles inneres Gleichgewicht aufzubauen und zu erhalten. Das kann sich als recht kompliziert erweisen, muss aber nicht so sein.

Du weißt also, wann deine Körpertemperatur ideal oder ob dein Immunsystem okay ist? Dass auch die unzähligen anderen internen Mechanismen präzise wie ein Uhrwerk funktionieren und ineinandergreifen, damit du gesund bleibst? Und all das, ohne auch nur wissentlich einen Finger zu krümmen. Das ist die Homöostase bei der Arbeit. So einfach ist das.

»Das Lebewesen ist stabil. Das muss auch so sein, damit es nicht von den enormen Kräften, denen es ausgesetzt ist, vernichtet, aufgelöst oder zersetzt wird. Aber durch einen scheinbaren Widerspruch bleibt es nur dann beständig, wenn es reizbar und in der Lage ist, sich je nach äußerem Stimulus selbst zu verändern und seine Reaktion an die Stimulation anpassen kann. Es ist gewissermaßen stabil, weil es veränderbar ist – die leichte Instabilität ist die notwendige Voraussetzung für die wahre Stabilität des Organismus.«[1]

Begeben wir uns ins Jahr 1936. Der österreichisch-kanadische Endokrinologe Hans Selye machte sich die Arbeit von Cannon und Richet zunutze, um zu erklären, wie bestimmte Stimuli und eine bestimmte Form von Stress sich auf unsere Homöostase auswirken können, was dazu führt, das wir uns anzupassen und verbessern können. Als Beweis für seine Theorie experimentierte er mit Laborratten und fand Folgendes heraus: Setzte er die Nager schrittweise einer erhöhten Dosis Gift aus, entwickelten sie eine stärkere Widerstandskraft dagegen, und zwar in einem solchen Maße, dass einige Ratten völlig unversehrt blieben, als sie später Dosen ausgesetzt wurden, die vorher tödlich für sie gewesen waren. »Indem man schrittweise erhöhte Dosen verschiedener bedenklicher Stimuli verabreicht, könnte man die Widerstandskraft von Tieren erhöhen… Ratten, die mit einem bestimmten Wirkstoff vorbehandelt wurden, widerstehen diesen Dosen, die jedoch für nicht vorbehandelte Ratten aus der Kontrollgruppe tödlich wären.«

Dies wurde als das »allgemeine Anpassungssyndrom« bekannt, und mit seinen nun unzerstörbaren Ratten entdeckte Selye: »Es wurde gezeigt, dass, wenn man einen Organismus einem Anreiz aussetzt, an dessen Qualität oder Intensität er nicht angepasst ist, er mit einer Reaktion reagiert, die als ›allgemeines Anpassungssyndrom‹ bezeichnet wird.«[2]

Im Prinzip führen »Stress« und »Stimuli« (wie das sportliche Training) dazu, dass wir uns anpassen und verbessern. Jahre später ergänzte er in seinem Buch *Der Stress ist die Würze unseres Lebens*: »Stress ist der gemeinsame Nenner für alle adaptiven Reaktionen des Körpers.«

Ende der Vorgeschichte. Was bedeutet das für dein Training? Irgendwann wird es wehtun. Etwas, das die Royal Marines besser verstehen als jeder andere.

DAS GESETZ DER PROGRESSIVEN LEISTUNGSSTEIGERUNG | Trainingscamp der Royal Marines, Großbritannien

ALLES MÖGLICHE VERBESSERN

Das bedeutendste Trainingszentrum der Royal Marines, das Commando Training Centre in Lympstone, liegt versteckt im Südwesten Englands. In über 75 Jahren hat es im Osten von Devon 3000 Offiziere und Soldaten in 74 Hütten auf 218 530 Quadratmetern beherbergt und blickt auf eine stolze Geschichte der Rekrutierung, Ausbildung und Auswahl von Soldaten für das britische Militär zurück. Da es die Heimat einiger der fittesten und geistig belastbarsten Menschen ist, die je gelebt haben, ist es für viele Soldaten ein heiliger Ort. Und dann gibt's da noch mich.

Als ich auf dem Stützpunkt eintraf, trug ich Flipflops – ich war morgens noch am Strand gewesen –, Jogginghose und Hoodie; ich sah aus wie ein Marinerekrut, bei dem (viel) schiefgelaufen war. Ich checkte am Schalter ein und begab mich daraufhin zum Hindernisparcours.

An diesem sehr frühen Märzmorgen ließ mich eine leichte Meeresbrise frösteln, obwohl das Gras schon relativ trocken war und die Sonne schien. Ich lief 20 Minuten auf der Stelle und machte Skippings, damit das Blut wieder in meine Zehen floss (und ich sie wieder spüren konnte), bevor meine beiden sportlichen Retter auftauchten.

Darf ich vorstellen: Alex »Benny« Benstead, Sportlehrer der britischen Marineinfanterie, und Royal Marine Captain Oliver »Ollie« Mason.

Benny ist Pfund für Pfund der stärkste Powerlifting-Hybride der Royal Marines, den ich je gesehen habe. Sein Äußeres ist eine Kombination aus den kompaktesten Schultern und dem dichtesten Schnurrbart der Welt. Beim Bankdrücken schafft er 170, beim Kreuzheben 260 und bei Kniebeugen 240 Kilo. Er hat zweimal die Royal Marines Commando Tests absolviert und spult gelegentlich Marschwanderungen über 48 Kilometer und mehr herunter – wohlgemerkt mit 54 Kilo Gewicht auf dem Rücken.

Ollie ist zweifellos der größte Marine, den ich je traf, und läuft mitunter ohne Vorankündigung Ultramarathons. Mit seinen 1,93 Metern und 120 Kilo spielt er Rugby für die Royal Marines und hat die Beine und Lungen eines Vollblüters. Unnötig zu sagen, dass beide Experten in Sachen »Stress« und »Stimuli« waren und mir eine harte Lektion in genau diesen »Fächern« erteilen würden.

Gegen zehn Uhr morgens hatte ich Flipflops, Jogginghose und Hoodie gegen Stiefel und Militärausrüstung getauscht. Ich war bereit (und nervös), mich zu verbessern und anzupassen, egal welche Herausforderungen die beiden für mich vorgesehen hatten.

DIE SCHMERZHAFTE WAHRHEIT

»Gib niemals auf. Gib nie auf. Nie, nie, nie – weder in großen Dingen noch in kleinen, in wichtigen oder belanglosen –, gib niemals auf, außer aus Gründen der Ehre oder des gesunden Menschenverstandes. Füge dich nie der Macht. Füge dich niemals der scheinbar überwältigenden Macht des Feindes.«

WINSTON CHURCHILL

Halb elf Uhr morgens im rauen Moorgebiet von Woodbury Common. Nur eine kurze Fahrt vom Stützpunkt entfernt, befindet sich der Royal Marines Endurance Course, der Ausdauerparcours, wo neuen Rekruten Trainingseinheiten in Sachen Stress und Stimuli erteilt werden. Vielfach bewährt als wirkungsvolles Trainingsgelände für Körperanpassungen und -verbesserungen, besteht das Gelände aus für Strapazen wie geschaffenen Hügeln, Tunneln, Röhren, Wasserbecken und einem unter Wasser gelegenen Abzugskanal, bekannt als das »Schafsbad«. Abgerundet wird das Ganze durch einen 6,5 Kilometer langen Lauf zurück zum Trainingscamp. Es ist März, also nicht warm, aber es könnte noch wesentlich schlimmer sein.

»Wie kalt ist das Schafsbad?«, frage ich Ollie und Benny, um eine ungefähre Vorstellung davon zu bekommen, auf wie viel »Stress« und wie viele »Stimuli« ich mich vorbereiten muss.

»Gar nicht mal so übel heute«, antwortet Ollie beiläufig. »Vor ein paar Monaten mussten wir das Eis aufbrechen, bevor die Rekruten runtergehen konnten. Hat Spaß gemacht. Du musstest an jenem Tag etwas schneller laufen, um warm zu bleiben«, ergänzte er und gab das größte und tiefste Lachen eines Marine von sich, das ich je hörte.

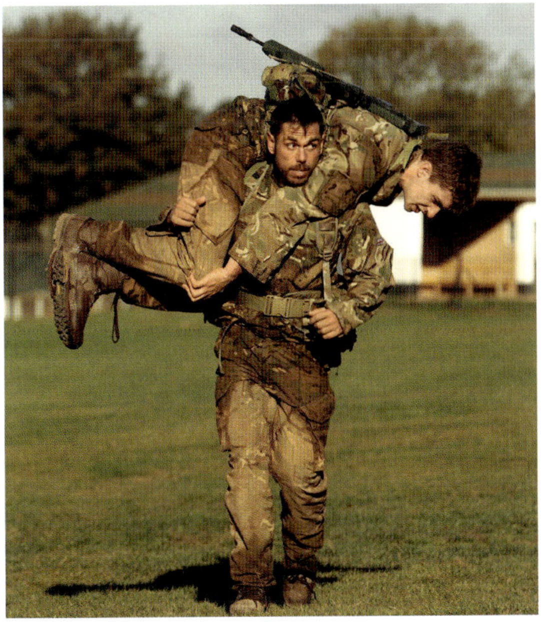

Was dann jedoch geschah, verblüffte mich. Denn Benny ist Sportlehrer, der merkwürdige muskulöse Schultern hat und viel schreit. Ollie ist Captain mit extrem langen Armen und schreit ebenfalls viel. Aber unter den Schnurrbärten, den grünen Baretts und den riesigen Gürtelschnallen liegen profunde Kenntnisse in Sportwissenschaft.

Benny gab mir deutlich zu verstehen, dass es wehtun würde: »Wenn Rekruten fitter werden sollen, braucht der Körper Stress, also körperliche Belastung. Der Körper kann sich nicht anpassen und stärker werden, ohne in irgendeiner Form gezielt beansprucht zu werden. Deine Armmuskeln können nicht auf wundersame Weise wachsen, ohne Gewichte zu stemmen, und deine Lunge wird nicht mehr Ausdauer aufbauen, wenn du nicht joggen gehst, um dein kardiorespiratorisches System zu strapazieren.«

Wortgewandt ergänzte Ollie: »Wenn du daher einen Sportlehrer siehst, der einen Rekruten einige extra Liegestützsprünge machen, einen weiteren Lauf über gut eineinhalb Kilometer rennen oder mehr Gewicht in seinem Rucksack schleppen lässt, dann macht er das nicht aus Grausamkeit. Sondern er will beim Rekruten eine körperliche Anpassung bewirken, sodass er sich verbessert.«

Sie hatten beide absolut recht. Dieser Gedanke wurde in der Sportwelt im September 1960 von Fred Wilt verbreitet. Er war der Herausgeber von *Track Technique* und veröffentlichte den Artikel »Stress and Training«.

Das klingt so einfach, und dennoch ist es erstaunlich, wie viele Menschen es nicht begreifen. Um es noch einmal zu wiederholen: Du musst deinen Körper einem bestimmten »Reiz« aussetzen, »an dessen Qualität oder Intensität er nicht angepasst ist«. Es gibt keine Wunderpille, Sofortlösung oder Abkürzung. Du musst schwitzen. Du musst trainieren. Und manchmal willst du deine behagliche Homöostase vielleicht gar nicht stören. Ich muss es nicht ausdrücklich betonen: Über die nächsten drei Kilometer war meine behagliche Homöostase tatsächlich gestört.

Der Ausdauerparcours: Lehrstunde in Stress und Stimuli

Auch wenn meine Augen schlammverschmiert und meine Sinne von der Kälte betäubt waren, kann ich mich an Folgendes erinnern: Der Parcours begann mit einem Aufwärmtraining, das von Benny betreut wurde. Dieses Warm-up umfasste jede erdenkliche Übung mit dem eigenen Körpergewicht, und ich atmete bereits heftig, noch bevor es überhaupt losging.

Ohne große Vorwarnung ging er auf einmal ab wie eine Rakete. In schnellem Tempo rannte ich durch das Moorgebiet und gab mein Bestes, um mitzuhalten, bis wir schließlich zu einem unterirdischen Tunnel kamen, der gerade einmal Platz genug zum Durchkriechen bot.

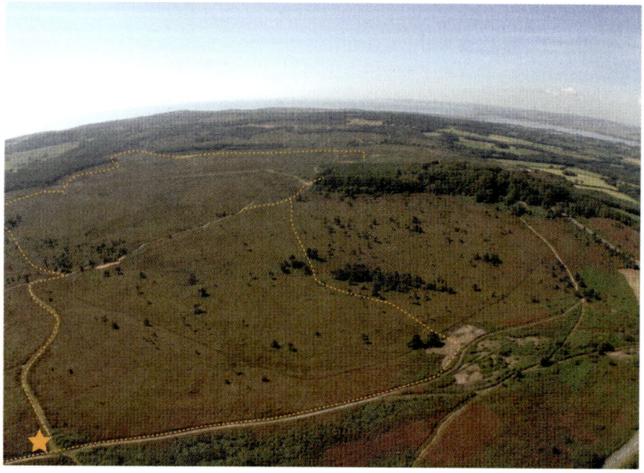

»Geh runter und da rein!«, schrie Benny.

Ich bereute es sofort, so schnell in das Ding eingetaucht zu sein, denn die scharfen Steine auf dem Boden stießen sich in meine Kniescheiben. Und ich war mir sicher – obwohl das eigentlich nicht sein konnte, da es stockdunkel war –, große Hautfetzen dagelassen zu haben.

Als ich am anderen Ende wieder auftauchte, war Burpee-Time, und Benny ließ mich gleich 50 davon machen. Danach liefen wir zum zweiten Hindernis, Peter's Pool genannt, der laut Ollie »das frischeste Wasser von Woodbury« enthält. Sein Schmunzeln ließ mich erahnen, dass mit »frisch« Wassertemperaturen wie in der Ostsee gemeint waren.

Ich lag richtig mit meiner Vermutung. Als ich hineinsprang und hüfttief im Wasser stand, spürte ich, wie das Blut aus meinen Gliedmaßen wich, während meine Beine und männlichsten Körperteile nicht wussten, wie ihnen geschah. Mir wurde gesagt, ich solle mit meinem gesamten Körper für fünf Sekunden untertauchen. Das waren die längsten fünf Sekunden, an die ich mich in meiner jüngeren Vergangenheit erinnern konnte, aber immerhin war ich jetzt sauber (was allerding nicht so bleiben sollte).

»Gut! Du bereitest deinen Körper jetzt für das Schafsbad vor«, sagte Ollie.

Alles, was die Marines machen, hat irgendwie Methode, egal, wie brutal es ist.

Nass, wie ich war, kam ich mir vor, als hätte jemand Bleigewichte in meine Stiefel gesteckt. Ich bekam meine Füße kaum vom Boden und sollte trotzdem mit Benny um die Wette zum nächsten Hindernis rennen, um die Intensität (erneut mehr Stress und Stimuli) des Laufs beizubehalten. Aber trotz eines mir gewährten Vorsprungs wurde ich nur Zweiter.

Meine Lunge brannte wie verrückt, als wir das nächste Hindernis erreichten. Hier sollten zwar meine Schultern der größten Belastung und dem stärksten Reiz ausgesetzt sein, aber meinen schmerzenden Knien und meinen geplagten Lungen wurde eine kurze Erholungspause gestattet. Ich sollte durch dichte Moore und Sümpfe voller Matsch, Schlamm und Schleim robben. Das machte mir nicht viel aus. Der Schlamm erwies sich als Wohltat für meine Knie, und da ich mich langsamer bewegte als eine tektonische Platte, musste ich auch nicht so stark atmen.

Schließlich erreichten wir das berüchtigte Schafsbad. Dabei handelt es sich um ein Wasserbecken mit einem eineinhalb Meter langen Betontunnel, der zu schmal ist, um durchschwimmen zu können. Stattdessen sollte ich die Luft anhalten und mich in einen menschlichen Torpedo verwandeln, denn Ollie und Benny würden mich wie einen Umschlag in einen großen Briefkasten hineindrücken und am anderen Ende wieder herausziehen.

Sobald ich auf der anderen Seite wieder »ausgeliefert« worden war, rannten wir direkt einen weiteren Hügel hoch. Zwar hatte ich einen gesäuberten Körper, aber meine Boots hatten sich mit Wasser vollgesogen und Knie und Lungenflügel begannen, sich wieder zu beschweren. Als wir einen der höchstgelegenen Punkte von Woodbury Common erreichten, blieb mir keine Zeit, die Aussicht zu genießen, da ich mich in 200-Meter-Kreisen im »Bären-« und »Entengang« fortbewegen sollte, bis Benny mir eine Pause gönnte, in der ich eine lange Strecke bergab laufen musste. Du hast richtig gelesen: Bergablaufen gilt im Lehrplan der Marines als Pause.

Auf dem Weg zum Waldgebiet entpuppte sich das nächste Hindernis als härteste Beanspruchung und größte Herausforderung meines Lebens. Ich kroch durch etwas hindurch, das eine nicht enden wollende Schliere aus Wasser und – so hoffte ich – Schlamm zu sein schien. Es hatte die Konsistenz von Joghurt und oszillierte zwischen Schwarz, Braun und Orange.

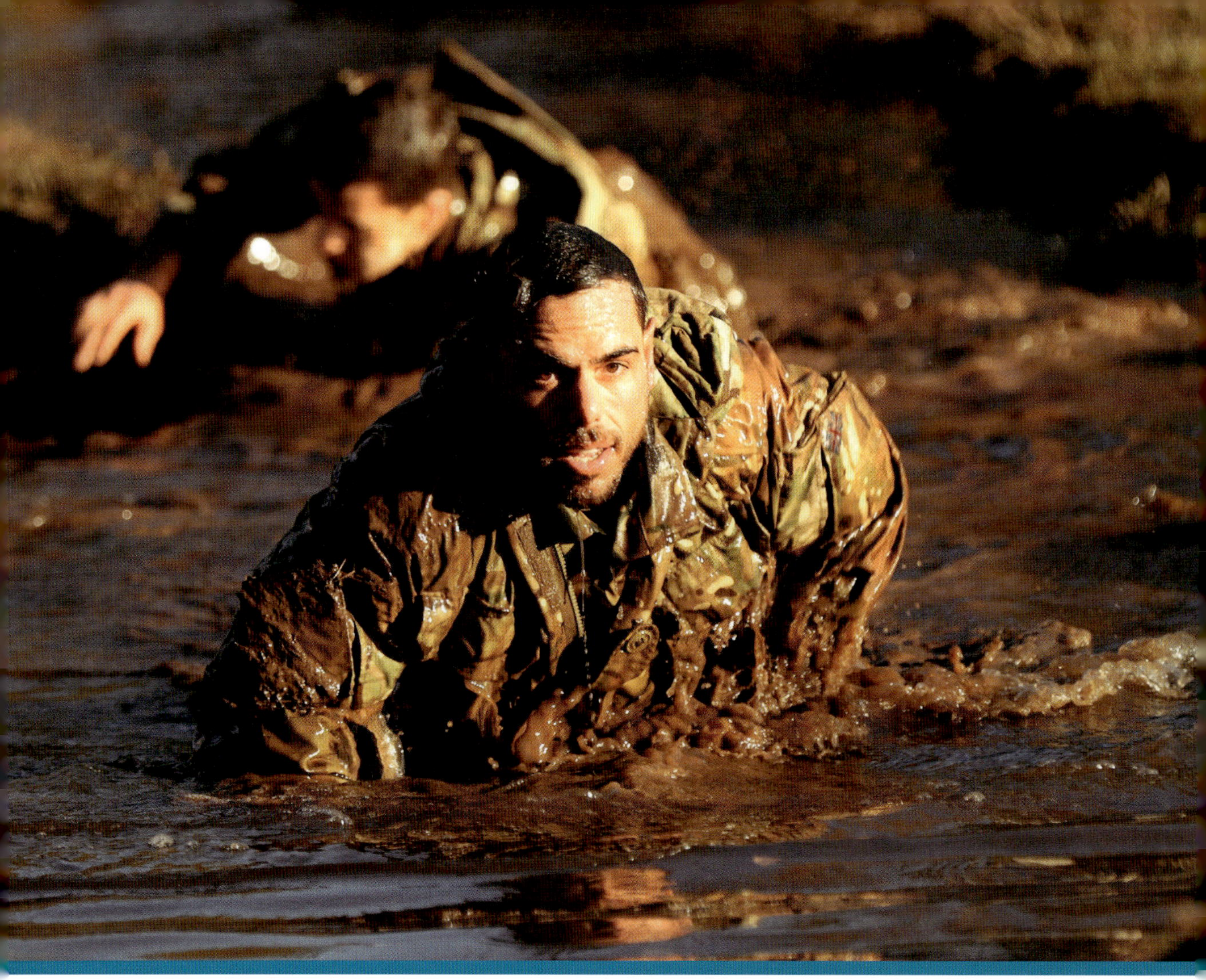

Der Geruch war undefinierbar, und mir war klar, dass ich hier nicht nur durch Schlamm robbte. Nachdem ich auch das bewältigt und gegen meinen Würgereflex angekämpft hatte, erreichte ich die andere Seite. Um ehrlich zu sein hatte ich an diesem Punkt völlig die Orientierung verloren und lief und/oder robbte in jede Richtung, die man mir befahl.

Ohne Umwege gelangte ich zum nächsten Hindernis, den »Smarties-Röhren«. Dieses etwa zwölf Meter lange Tunnelsystem ist so schmal, dass man sich nur auf dem Bauch mit möglichst eng angelegten Armen Stück für Stück fortzubewegen vermag: ein Albtraum für jeden, der unter Klaustrophobie leidet. Klar, es gibt auch ein Licht am Ende des Tunnels, aber es erfordert sehr viel Geduld (und noch mehr Hautabschürfungen an den Ellenbogen), sich seinen Weg dorthin zu bahnen.

»Achte bloß auf den Dachs im Tunnel!«, schrie Ollie, als ich die Hälfte geschafft hatte. Machte er Witze? Falls nicht, hätte ich sowieso nichts dagegen tun können.

Zum Glück begegnete ich keinem Dachs. Als ich mich aus der letzten Smarties-Röhre herausgeschält hatte, lief ich bergauf zum Ziel des Ausdauerparcours, um dann noch ungefähr weitere sechs Kilometer zurück zum Stützpunkt laufen zu müssen. Dabei überlegte ich (Boots und Ausrüstung immer noch klitschnass), wie wohl eine Meisterklasse für Stress und Stimuli aussehen würde. Jedes Körperteil tat mir weh, und das bedeutete: Jedes Körperteil würde sich anpassen.

TRINKEN, ESSEN UND TROCKNEN

Zurück am Stützpunkt sollte ich trinken, essen und trockene Kleidung anziehen. Jawohl, ich »sollte« – das war keine Einladung. Bei den Marines weiß man, dass Erholung ein wichtiger Faktor ist. Stress und Stimuli – keine Frage – sind notwendig, aber dann gibt es noch diese Menschen, die so oft und so viel wie möglich laufen, springen und Gewichte stemmen, am liebsten 24 Stunden am Tag. Das ist, gemäß der Forschungsarbeit von Hans Selye, ebenfalls zum Scheitern verurteilt.

Warum? Mit einem Wort: **Übertraining**.

Du kennst diese Tage, an denen man einfach nur platt und müde ist. Keine Kraft beim Bankdrücken, keine Sprungkraft bei Box-Sprüngen, die gelaufene Zeit beim 40-Meter-Sprint ist so schlecht, dass es sich nicht lohnt, sie aufzuschreiben. Tja, wahrscheinlich hast du es mit den beiden Faktoren Stress und Stimuli übertrieben. Dann war es ein Lauf oder eine Wiederholung zu viel.

Deine Homöostasis ist aus dem Gleichgewicht geraten, dein Inneres Milieu ist das reinste Chaos, und der Körper hisst die weiße Fahne, sich auf das Sofa zu begeben. Deswegen musst du, die Royal Marines und jeder, der jemals ein Fitnessstudio betreten hat, zumindest in etwa die drei theoretischen Stadien von Selyes allgemeinem Anpassungssyndrom verstanden haben.[3]

DER THEORETISCHE RAHMEN FÜR JEDE FORM DES TRAININGS

DAS ANPASSUNGSSYNDROM

Dieser theoretische Rahmen bestimmt jede Form des Trainings und jede Sportart, gilt aber insbesondere für das Trainingscamp der britischen Marineinfanterie. Bleiben wir bei diesem militärischen Beispiel: Stell dir vor, du hast soeben einen neuneinhalb Kilometer langen Ausdauerparcours durch Seen und Sümpfe hinter dir, hast über zehnmal 200 Meter den Gamstragegriff praktiziert und einen Hindernisparcours in der vorgegebenen Zeit von vier Minuten absolviert – all das in 20 Kilo schwerer Ausrüstung.

Jetzt liegst du auf dem Sofa, hast weiche Beine, einen schmerzenden Rücken und dein Immunsystem wurde extrem strapaziert. Was geschieht nun? Nach Selyes allgemeinem Anpassungssyndrom gibt es drei theoretische Stadien, die der Körper durchlaufen kann.

1. Schockphase

Dein Körper ist steif und schmerzt. Das ist die unmittelbare, durch Training ausgelöste Stressreaktion. Oft tritt in diesem Stadium ein Leistungsabfall auf, und je fitter du bist, desto größer müssen Belastung und Reiz sein, um diesen Schock auszulösen. Deswegen ist die erste Trainingseinheit oftmals die härteste.

Die Reaktion deines Körpers bestimmt, in welches Stadium du als Nächstes eintrittst.

2. Widerstandsphase

Dein Körper kann mit dem Stress umgehen, du legst zu Hause die Füße hoch und ruhst dich aus. In deinem Körper finden etliche biologische Reaktionen statt. Hormonelle Anpassungen, Anpassungen des zentralen Nervensystems und der Aufbau von Muskelgewebe, um nur einige der Reaktionen aufzuzählen, die dich schon am nächsten Tag zu einem stärkeren und fitteren Menschen machen, dessen Konstitution sich verbessert hat.

Diese Anpassungen funktionieren bei jedem Menschen unterschiedlich, was von der biologischen Individualität jedes Einzelnen abhängt. Einige Menschen erholen sich besser und schneller als andere.

3. Erschöpfungsphase

Du fühlst dich müde und krank – eine Folge der körperlichen Überlastung durch Stimulus und Stress im Training: Dein Körper kann diesen Stress nicht verarbeiten. Eventuell war die gelaufene Strecke zu lang, das Tempo zu hoch oder das Gewicht im Rucksack zu schwer. Was auch immer der Grund sein mag: Du bist erschöpft, und dein Körper schwenkt die weiße Fahne.

Dieses Stadium sollte nach Möglichkeit vermieden werden.

Zusammengefasst: Die perfekte Anpassung geschieht dann, wenn du mit dem Ziel trainierst, die Zeit in der Widerstandsphase zu maximieren und im Gegenzug die Zeit in der Erschöpfungsphase zu vermeiden.

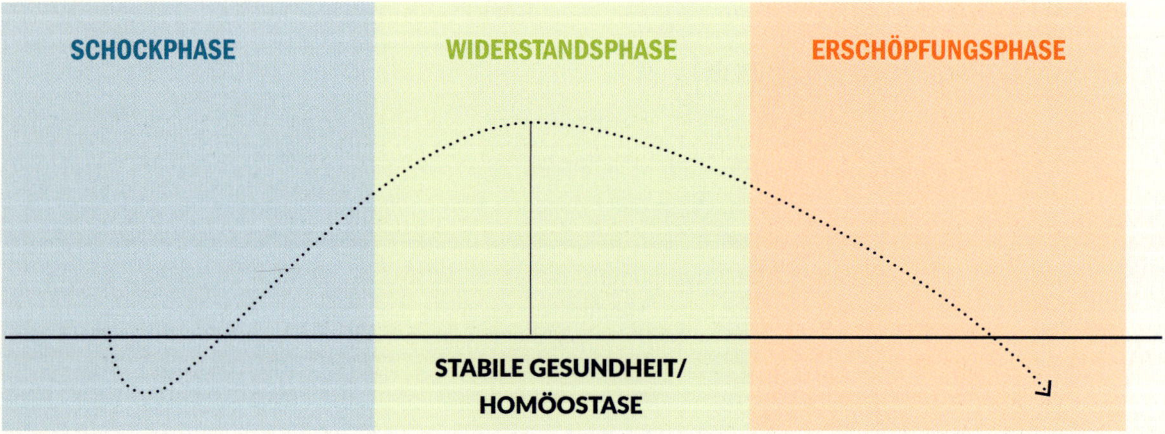

Was mich nicht umbringt …

Später fanden Sportwissenschaftler heraus, dass Training nicht nur darin besteht, den Körper vielen Belastungen und Reizen auszusetzen in der Hoffnung, dass man sich verbessert und jede Woche persönliche Höchstleistungen abliefert. Wissenschaftler waren sich einig, dass man die Arbeit von Hans Selye noch ausbauen müsste. Warum? Weil, einfach ausgedrückt, das allgemeine Anpassungssyndrom zu allgemeingültig formuliert ist. Es berücksichtigt nicht die verschiedenen Arten von Trainingsprogrammen (»externe Konditionierung«) oder dass beziehungsweise wie unterschiedlich Menschen auf diese Programme reagieren (»interne Konditionierung«).

Deswegen betonte der australische Schwimmtrainer Forbes Carlile 1961 in dem Artikel »The Athlete and Adaptation to Stress«, dass das allgemeine Anpassungssyndrom als theoretischer Rahmen fürs Coaching dienen könne.[4] Um das Gesetz der Anpassung aber wirklich beherrschen zu können, müssen wir die Trainingsbelastungen und -reize meistern.

TRAININGSSTRESS MEISTERN

Ich möchte jetzt die Arndt-Schulz-Regel vorstellen. Der Deutsche Hugo Paul Friedrich Schulz (1853–1932) war Professor für Pharmakologie, der – infolge seiner Forschungsarbeit mit Hefezellen – entdeckte, dass kleine Dosen Gift die gegenteilige Auswirkung von großen Dosen haben. Rudolf Gottfried Arndt (1835–1900) war ein deutscher Psychiater und stellte durch seine Arbeit mit Tieren fest, dass geringe Dosen bestimmter Giftstoffe das Wachstum und die Zeugungsfähigkeit stimulieren. Kombinierte man diese Erkenntnisse, so ergab sich Folgendes:

> ***»Schwache Reize fachen die Lebenstätigkeit an, mittelstarke Reize fördern sie, starke hemmen sie und stärkste heben sie auf.«***
>
> **ARNDT-SCHULZ-REGEL, 1888**

Lassen wir die Sache mit den Giften beiseite und wenden uns einem Trainingsbeispiel zu, auf das wir uns beziehen können.

Marathon – schwache Reize fördern

Stell dir vor, du hättest dir vorgenommen, einen Marathon zu laufen. Jetzt stehst du in der Tür, hast deine Laufschuhe geschnürt und läufst deine ersten acht Kilometer. Schnell würdest du recht gute Fortschritte machen, und zwar, weil Stress und Stimuli relativ gering sind. Dadurch kann sich der Körper gut an die Anforderungen anpassen und fitter werden.

Marathon – moderate Reize hemmen

Was aber, wenn du statt der acht Kilometer gleich einen Halbmarathon an deinem ersten Trainingstag läufst? Direkt von deinem Häuserblock aus los – ganze 21,08 Kilometer! Sehr ambitioniert – und durch starke Belastung ist die Anpassungsbereitschaft des Körpers gehemmt; Fortschritte stellen sich, wenn überhaupt, nur langsam ein.

Marathon – sehr starke Reize verhindern

Und was, wenn du an deinem ersten Trainingstag gleich einen Marathon läufst. Ehrgeizig? Ja. Von Erfolg gekrönt? Ich würde eher sagen: nein. Hier hat man es mit der stärksten Belastungsdosis zu tun, und auch wenn du nicht davon sterben wirst, hast du am nächsten Tag – beruhend auf der Arndt-Schulz-Regel – mit Sicherheit keine Lust aufs Training.

Wie also trainiert man für einen Marathon? Indem wir die »Adaptionsenergie« unseres Körpers ausfindig machen.

Das hängt unmittelbar mit dem gegenwärtigen Zustand unseres Immun-/Abwehrsystems zusammen. Fühlen wir uns fit und quicklebendig, ist unser Tank für Adaptionsenergie gut gefüllt und unser Körper wird gut auf Training, Belastung und Reize ansprechen. Müssen wir uns aber ins Fitnessstudio quälen und fühlen uns leicht angeschlagen, haben wir eher wenig Adaptionsenergie und der Körper wird wenig auf das Training ansprechen.

> *»Der Verlust erarbeiteter Anpassung während der Erschöpfungsphase ist schwer zu erklären, aber als Arbeitshypothese wurde angenommen, dass jeder Organismus eine bestimmte und begrenzte Menge ›Adaptionsenergie‹ besitzt, und sobald diese aufgebraucht ist, ist der Anpassungsprozess nicht mehr möglich.«*
>
> HANS SELYE

Die Adaptionsenergie kann mit einfachen Tests exakt bestimmt werden, um weiße Blutkörperchen, Hormone und das Immunsystem des Körpers zu beobachten. Bei vielen dieser Tests sind jedoch Nadeln im Spiel, die ich persönlich hasse. Und sich auf Menschen in weißen Kitteln zu verlassen, die einem sagen, wie man jeden Tag zu trainieren hat, ist für die meisten von uns nicht wirklich zweckmäßig.

Besser: Werde lieber dein eigener Fachmann und höre auf deinen Körper.

Auch wenn dein Programm einen 17-Kilometer-Lauf vorsieht, muss der bei einem niedrigen Pegel an Adaptionsenergie nicht zwangsweise absolviert werden. Arbeite stattdessen an deiner Beweglichkeit. Übe ein paar Techniken und leichte, aktive Erholung. Oder gehe einfach nach Hause. Umgehe deine Erschöpfungsphase und kämpfe an einem anderen Tag mit dir selbst in deiner Widerstandsphase.

DAS GEHEIMNIS DES PERFEKTEN WORKOUTS | NULL PROZENT VERSAGEN

ANPASSUNG IST PFLICHT

Jetzt wissen wir, zumindest theoretisch, dass die perfekte Anpassung einfach zu meistern ist. Man muss nur verstehen, dass die progressive Belastungssteigerung eine schrittweise

Erhöhung der Belastung ist, die beim Training auf den Körper ausgeübt wird. Den Weg dafür haben Militärärzte im Zweiten Weltkrieg zur Förderung des Rehabilitationsprozesses gebahnt. Ab jetzt kann es kompliziert werden, aber man sollte drei Dinge verinnerlichen:

- Das Gesetz der progressiven Belastungssteigerung muss gleichbleibend sein.
- Das Gesetz der progressiven Belastungssteigerung ist nicht linear.
- Das Gesetz der progressiven Belastungssteigerung muss genau bezeichnet sein (siehe das Gesetz der speziellen Fähigkeiten im nächsten Kapitel).

Zur Erklärung hier eine Geschichte über einen berühmten griechischen Ringer und sein Kalb.

DAS GESETZ DER PROGRESSIVEN BELASTUNGSSTEIGERUNG MUSS GLEICHBLEIBEND SEIN

Die Geschichte von Milo ist bei Kraftsportlern gut bekannt. Milo, ein berühmter Ringer im sechsten Jahrhundert vor Christus, wurde in der Stadt Kroton (Süditalien) geboren und – wie die meisten erfolgreichen Athleten dieser Zeit – zum Thema epischer Erzählungen über Kraft, Fähigkeiten und Leistungsvermögen. Mir persönlich gefällt an seiner Geschichte, dass er täglich neun Kilo Fleisch und neun Kilo Brot aß sowie zehn Liter Wein trank und dass er eine um seinen Kopf gebundene Darmsaite platzen lassen konnte, indem er den Atem anhielt und die Stirnadern anschwellen ließ.

Wie dem auch sein, Milo war bestens bekannt dafür, das Prinzip der progressiven Belastungssteigerung zu praktizieren. Und zwar deshalb, weil die griechischen, sich um das Thema Fitness drehenden Legenden ausführlich schildern, wie Milo sich ein Kalb schnappte und es Tag für Tag auf seinen Schultern trug. Und in dem Maß, in dem das Kalb wuchs, steigerte sich auch Milos Kraft.

Nach Tagen, Monaten und Jahren der stetigen Belastungssteigerung konnte Milo einen ausgewachsenen Stier von einer halben Tonne Gewicht auf seine Schultern hieven und damit in der Stadt seine wöchentlichen Einkäufe erledigen. Wie ihm das gelang? Alles durch die stufenweise Erhöhung der Belastung (in diesem Fall von Gewicht), die er seinem Körper beim Training aufbürdete. Das ist der wichtigste Teil eines jeden Trainingsprogramms. Ohne diese Komponente gelingen dir keine Verbesserungen!

Mir ist leider nicht bekannt, ob die Geschichte mit dem Kalb wissenschaftlich fundiert ist. Gib also den nächsten monatlichen Mitgliedsbeitrag fürs Fitnessstudio nicht für ein Kalb aus! Versuche lieber, das Prinzip der Milos-Geschichte zu verstehen: Strebe stets nach einem »größeren Rind«.

Natürlich ist dieses Prinzip schon Jahrhunderte alt, wurde aber erst von Armeeärzten wie Thomas DeLorme entwickelt, der es zu Rehabilitationszwecken für Soldaten nach dem Zweiten Weltkrieg nutzte.

»DeLormes neues Programm umfasste mehrere Sätze für Gewichtsübungen, bei denen die Patienten das Zehnfache Ihres Einer-Maximums heben mussten. Bis 1948 hatte DeLorme die Methode verfeinert und bezog noch drei Sätze, bei denen das Gewicht schrittweise erhöht wurde, mit je zehn Wiederholungen ein. Er bezeichnete dieses Programm als progressives Widerstandstraining.«[5]

NSCA

Jahre später ging Natalia Verkhoshansky näher auf dieses Konzept ein. In ihrem Artikel »General Adaptation Syndrome and its Applications in Sport Training« schreibt sie: »Die Fortschritte des Sportlers hinsichtlich seiner körperlichen Leistung werden während des Trainingsablaufes durch wiederholte Workouts gewährleistet, die die bestimmten Mechanismen der körperlichen Anpassung an die körperliche Überfunktion in Gang setzen.«[6]

Einfach ausgedrückt: Bürde deinem Körper ständig mehr auf als zuvor: Fahre schneller Rad als beim letzten Mal; schwimme mehr Bahnen als beim letzten Besuch; lege mehr Gewicht auf die Hantel als bei deinem letzten Workout. Noch einmal: Es ist alles ganz einfach – zumindest in der Theorie. So kann sich dein Körper anpassen und verbessern.

»Training ließe sich somit als der Prozess beschreiben, in dem der Körper systemisch einer bestimmten Reihe von Stressoren ausgesetzt ist, die es ihm ermöglichen, die zukünftige Exposition an diese Stressoren effizient zu bewältigen.«

DR. MEL SIFF, *SUPERTRAINING*

Das Gesetz der progressiven Leistungssteigerung ist nicht geradlinig. Warum also ist nicht jeder Kraftsportler in der Lage, einen Stier über seinen Kopf zu stemmen? Die Antwort: Mit Blick auf den menschlichen Körper ist keine Verbesserung – ob in Kraft, Geschwindigkeit, Fettabbau oder Muskelaufbau – jemals perfekt geradlinig. Du kannst bei Kniebeugen unmöglich jeden Tag ein Kilo mehr auf die Hantel schieben in der Hoffnung, nach einem Jahr 365 Kilo zu heben.

So funktioniert die Biologie unseres Körpers nicht. Man muss sich das Ganze eher wellenförmig vorstellen. Bei einigen Trainingseinheiten machst du große Fortschritte, nimmst mitunter auf unerklärliche Weise rapide an Kraft zu und hast auf einmal einen muskulösen Körper. In der nächsten Woche wirst du aber auf der Tartanbahn überrundet oder versagst kläglich in puncto Wiederholungen im Kraftraum.

Gewiss ist aber, dass du zum guten Schluss den Berggipfel erreichen wirst, und zwar dann, wenn du einfach nur weitergehst. Aber aufgrund unseres komplexen biologischen Aufbaus liegt ein kurvenreicher Weg vor dir, der an einigen Stellen – und das lässt sich nicht vermeiden – sehr anstrengend ist.

»Das Prinzip der progressiven Leistungssteigerung sollte als eine veränderliche Überlastungsmethode aufgefasst werden.«

DR. MEL SIFF, *SUPERTRAINING*

KAPITEL 3
DAS GESETZ DER SPEZIELLEN FÄHIGKEITEN

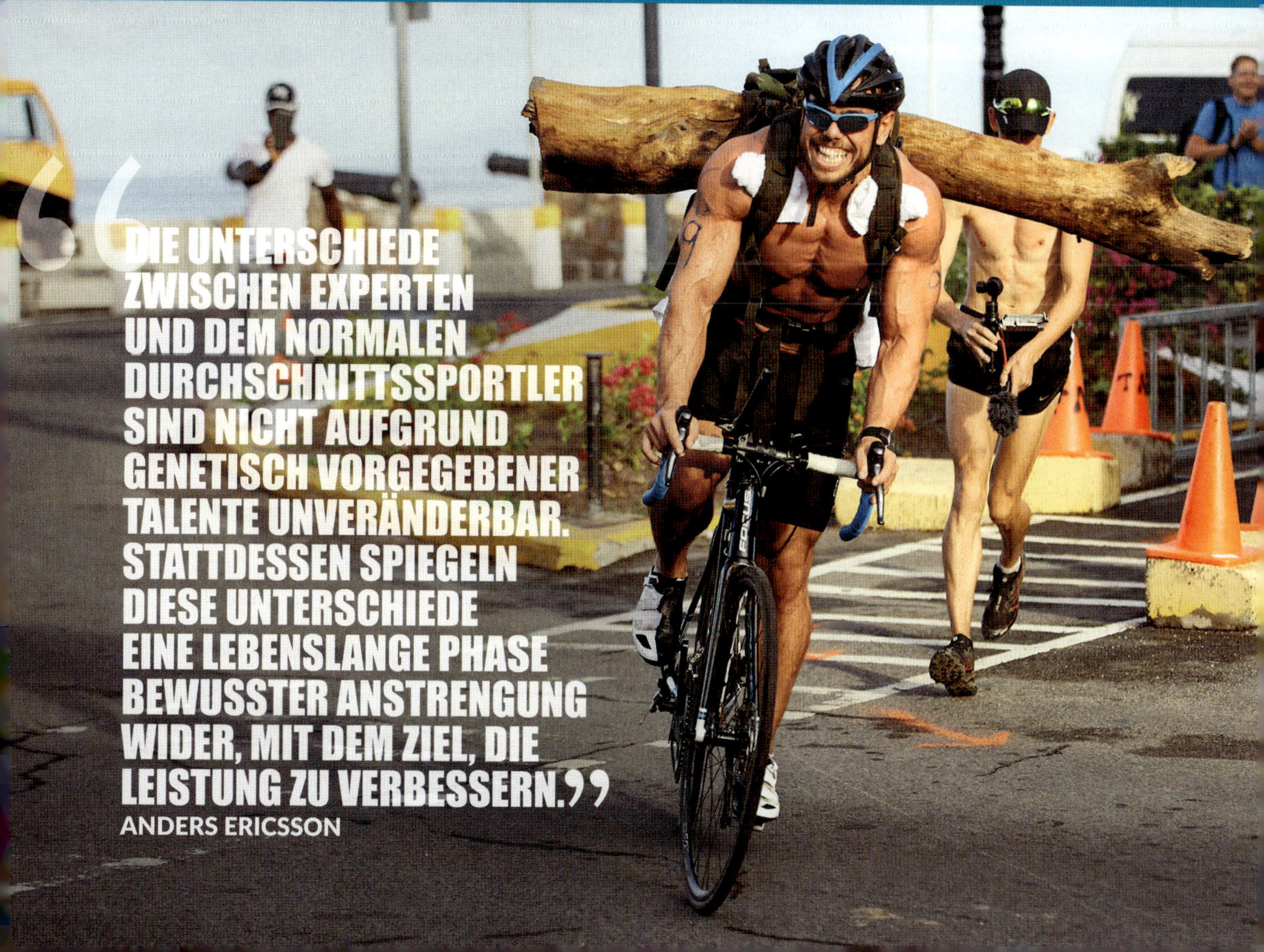

„DIE UNTERSCHIEDE ZWISCHEN EXPERTEN UND DEM NORMALEN DURCHSCHNITTSSPORTLER SIND NICHT AUFGRUND GENETISCH VORGEGEBENER TALENTE UNVERÄNDERBAR. STATTDESSEN SPIEGELN DIESE UNTERSCHIEDE EINE LEBENSLANGE PHASE BEWUSSTER ANSTRENGUNG WIDER, MIT DEM ZIEL, DIE LEISTUNG ZU VERBESSERN."

ANDERS ERICSSON

ES WIRD ZEIT, SICH ZU SPEZIALISIEREN

Loughborough und Lympstone ähneln sich in vielerlei Hinsicht. Tolle Trainingseinrichtungen. Hervorragendes Coaching. Jahre bewährter und umfangreicher Forschungsarbeit in Sachen Fitness und Ernährung. Schließlich jahrelange Erfahrung darin, die Grenzen des menschlichen Leistungsvermögens weiterzustecken. Es gibt allerdings einen entscheidenden Unterschied zwischen der Elite der Royal Marines von Lympstone und den Weltklasseathleten an der Loughborough University.

In Loughborough trainiert man, um ein guter Sportler zu werden – in Lympstone, um ein guter Royal Marine zu werden.

Man kann tatsächlich beides sein – davon gibt es unglaublich viele. Aber der Grund für diese Unterscheidung liegt darin, dass man pro Tag nur eine gewisse Menge Stress, Stimuli und Adaptionsenergie in 24 Stunden quetschen kann, ohne dass man übertrainiert und in die Erschöpfungsphase gerät.

Als Royal Marine nutzt man die gesamte Adaptionsenergie, um die progressive Leistungssteigerung mit Stress und Stimuli für eine Art Allround-Anpassung zu nutzen. Das Training soll einen möglichst vielseitigen Soldaten aus dir machen, der kilometerweit laufen, schwere Gewichte heben und tragen und, falls erforderlich, über eine 1,80 Meter hohe Mauer springen kann. Die Royal Marines machen sich das Gesetz der progressiven Leistungssteigerung grundsätzlich in allen Formen zu eigen.

Der Athlet jedoch nutzt die gesamte Adaptionsenergie zur Anpassung an einen bestimmten Sport. Er trainiert, weil er ein gut »eingestellter« Athlet in einer spezifischen Sportart werden will, der entweder besonders schnell laufen oder besonders schwer heben oder besonders schnell Radfahren kann.

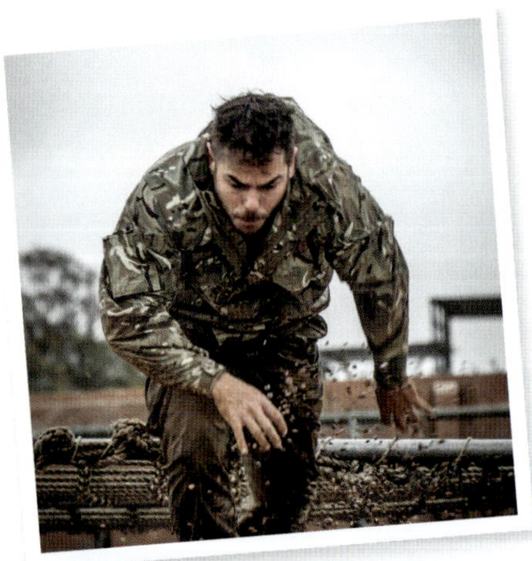

Sportler verschreiben sich in der Regel dem Gesetz der progressiven Leistungssteigerung und schneiden es dann auf ihre spezifischen Bedürfnisse und Anforderungen zu, indem sie ein zielgerichtetes und spezielles Training absolvieren, damit sie nur bei einer einzigen Aufgabe richtig gut sind statt bei allen. Und das ist das Gesetz der speziellen Fähigkeiten.

Das Gesetz der progressiven Leistungssteigerung bedarf der individuellen Anpassung an den Sportler

Das Gesetz der speziellen Fähigkeiten ist einfach nur ein spezialisiertes Gesetz der progressiven Leistungssteigerung. Das geschieht dann, wenn man die Theorien von Selye, Cannon und Richet zu einem genau ausgearbeiteten Trainingsprogramm und -plan bündelt. In der Sportwissenschaft wird das als SAID-Prinzip bezeichnet.

Lass dich von dem Akronym nicht irritieren. SAID steht für *Specific Adaption to Imposed Demand* (»Spezifische Anpassung an auferlegte Anforderungen«) und bedeutet lediglich, dass du dich insbesondere an die Anforderungen anpasst, die du deinem Körper auferlegst. Das geschieht immer dann, wenn du das Gesetz der progressiven Leistungssteigerung auf deine Anforderungen zurechtschneidest.

▶ Willst du mehr Ausdauer aufbauen?

Betreibe einen Sport, bei dem dein kardiorespiratorisches System beansprucht und angeregt wird (Herz und Lunge).

▶ Willst du mehr Kraft aufbauen?

Betreibe einen Sport, der dein Muskel-Skelett-System beansprucht.

▶ Willst du dein Tennisspiel verbessern?

Kaufe einen Schläger und übe.

Es ist so einfach: In den Dingen, die du wieder und wieder übst, wirst du auch effizienter. Genau das habe ich 2016 in die Tat umgesetzt: Ein ganzes Jahr lang habe ich mich dem Gesetz der progressiven Leistungssteigerung, die speziell auf meine Anforderungen abgestimmt war, unterzogen, und zwar in fünf verschiedenen Disziplinen.

2016 | DAS JAHR MEINER SPEZIELLEN PROGRESSIVEN LEISTUNGSSTEIGERUNG

STRESSSPEZIFISCHE ANPASSUNG

2016 war ich am Ende völlig lädiert, übel zugerichtet und 20 Kilo leichter; 365 Tage lang hatte ich mich spezifischem Stress ausgesetzt und angepasst. Ich mutierte zum Versuchskaninchen der Sportwissenschaft. Wie in einer Art »physiologischem Puppenspiel« ließ ich meinen 1,78 Meter großen Körper Muskeln auf- und abbauen und auf jedes sportliche Abenteuer speziell abstimmen.

Mein Gewicht schwankte zwischen 104 und 84 Kilo, je nach Anforderungsprofil. Mein Kraft-Ausdauer-Verhältnis wurde Monat für Monat »frisiert«. Schließlich wurden mein Training und meine Ernährung manipuliert, um alle einschränkenden (unbequemen) genetischen Faktoren, die mir in die Quere kamen, aus dem Weg zu räumen. Das Resultat war ein unvergessliches Jahr.

JANUAR	APRIL	AUGUST	OKTOBER	NOVEMBER
Lief einen Marathon (42,195 Kilometer) auf der Rennstrecke von Silverstone, einen 1400 Kilo schweren Kleinwagen hinter mir her ziehend. Ich wog 104 Kilo.	Kletterte 19 Stunden lang ununterbrochen ein 20-Meter-Seil empor, bis ich insgesamt die Höhe des Mount Everest (8848 Meter) erreicht hatte.	Marschierte barfuß in einem Monat 1600 Kilometer mit einem 50 Kilo schweren Marine-Rucksack.	Trainierte 24 Stunden ohne Unterbrechung in 24 olympischen Sportarten an der Loughborough University in London.	Nahm am Triathlon auf der Karibikinsel Nevis teil, bei allen drei Disziplinen einen 45 Kilo schweren Baumstamm mitschleppend. Ich wog 84 Kilo (129 Kilo mit dem Baumstamm).

Ich will ehrlich sein: Der Großteil des Trainings war brutal, ich würde es keinem empfehlen. Aber jede Blase, jeder blaue Fleck und jede Verbrennung durch das Seil ließen mich das Gesetz der speziellen Fähigkeiten und die unendliche Kraft des menschlichen Körpers immer besser verstehen. Alles gipfelte in einer der größten (und seltsamsten) Trainingsanpassungen, die ich je in meiner sportlichen Laufbahn erlebt habe: im ersten »Tree-Athlon« der Welt.[1]

DAS GESETZ DER SPEZIELLEN FÄHIGKEITEN | Nevis, Karibik

DER ERSTE »TREE-ATHLON« DER WELT

20. August 2016, es ist Mitternacht, und ich strecke meine Gabel triumphierend in die Höhe.

Ich sitze in einem kleinen Restaurant irgendwo in den verwinkelten Sträßchen des Londoner Westend. Ich habe soeben vier Burger in 40 Minuten gegessen. Die Gäste um mich herum haben keine Ahnung von dem auszugleichenden Kalorienmangel, den ich einem Krafttraining epischen Ausmaßes im vergangenen Monat zu verdanken hatte.

Stattdessen sahen sie nur vier leere Teller, einen Mann mit Essen in und um seinen Mund sowie ein riesiges Stück Käsekuchen, das mir gerade serviert wurde. Bevor ich mich jedoch über die süßen Leckereien hermachen konnte, setzte sich meine gute Freundin – und Trainingspartnerin – Jane Hansom an meinen Tisch.

Jane, eine bekannte Persönlichkeit im Ausdauersport, ist eine zierliche, schlanke Blondine, die fast immer ein Lächeln auf den Lippen hat. Aber lass dich nicht täuschen. Jane hat ein nahezu gieriges Verlangen nach Wettkämpfen. Als Vorspeise geht sie im Meer schwimmen und erklimmt Berge als Hauptgericht. Sie ist Ironman-World-Champion in der Altersklasse F45-49 und kennt so ziemlich jeden in der Triathlonszene. Denn wenn sie nicht gerade selbst an solchen Wettkämpfen teilnimmt, ist sie als Managerin dafür tätig. Wenn die Direktorin einer Londoner Sportmarketingagentur und ich aufeinandertreffen, ist es unvermeidlich, dass wir unglaublich verrückte Sachen planen.

»Hast du schon mal etwas von Nevis, einer Insel in der Karibik, gehört?«, fragte sie mich, als sie sich setzte.

Ich schüttelte den Kopf, da ich mit dem Mund voller Käsekuchen nicht sprechen konnte.

»Es ist eine kleine Insel, die in den nächsten zehn Jahren hundertprozentig kohlenstoffneutral werden will. Außerdem findet hier der schönste Triathlon der Welt statt, und ich bin für die Öffentlichkeitsarbeit verantwortlich.«

Ich hielt einen Moment inne. Eine kohlenstoffneutrale Insel – das wird Geschichte schreiben! Wieso wussten nicht mehr Menschen davon? Das wäre hinsichtlich der Bemühungen, unser brüchiges Verhältnis zu Mutter Natur zu verbessern, vielleicht ein Wendepunkt.

Jane stimmte mir zu. Ich aß. Wir begannen mit dem Brainstorming.

»Warum schleppst du bei diesem Triathlon nicht irgendetwas Schweres mit dir herum?«, fragte sie. »Das wäre noch medienwirksamer.«

Beide saßen wir einen Moment schweigend da. Ich hatte sogar mit dem Essen aufgehört, um besser überlegen zu können.

»Wie wäre es mit einem Baumstamm?«, antwortete ich. »Als Symbol für die ökofreundliche Technologie der Insel.«

Jane lächelte. Wir nickten, schlossen unsere Notizbücher und bestellten mehr Käsekuchen.

An dieser Stelle sollte ich erwähnen, dass Jane den gleichen blinden Optimismus hat wie ich. Ob zu Recht oder nicht, sie legte ihr Vertrauen – und den Ruf ihrer Firma – in meine Hände. In den darauffolgenden Wochen wurden Telefonanrufe getätigt, E-Mails verschickt, und sogar der Außenminister von Nevis war über unser Vorhaben informiert. Es war entweder eine hervorragende oder eine dumme Idee. Vielleicht auch beides.

> ***»Neue Fragen aufzuwerfen, neue Möglichkeiten, alte Probleme aus einem neuen Winkel zu betrachten, erfordert kreative Fantasie und markiert einen echten Fortschritt in der Wissenschaft.«***
>
> **ALBERT EINSTEIN**

Ich aber hatte einen Plan und machte mich auf den Weg nach Lympstone. Dort wollte ich die Royal Marines fragen, wie man wohl am besten einen Baumstamm tragen könne.

DAS TRAINING

Wie also befestigt man einen Baumstamm auf einem Fahrrad?

Ganz einfach: Man begibt sich nach Lympstone und holt sich Antwort bei den Royal Marines. Genau das machte ich: Am 25. August 2016 traf ich um sechs Uhr morgens wieder im Commando Training Centre in Devon ein. Diesmal schleppte ich allerdings einen 45 Kilo schweren Baumstamm mit etwa 30 Zentimetern Durchmesser und über zwei Metern Länge auf meinem Rücken. Der Sicherheitsdienst war zum Glück über meinen – ungewöhnlich-gewöhnlichen – Besuch informiert, also waren mein Baum und ich keine allzu große Überraschung für die schwer bewaffneten Männer am Eingangstor. Vielmehr wünschte man mir »Alles Gute« und schickte mich zum Hauptquartier, wo mein Coach mich erwartete.

Ich weiß, was du jetzt denkst: Welcher Coach wäre so verrückt, einer solchen Idee zuzustimmen? Antwort: Aled Jones.

Aled, Waliser und militärisch gedrilltes Fitnessphänomen, war der Royal-Navy-Triathlon-Captain und diente seit über zehn Jahren als Royal Marines Commando Officer. Und das bedeutet, er kann als hervorragender Läufer, Schwimmer und Radfahrer lange Strecken bewältigen. Er ist aber auch gut darin, sehr schwere Dinge sehr weit zu tragen. Im Grunde war er ein toller Coach, aber ein noch besserer Freund.

Also platzierte ich den Baumstamm (und mein Fahrrad) behutsam zu seinen Füßen und schaute ihn zugleich hoffnungsvoll und hoffnungslos an. Mir dämmerte, dass ich das Radfahren in meiner neu entdeckten Sportart, dem »Tree-Athlon«, völlig unterschätzt hatte. Das Schwimmen war eine halbwegs sichere Angelegenheit, da der Stamm auf dem Wasser treiben würde. Beim Laufen würde ich das Ding auf einer Schulter transportieren, hoffentlich ohne allzu viele Probleme. Auf dem Fahrrad erwies sich die Sache jedoch als komplizierter.

Klar, 45 Kilo Gewicht, die von meinem Rücken herunterhingen, waren alles andere als angenehm, aber machbar. Ich konnte auch damit leben, dass die Rinde zu großen Hautabschürfungen führen würde, wenn das Ding auf meiner Schulter läge. Sollte ich aber mit einer Geschwindigkeit von über 30 Kilometer pro Stunde bergab das Gleichgewicht verlieren, würde man mich höchstwahrscheinlich im Straßengraben finden – zusammen mit Baum und Bike.

»Wie soll ich das Ding auf dem Fahrrad tragen?«, fragte ich verzweifelt.

Aled sah die Panik in meinem Gesicht, konnte die Frage aber vor lauter Lachen nicht beantworten. Stattdessen bedeutete er den anderen Marines herüberzukommen, um sich den Spaß mitanzusehen. Neue Rekruten, Sportlehrer und sogar der kauzige Offizier eilten herbei, um zu sehen, was so lustig war. Ich enttäuschte sie nicht.

Später verrieten mir die Offiziere, dass ein Zivilist, der versuchte, einen Baumstamm in seine Hose zu stecken und auf ein Fahrrad aufzusteigen, das Lustigste gewesen sei, was man in den vergangenen 75 Jahren im Commando Training Centre gesehen habe.

»Frohsinn allen Widrigkeiten zum Trotz.«

EINES DER VIER PRINZIPIEN DES COMMANDO-SPIRITS

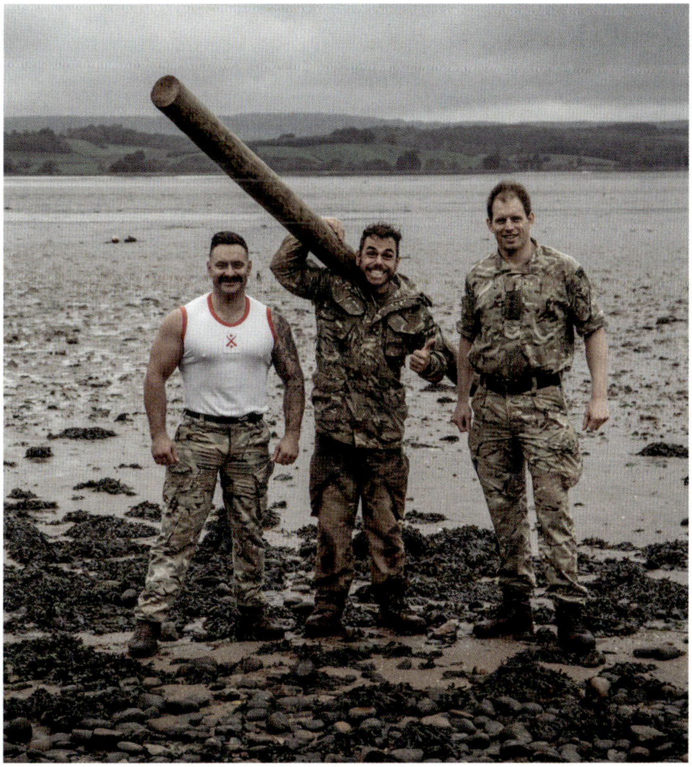

Binnen weniger Minuten hatte jeder auf dem Stützpunkt Spaß an meiner – sportlich bedingten – Dummheit. Wäre ich nicht der schräge »Tree-Athlet« gewesen, der 1,5 Kilometer schwimmen, 40 Kilometer Rad fahren und 10 Kilometer laufen würde, und das alles mit einem Baumstamm auf dem Rücken, hätte ich das wohl auch lustig gefunden. Aber der war ich nun einmal. Daher zeigte mein Gesicht immer noch kein Lächeln, nur noch mehr Panik.

Zum Glück wurde es Zeit fürs Abendessen, sodass die Menge sich zerstreute.

»Okay, ich helfe dir«, sagte Aled, der sich nun zusammennahm und über die beste Möglichkeit nachdachte, wie man den Baumstamm tragen könnte. »Hast du mal überlegt, ihn aufzuschnüren?«

Ich hatte keine Ahnung, was »aufschnüren« bedeuten sollte, also antwortete ich: »Nein.«

»So tragen wir unsere Panzerabwehrraketen, und sie haben eine ähnliche Größe und ein ähnliches Gewicht«, sagte er. »Du pflanzt den Stamm oben auf den Bergen (Rucksack der Marines), legst die obere Lasche darüber, verschließt sie und ziehst die Riemen ordentlich fest.«

Das erschien mir sinnvoll. Wir versuchten es. Es funktionierte. Ich fuhr über eineinhalb Kilometer mit dem Rad, es war alles andere als stabil, aber immerhin konnte ich mich vorwärtsbewegen. Jetzt musste ich nur noch austüfteln, wie ich mich über die gesamte Triathlondistanz hinweg mit 10000 Kalorien und jeweils einem Energy Ball verpflegen konnte.

»Wenn du im Leben erfolgreich sein willst, dann mache Beharrlichkeit zu deinem Busenfreund.«

JOSEPH ADDISON

DIE ERNÄHRUNG

Ob Laufen, Radfahren oder Schwimmen: mit zusätzlichem Gewicht verbrennt man auch mehr Kalorien. Das behaupten Wissenschaftler des Chaim Sheba Medical Center[2], die herausfanden, dass zusätzliches Gewicht die Biomechanik der Fortbewegung – im Grunde also die Technik – verändert, was »mit der Zeit zu einem deutlich erhöhten Energie- beziehungsweise Kalorienverbrauch führt«.

Wie viele Kalorien würde ich also bei meinem »Tree-Athlon« verbrennen? Zu dem Zeitpunkt war es schwierig, eine genaue Einschätzung abzugeben. Heute rechnet man, dass ein Sportler bei einem olympischen Triathlon in durchschnittlichen drei Stunden und neun Minuten zwischen 1960 und 3000 Kalorien verbrennt. Kleinere Athleten, die 54 Kilo auf die Waage bringen, verbrennen wesentlich weniger, während größere, muskulöse Athleten von 82 Kilo und mehr eher die Kalorienzahl am höheren Ende der Skala verfeuern. Und dann gibt es noch den Baum und mich.

Addiert man die 45 Kilo zu meinen 84 Kilo Körpergewicht, werde ich 139 Kilo um den Parcours schleppen. Dazu gehören zwei Inselrunden auf dem Fahrrad, wobei ich bei jeder Runde den berüchtigten Berg »Anaconda« in Angriff nehmen muss: fünf Kilometer nur bergauf mit einer Steigung von zwölf Prozent.

Wenn ich etwa vier bis sechs Stunden für den Triathlon brauchte, würde mein Kalorienverbrauch insgesamt zwischen 6000 und 10000 liegen. Klar, da war Unterstützung vonnöten – Hilfe, Chia-Samen, Nussbutter sowie nährstoffreiche Fette und Kohlenhydrate.

ENERGY BALLS

Von Annie Mayne

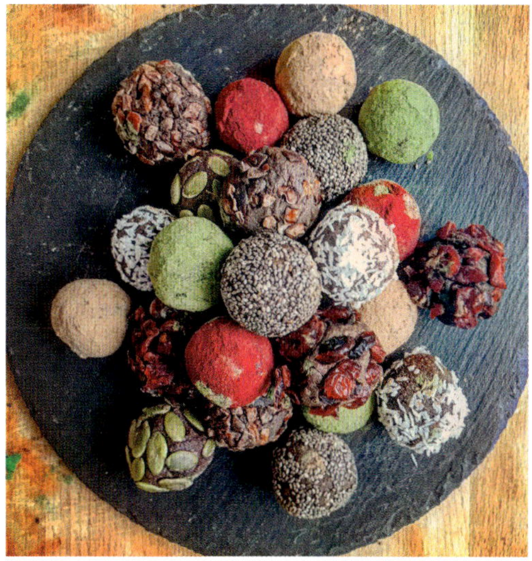

»Dies ist eine der effizientesten Methoden, um Kalorien, Kohlenhydrate und Fette über die Ernährung aufzunehmen. So kann man während intensiver Trainingsphasen Energie auftanken. Diese Energy Balls, einfach zuzubereiten und noch einfacher zu essen, sind so etwas wie kleine Bällchen eines leistungsfördernden Puddings.«

Zutaten

für 14 Portionen

100 g Walnüsse
100 g Mandeln
75 g Kakaopulver
¼ TL Meersalz
390 g entkernte Datteln*
2 EL geröstete Bio-Kakaonibs
Verschiedene Garnierungen zum Einrollen

* Vorzugsweise Medjool-Datteln; bei einer günstigeren Variante die Datteln einfach über Nacht einweichen, damit man sie besser verarbeiten kann.

Zubereitung

1. Walnüsse und Mandeln in einen Küchenmixer geben und zu einem feinen Mehl zerkleinern. Kakaopulver und Meersalz hinzugeben und alles vermengen.
2. Nacheinander immer nur eine Handvoll Datteln in die Küchenmaschine geben, ansonsten kann die Maschine kaputtgehen.
3. Sobald aus den Datteln eine dicke, klebrige Paste geworden ist, die Nuss- und Kakaomischung hinzugeben. Ab jetzt kann mit den Händen gearbeitet werden.
4. Die Kakaonibs und die übrigen Walnüsse hinzugeben. Bei den Zutaten hast du absolut freie Hand: Goji-Beeren, Dörrobst, Nüsse und Kerne aller Art. Ich reibe auch gerne Orangenschale in die Mischung, um dem Ganzen einen Extrapep zu geben.
5. Alles vermischen und in mundgerechte (oder größere) Bälle formen.

Die Auswahl der Zutaten für das Topping macht mir am meisten Spaß: Kakaopulver, Moringa, Matcha-Tee oder Rote-Bete-Pulver eignen sich genauso gut wie Kokosnussflocken, Kakaonibs und Chia-Samen. Lass deiner Kreativität einfach freien Lauf!

	Kalorien	Kohlenhydrate	Fette	Protein
Insgesamt	2589	332 g	138 g	57 g
Pro Portion	185	24 g	10 g	4 g

DER TRAININGSPLAN

Dieses Buch enthält viele Workouts, die ich empfehlen möchte. Der zwölfwöchige Trainingsplan für meinen »Tree-Athlon« gehört aber definitiv nicht dazu. Die bloße Anzahl an Stunden, die man fürs Laufen, Schwimmen und Radfahren mit einem Baumstamm aufbringen müsste, ist für die meisten Menschen völlig unrealistisch. Ich habe das nur zu Wohltätigkeitszwecken gemacht und um ein extremes Beispiel für das Gesetz der speziellen Fähigkeiten zu geben. Ich würde dir raten:

- Lies das Folgende,
- lerne daraus und lass dich inspirieren,
- aber nutze es nicht als realistisches Trainingsprogramm.

Es sei denn, du bist wie ich und verrückt genug, an einem Triathlon mit einem Baumstamm auf deinem Rücken teilzunehmen. Würde ich dir also dieses Training empfehlen? Nein. Wird dadurch ein wichtiger Aspekt herausgearbeitet? Absolut.

Die Theorie

Der olympische Triathlon besteht aus 1,5 Kilometer Schwimmen, 40 Kilometer Radfahren und 10 Kilometer Laufen. Jeder Sportler trainiert zwar auf andere Weise – wenngleich Forscher vom Department of Sport, Health and Exercise Science der University of Hull behaupten, es gebe keinen allgemeingültigen Konsens hinsichtlich der besten Trainingsmethode für Ausdauersportarten –, aber normalerweise wendet der Durchschnittssportler etwa 20 Prozent der gesamten Wettkampfzeit fürs Schwimmen, 50 Prozent fürs Radfahren und circa 30 Prozent fürs Laufen auf. Deshalb empfehlen die meisten Coaches diese Aufteilung fürs Training.

Man absolviert also die gleiche Anzahl an Workouts fürs Schwimmen, Radfahren und Laufen, aber das Schwimmtraining sollte kürzer sein als das Lauftraining und dieses wiederum kürzer als das Radtraining.

Hier ein Beispiel: Wenn du sechsmal in der Woche trainierst, wirst du zweimal schwimmen, radeln und laufen, wobei die längste Radtour eine Stunde dauern mag, während jedes Schwimmtraining 30 Minuten und das Lauftraining jeweils 40 Minuten dauert. Danach erhöhst du schrittweise dein Pensum für die gesamte Zeit, die dir vor dem Wettkampf zur Verfügung steht. Plane aber auf jeden Fall auch genug Erholungszeit ein!

Voilà! Diese Theorie liegt dem zwölfwöchigen Trainingsplan zugrunde. All das habe ich gemacht und stets einen 45-Kilo-Baumstamm mit mir herumgetragen, um zu gewährleisten, dass ich meinen Körper derart konditioniere, dass ich erfolgreich einen »Tree-Athlon« und keinen Triathlon bewältigen kann. Alles beruht auf dem SAID-Prinzip (siehe Seite 55) und ist inspiriert von der unglaublichen Fähigkeit der bulgarischen Olympia-Gewichtheber, sich auf ein besonderes Training zu spezialisieren.

Trainieren wie ein Bulgare

Die Methoden des olympischen Gewichthebens der Bulgaren sind weltbekannt. Wieso? Weil dieses kleine Land im Südosten Europas, dessen Einwohnerzahl nur geringfügig höher ist als die von New York, trotz beschränkter Ressourcen und schlechter ökonomischer Bedingungen ein Team von Gewichthebern hervorgebracht hat, dessen Kraft legendär werden sollte. Unter der Leitung von Ivan Abadjiev, der 1968 zum Cheftrainer ernannt wurde, erreichten bulgarische Athleten Rekorde, die zuvor als unmöglich galten.

Und wie? Nun, das ist alles sehr komplex und verblüffend, sodass ein simpler Abschnitt nicht ausreicht, dem Ganzen gerecht zu werden. Aber kurz gesagt: Das strapaziöse bulgarische Trainingssystem sieht Gewichtheben nahe am Höchstgewicht eines Sportlers vor, mit einer ausgewählten Anzahl an Übungen, und zwar jeden Tag, 365 Tage im Jahr, bis zu acht Stunden am Tag.

Verrückt? Nun, zwölf Goldmedaillen bei den Olympischen Spielen und 57 Weltmeistertitel sprechen ihre eigene Sprache. Was also ist der Schlüssel des bulgarischen Erfolgs?

Ein Grund war, dass Abadjiev bei allen Trainingseinheiten seiner Sportler großen Wert auf das SAID-Prinzip legte. Olympisches Gewichtheben besteht im Wesentlichen aus zwei Bewegungen: dem Stoßen und dem Reißen. Warum sollte man daher noch etwas anderes trainieren?

Wie Abadjiev sagte: »Unsere Sportler absolvieren keine zusätzlich unterstützenden Übungen; sie bleiben beim Stoßen, Reißen und bei Front-Kniebeugen. Wir mussten feststellen, dass es für die Gewichtheber effektiver ist, Rücken-Kniebeugen ganz aus dem Programm zu nehmen. Wir hielten an den drei oben genannten Übungen als einzige Trainingsmethode für den fortgeschrittenen und gesunden Gewichtheber fest. Ist ein Sportler verletzt, macht er Rücken-Kniebeugen oder absolviert einzelne Bewegungsabschnitte der Übung (das heißt partielles, aufrechtes Rudern, Schulterdrücken mit Schwung und so weiter). Man muss äußerst vorsichtig mit den Belastungen sein, die man seinen Sportlern aufbürdet. Du musst von jeder Übung sofort profitieren können, denn der Sportler hat nur eine begrenzte Erholungskapazität.«

Wäre einer von Abadjievs Athleten so dreist gewesen und hätte nebenbei Bizeps-Curls absolviert oder am Wochenende einen Marathon gelaufen, hätte es höllischen Ärger gegeben. Entscheidend war, sich auf das besondere Training zu spezialisieren.

Du musst natürlich nicht nach den gleichen strengen Regeln arbeiten wie Abadjiev. Allerdings solltest du verinnerlichen, bei jeder Fitnesseinheit ganz speziell nach deinen Bedürfnissen zu trainieren, um dein Ziel zu erreichen. Inspiriert von den bulgarischen Prinzipien war mir klar, dass ich von diesem Tag an den Großteil meines Trainings mit einem Baumstamm auf dem Rücken absolvieren musste.

DER ERSTE »TREE-ATHLON« DER WELT | DER ZWÖLF-WOCHEN-PLAN

	Montag	Dienstag	Mittwoch	Donnerstag	Freitag	Samstag	Sonntag
Woche 1	**Spezielles Schwimmtraining** · 10 Minuten Warm-up – 10 Bahnen à 25 m mit 20 Sekunden Pause · 10 Bahnen à 50 m (25 m kräftig/25 m locker) mit 20 Sekunden Pause · 5 Minuten Cool-down	**Spezielles Lauftraining** · 10 Minuten Warm-up · 6 × 20 Sekunden Hügelanstieg, zur Erholung hinabjoggen · 15 Minuten joggen mit 80 % der HFmax · 5 Minuten Cool-down **Krafttraining** 30 Minuten	**Ruhetag**	**Spezielles Radtraining** · 40 Minuten Turbo-Pedalieren (10 Minuten Warm-up, 10 × 60 Sekunden hohe Trittfrequenz [niedriger Gang mit < 75 % der HFmax] und 60 Sekunden lockerer Tritt; 10 Minuten Cool-down)	**Spezielles Schwimmtraining** · 30–45 Minuten Techniktraining	**Spezielles Lauftraining** · 40 Minuten lockeres Offroad-Joggen **Krafttraining** 30 Minuten	**Spezielles Radtraining** · 60 Minuten gleichmäßiges Tempo
Woche 2	**Spezielles Schwimmtraining** · 10 Minuten Warm-up · 10 Bahnen à 25 m mit 20 Sekunden Pause · 15 Bahnen à 50 m (25 m kräftig/25 m locker) mit 20 Sekunden Pause · 5 Minuten Cool-down	**Spezielles Lauftraining** · 10 Minuten Warm-up · 8 × 20 Sekunden Hügelanstieg, zur Erholung hinabjoggen · 15 Minuten joggen mit 80 % der HFmax · 5 Minuten Cool-down **Krafttraining** 30 Minuten	**Ruhetag**	**Spezielles Radtraining** · 45 Minuten Turbo-Pedalieren (10 Minuten Warm-up, 12 × 60 Sekunden hohe Trittfrequenz [niedriger Gang mit < 75 % der HFmax] und 60 Sekunden lockerer Tritt; 10 Minuten Cool-down)	**Spezielles Schwimmtraining** · 30–45 Minuten Techniktraining	**Spezielles Lauftraining** · 45 Minuten lockeres Offroad-Joggen **Krafttraining** · 30 Minuten	**Spezielles Radtraining** · 70 Minuten gleichmäßiges Tempo
Woche 3	**Spezielles Schwimmtraining** · 10 Minuten Warm-up · 10 Bahnen à 25 m mit 20 Sekunden Pause · 20 Bahnen à 50 m (25 m kräftig/25 m locker) mit 20 Sekunden Pause · 5 Minuten Cool-down	**Spezielles Lauftraining** · 10 Minuten Warm-up · 10 × 20 Sekunden Hügelanstieg, zur Erholung hinabjoggen · 15 Minuten joggen mit 80 % der HFmax · 5 Minuten Cool-down **Krafttraining** 30 Minuten	**Ruhetag**	**Spezielles Radtraining** · 40 Minuten Turbo-Pedalieren (10 Minuten Warm-up, 15 × 60 Sekunden hohe Trittfrequenz [niedriger Gang mit < 75 % der HFmax] und 60 Sekunden lockerer Tritt; 10 Minuten Cool-down)	**Spezielles Schwimmtraining** · 30–45 Minuten Techniktraining	**Spezielles Lauftraining** · 50 Minuten lockeres Offroad-Joggen **Krafttraining** · 30 Minuten	**Spezielles Radtraining** · 80 Minuten gleichmäßiges Tempo

	Montag	Dienstag	Mittwoch	Donnerstag	Freitag	Samstag	Sonntag
Woche 4	**Spezielles Schwimmtraining** · 50 % der Wettkampfdistanz ohne Pause	**Spezielles Lauftraining** · 10 Minuten Warm-up · 15 × 20 Sekunden strammes Walken mit 5 km/h und 40 Sekunden Erholungspause · 5 Minuten Cool-down **Krafttraining** · 30 Minuten	**Ruhetag**	**Spezielles Radtraining** · 25 Minuten Turbo-Pedalieren (10 Minuten Warm-up, 10 × 30 Sekunden, hohe Trittfrequenz [niedriger Gang mit < 75 % der HFmax] und 30 Sekunden Erholungspause; 5 Minuten Cool-down)	**Spezielles Schwimmtraining** · 30 Minuten Techniktraining	**Spezielles Lauftraining** · 30 Minuten lockeres Offroad-Joggen **Krafttraining** · 30 Minuten	**Spezielles Radtraining** · 45 Minuten gleichmäßiges Tempo
Woche 5	**Spezielles Schwimmtraining** · 10 Minuten Warm-up · 10 Bahnen à 25 m mit 20 Sekunden Pause · 10 × 100 m (50 m kräftig/ 50 m locker) mit 20 Sekunden Pause · 5 Minuten Cool-down	**Spezielles Lauftraining** · 10 Minuten Warm-up · 6 × 30 Sekunden Hügelanstieg, zur Erholung hinabjoggen · 15 Minuten laufen mit 80–85 % der HFmax · 5 Minuten Cool-down **Krafttraining** · 30 Minuten	**Ruhetag**	**Spezielles Radtraining** · 40 Minuten Turbo-Pedalieren (10 Minuten Warm-up, 10 × 30 Sekunden hohe Trittfrequenz [niedriger Gang mit < 75 % der HFmax] und 90 Sekunden lockerer Tritt; 10 Minuten Cool-down)	**Spezielles Schwimmtraining** · 45–60 Minuten Technik- und Ausdauertraining	**Spezielles Lauftraining** · 45 Minuten lockeres Joggen im Freien, möglichst eine hügelige Strecke, um Beinkraft zu entwickeln	**Spezielles Radtraining** · 70 Minuten gleichmäßiges Tempo, im Sattel bleiben, wenn es bergauf geht, um Beinkraft aufzubauen
Woche 6	**Spezielles Schwimmtraining** · 10 Minuten Warm-up · 10 Bahnen à 25 m mit 20 Sekunden Pause · 15 Bahnen à 50 m (25 m kräftig/25 m locker) mit 20 Sekunden Pause · 5 Minuten Cool-down	**Spezielles Lauftraining** · 10 Minuten Warm-up · 8 × 20 Sekunden Hügelanstieg, zur Erholung hinabjoggen · 15 Minuten joggen mit 80 % der HFmax · 5 Minuten Cool-down **Krafttraining** · 30 Minuten	**Ruhetag**	**Spezielles Radtraining** · 45 Minuten Turbo-Pedalieren (10 Minuten Warm-up, 12 × 60 Sekunden hohe Trittfrequenz [niedriger Gang mit < 75 % der HFmax] und 60 Sekunden lockerer Tritt; 10 Minuten Cool-down)	**Spezielles Schwimmtraining** · 30–45 Minuten Techniktraining	**Spezielles Lauftraining** · 45 Minuten lockeres Offroad-Joggen **Krafttraining** · 30 Minuten	**Spezielles Radtraining** · 70 Minuten gleichmäßiges Tempo

HFmax = maximale Herzfrequenz

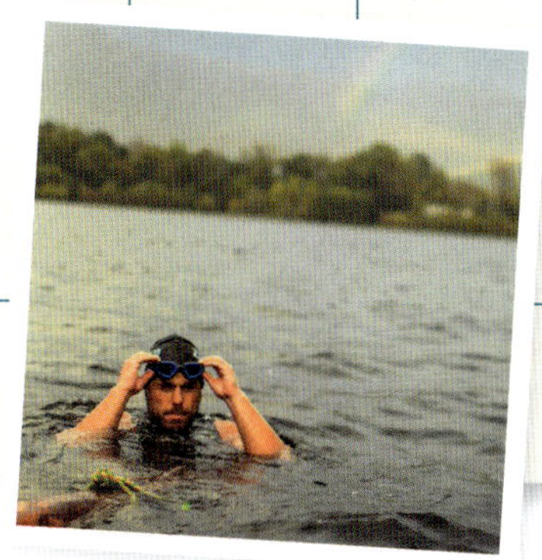

	Montag	Dienstag	Mittwoch	Donnerstag	Freitag	Samstag	Sonntag
Woche 7	**Spezielles Schwimmtraining** · 10 Minuten Warm-up · 10 Bahnen à 25 m mit 20 Sekunden Pause · 20 Bahnen à 50 m (25 m kräftig/25 m locker) mit 20 Sekunden Pause · 5 Minuten Cool-down	**Spezielles Lauftraining** · 10 Minuten Warm-up · 10 × 20 Sekunden Hügelanstieg, zur Erholung hinabjoggen · 15 Minuten joggen mit 80 % der HFmax · 5 Minuten Cool-down **Krafttraining** · 30 Minuten	**Ruhetag**	**Spezielles Radtraining** · 40 Minuten Turbo-Pedalieren (10 Minuten Warm-up, 15 × 60 Sekunden hohe Trittfrequenz [niedriger Gang mit < 75 % der HFmax] und 60 Sekunden lockerer Tritt; 10 Minuten Cool-down)	**Spezielles Schwimmtraining** · 30–45 Minuten Techniktraining	**Spezielles Lauftraining** · 50 Minuten lockeres Offroad-Joggen **Krafttraining** · 30 Minuten	**Spezielles Radtraining** · 80 Minuten gleichmäßiges Tempo
Woche 8	**Spezielles Schwimmtraining** · 50 % der Wettkampfdistanz ohne Pause	**Spezielles Lauftraining** · 10 Minuten Warm-up · 15 × 20 Sekunden strammes Walken mit 5 km/h und 40 Sekunden Erholungspause · 5 Minuten Cool-down **Krafttraining** · 30 Minuten	**Ruhetag**	**Spezielles Radtraining** · 25 Minuten Turbo-Pedalieren (10 Minuten Warm-up, 10 × 30 Sekunden hohe Trittfrequenz [niedriger Gang mit < 75 % der HFmax] und 30 Sekunden Erholungspause; 5 Minuten Cool-down)	**Spezielles Schwimmtraining** · 30 Minuten Techniktraining	**Spezielles Lauftraining** · 30 Minuten lockeres Offroad-Joggen **Krafttraining** · 30 Minuten	**Spezielles Radtraining** · 45 Minuten gleichmäßiges Tempo
Woche 9	**Spezielles Schwimmtraining** · 10 Minuten Warm-up · 10 Bahnen à 25 m mit 20 Sekunden Pause · 6 × 100 m (kräftig) mit 30 Sekunden Pause · 5 Minuten Cool-down	**Spezielles Lauftraining** · 10 Minuten Warm-up · 6 × 30 Sekunden Hügelanstieg, zur Erholung hinabjoggen · 2 × 5 Minuten joggen mit 85–90 % der HFmax, 2 Minuten aktive Erholungspause · 5 Minuten Cool-down **Krafttraining** · 30 Minuten	**Ruhetag**	**Spezielles Radtraining** · 45 Minuten Turbo-Pedalieren (10 Minuten Warm-up, 8 × 2 Minuten mit 85–90 % der HFmax und 60 Sekunden im lockeren Tritt, 10 Minuten Cool-down) · 5 Minuten laufen	**Spezielles Schwimmtraining** · 45–60 Minuten schwimmen im offenen Wasser (falls möglich; wenn nicht, Bewegungen und Techniken fürs Schwimmen im Freiwasser üben)	**Spezielles Lauftraining** · 55 Minuten lockeres Offroad-Joggen, das ähnlich beschaffen ist wie die Rennstrecke beim Wettkampf **Krafttraining** · 30 Minuten	**Spezielles Radtraining** · 70 Minuten einschließlich 10 Minuten im angestrebten Renntempo

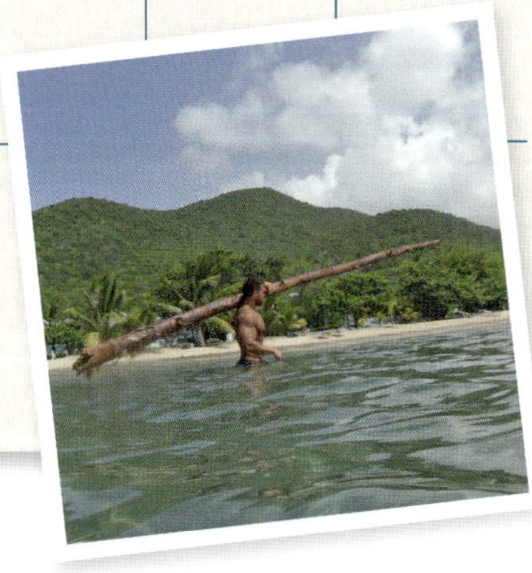

	Montag	Dienstag	Mittwoch	Donnerstag	Freitag	Samstag	Sonntag
Woche 10	**Spezielles Schwimmtraining** · 10 Minuten Warm-up · 10 Bahnen à 25 m mit 20 Sekunden Pause · 8 × 100 m (kräftig) mit jeweils 30 Sekunden Pause nach 100 m · 5 Minuten Cool-down	**Spezielles Lauftraining** · 10 Minuten Warm-up · 8 × 30 Sekunden Hügelanstieg, zur Erholung hinabjoggen · 2 × 8 Minuten joggen mit 85–90 % der HFmax und 2 Minuten aktiver Erholungspause · 5 Minuten Cool-down **Krafttraining** · 30 Minuten	**Ruhetag**	**Spezielles Radtraining** · 45 Minuten Turbo-Pedalieren (10 Minuten Warm-up, 5 × 3 Minuten mit 85–90 % der HFmax und 90 Sekunden im lockeren Tritt, 10 Minuten Cool-down) · 10 Minuten laufen	**Spezielles Schwimmtraining** · 45–60 Minuten schwimmen im offenen Wasser (falls möglich; wenn nicht, Bewegungen und Techniken fürs Schwimmen im Freiwasser üben)	**Spezielles Lauftraining** · 55 Minuten locker in einem Gelände laufen, das ähnlich beschaffen ist wie die Wettkampfstrecke **Krafttraining** · 30 Minuten	**Spezielles Radtraining** · 80 Minuten einschließlich 15 Minuten im angestrebten Renntempo
Woche 11	**Spezielles Schwimmtraining** · 10 Minuten Warm-up · 10 Bahnen à 25 m mit 20 Sekunden Pause · 10 × 100 m (kräftig) mit 30 Sekunden Pause · 5 Minuten Cool-down	**Spezielles Lauftraining** · 10 Minuten Warm-up · 10 x 30 Sekunden Hügelanstieg, zur Erholung hinabjoggen · 15 Minuten joggen mit 85–90 % der HFmax · 5 Minuten Cool-down **Krafttraining** · 30 Minuten	**Ruhetag**	**Spezielles Radtraining** · 45 Minuten Turbo-Pedalieren (10 Minuten Warm-up, 3 × 5 Minuten mit 85–90 % der HFmax, 2 Minuten lockeres Spinning, 10 Minuten Cool-down) · 15 Minuten laufen	**Spezielles Schwimmtraining** · 45–60 Minuten schwimmen im offenen Wasser (falls möglich; wenn nicht, Bewegungen und Techniken fürs Schwimmen im Freiwasser üben)	**Spezielles Lauftraining** · 40 Minuten locker in einem Gelände laufen, das ähnlich beschaffen ist wie die Rennstrecke beim Wettkampf **Krafttraining** · 30 Minuten	**Spezielles Radtraining** · 90 Minuten einschließlich 20 Minuten im angestrebten Renntempo
Woche 12	**Spezielles Schwimmtraining** · 10 Minuten Warm-up · 10 Bahnen à 50 m mit 20 Sekunden Pause · 6 × 50-Meter-Sprints im angestrebten Wettkampftempo mit 30 Sekunden Pause · 5 Minuten lockeres Cool-down	**Ruhetag**	**Spezielles Radtraining** · 15 Minuten Warm-up · 15 Minuten und dabei versuchen, das Renntempo zu halten **Spezielles Lauftraining** · 5 Minuten im Renntempo, 5 Minuten leichtes Joggen für Cool-down	**Ruhetag**	**Spezielles Schwimmtraining** · 15 Minuten einschließlich fünf Sprints über 25–50 m	**Spezielles Radtraining** · 15 Minuten, dabei die mittleren 5 Minuten im Renntempo **Spezielles Lauftraining** · 5 Minuten im leichten Tempo ohne Rad	**Wettkampf**

HFmax = maximale Herzfrequenz

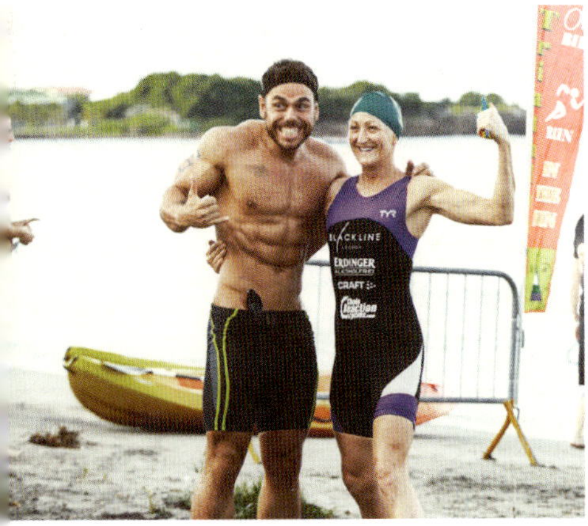

Jane Hansom, Mitinitiatorin des ersten Tree-Athlons der Welt und der auslösende Faktor dafür, dass ich einen Baumstamm an meiner Badehose festbinde

DER »TREE-ATHLON« | HAT'S GEKLAPPT?

Es ist der 12. November 2016, sieben Uhr morgens, der Tag des Tree-Athlons auf der Karibikinsel Nevis.

»Der weltschönste Triathlon«, als solcher wird dieser oft bezeichnet. Verständlich! Als die Sonne über der Insel aufging, ließen ihre Strahlen Gras und Bäume in den verschiedensten Grüntönen schillern. Die pastellfarbenen Häuser fügten sich nahtlos in dieses Farbenspiel und unterstrichen die unberührte natürliche Schönheit der Insel. Es gibt hier kaum Verkehr – und somit auch keine Umweltverschmutzung –, überall wachsen Pflanzen.

Doch als ich zur Startlinie radelte, konnte ich von alldem nichts genießen. Monate voller Stress, Stimuli und andauernder Leistungssteigerung gingen mir unermüdlich durch den Kopf. Hatte mein Körper sich angepasst? War ich zu einer von Selyes unzerstörbaren Ratten geworden? Hatte ich oft genug die Adaptionsphase erreicht? Um ehrlich zu sein: Ich wusste es nicht. Ich würde es beim Schwimmen, Radfahren und Laufen feststellen.

Kurze Zeit später war ich dabei, am Strand einen Baum an meiner Badehose zu befestigen. Die Zuschauer schauten mir nur fassungslos zu, und Greg – ein Freund und zuständig für die Rennleitung – musste ihnen versichern, dass der merkwürdige Engländer wisse, was er mache. Ich hoffte nur, dass er recht behielt. Die Sportler versammelten sich an der Startlinie. Der Startschuss wurde abgefeuert. Mein Tree-Athlon hatte begonnen.

Das Schwimmen | 1,5 Kilometer

Um die Wahrheit zu sagen: Das Schwimmen war richtig angenehm. Im warmen Wasser trieb der Baumstamm an der Oberfläche. Obwohl ich als einer der Letzten startete – denn ich wollte niemanden mit meinem 45 Kilo schweren Stück Holz verletzen –, gelang es mir, Tempo aufzunehmen und sogar einige Mitstreiter zu überholen. Schon bald lieferte ich mir einen harten Zweikampf mit einem Einheimischen – mal lag er in Führung, dann wieder ich, es war ein ständiges Hin und Her. Auf keinen Fall wollte er sich von jemandem überholen lassen, der einen Baumstamm hinter sich herzog. Nach 200 Metern gab ich diese Spielchen auf, um »meinen Rhythmus« zu finden.

Nachdem ich mir einen Vorsprung vor meinem neuen ›Erzfeind‹ erarbeitet hatte, ignorierte ich das Geschimpfe meines mich in Kajaks begleitenden Support-Teams, denn ich wollte das Wasser unbedingt mit einer respektablen Platzierung verlassen. Das sollte ich später allerdings bereuen. Das Ziehen des Baumstamms und meine mangelnde Effizienz beim Schwimmen bedeuteten, dass ich wesentlich mehr Kalorien verbrannte als jeder andere im Wasser.[3]

Als ich aus dem Meer stieg, was das alles egal. Das Publikum jubelte mir zu. Ich winkte zurück. In meinem Support-Team schüttelte man die Köpfe.

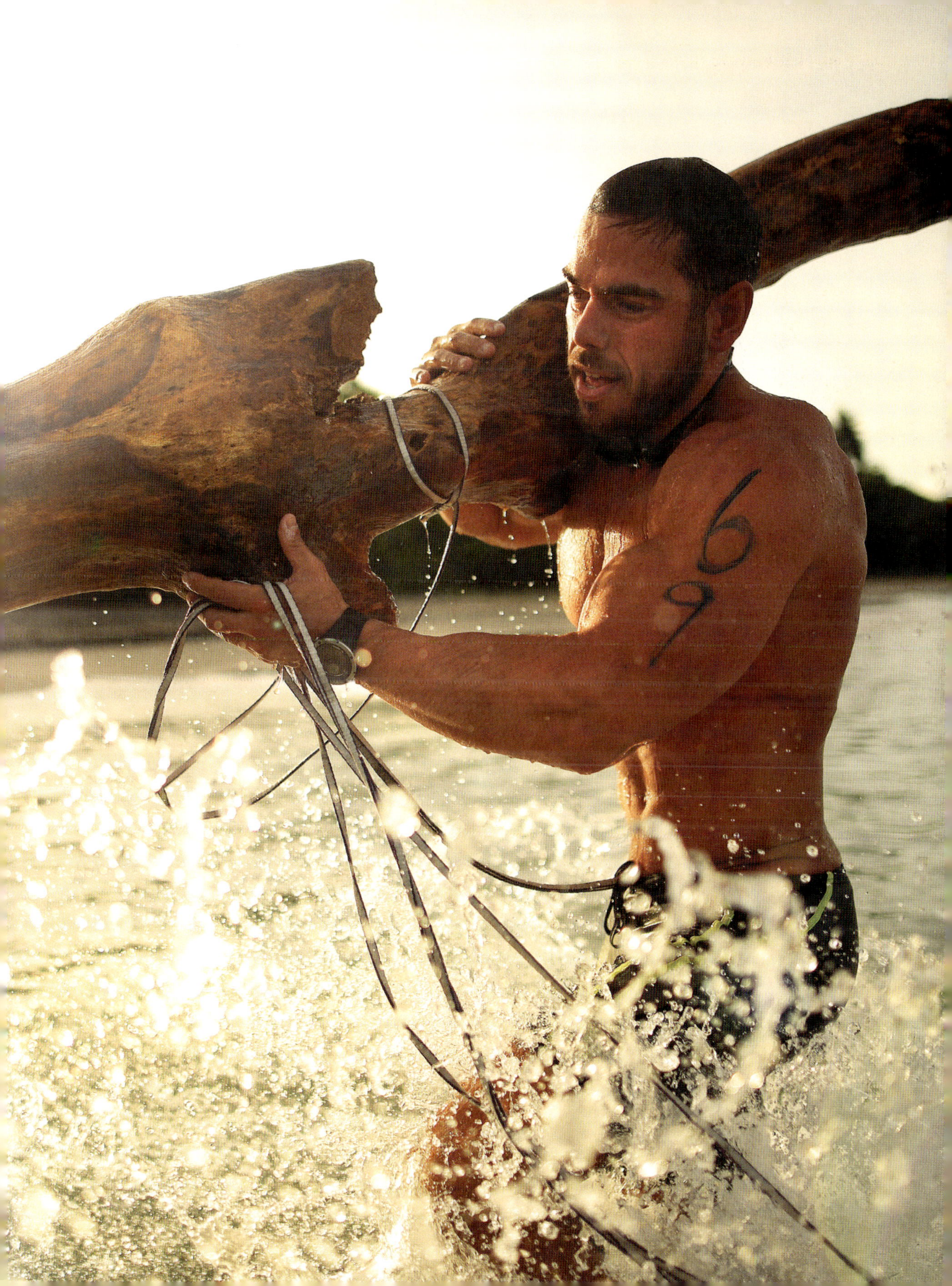

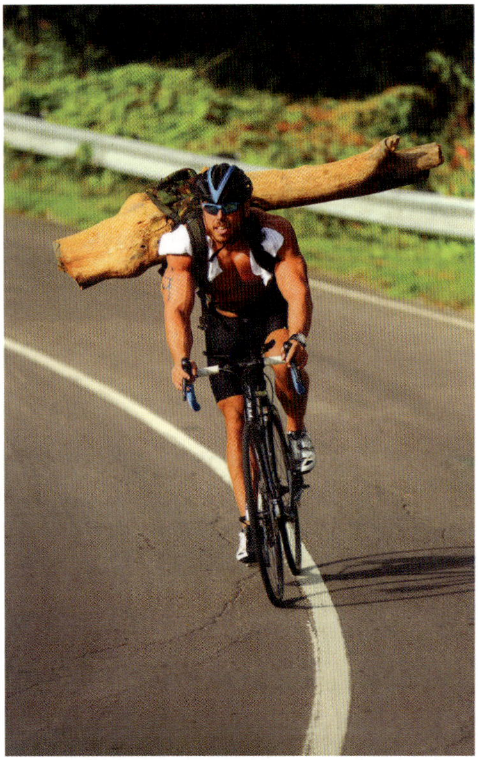

Das Radfahren | 40 Kilometer

Mein Übergang zum Bike war langsam. Ich musste die Bänder, mit denen der Baumstamm an meiner Badehose befestigt war, zunächst entwirren und ihn dann so auf meinen Marine-Rucksack aufschnüren, wie Aled es mir gezeigt hatte. Wahrscheinlich der langsamste Übergang von Raus-aus-dem-Wasser-und-rauf-aufs-Rad in der Geschichte des Triathlons, und die meisten der Sportler, die ich beim Schwimmen noch überholt hatte, fuhren mir nun davon.

Nach fünf Minuten saß ich schließlich auf dem Rad und los ging's. Ich winkte dem mich stets anfeuernden Publikum zu, fuhr stadtauswärts und begann mit dem langsamen Anstieg des »Anaconda«. Fünf Kilometer mit einer Steigung von zwölf Prozent stetig bergauf und die Straße schlängelt sich Kurve um Kurve in die Vulkanberge der Insel, ohne dass ein Ende in Sicht kommt: ein wirklicher Belastungstest für die mentale Stärke sowie für Beine und Lungen.

Es stellte sich auch als das beste Training für meine Bauchmuskeln heraus, das ich je hatte. Alles nur deshalb, weil in den folgenden 30 Minuten all das, was ich in meinem Handbuch über die Konditionierung der Bauchmuskeln gelernt hatte, zum Einsatz kam.

So zeigt auch die Forschungsarbeit der finnischen Universität von Jyväskylä, dass eine Stabilisierungsübung – wie zum Beispiel das Radfahren mit einem Baumstamm – »die Rumpf-/Bauchmuskulatur hinreichend kontrahiert, sodass diese Kraft und Ausdauer entwickelt«.[4]

So sonderbar es auch klingen mag: Einfach nur Rad zu fahren und dabei einen Baumstamm auf dem Rücken im Gleichgewicht zu halten ist eine gute Methode, ein Sixpack zu entwickeln.

Ergänzend dazu fanden Forscher des Département de Mécanique Appliquée der Université de Franche-Comté, die die Muskelaktivität bei zwei unterschiedlichen Körperhaltungen während des Pedalierens untersuchten, heraus, dass »eine Änderung der Haltung beim Bergauffahren sich deutlich auf die Muskelaktivität auswirkt«.[5] Insbesondere stellten die Forscher fest, welchen großen Einfluss es hat, wenn man beim Bergauffahren das Rad von einer Seite zur anderen hin und her schwenkt. Dies führe zu einer stärkeren Aktivierung aller relevanten Muskelgruppen wie dem Bizeps, dem Trizeps, den Gesäßmuskeln sowie – am allerwichtigsten – dem geraden Bauchmuskel, der für dein Sixpack verantwortlich ist.

Einige Stunden – und vier Reifenpannen – später schnürte ich meine Schuhe für den Zehn-Kilometer-Lauf.

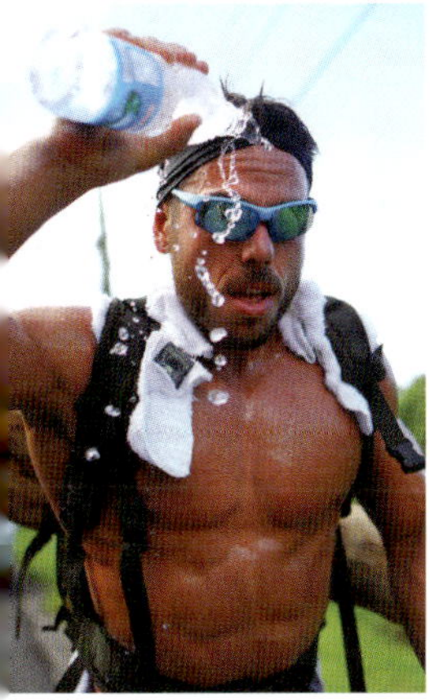

Der Lauf | 10 Kilometer

Zehn Uhr morgens, die Temperaturen klettern auf fast 30 Grad Celsius. Die Sonne, die ich beim Start des Schwimmens noch als angenehm empfand, sorgte nun für einen äußerst bizarren baumförmigen Bräunungsstreifen auf meinem Rücken. Ich spürte den mit Hitze aufgeladenen Asphalt durch meine Schuhsohlen. Jeder Getränkestand musste daher abgesehen von der Versorgung des Körpers mit Flüssigkeit auch als Dusche dienen: Eine Flasche trank ich leer, den Inhalt der anderen schüttete ich mir über den Körper. An diesem Punkt wurde mir klar, dass meine Laufzeit nicht das Entscheidende war, wichtig war einfach nur, es überhaupt ins Ziel zu schaffen. Denn als ich an dem makellos geschnittenen Rasen des Golfplatzes vorbeilief, wurde mir schmerzhaft bewusst, dass dies die langsamsten zehn Kilometer waren, die ich je lief.

Während ich mich Schritt für Schritt fortbewegte, kamen mir die Forschungen des United States Army Research Institute of Environmental Medicine in den Sinn, das die Biomechanik von 16 Männern untersuchte, die Rucksäcke mit Gewichten von 6, 20, 33 und 46 Kilo schleppten.

Was fand man heraus? Dass »sich die Schrittfrequenz erhöhte und die Schrittlänge verkürzte. Alles nur zu dem Zweck, für mehr Stabilität zu sorgen und den Bewegungsapparat weniger zu belasten«.[6] Ich musste also grundsätzlich viele, aber kleinere Schritte machen, um stabil zu bleiben und voranzukommen.

Nach sechs Kilometern stand die Sonne hoch am Himmel, ich machte kleine Schritte, und mein Laufen hatte sich eher in ein Schlurfen verwandelt. Die Werte meiner Suunto Uhr und des Trittfrequenzmessers bestätigten diesen Eindruck.

Mit Trittfrequenz oder Kadenz ist die Gesamtzahl der Umdrehungen pro Minute (UpM) gemeint, hier bezogen auf die Schritte der Füße. Fachleute empfehlen 180 Schritte in der Minute; sollte man weniger machen, könnte die Schrittlänge zu groß sein. Dadurch wiederum könnten sich die Knie versteifen und die Fersen zu hart auf dem Boden aufsetzen. Abgesehen davon, dass dadurch auch deine Gelenke übermäßig strapaziert werden, kommst du so auch langsamer voran, da jeder Schritt wie eine Bremse auf die Vorwärtsbewegung wirkt.

Tausende Schritte und viele Kilometer später kam die Ziellinie in Sicht. Ich legte an Tempo zu, Zuschauer und Presseleute nutzten die Möglichkeit, Fotos zu schießen. Als ich über die Ziellinie lief, wusste ich, dass mein Körper die entsprechenden Anpassungen gemacht hatte. Die Monate voller Stress, Stimuli und andauernder Leistungssteigerung hatten Wirkung gezeigt. Meine Herausforderung, der ich mich stellen wollte, hatte das richtige Ausmaß. Ich war zu einer von Selyes unzerstörbaren Ratten geworden und oft genug in die Adaptionsphase geraten, um eine verrückte Idee, die in einem Londoner Burgerladen und im Trainingszentrum der Royal Marines in Lympstone geschmiedet worden war, erfolgreich in die Praxis umzusetzen.

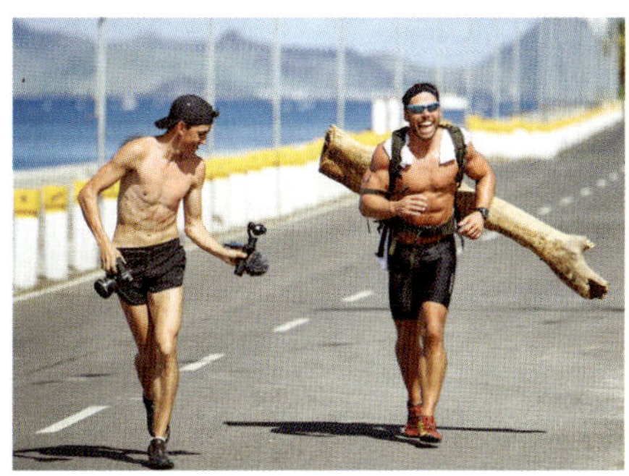

Mein Freund James Appleton, ein hochbegabter Läufer; er ist auch ein preisgekrönter Fotograf, aber sehr zurückhaltend und steht lieber hinter als vor der Kamera.

KAPITEL 4
DAS GESETZ DER ERHOLUNG

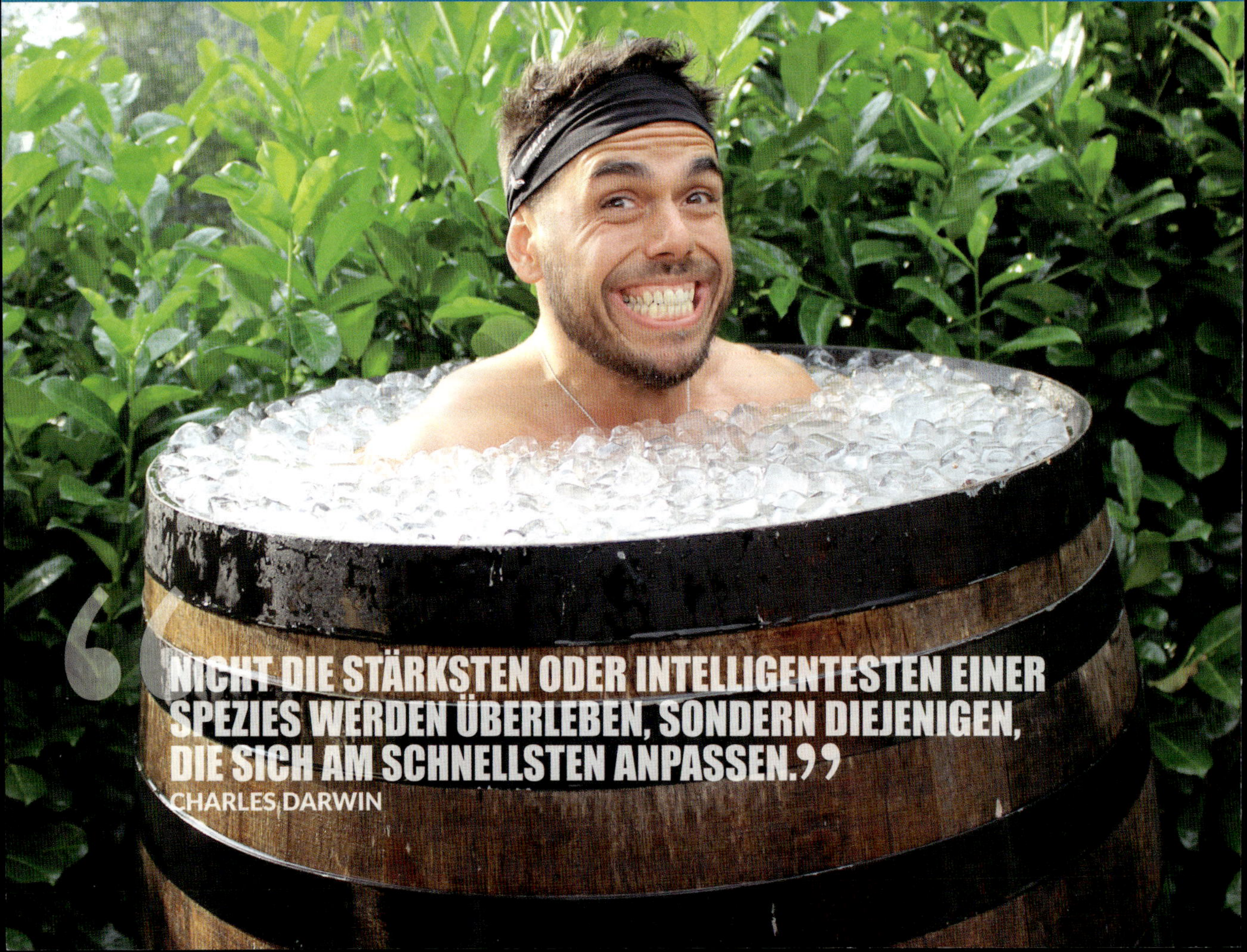

„NICHT DIE STÄRKSTEN ODER INTELLIGENTESTEN EINER SPEZIES WERDEN ÜBERLEBEN, SONDERN DIEJENIGEN, DIE SICH AM SCHNELLSTEN ANPASSEN."

CHARLES DARWIN

VERMEIDE KRANKHEIT UND ÜBERTRAINING

Mein Fundraising-Zeitplan für Wohltätigkeitszwecke im Jahr 2016 war tatsächlich sehr ehrgeizig. Zwischen dem härtesten Marathon der Welt (ein 1,4 Tonnen schweres Auto über 42 Kilometer ziehen) und dem längsten Seilklettern der Welt (8848 Meter) stellte ich fest, dass der Mensch eine starke Psyche hat. Der Körper war in der Lage, das zu bewältigen. Doch mein Immunsystem – und meine Widerstandsfähigkeit gegen Übertraining oder Krankheit – brauchte ein paar Streicheleinheiten. Deshalb schrieb ich, zwischen diesen beiden Events, in meiner Kolumne für *GQ*:

»Kräftiges Bankdrücken ist bewundernswert. Ein schneller Marathonlauf ist beeindruckend. Aber ein starkes Immunsystem ist unerlässlich. Warum? Weil alle Trainingsziele, die man sich im Fitnessstudio setzt, vom Fettabbau bis zum Muskelaufbau, schneller erreichbar sind, wenn man mit einem gesunden, voll funktionstüchtigen Immunsystem trainiert.«

ROSS EDGLEY, *GQ*

Allerdings war es ein Problem, dass sich in den unzähligen medizinischen Fachzeitschriften der Bibliothek von Loughborough University nur wenig Studien auf die seltsame Spezies Männer bezogen, die einen Marathon mit einem Mini im Schlepptau laufen oder so lange ein Seil empor- beziehungsweise hinabklettern, bis sie die Höhe des Mount Everest erreicht haben.[1]

»Der Zusammenhang zwischen Sport und den immunologischen Auswirkungen hat, wenn man andere Sparten der Sportwissenschaft betrachtet, eine relativ kurze Geschichte. Epidemiologische Untersuchungen und pedantisch genaue Laboruntersuchungen nahmen erst Mitte der 1980er-Jahre ihren Anfang.«[2]

Also entwarf ich einen Zwei-Punkte-Plan. Zunächst schloss ich mich in der Bibliothek ein und studierte die von Experten geprüften, bislang erschienenen – wenn man Suchbegriffe wie »körperliche Betätigung« und »immunologisch« eingibt – 2200 Publikationen über den Zusammenhang zwischen Sport und Immunologie, die seit der Gründung der International Society of Exercise and Immunology (ISEI) im Jahr 1989 veröffentlich wurden. Das nahm zwei Monate in Anspruch und bedeutete viel lesen und wenig Schlaf.

Als Nächstes nahm ich Kontakt zu Wim auf, der einen großen Einfluss auf die zuvor erwähnten 2200 Publikationen hatte, indem er den Beweis erbrachte, dass er sein Immunsystem bewusst kontrollieren konnte. Ich bat ihn (sehnsüchtig und mir selbst die Daumen drückend), mir zu zeigen, wie ich ein vollkommen abwehrsicheres Immunsystem bekomme, um ein Jahr lang sportliche Wohltätigkeitsevents absolvieren und Gelder für ein paar wirklich große Sachen beschaffen zu können. Dank der Großzügigkeit der Familie Hof brauchte ich dafür nur eine Woche, musste weniger lesen, benötigte aber jede Menge Eis.

EINE SEITE | 2200 STUDIEN | 20 JAHRE DER WISSENSCHAFT

DER ZWEI-PUNKTE-PLAN, TEIL 1

Das Immunsystem ist ein Verteidigungsmechanismus des Körpers, um sich gegen infektiöse Organismen und andere Eindringlinge zu schützen. Durch eine Reihe von Schritten, die man allgemein als **Immunantwort** bezeichnet, greift das Immunsystem Organismen und Substanzen an, die in die Körpersysteme eindringen und somit Krankheiten auslösen.

Die meisten Sportler werden den Zusammenbruch ihres Immunsystems schon einmal erlebt haben. Gemeint ist die Erschöpfungsphase, wenn das intensive, harte und großvolumige Training – angetrieben von dem Willen, noch stärker, noch schneller oder noch leistungsfähiger zu werden – von unserem Körper nicht mehr kompensiert werden kann. Dann fühlen wir uns völlig ausgelaugt und abgekämpft, unser Immunsystem winkt mit der weißen Fahne und kapituliert vor eindringenden Viren oder Bakterien.

Ein solcher Zustand wird als eine durch sportliche Betätigung herbeigeführte Immunsuppression bezeichnet und hält sogar die fittesten Sportler der Welt davon ab, ihr Potenzial auszuschöpfen.

»Ausdauersportler, die hartes Training absolvieren, sind einer extrem hohen physiologischen Belastung ausgesetzt, die mit einer vorübergehenden Immundepression und einem erhöhten Infektionsrisiko verbunden ist.«[3]

Wie also lässt sich das Krankwerden vermeiden, während man beim Training weiterhin die eigenen Grenzen immer weiter verschiebt? Antwort: durch die J-Kurve.[4] In den 1990er-Jahren stellte Dr. D. C. Nieman ein j-förmiges Modell auf, um das Verhältnis von Trainingsintensität und der Gefahr einer oberen Atemwegsinfektion (englische Abkürzung: URTI) zu beschreiben. Dies ist eine bei Sportlern weitverbreitete Krankheitsform, die durch eine Infektion der oberen Atemwege ausgelöst wird (vor allem durch die Nase, die Rachenhöhle, die Nebenhöhlen oder den Kehlkopf).

J-FÖRMIGES MODELL

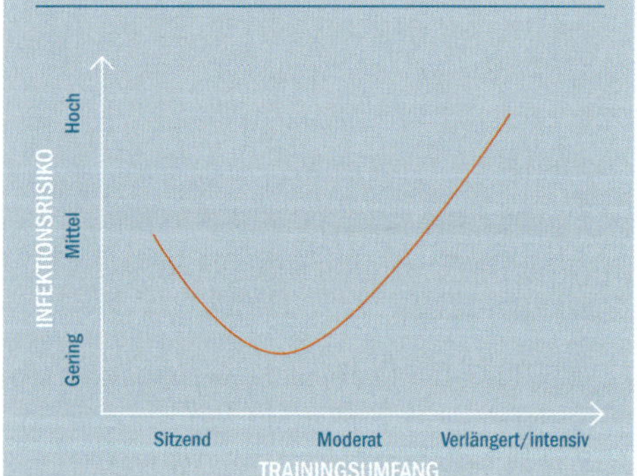

Was hatte man herausgefunden? Nachdem man viele Nasen und Rachen untersucht hatte, stellte man fest, dass moderates Training die Immunfunktion im Vergleich zu Menschen, die auf dem Sofa sitzen und gar nichts machen, verbessert. Hochintensives Training hingegen unterdrückt ein gut funktionierendes Immunsystem.[5] Virus- und bakterielle Erkrankungen[6] haben dann leichtes Spiel und wir fühlen uns durch das Übertraining[7] im Fitnessstudio wie ein Schluck Wasser in der Kurve.

Veranschaulicht man das in einem Diagramm, hat das die Form eines J, daher der Name.

Doch lassen wir Grafik und Wissenschaft einmal beiseite. Unter dem Strich könnte uns demnach leichtes Laufen am Strand gesund und glücklich machen, während uns ein in hohem Tempo gelaufener Marathon möglicherweise krank und unglücklich macht. Deswegen sind viele Sportler sehr stark, schnell und fit. In gleichem Maße können sie aber bei zu hartem Training auch krank werden und ihr Immunsystem sich nur schwach gegen Erkrankungen wehren.

Die Beweise dafür sind allerdings noch nicht eindeutig.[8] Bislang stehen nur begrenzt Labordaten[9] zur Verfügung und es wird (wahrscheinlich) auch nicht die enorme Komplexität des menschlichen Immunsystems berücksichtigt. Das J-Modell wurde erdacht, als Sportler lediglich auf obere Atemwegsinfektionen untersucht wurden; die zahlreichen anderen Beschwerden und Erkrankungen, die die Athleten befallen, ließ man dabei außer Acht.

Gleichwohl riet mir mein siebter Sinn, dass mehr dahinter steckte. Ich beschloss, die Bibliothek eine Weile zu verlassen und erst wiederzukommen, wenn die Wissenschaft mir überzeugendere Beweise liefern konnte.

»Schon sehr bald könnten Genomik, Proteomik und Metabolomik dazu beitragen, dass Immunologen ein besseres Verständnis für Mechanismen erlangen, die mit einer belastungsbedingten Modulation des Immunsystems und der Prävention (oder dem verringerten Risiko) von Krankheiten durch sportliches Training zusammenhängen. Außerdem könnten diese Methoden als Mittel genutzt werden, um individuelle Trainingsprogramme zu optimieren. Um die praktische Anwendung dieser Methoden zu ermöglichen, sind jedoch eine strengere Standardisierung der Verfahren sowie weitere technologische Fortschritte erforderlich.«[10]

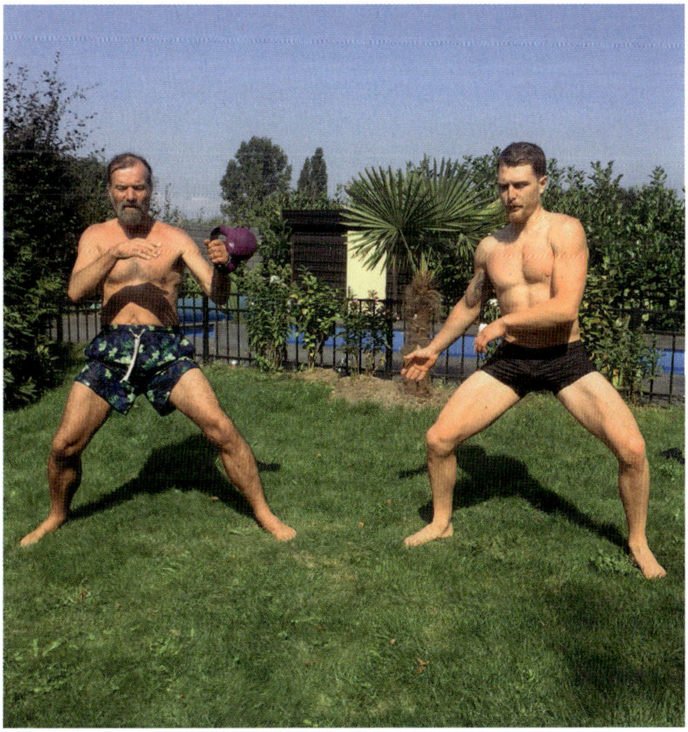

Stattdessen lebte ich bei und lernte von Wim Hof, einem Mann, der mittlerweile sein Immunsystem und seine Körpertemperatur kontrollieren kann. Er hält über 20 Weltrekorde: vom längsten Eisbad der Welt – eine Stunde, 52 Minuten und 42 Sekunden für alle, die es interessiert – bis hin zur Besteigung des Mount Everest, lediglich mit Shorts, Schuhen und einem Schmunzeln im Gesicht. Deshalb nennt man ihn den »Iceman«.

DER ICEMAN | Amsterdam, Niederlande

DER ZWEI-PUNKTE-PLAN, TEIL 2

»Wenn wir Umgang mit der Natur pflegen, können wunderbare Dinge geschehen. Jedes Mal, wenn man gegen starre Denkmuster ankämpft und sich selbst herausfordert, kann einem die Natur eine Fülle an Erfahrungen bescheren.«

WIM HOF

10. Februar 2016, zehn Uhr morgens in Stroe, Amsterdam: Ich sitze splitternackt in einem Fass voller Eis.

Es ist nur schwer zu erklären, was geschieht, wenn man freiwillig in ein Fass springt, das mit Tausenden Eiswürfeln gefüllt ist. Aber mit jeder verstreichenden Minute bekommt man deutlich mit, was innerhalb und außerhalb des Fasses passiert. Im Fass reguliert sich die Atmung, die Körpertemperatur bleibt konstant und die geistige Klarheit steigert sich, während die Sinne durch die Kälte geschärft werden. Definitiv fragen sich auch die ziemlich geschrumpften Genitalien, was eigentlich los ist.

Man nimmt seine Umgebung deutlicher war: der Vogelgesang wird lauter, die Düfte werden intensiver, und in den Hecken erblickt man bislang nie wahrgenommene Farben. Das alles war völlig neu für mich.

Auch Tim Shieff, seines Zeichens Bergläufer, World Parcour Champion und guter Freund, sah in dem Fass neben mir nicht so aus, als fühlte er sich sonderlich wohl. Er hat kaum ein Gramm Fett an seinem Körper und seine Lippen nahmen eine seltsame Farbe an. Jedes Mal, wenn er zu sprechen versuchte, begann seine Stimme zu zittern.

Natürlich war keiner von uns beiden daran gewöhnt, sich in so etwas wie einen riesigen, ausgehöhlten Eiszapfen zu begeben, und das wird leicht eine der denkwürdigsten Trainingserfahrungen meiner Karriere bleiben. Für unseren Mentor Wim Hof allerdings war das recht normal. Für ihn war es ein gewöhnlicher Mittwoch.

»Wie lange bin ich jetzt hier drin?«, fragte ich.

»Keine Sorge. Du schlägst dich tapfer. Das sind jetzt 20 Minuten«, antwortete Wim.

Ich weiß noch, dass ich dachte, 20 Minuten seien okay, aber die hatte ich gestern auch geschafft. Da ich stets als Wettkämpfer denke, wollte ich das natürlich toppen (Stichwort: progressive Leistungssteigerung). Also wollte ich wissen, was das nächste Ziel sein sollte.

Später sollte ich erkennen, dass die ganze Übung nicht dazu dient, sich selbst zu zwingen, mehr auszuhalten. Vielmehr soll man in den eigenen Körper hineinhorchen, um sich wieder in Einklang mit Mutter Natur zu bringen und sich seiner vergessenen Körperlichkeit besinnt.

In diesem Moment wollte Wim meinen Eifer jedoch nicht bändigen, sondern lachte und sagte: »Wenn du es wirklich wissen willst…«, er machte eine Kunstpause, »… ist deine nächste

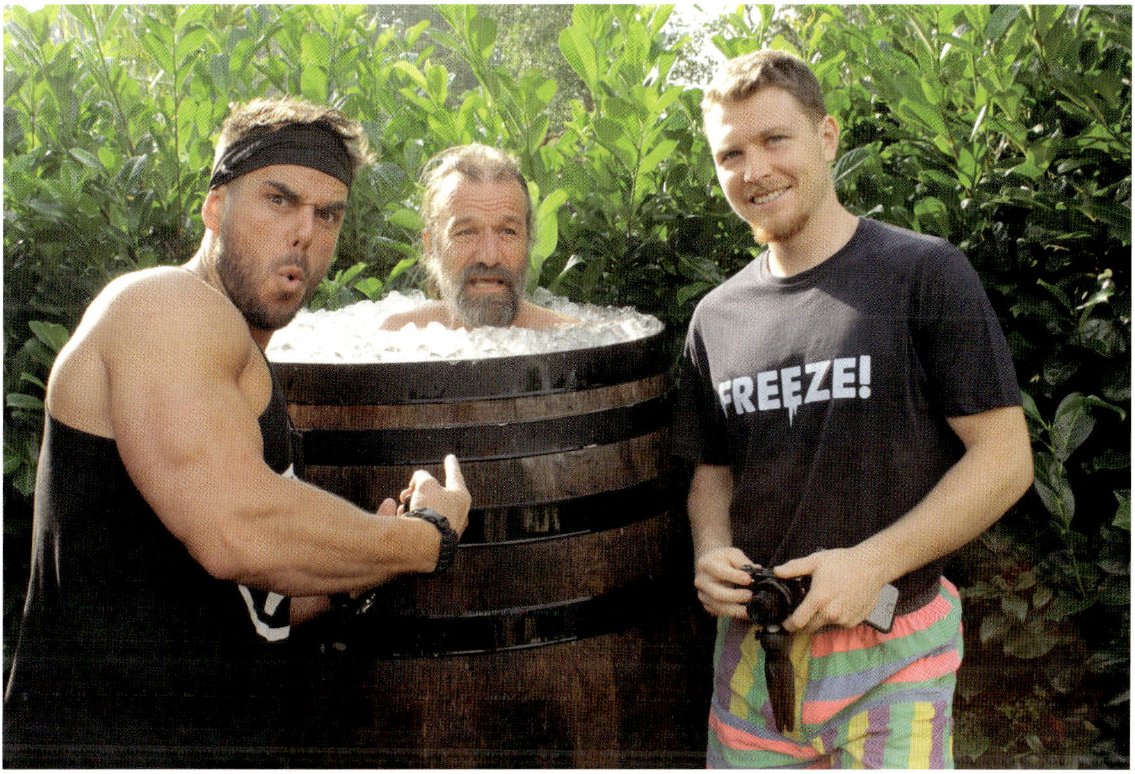

Ich, Tim und Wim beim – buchstäblichen – Chillen im Garten der Familie Hof

Aufgabe, eine Erektion im Eis zu bekommen. Dann kannst du dir sicher sein, dass du deinen Körper wirklich unter Kontrolle hast.« Wir mussten alle laut lachen.

Wims Sinn für Humor war fast so legendär wie seine Fähigkeit, Körpertemperatur und Immunsystem unter Kontrolle zu halten. Aber ich verstand, was er meinte, und hörte auf, alles in einen Wettkampf zu verwandeln.

Was also habe ich an jenem Tag eigentlich in Stroe gemacht (abgesehen von dem Versuch, eine »Eis-Erektion« zu bekommen)?

Nun, obwohl ich ein Jahr damit verbrachte, einen Marathon mit einem Auto im Schlepptau zu laufen, an einem Seil die Höhe des Mount Everest zu erklimmen und viele Kilometer mit den Royal Marines durch Schlamm zu waten, war ich nicht ein einziges Mal krank. Klar, mein Körper war manchmal müde und schmerzte. Doch mein Immunsystem funktionierte hundertprozentig: 24 Stunden am Tag, sieben Tage die Woche und 365 Tage im Jahr. Um es zu wiederholen: Ich war zu einer von Selyes unzerstörbaren Ratten geworden.

Dazu bestimmt, nie die Erschöpfungsphase zu erreichen, verbrachte ich die Wochen damit, meine neue, unverwundbare biologische Immunität mit zwei Marathons nacheinander und achtstündigen Einheiten beim Krafttraining auszutesten.

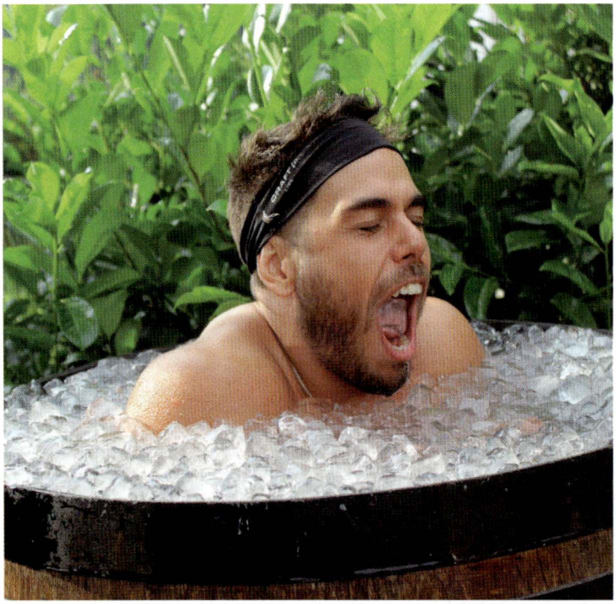

Wie ich das anstellte? Das hat, ehrlich gesagt, nichts mit mir zu tun, sondern mit Wim. Er ist einer der glücklichsten und gesündesten Menschen der Welt, denen ich je begegnet bin. Wenn du diese Geschichte hier verstehst, wirst auch du begreifen, wie es geht, niemals krank zu werden. Deine Erholung von »Stress« und »Stimuli«, von Anstrengung und Anreizen, wird nahezu sofort einsetzen und die Trainingsanpassung perfekt funktionieren.

Interessiert? Ich auch. Deshalb saß ich ja nackt in der Eistonne, mitten auf dem Land in der Nähe von Amsterdam.

Als Wim, sein Sohn und sein Team Wind von meinen Wohltätigkeitsevents bekommen hatten, wollten sie mich dabei unterstützen und ich avancierte zu ihrem etwas eigenartigen, englischen Sohn. Während meines Aufenthalts in ihrem Haus in Amsterdam lernte ich innerhalb einer Woche mehr über meinen Körper und mein Immunsystem als in den zwei Monaten Forschung in der Bibliothek.

EINFÜHRUNG IN DIE WIM-HOF-METHODE

Was Wim erreicht hat, galt wissenschaftlich als unmöglich.

In der Zeit vor seiner Geburt betrachtete man »sowohl das autonome Nervensystem als auch das angeborene Immunsystem als Systeme, die nicht vorsätzlich beeinflusst werden können«.[11]

Wenn also Grippezeit ist, bist du den herumschwirrenden Keimen hilflos ausgeliefert. Diät, Entspannung und ein guter Ernährungsplan mögen mitunter hilfreich sein, aber letzten Endes musst du doch darauf hoffen, dass dein Immunsystem stark genug ist, eine derartige Virusattacke zu bekämpfen. Wim behauptete jedoch, die moderne Medizin liege falsch, und machte sich an den Beweis.

2007 führte man die erste wissenschaftliche Analyse am Feinstein Institute in New York durch. Vier Jahre später, 2011, vertiefte man diese Forschungen noch weiter an der Universitätsklinik UMS St. Radboud in Nimwegen, und nach mehreren Tests musste man zugeben, dass Wim – und seine Schüler – tatsächlich in der Lage waren, ihr autonomes Nervensystem vorsätzlich zu beeinflussen.

DIE WIM-HOF-METHODE

»Die Wim-Hof-Methode zeichnet sich durch ihre Einfachheit und Anwendbarkeit aus und ist wissenschaftlich untermauert. Sie stellt einen praktischen Weg dar, um glücklicher, gesünder und kraftvoller zu werden.«

WIM HOF

Wir Menschen haben unsere innere Kraft vergessen. Mit der Zeit haben wir eine andere Einstellung zur Natur und zur Fähigkeit unseres Körpers entwickelt, sich extremen Temperaturen anzupassen und innerhalb unseres natürlichen Umfelds zu überleben. Da wir die passende Kleidung zum Wetter tragen und unsere Umgebungstemperatur im häuslichen wie im Arbeitsumfeld durch Heizungen oder Klimaanlagen regeln, haben wir die natürliche Stimulation unseres Körpers in großem Maße heruntergeschraubt und die uralten Mechanismen in Bezug auf unser Überleben und unsere Basisfunktion verkümmern lassen.

Da diese tiefer liegenden physiologischen Schichten nicht mehr angesteuert werden, hat unser Körper keine Verbindung mehr zu dieser inneren Kraft. Sie kann wiedererweckt werden, indem man die entsprechenden physiologischen Prozesse durch Kältetherapie, Atmungstechnik und Leistungsbereitschaft wieder stimuliert.

»Die vorliegende Studie zeigt, dass durch die in einem Kurzzeittrainingsprogramm erlernten Techniken das Immunsystem tatsächlich gezielt beeinflusst werden kann.«

BERICHT DER NATIONAL ACADEMY OF SCIENCES OF THE UNITED STATES OF AMERICA

Die zwei starken Säulen der Wim-Hof-Methode

ATMUNG

Wir atmen ständig, sind uns aber kaum des riesigen Potenzials der Atmung bewusst. Erhöhte Sauerstoffwerte bieten eine Fundgrube an Vorteilen; die spezielle Atemtechnik der Wim-Hof-Methode fördert sie alle zutage: mehr Energie, weniger Stress und eine verstärkte Immunantwort, um schnell mit Krankheitserregern fertigzuwerden.

KÄLTETHERAPIE

Wir sind mit der Kälte in warmer Freundschaft verbunden. Wenn du deinen Körper auf die richtige Weise mit Kälte konfrontierst, setzt du eine Kaskade gesundheitlicher Vorteile in Gang: den Aufbau von braunem Fettgewebe mit anschließendem Fettverlust, weniger Entzündungen für ein gestärktes Immunsystem, einen ausgeglichenen Hormonhaushalt, einen besseren Schlaf sowie die Ausschüttung von Endorphinen – den sogenannten Glückshormonen im Gehirn, die auf natürliche Weise die Stimmung heben.

»Wenn ihr lernt, euren Geist zu kontrollieren, ist alles möglich.«

WIM HOF

Schritt-für-Schritt-Anleitung: Atemübung

Achtung: Wichtiger Hinweis, bitte sorgfältig lesen!

Diese Atemübung zeigt große Wirkung und sollte so durchgeführt werden, wie sie erklärt wird. Führe die Atemübungen stets in einem gesicherten Umfeld (beispielsweise auf einer Couch oder auf dem Boden) und ohne Zwang aus. Bitte nie vor oder während folgender Aktivitäten umsetzen: Tauchen, Autofahren, Schwimmen, Baden oder in einem anderen Umfeld, in dem du dir im Fall von Bewusstlosigkeit ernste Verletzungen zuziehen könntest. Wim Hofs Atemtechnik kann zu Kribbeln und/oder Benommenheit führen. Solltest du ohnmächtig werden, hast du es übertrieben. Dann schalte das nächste Mal einen Gang zurück.

Diese Übung sollte nicht während der Schwangerschaft oder von Epileptikern absolviert werden. Auch Menschen mit Herz-Kreislauf-Problemen oder anderen (ernsten) Gesundheitsproblemen sollten vorher stets einen Arzt aufsuchen, bevor sie mit der Wim-Hof-Methode beginnen.

1. Mach es dir bequem

Nimm eine bequeme Meditationshaltung ein. Die Lungen sollten sich frei ausdehnen können, ohne Einengung. Es wird empfohlen, diese Übung frühmorgens direkt nach dem Aufwachen, nüchtern und ohne vorherige Nahrungsaufnahme durchzuführen.

2. 30 Power-Atemzüge

Stell dir vor, du müsstest einen Ballon aufblasen. Durch Nase oder Mund einatmen und durch den Mund wieder ausatmen, in kurzen, aber starken Stößen. Gleichmäßiges Tempo beibehalten und das Zwerchfell ganz einsetzen. Die Augen schließen und 30-mal wiederholen. Möglich, dass du dabei ein Benommenheitsgefühl und/oder ein Kribbeln im Körper spürst.

3. Anhalten der Atmung nach dem Ausatmen

Nach den 30 schnellen Atemzyklen noch einmal ohne Kraftaufwand so viel Luft wie möglich aufnehmen. Die Luft wieder herauslassen und dann möglichst lange innehalten, ebenfalls ohne Kraftanstrengung. Den Atem so lange anhalten, bis du das Gefühl hast, nach Luft schnappen zu müssen.

4. Erholungsatmen

So tief wie möglich einatmen; fühle dabei, wie sich deine Brust ausdehnt. Wenn du ganz eingeatmet hast, die Luft für etwa zehn Sekunden anhalten.

Das war die erste Runde. Die Schritte 1 bis 4 können dreimal wiederholt werden.

5. Meditativer Zustand

Nimm dir nach Durchführung der Atemübung die Zeit, dem Gefühl nachzuspüren. Es wird sich von Mal zu Mal mehr wie eine Meditation anfühlen. Danach kannst du – wenn du dich gut fühlst – kalt duschen (siehe Seite 81). Am Anfang ist es ratsam, ausreichend Erholungszeit nach den Atemübungen einzuplanen.

Atme dich gesund

In jungen Jahren tat Wim eine Menge für seine Selbstfindung. Er sagt: »Ich reiste um die Welt und lernte alles Mögliche, von Karate und Kung-Fu bis zu Yoga und Buddhismus. Aber nichts von dem erfüllte mich wirklich.« Nachdem er die Tummo-Meditation (eine Meditationsmethode tibetischer Buddhisten) und Pranayama, eine yogische Atemtechnik, verinnerlicht hatte, entwickelte er seine eigene, kraftvollere Atemtechnik.

Für alle, die sich nicht damit auskennen: Die Technik lässt sich vielleicht am besten als eine kontrollierte Form der Hyperventilation beschreiben. Das klingt völlig widersprüchlich, da eine Hyperventilation unfreiwillig und beileibe nicht kontrolliert auftritt. Aber stell dir eine Sauerstoffsättigung in Blut und Zellen zu 100 Prozent ohne Panik oder Stress vor.

Wie Wim es ausdrückt: »Du wirst aufgeladen, stößt Kohlenstoff aus, nimmst Sauerstoff auf. Das Blut im Körper wird mit Sauerstoff gesättigt. Der pH-Wert steigt. Und wenn der Körper bis zu einem bestimmten Punkt komplett aufgeladen ist, verändert sich seine Chemie.«

Wissenschaftler der Universitätsklinik UMS St. Radboud bezeichneten diese Veränderung der Chemie später als eine »zwischenzeitliche respiratorische Alkalose« und formulierten: »Diese Resultate könnten wichtige Folgen für die Behandlung von Krankheiten haben«.[12]

Schritt-für-Schritt-Anleitung: Kälteexposition

Achtung: Wichtiger Hinweis, bitte sorgfältig lesen.

Kälte ist eine gewaltige Macht. Ich empfehle dir dringend, dich nur schrittweise der Kälte auszusetzen.

Trainiere immer ohne Gewalt und höre auf deinen Körper. Setzt man sich nicht verantwortungsbewusst der Kälte aus, besteht die Gefahr einer Überhitzung. Nach dem Körperscan der vorangegangenen Übung bist du bereit, deinen Körper der Kälte auszusetzen. Es ist sehr wichtig, dass du dich möglichst stark entspannst. Gib dich ganz der Kälte hin, nur dann kann dein Körper die Signale verarbeiten und die Thermogenese (Wärmebildung) in Gang setzen. Oder wie Wim sagt: »Wir sind in warmer Freundschaft mit der Kälte verbunden!«

Sollte Kälteexposition Neuland für dich sein, brause dich zunächst nach einer warmen Dusche für 15 bis 30 Sekunden mit kaltem Wasser ab. Beginne an den Füßen, dann hoch zu Beinen, Bauch, Schultern, Hals und Rücken. Anfängliches Erschrecken, Zittern und Hyperventilieren sind normal. Versuche, ruhig zu bleiben und entspannt weiterzuatmen. Schließe die Augen und lass dich ganz auf die Kälte ein.

Wenn es dir nicht behagt, schütte dir kein kaltes Wasser über den Kopf. Bei körperlichem Unwohlsein und Symptomen wie starkem Zittern, Taubheitsgefühl oder Schmerzen solltest du abbrechen und den Körper so schnell wie möglich aufwärmen. Mit Kälteexposition verhält es sich wie mit dem Gewichtstraining: Im Laufe der Zeit wird man immer stärker.

Die Venen sind von kleinen Muskeln umgeben, die sich zusammenziehen, wenn sie in Kontakt mit der Kälte kommen. Nach einiger Zeit (laut Wim in nur ein bis zwei Wochen) werden diese stärker und sorgen für gesündere Venen. Außerdem drosseln sie die vom Herzen erforderliche Kraft, um das Blut durch deinen Körper zu pumpen. Mit der Zeit kannst du die Kälteexposition verlängern. Es kommt der Punkt, da wird dir die Kälte genauso behaglich vorkommen wie dein Pyjama – dann kannst du die warme Dusche ganz weglassen.

Wie toll man sich nach einer kalten Dusche und wie träge nach einer warmen Dusche fühlt!

Frier dich gesund

Eine Eis-Therapie ist im Grunde genommen Medizin, die dich nichts kostet! Nein, jetzt ernsthaft. Forschungen, die im *European Journal of Applied Physiology and Occupational Physiology* publiziert wurden, wollten herausfinden, ob unser Immunsystem durch einen »nicht-infektiösen Stimulus«[13] verbessert werden kann.

Der in der Studie angewendete »Stimulus« bestand darin, Testpersonen für sechs Minuten in kaltem Wasser (14 °C) zu lassen. Man stellte fest, dass die Kälte dem Körper zu verstehen gab, in den Kampf-oder-Flucht-Modus umzuschalten, was wiederum eine Immunantwort auslöste. Nach sechs Wochen, in denen die Testpersonen dreimal pro Woche ins kalte Wasser eingetaucht wurden, verzeichneten die Forscher einen »kleinen, aber beträchtlichen Anstieg des Anteils der Lymphozyten«.

Lymphozyten sind Körperzellen, die Infektionen bekämpfen. Mehr von diesen winzigen Abwehrzellen zu haben, wenn man sich nicht ganz wohl fühlt, ist eine willkommene physiologische Anpassung an Väterchen Frost und die Kälte.

Werde also »cool« (im wahrsten Sinne des Wortes) und gesund!

KAPITEL 5
DAS GESETZ DES MEHR

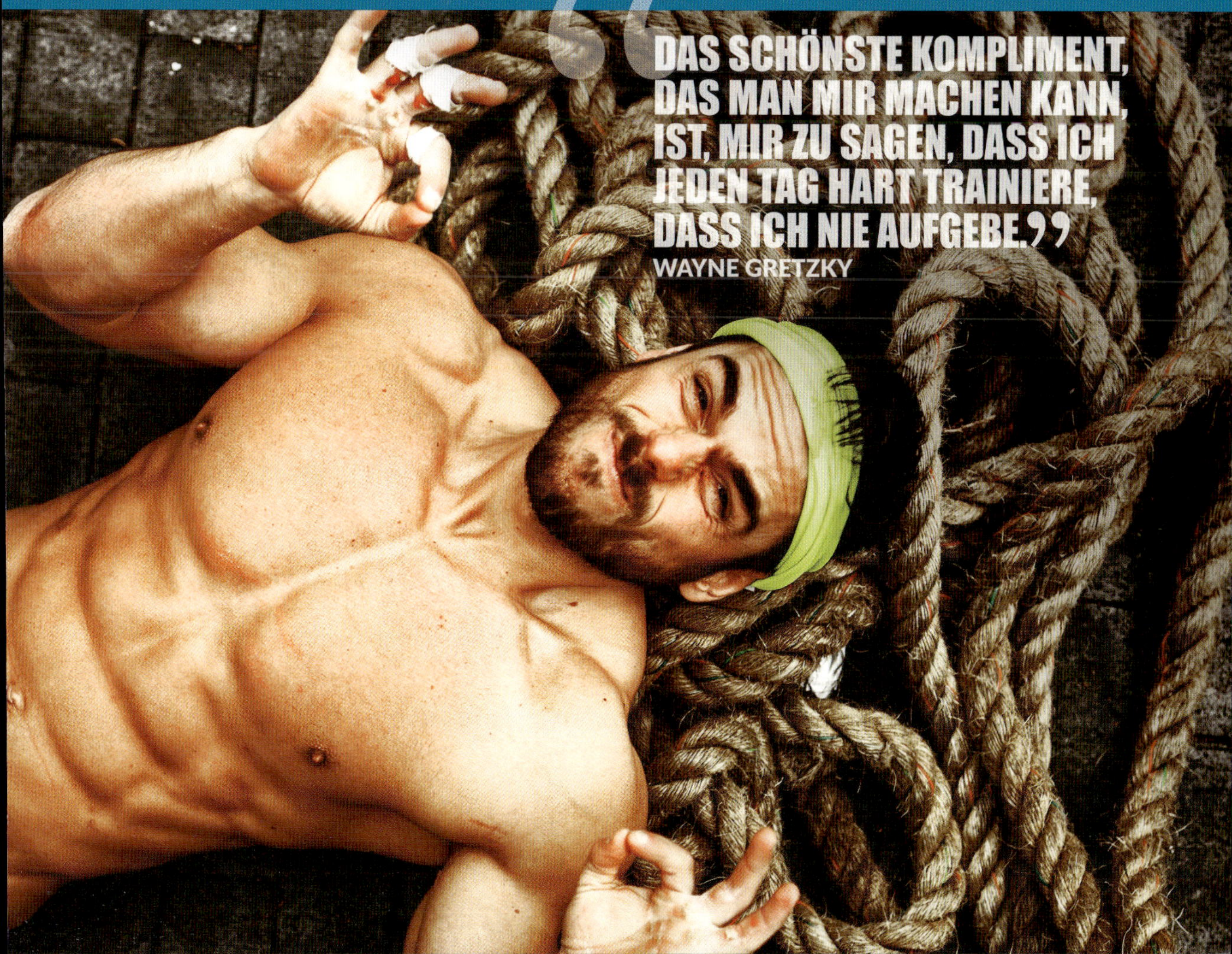
„DAS SCHÖNSTE KOMPLIMENT, DAS MAN MIR MACHEN KANN, IST, MIR ZU SAGEN, DASS ICH JEDEN TAG HART TRAINIERE, DASS ICH NIE AUFGEBE."
WAYNE GRETZKY

MEHR TRAINING IST EIN MUSS

»Geduld, Beharrlichkeit und Schwitzen sind eine unschlagbare Kombination für Erfolge.«

NAPOLEON HILL

Die Trainingskapazität ist der meist unterschätzte Teil der Fitness. Im Grunde ist damit der gesamte Trainingsumfang gemeint, den du absolvieren (von dem du dich erholen) und an den du dich positiv anpassen kannst. Erinnere dich an das Gesetz der progressiven Leistungssteigerung bei den Versuchen mit Hans Selyes Laborratten, an Milos Stier und an die schrittweise Erhöhung der Trainingsbelastung. Eine größere Trainingskapazität bedeutet:

- Du kannst länger und härter trainieren,
- du gerätst nicht in die Erschöpfungsphase und übertrainierst kaum,
- du bist sowohl eine von Hans Selyes unzerstörbaren Ratten als auch Milo, der einen Stier mit sich herumträgt, und
- du bist eigentlich Geoff Capes (siehe Seite 86).

Aber hier liegt das Problem. In der Fitnesswelt wird allzu oft Wert auf Minimalismus, Genauigkeit und Erholung gelegt. Wir haben anscheinend vergessen, dass man letztendlich einfach mehr trainieren muss. So simpel ist das. Freizeitsportler wundern sich, wenn ihre Weiterentwicklung stagniert – sie aber stets nach demselben Programm trainieren, monatelang mit demselben Satz- und Wiederholungsschema. Wenn es dir auch so geht, bedeutet das für dich: trainieren, trainieren und nochmals trainieren.

»Wichtige Arbeitsplätze gehen an die Männer, die ihre Fähigkeit, den kleinen zu entwachsen, unter Beweis gestellt haben.«

THEODORE ROOSEVELT

Warum? Weil du dadurch den Umfang des Trainings, der Belastung, der Anreize und der schrittweisen Beanspruchung erhöhst, den dein Körper ertragen und von dem er sich erholen kann. So erreichst du die Adaptionsphase und vermeidest die Erschöpfungsphase.

Kurz, eine größere Trainingskapazität bedeutet die Bewältigung von **mehr** Trainingsstress, sodass du dich schneller verbesserst. Eine niedrige Trainingskapazität bedeutet, dass du nur mit einer **geringen** Trainingsbelastung umgehen kannst. So verbesserst du dich wesentlich langsamer.

Lass dich nicht täuschen. Allen Tipps, Tricks und »Sofortlösungen« der Fitnessbranche zum Trotz ist die Steigerung der Trainingskapazität die einzige Möglichkeit, sich ständig und kontinuierlich zu verbessern. Sportler können immer nur dann behaupten, dass sie die »genetische Obergrenze« ihres körperlichen Leistungsvermögens erreicht haben, wenn sie nicht mehr in der Lage sind, ihren Trainingsumfang zu erhöhen.

»Der Begriff Trainingskapazität meint die allgemeine Fähigkeit des Körpers, einer Maschine gleich mit unterschiedlicher Intensität und Dauer unter Verwendung der entsprechenden Energiesysteme des Körpers zu trainieren.«

DR. MEL SIFF

Trainingskapazität und Erholung: der Waschbecken-Vergleich

»Talent zu haben reicht niemals aus. Bis auf einige Ausnahmen sind die besten Spieler diejenigen, die am härtesten trainieren.«

MAGIC JOHNSON

Trainingskapazität meint den Umfang des Trainings, den du bewältigen und an den du dich positiv anpassen kannst.

»Wenn du es einem Sechsjährigen nicht erklären kannst, hast du es selbst nicht verstanden.«

ALBERT EINSTEIN

Man könnte deine Trainingskapazität mit dem Ablauf eines Waschbeckens vergleichen. Wie ein Waschbecken aussieht, weiß hoffentlich jeder. Stell dir Folgendes vor: Das Wasser aus dem Hahn ist deine Trainingsbelastung, das Abflussloch deine Trainingskapazität. Bei geringer Trainingsbelastung – etwa ein langsamer Zwei-Kilometer-Lauf oder ein solides, aber machbares Gewichtstraining – tröpfelt nur wenig Wasser aus dem Hahn (Trainingsbelastung) und man benötigt kein großes Abflussloch, um es ablaufen zu lassen (Trainingskapazität und Erholung).

Wer aber mehr Kraft, Schnelligkeit und Fitness aufbauen möchte, braucht eine höhere Trainingsbelastung, um sich weiter zu verbessern. Je größer der Abfluss, desto mehr Wasser kann man ins Becken einlaufen lassen und desto besser sind die Fortschritte. Achte nur darauf, dass das Becken nicht überläuft (Übertraining).

»Lasst uns lieber Gefahr laufen auszulaugen als zu verrosten.«

THEODORE ROOSEVELT

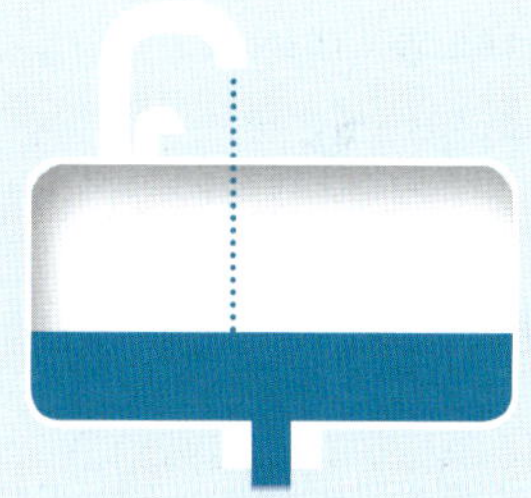

GERINGE BELASTUNG, ABER AUSREICHEND ERHOLUNG

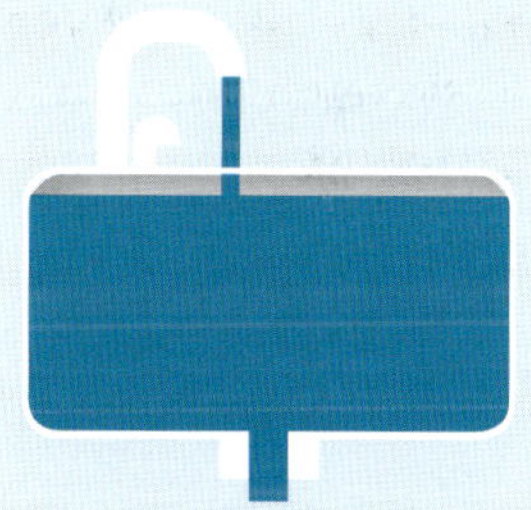

HOHE BELASTUNG UND UNZUREICHENDE ERHOLUNG AUFGRUND NIEDRIGER TRAININGSBELASTUNG

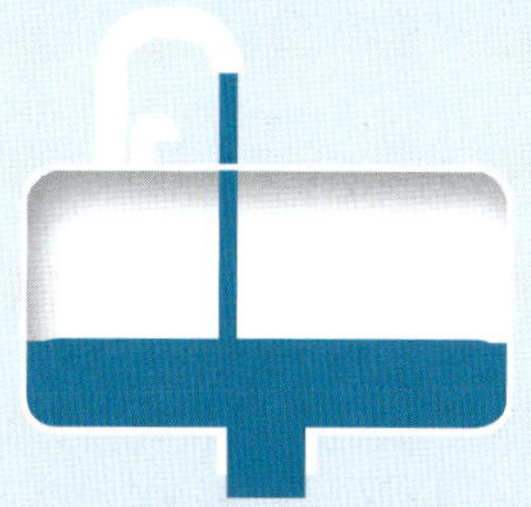

HOHE BELASTUNG, ABER AUSREICHEND ERHOLUNG INFOLGE EINER VERBESSERTEN TRAININGSKAPAZITÄT

DER STÄRKSTE MANN DER WELT | Lincolnshire, Großbritannien

TRAININGSKAPAZITÄT RICHTIG VERSTEHEN

14. Februar 2015, elf Uhr morgens, im Garten eines der stärksten Männer der Welt.

»Nicht viele Menschen wissen, dass ich 1974 ein Churchill-Stipendiat war.«

Ich machte mir ein paar Notizen und nippte an meinem frisch aufgebrühten Tee. Dann nahm ich noch einen selbst gemachten Proteinhaferkeks. Ich bin zu Besuch bei Geoff Cape. Wir haben literweise Tee getrunken, Schachteln voller Haferkekse gegessen und uns über alles Mögliche aus der Welt des Sports und der starken Männer unterhalten.

»Ich ging nach Ostdeutschland, um dort zu trainieren und zu lernen. Auf meine eigene Weise studierte ich all die Trainingsmethoden des kommunistischen und des deutschen Ostblocks. Dann studierten sie mich. Sie wollten herausfinden, wie ich es schaffte, die Kugel genauso stark zu stoßen wie sie«, ergänzte er.

Trotz unseres Altersunterschieds zollten wir allen Dingen aus Osteuropa großen Respekt. Die Stunden verstrichen, und ich erzählte ihm von meiner Russlandreise und meinem ersten (gescheiterten) Ausflug in die Ringer-Welt mit Nikolai. Ich zeigte ihm meine Notizen, die ich mir zur allgemeinen Körpervorbereitung und zur Methode zur Erreichung sportlicher Meisterschaft gemacht hatte. Die ganze Zeit über nickte Geoff freundlich.

Er nahm 1980 an den Olympischen Spielen in Moskau teil. Außerdem gewann er – zweimal (!) – den Titel »The World's Strongest Man«. Er repräsentierte Großbritannien 67-mal und dominierte über zehn Jahre ungeschlagen das britische Kugelstoßen. Er wagte sich sogar nach Schottland, um seinen Kaminsims mit einer Reihe Highland-Games-Trophäen zu bereichern.

Was ich ihm zeigte, war eigentlich nichts Neues für ihn, aber er saß zufrieden da und ließ es mich für mich selbst entdecken. Schließlich gingen mir die Notizen und auch die Kekse aus.

Ich fragte Geoff, was die Ostdeutschen nie über ihn herausgefunden hatten. Wie kam es, dass der Junge aus dem englischen Lincolnshire »beim Kugelstoßen so stark werfen konnte wie sie«?

Wir gossen Tee nach und ich fand Folgendes heraus.

DER EINHEIMISCHE HERKULES

Geoff und ich kommen beide aus Lincolnshire, einer Gegend in den englischen Midlands, bekannt für ihre Landwirtschaft. Im Süden Lincolnshires, wo der Boden besonders ergiebig sein soll, wachsen unter anderem Kartoffeln, Kohl, Blumenkohl und Zwiebeln. Die Gegend ist auch bekannt für Würstchen, Schweinefleischpastete, Lebkuchen und für den selbst gemachten Reispudding meiner Mutter! Ein wunderschönes Fleckchen Erde. Aber ich schweife ab.

Wenn man mal von der Tourismus-PR absieht, ist der wichtigste Unterschied zwischen Geoff und mir, dass mein Name in unserer Grafschaft keine Unsterblichkeit erlangt hat. Bis heute erzählen die Bauern die Geschichte vom jungen Herrn Capes, der »20 Tonnen Kartoffeln in 20 Minuten aufladen konnte. Jeden Tag. Jede Woche.« Ein Kraftakt, dem sich nach dem Hörensagen seitdem kein Bauer mehr gestellt hat.

Während wir über seine Körperkraft sprachen, die er auch seiner Tätigkeit als Bauer verdankt, sagte Geoff: »Zeitweise ist die Leichtathletik vom Weg abgekommen. Andere Sportarten, wie beispielsweise Rugby, haben Talente im Werfen und Stoßen, die früher aus der industriellen und bäuerlichen Landwirtschaft kamen, abgeworben. Im Vergleich zu damals arbeiten heute nur noch wenige Menschen auf dem Land oder mit der Hand, was zum Teil der zunehmenden Mechanisierung geschuldet ist.«

Und er fügte hinzu: »Ich versuche, meinen Sportlern diese verloren gegangene Ethik wieder zu vermitteln, aber die meisten sind Studenten und meinen, zwei Stunden Arbeit sei schon eine Menge. Ich arbeitete acht Stunden am Tag auf dem Land. Danach kam ich nach Hause und arbeitete drei Stunden auf den Feldern meiner Eltern, und anschließend ging ich zwei Stunden trainieren.«

Das sind über 13 Stunden harte Arbeit, dachte ich. Und in meinem Tagebuch unterstrich ich das Zitat über die allgemeine Körpervorbereitung:

»Der zentrale Fokus in dieser Phase besteht darin, eine Ausgangsbasis für die Kondition zu schaffen, um das Toleranzvermögen des Sportlers für ein intensiveres Training zu erhöhen.« [1]

NSCA

War etwa stundenlange Landarbeit der Grund dafür, dass Geoffs riesiger Körper so viel Training ertragen konnte? Vielleicht …

DER VERRÜCKTESTE TRAININGSPLAN DER WELT

Wie also machte Geoff von seiner übermenschlichen Trainingskapazität Gebrauch? Allem Anschein nach kombinierte er sie mit der allgemeinen Körpervorbereitung, um so diesen verrückten, synergetischen Mann mit übermenschlichen Kräften zu erschaffen, der jeden Sport, den er betrieb, sehr gut beherrschte.

»Ich liebte den Wettkampf«, sagte er. »Ich spielte alles, was ich konnte, von Basketball bis Fußball. Ich absolvierte Kugelstoßen, Speerwerfen und Diskuswurf. Ich lief auch Rennen: vom 200-Meter-Lauf bis zum Geländelauf, und das alles mit knapp 150 Kilo.«

Wie ein perfekter sowjetischer Sportler: aufgebaut durch die allgemeine Körpervorbereitung im Rahmen der Methode zur Erreichung sportlicher Meisterschaft und dadurch mit einer Trainingskapazität ohnegleichen ausgestattet. Aber das alles spielte sich nicht in Osteuropa, sondern auf den Feldern von Lincolnshire ab.

»Die echte Droge ist, wie ein Irrer zu trainieren, wirklich wie ein Irrer.«

ALEKSANDER KARELIN, DER GRÖSSTE RINGER DER GESCHICHTE IM GRIECHISCH-RÖMISCHEN STIL

War er stets zu etwas Höherem bestimmt? Nach eigener Aussage anscheinend nicht.

»Als ich Kind war, gab es kein Coaching. Bei der Landesmeisterschaft der englischen Schulen wurde ich Vorletzter (im Kugelstoßen), weil der Junge, der Letzter wurde, drei ›Fehlwürfe‹ hatte. Die Nationaltrainer würdigten mich keines Blickes und sagten daher auch nicht: ›Da drüben ist der Landesmeister.‹ Sie ließen mich links liegen, da ich Platz 22 von 23 Teilnehmern belegte.«

Blättert man in den Geschichtsbüchern, war er ein Jahr später die unumstrittene Nummer eins. Wie das? Wie konditionierte er sich, um ein enorm kräftiger Einmann-Landarbeiter, ein Einmann-Olympionike und ein einheimischer Herkules zu sein? Ohne in jungem Alter

Training zum Kraftaufbau in altbewährter Methode

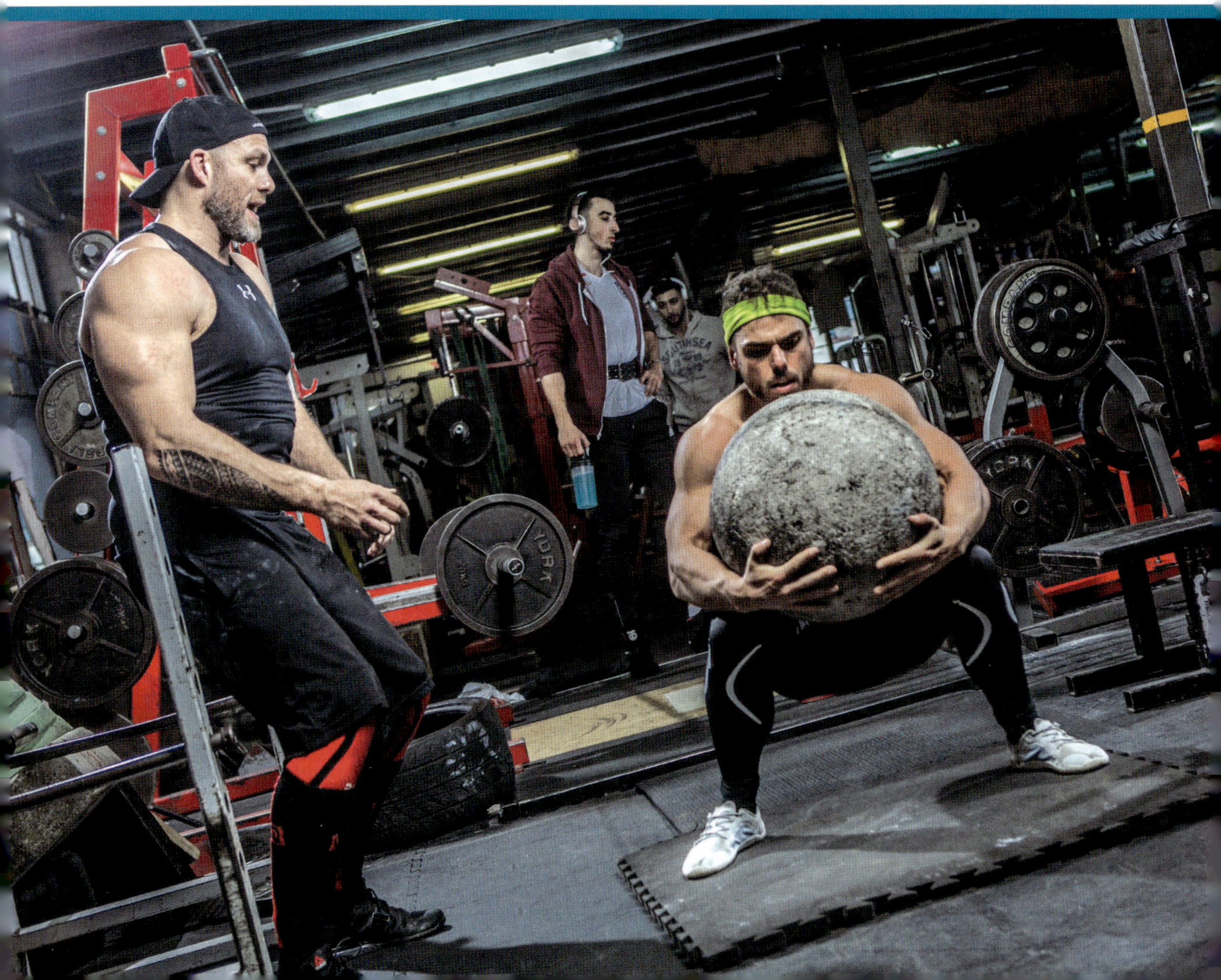

von Nationaltrainern gefördert zu werden? Ich fragte ihn. Er antwortete. Aber mit dieser Antwort hätte ich nie gerechnet.

»Damals gab es keine Sportwissenschaft und -theorie. Die Helden meiner Kindheit waren Alf Tupper, The Tough of the Track, und Wilson The Wonder Athlete aus den britischen Comicbüchern der 1960er-Jahre.«

Wir mussten beide lachen. Einer der stärksten Männer der Welt führte seine unübertroffene Athletik und seine unbändige Kraft auf die Comicbücher seiner Kindheit zurück. Geoff lernte wirklich nach seinen eigenen Fitnessregeln, er entwarf sie und er brach sie.

»Das findest du auch in keiner Sportzeitschrift. Und auch den Ostdeutschen gelang das 1974 nicht«, fügte er hinzu.

Dann lehnte er sich in seinem großen Stuhl zurück und genoss den malerischen Ausblick auf seinen Garten; erzählte von den Kinderschuhen seines Trainings, das Laufen, Klettern, Tragen und Werfen beinhaltete. Alles Trainingsmethoden, auf die die modernsten Coaches heute wieder zurückgreifen.

»Wir besinnen uns jetzt wieder der Methoden der ›alten Schule‹; verlassen den Komfort dieser makellosen neuen Fitnessstudios mit all ihren glänzenden Maschinen und werfen stattdessen Reifen, Baumstamme und Steine durch die Gegend. Warum? Weil diese Art des Trainings immer funktioniert hat und immer funktionieren wird. Sie tat es damals und sie tut es heute.«

Dann erläuterte Geoff, wie sein Training während seiner Karriere komplexer wurde. Klar, es begann zunächst mit Workouts, die von Tough of the Track und Wilson The Wonder Athlete inspiriert waren, aber Geoff baute sie schnell zu einer Trainingsmethode aus, die aus vier Phasen bestand und die er nach osteuropäischen Prinzipien entwickelte.

Die Vier-Punkte-Trainingsmethode

Freies Training	Teil-assoziiertes Training	Zur Hälfte assoziiertes Training	Direkt assoziiertes Training
Sehr allgemeines Multiskill-Training, häufig mit Spaß: laufen, springen, klettern, Spiele	Training mit leichtem Bezug zum ausgeübten Sport, zum Beispiel Werfen von Medizinbällen und Umkippen von Reifen	Training, das direkt den ausgeübten Sport unterstützt, zum Beispiel Kniebeugen, Varianten von Drück- und Hebeübungen	Speziell auf den ausgeübten Sport und den dazugehörigen Wettkampf zugeschnittenes Training

Hat es funktioniert? Noch nie habe ich jemanden getroffen, der auf diese Frage so still reagierte wie Geoff.

Er war ein berühmter Kraftsportler in so vielen Disziplinen. Er konnte sich in einzigartiger Weise an so viele Sportarten anpassen – und gewinnen. Hier ein kurzer Überblick seiner Karriere.

- Zweimal »The World’s Strongest Man«
- Sechsmal Highland Games World Champion
- Sieger im Kugelstoßen bei den British Commonwealth Games
- Dreimal Olympiasieger
- Gewicht beim Bankdrücken mit Freihantel: 300 kg
- Gewicht bei Kniebeugen mit Freihantel: 380 kg
- Gewicht beim Kreuzheben auf einem 44 Zentimeter hohen Podest: 454,5 kg

Seine Karriere war mit weiteren Auszeichnungen gespickt. Er lieferte sich Wettkämpfe im Marathon-, Berg- und 200-Meter-Schaulauf mit dem berühmten olympischen, europäischen und Commonwealth-Langstreckenläufer Brendan Foster und gewann.

So verstieg sich sein enger Freund – und Rivale – Bill Kazmaier zu dem berühmten Spruch: »Ich bin der stärkste Mann der Welt, aber Geoff ist der stärkste Sportler der Welt.« Bill, der selbst Weltmeister im Powerlifting und dreimaliger »The World’s Strongest Man« war, zollte Geoffs Kraft, Energie und beispielloser Athletik höchste Anerkennung. Alles hervorgebracht durch ein umfassendes Verständnis der Trainingskapazität.

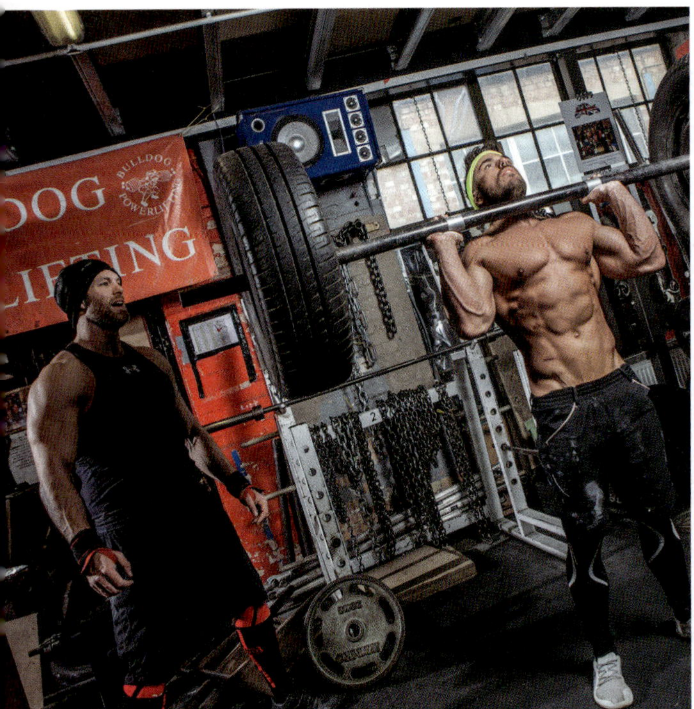

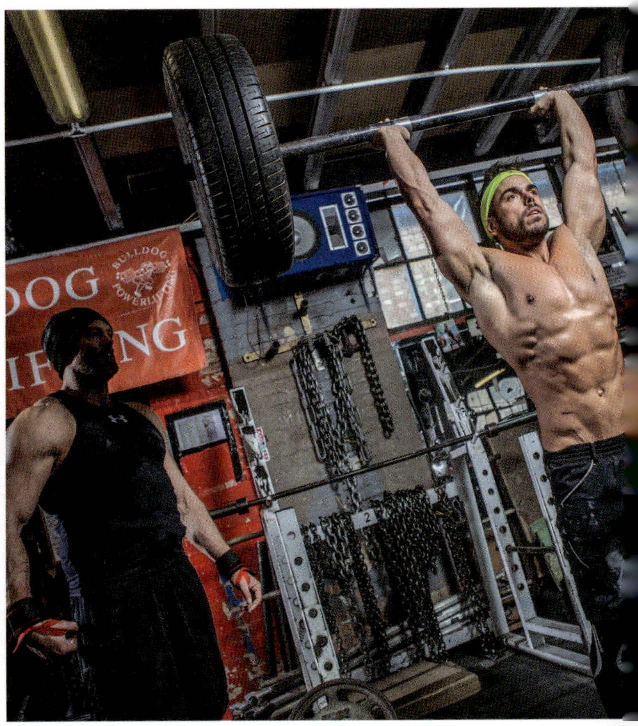

TRAININGSKAPAZITÄT | FÜR ANFÄNGER

ALLES BEGINNT AUF DEM SOFA

»Für den Anfänger gibt es viele Möglichkeiten, für den Fachmann einige.«

SHUNRYU SUZUKI

Ich wäre so gerne wieder ein Anfänger! Wenn man anfängt, erreicht man Woche für Woche persönliche Bestleistungen. Das ist der Wahnsinn!

Denn wie bereits im Kapitel »Das Gesetz der progressiven Leistungssteigerung« erklärt, bedarf es nur kleiner Anreize oder Beanspruchungen, um den Körper stärker als normal zu belasten, um Fortschritte zu erzielen. Wirklich wahr! Als Couch-Potato kannst du bereits durch ein paar Liegestütze mehr Kraft aufbauen. Um deine Ausdauer zu steigern, genügt ein strammer Spaziergang. So einfach ist das! Du bist wie Milo, der mit dem kleinen Kalb beginnt.

Deswegen kursierte damals an der Loughborough University, obwohl Vorreiterin in Sportwissenschaft und Innovationen, folgender Spruch:

»Bist du stark, dann trainiere auf Schnelligkeit.
Bist du schnell, dann trainiere auf Kraft.
Bist du weder das eine noch das andere, dann geh einfach trainieren!«

MAXIME IM FITNESSSTUDIO DER LOUGHBOROUGH UNIVERSITY

Ein Konzept, das von Dave Castro wieder aufgegriffen wurde. Dave, ein ausgezeichneter ehemaliger Navy-Seal, ist heute globaler Direktor der CrossFit Games. Das bedeutet, er schreibt wahrscheinlich mehr Fitnessprogramme für mehr Menschen als jeder andere auf der Welt. Aber trotz seines breiten Wissens, seiner Kompetenz und seiner Erfahrung bricht er mit der oft unnötigen Fachsprache der Branche. Er sagte mir:

»Es gibt keine Zauberformel. Zu viele Menschen verheddern sich in der Programmgestaltung und in Schemata. Das Geheimnis liegt in den Übungen, kombiniert mit der Intensität. Es ist wesentlich einfacher, als man glaubt.«

Und was empfiehlt er, wenn das Training noch Neuland für jemanden ist?

»Gehe ins Fitnessstudio, probiere einige Dinge aus, mach Fehler, lass dich belehren und lerne selbst. Du wirst dich nicht verletzen, solange du die Übungen sicher und mit der richtigen Technik absolvierst. Fakt ist, es wird dich nicht umbringen.«

Warum also weist niemand die Anfänger im Studio auf dieses grundsätzliche Fitnessgesetz hin? Weil es zu simpel ist! Es verkauft sich nicht und Fitnessmärchen hören sich viel besser an. Die Menschen im Studio mögen den Sound einer Drop-Set-Kabelstation, bei der man die Vibration des Zugwiderstands spürt. Das ist ein echter, gefühlter Wert und wesentlich aufregender als die bewährte Langhantel.

Okay, selbst die hochmoderne Kabelstation sorgt für eine Art Stimulus. Besser als nichts. Lass dich aber nicht von Fitnessmärchen täuschen. Es ist viel einfacher, als man uns oft glauben machen will.

»Alles sollte so einfach wie möglich gemacht werden, aber nicht einfacher.«

ALBERT EINSTEIN

ANFÄNGER | Die einfache Wissenschaft

Weg mit der Illusion, »Fitness«, das sei dieses harte, schwierige Etwas, das nur wenige erreichen können!

Viel zu viele Menschen betrachten das Fitwerden als eine komplizierte Tätigkeit, für die man ein Studio, spezielle Ausrüstung und einen Personal Trainer benötigt. Braucht man nicht! Klar, wenn du ein extrem feingetunter Sportler bist, der an den Olympischen Spielen teilnehmen will, liegen die Dinge etwas komplizierter. Forschungen, die vom *British Journal of Sports Medicine* durchgeführt wurden, wollten jedoch herausfinden, »wie sich ein strammer Spaziergang als Mittel zur Verbesserung der Ausdauerfitness auswirkt und inwiefern er den Körperfettanteil bei Frauen beeinflusst, die ihre Zeit sonst hauptsächlich im Sitzen verbrachten«.

Was fand man nach zwölf Wochen heraus? »Die Ergebnisse aus einer Summe von vier Hautfaltentests zur Bestimmung des Körperfettanteils zeigten, dass sich der Fettanteil bei einem strammen Spaziergang verringerte und sich wieder erhöhte, wenn die zuvor erlangten Trainingsanpassungen wieder verloren gingen… Diese Ergebnisse weisen darauf hin, dass regelmäßiges Gehen im strammen Schritt die Ausdauerfitness verbessern kann.«[2] Ähnliche Resultate stellte man auch bei inaktiven Männern fest.

Eine Studie, die im *Journal of Applied Physiology and Occupational Physiology* veröffentlicht wurde, untersuchte, »welchen Einfluss ein einjähriges Trainingsprogramm aus zügigem Gehen auf die Ausdauerfitness sowie auf den Anteil und die Aufteilung des Körperfetts bei Männern hat, die vorher die meiste Zeit im Sitzen verbrachten«. Ergebnis: »Bei den Gehern waren die Herzfrequenz und die Blutlaktatkonzentration beim submaximalen Gehen auf dem Laufband erheblich verringert… Hautfaltendicketests am vorderen Oberschenkel zur Bestimmung des Körperfettanteils zeigten deutlich gesunkene Werte bei den Gehern«.[3]

Und was, wenn du nicht gerne walkst? Dann schwimme, fahre Rad, krieche oder springe! Nein, jetzt im Ernst. In einer groß angelegten Studie der University of Hull in England untersuchten Wissenschaftler, »ob es zurzeit genug wissenschaftliche Erkenntnisse gäbe, sodass Wissenschaftler Langstreckenläufern und deren Trainern zulässige Trainingsempfehlungen geben könnten, wie sie am wirksamsten ihre Ausdauer verbessern«.[4] Haben sie ein Erfolgsmodell entdeckt? Nein. Sie kamen zu dem Schluss, dass es keinen spezifischen, bestimmten Weg zur Verbesserung der Ausdauer gibt.

Das einfachste Kettlebell-Workout der Welt

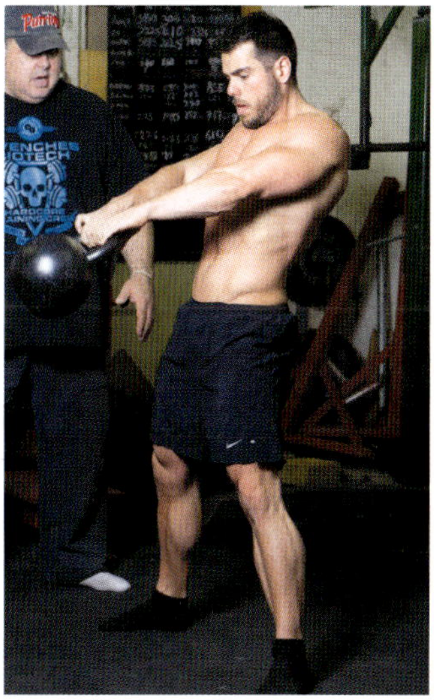

Dieses Workout habe ich von meinem Freund Andy Bolton, einem weltberühmten Powerlifter, gelernt. Andy, ein Genie in Sachen Kraft- und Konditionsaufbau, gewann sieben Titel als WPC World Champion, zwei WPO-Champion-Titel und belegt als erster Mensch, der jemals 1003 Pfund (455 Kilo) beim Kreuzheben geschafft hat, einen festen Platz in der Geschichte. Abgesehen davon, dass er mir beim Kniebeugen, Bankdrücken und Kreuzheben gezeigt hat, wie ich mehr Gewicht bewältigen kann, als ich je für möglich hielt, ist es vor allem dieses Workout, das er mir unter dem undichten Dach von Rally's Gym im nordenglischen Leeds beibrachte und das ich nie vergessen werde.

Trotz all seiner Erfolge räumt Andy ein, dass es keine Geheimformel für den Erfolg gibt. Allzu oft, meint er, würden wir unser Training viel zu kompliziert gestalten. Dieses Programm hier zeigt, wie einfach doch alles sein kann, und du brauchst dafür lediglich eine Kettlebell (Kugelhantel) und zehn Minuten Zeit, um deine Trainingskapazität zu steigern.

1. Trainingseinheit: fünf Sätze à fünf Wiederholungen; die Swings zu jeder vollen Minute absolvieren.

Du hast weniger als eine Minute, um zwischen den Sätzen zu pausieren.

Danach erweitere bei jedem Workout jeden Satz um eine Wiederholung.

Jede Trainingseinheit wird um eine Wiederholung (WH) erweitert.
1. Einheit: 5 WH × 5 Sätze
2. Einheit: 6 WH × 5 Sätze
3. Einheit: 7 WH × 5 Sätze
4. Einheit: 8 WH × 5 Sätze
5. Einheit: 9 WH × 5 Sätze
6. Einheit: 10 WH × 5 Sätze (50 Swings in 5 Minuten)
Wenn du bei 10 WH × 5 Sätze angekommen bist, füge bei jeder Einheit einen Satz hinzu.
7. Einheit: 10 WH × 6 Sätze
8. Einheit: 10 WH × 7 Sätze
9. Einheit: 10 WH × 8 Sätze
10. Einheit: 10 WH × 9 Sätze
11. Einheit: 10 WH × 10 Sätze (100 Swings in 10 Minuten)

Wenn du das mit einer 16-Kilo-Kettlebell schaffst, nimm eine schwerere Hantel und wiederhole das so lange, bis es mit einer 48-Kilo-Kettlebell – bekannt als das »Biest« – klappt. Wenn dir 100 kräftige und knackige Wiederholungen in zehn Minuten mit dem »Biest« gelingen, hast du an Kraft und Kondition zugelegt.

Du wirst auch merken, wie günstig sich das auf deine Langhantel-Übungen auswirkt, insbesondere beim Kreuzheben.

Solltest du an Wettkämpfen teilnehmen, bei denen Kraft, Schnelligkeit, Schnellkraft und/oder Ausdauer erforderlich sind, wirst du ebenfalls eine effektive Auswirkung feststellen: Du bist durch fünf bis zehn Minuten Kettlebell-Swings ein besserer Sportler geworden.

Noch einmal: Baue Kraft und Ausdauer mit einfachen Mitteln auf.

Wenn man das Gesetz der biologischen Individualität bemüht, heißt es: »In Zukunft könnte die Molekularbiologie vielleicht wesentlich dazu beitragen, effektive Trainingsmethoden ausfindig zu machen, und zwar indem jene Gene erkannt werden, die zu einer verbesserten Ausdauerleistung beitragen.« Für heute jedoch – und auch wenn die Molekularbiologie in Zukunft mit weiteren Erkenntnissen aufwartet – gilt: Wenn du absoluter Anfänger bist, dann hoch vom Sofa und aktiv werden. Deine Körperausdauer wird sich in irgendeiner Form verbessern, da auch nur die kleinste »Trainings-« oder »Aktivierungsreaktion« nötig ist, um in die Anpassungsphase zu gelangen.

POWER-TRAININGSPROGRAMM

Steigerung der Trainingskapazität für trainierte Sportler

Tricky wird es erst dann, wenn du bereits gut trainiert bist und eine große Trainingskapazität hast. Du hast dich also bereits gut an Stress und Stimuli angepasst und ähnelst dem antiken Helden Milo mit seinem voll ausgewachsenen Stier. Einmal in der Woche ein Kalb die Straße hinunterzutragen führt nicht zu Trainingsverbesserungen; der Körper muss größeren Belastungen und Anreizen ausgesetzt werden, damit er sich entsprechend anpasst.

Wie also erhöhen wir unsere Trainingskapazität? Das ist recht schwierig. Denn das richtige Trainingsprogramm – unter Berücksichtigung der biologischen Individualität – unterscheidet sich von Mensch zu Mensch. Meine Empfehlung ist folgendes **Power-Trainingsprogramm**:

- Verringerung der Trainingsintensität um 5 bis 15 Prozent und Steigerung des Trainingspensums um 20 bis 50 Prozent über zwei bis vier Monate
- Reduzierung des Pensums bei den schweren Grundübungen und Erhöhung des Pensums für typische Bodybuilding-Übungen
- Zusätzliches Cardio-Training

Hier einige praxisbewährte Strategien, die sich – beruhend auf dem oben Gesagten – mit der Zeit als sehr wirksam erwiesen haben.

»Bloße Anstrengung ermöglicht es denen, die nichts haben, diejenigen zu übertreffen, die mit Privilegien und hohen Positionen ausgestattet beziehungsweise bekleidet sind.«

TOYOTOMI HIDEYOSHI

1. Mehr Sätze

Der erste Schritt ist zugleich der einfachste: Füge deinem Programm mehr Sätze hinzu.

Angenommen, du schaffst bei Kniebeugen mit 140 Kilo drei Sätze mit je drei Wiederholungen. Was wäre jetzt einfacher? Drei Sätze mit je drei Wiederholungen mit 150 Kilo oder einfach nur eine weitere Kniebeuge mit 140 Kilo am Ende eines jeden Satzes? Ich hoffe, du entscheidest dich für Letzteres.

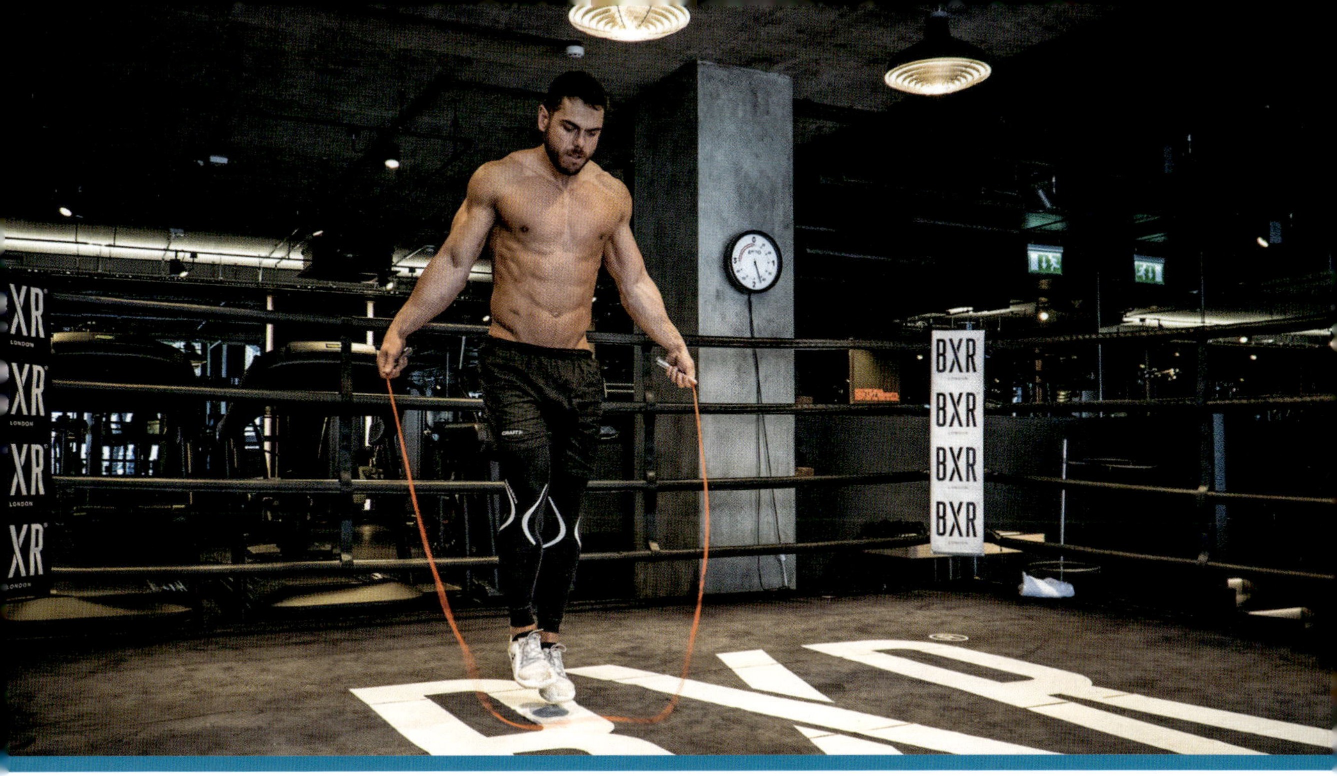

Sobald dir fünf bis acht Sätze mit je drei Wiederholungen gelingen, hast du die Trainingskapazität erhöht. Jetzt ist es Zeit, wieder zu drei Sätzen zurückzugehen, diesmal aber mit einem höheren Gewicht (eventuell 150 Kilo).

Entscheidend ist die weitere Wiederholung pro Satz. Das wird deinen Körper jenseits seiner Ausgangsleistung nicht übermäßig strapazieren. Wenn du dann wieder zu drei Sätzen zurückkehrst, absolviere ein geringeres Pensum als das, an das du dich gewöhnt hast. Jetzt bist du gut für die nächste Aufstockung deines Pensums vorbereitet.

2. Mehr Wiederholungen

Der nächste Schritt ist genauso einfach: Füge deinem Programm mehr Wiederholungen hinzu.

Bekannt geworden ist diese Methode durch den legendären kanadischen Strongman und Gewichtheber Dough Hepburn: Schnapp dir ein Gewicht, das dir acht Sätze mit einer Wiederholung gestattet. Dann füge jedem Satz eine weitere Wiederholung hinzu, bis dir acht Zweier-Sätze gelingen. Anschließend erhöhe das Gewicht und beginne wieder mit einer Wiederholung. Das ist einfach, aber für viele sehr effektiv.

3. Mehr Cardio-Training

Erweitere im nächsten Schritt dein Programm um zusätzliche Cardio-Workouts rund um dein Krafttraining.

Das könnten beispielsweise 20 Minuten morgendliches Cardio-Training wie etwa Seilspringen sein. Das belastet kaum die Gelenke und strapaziert auch den Körper nicht besonders, sodass du nachmittags oder abends dein normales Gewichtstraining absolvieren kannst. Je nach individuellem Biorhythmus und Arbeitszeit kannst du auch morgens das Gewichts- und abends das Cardio-Training absolvieren.

Welche Methode auch immer am besten funktioniert: Zusätzliche Cardio-Workouts in und rund um dein normales Programm zum Kraft- und Konditionsaufbau bieten eine der einfachsten Möglichkeiten zur Steigerung der Trainingskapazität.

4. Abschließende Übungen

Schließlich rundest du dein Krafttraining noch mit Abschlussübungen ab.

Das ist bei Kraftsportlern besonders beliebt, denn viele Experten warnen davor, das Gewichtstraining mit einer Cardio-Einheit abzuschließen. Man vermutet, dass dadurch der Körper mit einem Cocktail aus katabolen Hormonen überschwemmt wird, der seine natürliche anabole Reaktion auf das Training abwürgt. Aber das wird immer noch kontrovers diskutiert und hängt auch von der jeweiligen Person ab.

Wenn du diesem Programm hier folgen willst, um deine Trainingskapazität zu erhöhen, dann schlage ich diese Abschlussübungen vor. Dabei handelt es sich um schnelle, intensive Bewegungsübungen am Ende deines Workouts:

- Schlitten-Sprints (5 × 20 Meter) nach einem umfangreichen Beintraining
- 10 Battle-Ropes, jeweils für 30 Sekunden
- Reifenkippen (10 × 10 Meter) nach anstrengendem Kreuzheben

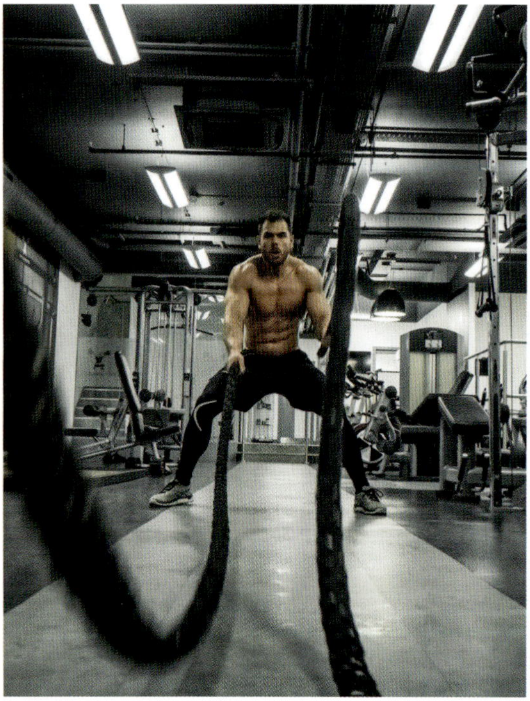

Die Liste geht noch weiter und auf Seite 106 entwickele ich ein Workout daraus. Aber ziehe jetzt schon das Fazit, dass die Steigerung der Trainingskapazität *das* »Erfolgsgeheimnis« – wenn es denn je eins gab – für deine Fitness ist. Die besten Athleten haben in der langen Geschichte des Sports einfach nur die Fähigkeit entwickelt, mehr in ihrem jeweiligen Sport zu leisten als ihre Konkurrenz. Und dadurch konnten sie sich anpassen, sich verbessern und gewinnen.

»Die Trainingskapazität ist der wichtigste und der meistunterschätzte Teil der Fitness.«

ROSS EDGLEY

DAS LÄNGSTE SEILKLETTERN DER WELT | Ashdown Forest, England

DIE BESTEIGUNG DES MOUNT EVEREST AN EINEM SEIL

»Wird der menschliche Körper außerordentlich belastet, werden in der DNA eine Reihe ruhender Gene exprimiert und außergewöhnliche physiologische Prozesse in Gang gesetzt.«

ANDERS ERICSSON

Kapitel 7 beschreibt genauer, wie ich einen Marathon mit einem Auto im Schlepptau lief, um Geld für Wohltätigkeitszwecke zu sammeln.

Aus irgendeinem Grund schienen diese seltsamen Sportereignisse, die über meine sozialen Medien verbreitet wurden, die Spendenbereitschaft der Menschen zu fördern. Und nur wenige Wochen nach dem Marathon hatte ich fast mein gestecktes Ziel für die Spendensammlung erreicht. Als ich aber das Alder Hey Children's Hospital in Liverpool besuchte, erfuhr ich, dass sich die Kosten für die laufende Instandhaltung und die Reparaturarbeiten einer speziellen Krebsstation für Kinder auf 25000 britische Pfund (rund 28000 Euro) beliefen. Das bedeutete: Wenngleich ich schon einiges auf die Beine gestellt hatte, musste ich etwas noch Besseres bewerkstelligen. Und ich hatte einen Plan!

»Sweden Toughest« ist der härteste Hindernislauf und hat mehr Schlamm und größere Hindernisse zu bieten als jedes andere Nordic Race. Die Eventmanager sind mehrfach für ihre Schwingseile, Rampen und riesigen Schlammrutschen ausgezeichnet worden. Sie spielten Tausende Kronen für Kinderhilfsorganisationen ein und machten ein Geschäft daraus, Wettkämpfern aus ganz Europa Elektroschocks zu verabreichen, sie durch die Luft zu katapultieren oder einzufrieren. Im April 2016 wollten sie ihre Spiele zum ersten Mal auf englischem Boden austragen. Perfekt!

Einige E-Mails und Telefonanrufe später traf ich Adam und Per in ihrer Londoner Zentrale, und sie waren mir sofort sympathisch: freundlich, groß, schwedisch und blond. Daher bedurfte es nur eines einzigen Treffens, zweier Tassen Tee und drei Protein-Brownies, um gemeinsam das längste Seilklettern der Welt auszutüfteln. Unsere Idee war ganz einfach:

1. Einen Tag vor Eventstart würde ich die Klettervorrichtung am unteren Ende des Parcours in Beschlag nehmen.
2. Wir würden oben ein zehn Meter langes Seil anbringen.
3. Ich würde 24 Stunden lang (oder so lange, wie es dauert) wiederholt dieses Seil hinaufklettern.
4. Sobald ich die Höhe des Mount Everest (8848 Meter) erreicht hätte, würde ich aufhören.

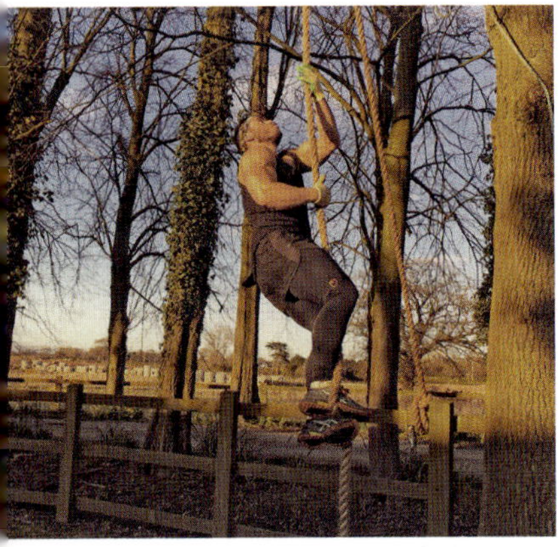

Mehr als 122 000 Meter Training für das längste Seilklettern der Welt

Die gesamte Zeit über würden Adam und Per Sanitätern und Security sagen, dass sie den merkwürdigen Engländer ignorieren sollten. Mein Support-Team säße um ein Lagerfeuer in der Nähe des Seils und würde Pizza essen und Bier trinken. Schließlich träfen 5000 perplexe Zuschauer ein und würden (hoffentlich) Geld spenden. Es war der perfekte Plan! Wir würden Geld für einen guten Zweck beschaffen. Deswegen würde ich ein Seil hinaufklettern, mehrmals.

Und so begann mein zehnwöchiges Training. Die Haut meiner Hände war nicht gerade davon begeistert, aber dieses Ereignis lehrte mich viel in Sachen Trainingskapazität, da es absehbar war, dass es bis zu 24 Stunden dauern könnte.

Zunächst aber musste ich mir unverwüstliche Bizepse aufbauen.

UNVERWÜSTLICHE BIZEPSE

Beim Seilklettern werden viele Muskelgruppen beansprucht. Unzweifelhaft ist, dass der Bizeps eine Niederlage würde einstecken müssen. Denn laut Wissenschaftlern des Duke University Medical Center in den USA[5], die die Muskelaktivierung beim Klettern untersuchten, erreicht die »Anspannung des Bizeps und der Unterarmmuskulatur beim Hinauf- und Herabklettern am Seil schlagartig einen Spitzenwert«. Daher sind »Muskelverletzungen der oberen Extremitäten vom Felsenklettern ganz normal. Ein verringertes Auftreten der durch Klettern verursachten Verletzungen kann durch ein Trainingsprogramm erreicht werden, das die Konditionierung der relevanten Muskeln betont«.

Ich musste einen Weg finden, auf Kraft zu trainieren, ohne Muskelkater zu bekommen.

STARKE ARME OHNE MUSKELKATER

Jeder, der schon mal in einem Kniebeugen-Rack stand, kennt die damit verbundenen Schmerzen und Leiden.

Du kennst diese Art von Muskelkater, die einem das Treppensteigen am nächsten Tag vorkommen lässt wie das Erklimmen des Mount Everest. Forschungen, die von der National Strength and Conditioning Association publiziert wurden, zeigen jedoch Folgendes: Werden die verschiedenen Arten der Muskelkontraktionen während des Trainings abwechselnd beansprucht, lassen sich Kraft und Trainingskapazität ohne Muskelkater aufbauen.

Interessiert? Zunächst aber eine kurze Lehrstunde in Sachen Muskelbewegung. Es gibt drei Arten der Muskelkontraktion:

- **Isometrische Kontraktion:** Hier kontrahiert zwar der Muskel, verkürzt sich aber nicht und erzeugt keine Bewegung. Der Unterarmstütz ist vielleicht das beste Beispiel für eine isometrische Kontraktion.

- **Konzentrische Kontraktion:** Der Muskel kontrahiert und verkürzt sich der Länge nach. Die Aufwärtsbewegung einer Kurzhantel beim Bizeps-Curl ist ein gutes Beispiel. Oder stell dir das Zurückschnellen nach einer Sprunglandung vor: Während man das Knie streckt und zurück in die Luft springt, spürt man, wie sich der Quadrizeps (vorderer Beinbereich) verkürzt, da er die Kraft für das »Abheben« erzeugt.
- **Exzentrische Kontraktion:** Hier steht der Muskel unter Spannung, während er sich dehnt. Ein gutes Beispiel ist die Abwärtsbewegung einer Kurzhantel beim Bizeps-Curl. Oder wenn man nach einem Sprung auf beiden Füßen landet und die Knie beugt: Der Quadrizeps spannt sich an, um den Aufprall abzufedern, und dehnt sich dabei.

Warum ist das wichtig? Weil Wissenschaftler der NSCA herausgefunden haben: »Ein entscheidender Unterschied ist, dass eine stärkere Muskelspannung während der exzentrischen Muskelbewegungen erzeugt wird.« Prinzipiell gilt also, dass man bei Kniebeugen, Bankdrücken oder Kreuzheben mehr Gewicht absenken als heben kann.

Die Forscher behaupten auch: »Beim Heben hat sich aufgrund der Muskeldehnung sehr viel mechanischer Stress angestaut, während zugleich eine Cross-Bridge-Formation auftritt. Da mechanischer Stress als der wichtigste Faktor gilt, der eine Muskelanpassung stimuliert, kamen Forscher zu dem Schluss, dass der exzentrische Teil der Bewegung verantwortlich für die Anpassungen ist, die aus dem Gewichtstraining resultieren. Gleichwohl können die Schäden, die durch exzentrische Muskelbewegungen herbeigeführt wurden, starke Muskelschmerzen, Ermüdung und Entzündungen auslösen.«

Einfach ausgedrückt: Wenn man nur den konzentrischen Teil der Übung absolviert und die exzentrische Phase außen vor lässt, kann man – theoretisch – »Muskelschmerzen, Ermüdung und Entzündungen«, die in der Regel mit Krafttraining verbunden sind, vermeiden. Deshalb verbringe ich Stunden damit, Reifen umzukippen, mit Gewichten beladene Schlitten durch das Studio zu ziehen sowie Klimmzüge und Bizeps-Curls ohne Abwärtsbewegungen (die exzentrische Phase) zu absolvieren. Oder ich klettere in meinem Garten einfach nur ein Seil hinauf, von dort auf den Zaun, und dann wieder herunter.

Keine exzentrische Phase – kein Muskelkater.

Nachdem ich dieses Wissen in die Praxis umgesetzt hatte, konnte ich Folgendes leisten:

- Meine Bizepse an sieben Tagen der Woche trainieren und konditionieren.
- Über 1000 Wiederholungen pro Trainingseinheit absolvieren.
- Stunden damit verbringen, nur mit meinen Händen und Füßen gegen die Schwerkraft anzukämpfen.

Und das alles ohne Übertraining und Muskelschäden. Dafür konnte ich meine Trainingskapazität enorm verbessern, da ich immer weniger Zeit auf festem Boden verbrachte. Ob es funktionierte hatte, würde ich herausfinden, wenn ich auf einem Feld 24 Stunden ein Seil hinaufkletterte.

DER ANFANG

22. April 2016, zehn Uhr morgens. Ich stehe im Ashdown Forest, England.

Das beschauliche Heidegebiet des Ashdown Forest liegt knapp 50 Kilometer südlich von London entfernt. Eine fantastische Landschaft, in der sich Hügel in allen erdenklichen Grünschattierungen kilometerlang in die Ferne zu ziehen scheinen.

Aber an diesem Wochenende wird sich das alles ändern. Anstelle der üblichen Freizeit-Walker mit ihren Hunden werden hier 5000 schlammbeschmierte und erlebnishungrige Läufer auflaufen, da Toughest seinen Hindernislauf zum ersten Mal in England ausrichtet, unter anderem mit kilometerweise Stacheldraht aus Stockholm und Bergen von Autoreifen aus Malmö. Nach monatelangem Sturm in den sozialen Netzwerken mit dem Versprechen, dass dieses Rennen das Beste des Jahres werde, kamen Sportler aus ganz Europa angereist.

Aber meine Teilnahme an den adrenalingefüllten Festivitäten musste noch warten. Denn meine Aufgabe bestand zunächst darin, ein Seil hinaufzuklettern und Gelder zu beschaffen.

Die »Besteigung« vor dem Sturm

10:30 Uhr morgens: Ich stehe mit meinem Support-Team unter dem Gerüst.

Als ich einen Blick nach oben warf, schien das Seil in den Wolken zu verschwinden, die bedrohlich tief über Ashdown Forest hingen. Ich war mir nicht sicher, ob meine Hände vor Aufregung oder vor Kälte zitterten. Und so umfasste ich meinen Becher Kaffee fest mit beiden Händen und hoffte, dass es niemand bemerkte. Offensichtlich nicht fest genug, denn mein Freund Matt merkte, wie meine Hände zitterten.

»Bist du bereit, Meister?«, fragte er und legte seine Hand auf meine Schulter.

Um aufrichtig zu sein: Ich war es nicht. Ich glaube, man kann nie bereit sein, 8848 Meter an einem Seil hochzuklettern.

Gleichwohl beruhigte mich Matts Anwesenheit ein wenig. Er war zweifellos der beste Mensch, den ich zur Unterstützung an meiner Seite haben konnte. Als hoch angesehener Bergführer lebte er praktisch im Freien und hatte das Lager des Support-Teams unter dem Seil in nur 20 Minuten errichtet.

Das Frühstück wurde über einem Ofen serviert, die medizinische Versorgung vorbereitet und die Kameras angeschlossen. Wir hatten sogar ein großes Whiteboard, auf dem wir schreiben konnten, sodass

1. die Leute sehen konnten, an welchem Punkt ich mich am »Mount Everest« befand, und
2. wir die 885 Aufstiege an dem Zehn-Meter-Seil, die ich alle 97 Sekunden streng einhalten musste, um sicherzustellen, dass ich die 8848 Meter in 24 Stunden bewältigte, notieren konnten.

Letzen Endes war es Matts Organisation zu verdanken, dass wir ein perfektes, wie ein Uhrwerk funktionierendes Camp hatten.

Von 10:35 bis 10:45 Uhr aßen wir schweigend unser Porridge. Es herrschte eine unheimliche, erwartungsvolle Spannung im Lager. Uns allen war klar: Das würde hier alles andere als lustig werden, und Blasen, Verbrennungen und Blut an den Händen durch das Seil waren unvermeidlich. Die einzige Frage war, wie viel von all dem nötig war, um diesen Kletterakt zu meistern. In 15 Minuten würde ich meinen Brei aufgegessen haben. Mit dem Klettern beginnen. Dann würden wir es gemeinsam herausfinden.

Die Technik

Als die Uhr elf schlug, begann ich mit meinem ersten Anstieg.

Das Team feuerte mich an, aber ich tat mein Bestes, um ruhig zu bleiben. Ich rief mir die Technik in Erinnerung, die ich an dem Seil in meinem Garten wochenlang geübt hatte. Mir war bewusst, dass Erfolg oder Scheitern dieses Events in großem Maße von meiner Biomechanik beim Klettern abhing.

Entscheidend war die Energieeffizienz. Allen Bewegungen liegt die sogenannte kinetische Kette zugrunde. Dr. Arthur Steindler, einer der ältesten Wegbereiter dieser Theorie, definiert die kinetische Kette als »eine Kombination von mehreren hintereinander angeordneten Gelenken, die eine komplexe motorische Einheit bilden«.

Einfach ausgedrückt geht es darum, wie die Gelenke und Bewegungen bei bestimmten körperlichen Betätigungen zusammenarbeiten. Unnötig zu sagen, dass man bei einem 24-Stunden-Seilklettern eine äußerst effiziente kinetische Kette braucht. Denn ohne diese Kette arbeiten Beine und Bauchpartie nicht reibungslos mit den Armen zusammen, sodass die Bizepse gezwungen werden, alleine gegen die Schwerkraft anzukämpfen.

Dies ist einer der Gründe, weshalb es im *Journal of Sports Medicine*[6] heißt: »Drei Viertel der Elite- und Freizeitkletterer erleiden Verletzungen in den oberen Gliedmaßen. Circa 40 Prozent sind gleichmäßig auf Ellenbogen und Schultern verteilt.«

Es gibt viele Möglichkeiten, ein Seil hochzuklettern: von den Methoden der Navy-Seals über CrossFit- bis zu Marine-Techniken. Während meines zehnwöchigen Trainings habe ich sie alle ausprobiert, um die eine herauszufinden, die gut mit meinem Körperbau harmoniert. Es war die Bremstechnik der Marines:

- Das Seil einmal um eines der Beine und oben über den Fuß wickeln.
- Den Fuß des freien Beins am anderen Fuß festklammern, sodass er das Seil verzurrt.
- Jetzt kann man das Gewicht abstützen, ohne die Kraft der Arme und der Hände einzusetzen.
- Nach oben greifen. Dann umfasst man das Seil so hoch, wie es problemlos möglich ist. (Man muss darauf achten, sich nicht zu überdehnen.)
- Jetzt die Füße so hoch wie möglich werfen, als wollte man damit die Hände berühren.
- Das Seil wieder einmal um deinen Fuß wickeln und verzurren. Den Körper am Seil strecken und hochklettern.

Wie ich feststellen musste, war das nicht die schnellste Methode. Gleichwohl war es die effizienteste im Hinblick auf den Energieaufwand, und so hielt ich 24 Stunden daran fest. Außerdem bot sie mir Sicherheit und Halt, als ich müde wurde und den Schlafmangel zu spüren bekam.

Ich muss sagen, die ersten sechs Stunden waren eigentlich angenehm.

Im Lager war man guter Dinge. Das Porridge war aufgegessen worden, und als ich 2100 Meter geschafft hatte, verspeiste das Support-Team eine Pizza, um das erste Viertel meines »Weges« feierlich zu würdigen.

»Beef Bonanza oder Ham Heaven?«, schrie Matt.

»Beide«, rief ich zurück, als ich die Hälfte des Seils geschafft hatte.

PIZZA UND GEDULD

Um 18 Uhr schwand nach und nach der Pizza-Vorrat, und die Haut an meinen Händen verabschiedete sich auch langsam. Auch wenn meine Bizepse und Unterarme den »schlagartigen Spitzenwert der Anspannung während des Hinauf- und Herabkletterns« gut meisterten, brannte sich nun das Seil durch die Handschuhe und meine Haut. Es bildeten sich jedoch keine normalen Blasen; die entstanden dort, wo die Haut bereits aufgerissen war. Offene Wunden öffneten sich noch mehr.

Das war auch nicht zu vermeiden, denn ich umfasste das Seil jedes Mal an genau derselben Stelle. Ich fragte hilfesuchend das Support-Team, erhielt jedoch keine Antwort. Wir alle hatten schon einmal Verbrennungen, die durch das Umfassen eines Seils verursacht wurden. Aber diese hier ließen die anderen, die ich vorher hatte, wie kleine Kratzer erscheinen.

»Versuche mal, das Seil nur mit den Fingern zu greifen«, schlug Matt vor.

»Ich habe leider keine unversehrten Finger mehr«, sagte ich und hielt jeden einzelnen hoch, um zu zeigen, dass sie alle eingeschnitten waren. »Was ist mit deinem rechten Daumen? Der sieht doch noch recht gesund aus«, sagte Matt und lachte. Ich musste auch lachen, denn das war alles, was wir zu diesem Zeitpunkt tun konnten.

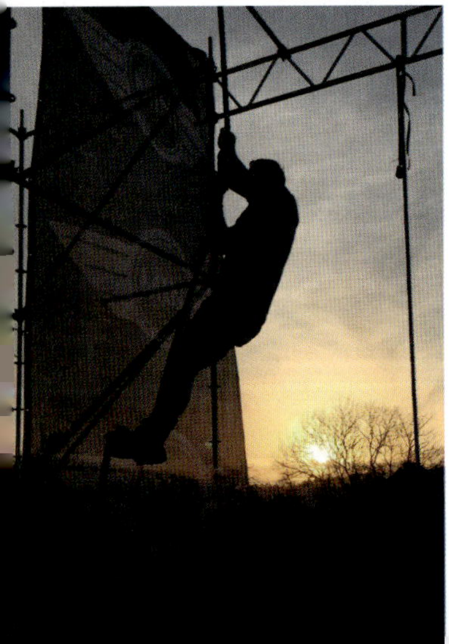

Wir tapten die Finger so gut es eben ging. Ich zog ein neues Paar Handschuhe darüber und machte mich auf in die Nacht, wobei mein gesunder Daumen mir den Weg wies, als Dunkelheit sich über den Wald senkte.

DIE DUNKELSTE STUNDE

22 Uhr: Nach 4000 Metern begann die Nachtschicht.

Es war kälter geworden, und das Support-Team schlief. Nur Matt, ein paar Stücke sehr kalter Pizza und ich hielten die Stellung. Das war in übertragenem Sinn und wortwörtlich die dunkelste Phase meines Klet-

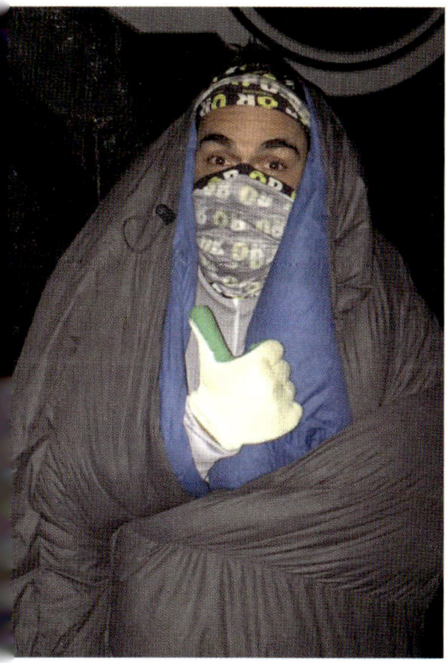

terabenteuers. Ich hatte Verbrennungen und Blasen an Stellen, von denen ich glaubte, dass man dort gar keine Blasen bekommen könne.

Schlimmer noch: Im dämmrigen Licht würde ich bis zum Morgen warten müssen, um zu sehen, in welch lädiertem Zustand sie waren.

Aber auch wenn die Haut meiner Hände und das Licht mich enttäuschten – Matt tat es nicht. Die ganze Nacht über brühte er literweise Tee auf, fütterte mich löffelweise mit Haferbrei, und zwischen den Anstiegen – in den etwa 60 Sekunden Pause – wickelte er mich in eine Decke ein, um mich warm zu halten und damit sich meine Arme nicht verkrampften. Die Stunden verstrichen, gesprochen wurde kaum. Es musste auch nichts gesagt werden.

Keine Frage – ich würde noch immer auf diesem Feld sein, wenn Matt nicht gewesen wäre. Und nur seinetwegen sah ich den Sonnenaufgang und einen Hoffnungsschimmer, dass das Ganze hier doch noch ein gutes Ende nehmen würde.

DER NÄCHSTE MORGEN UND DIE MEDIEN

6:30 Uhr: Die Medienteams trafen ein.

Nach 7500 Kilometern war ich weniger als einen Kilometer von meinem »Gipfel« entfernt. Die Nachricht hatte sich mittlerweile über die sozialen Netzwerke verbreitet, und die Sportler, die an jenem Tag laufen mussten, wollten früh genug hier eintreffen, um den Zielspurt (der nicht wirklich einer war) meines Kletteraktes mitzuverfolgen. Müde und ramponiert gab ich mein Bestes, die Fragen der Journalisten zu beantworten und in die Kameras zu lächeln.

Innerlich jedoch zerfiel mein Körper in Stücke, und meine Hände funktionierten nicht mehr so, wie sie eigentlich sollten. Infolge der stundenlangen Kletterei, bei der ich meinen Körper nach oben zog und wieder herunterließ, konnte ich meine Finger weder strecken noch schließen. Schon einen Löffel zu halten fiel schwer. Nicht einmal die Schnürsenkel konnte ich binden. Jedes Händeschütteln bedeutete Qual.

Und das Allerschlimmste? Ich musste unbedingt zur Toilette. Pizza und Porridge begannen sich nun zu rächen, während 1000 Zuschauer und ein Kamerateam um das Seil kreisten, jeder in der Erwartung, ein heldenhaftes Finish der Kletterpartie zu erleben, von der sie so viel gehört hatten.

Um es ihnen recht zu machen, schaffte ich weitere elf Aufstiege, bis mein Verdauungssystem schließlich sagte: Jetzt reicht's!

Das Ganze zu Ende zu bringen war natürlich wichtig. Ganz oben auf meiner To-do-Liste stand aber auch, bloß nicht in zehn Metern Höhe über den englischen Medienmenschen meinen Darm zu entleeren. Daher entschuldigte ich mich höflich und rannte zu den mobilen Toiletten, während ich mir auf dem Weg dorthin fast unmerklich das Klopapier schnappte.

BLASEN, BANDAGEN UND TOILETTENPAUSE

Ich gehe jetzt nicht ins Detail. Einige Momente später war ich leichter und fühlte mich auch erleichtert, da ich anscheinend kiloweise Pizza und Porridge losgeworden war, die sich in meinem Magen angesammelt hatten. Mir wurde jedoch schmerzhaft bewusst, dass mir jegliche Fingerfertigkeit meiner mit Blasen gepeinigten Hände abhandengekommen war. Meine Hose hochzuziehen, fiel schon schwer genug, aber das Toilettenpapier zu falten und Dinge abzuwischen, die abgewischt werden mussten, war unmöglich.

Es kam mir wie eine Ewigkeit vor, als ich in der Kabine herumfummelte und herumtorkelte. Meine Hose rutschte wieder zu den Fersen herunter, das Klopapier fiel zu Boden, ich stolperte und fiel hin. Mit so wenig Platz zum Bewegen und einer völlig funktionslosen linken Hand befürchtete ich, das Ende des »längsten Seilkletterns der Welt« sei gekommen. Im Geist entwarf ich schon den Text für den Brief, den ich dem Teenage Cancer Trust schicken müsste, um mitzuteilen, dass ich den Kletterakt leider nicht zu Ende bringen konnte, da ich in einer Toilettenkabine gefangen war.

Kein Mensch möchte solch einen Brief schreiben. Ich setzte mich für einen Moment, überdachte meine Möglichkeiten und betete für ein Toilettenwunder. Und irgendwie hat es funktioniert. In der Toilette neben mir hörte ich eine Stimme.

»Hört sich an, als hättest du Probleme da drüben«, sagte die geheimnisvolle, männliche Stimme, während ich ein leises Klopfen an der Wand hörte. Er hatte einen starken schwedischen Akzent, sprach aber perfekt Englisch und klang ernsthaft besorgt. Und obwohl ich mir nicht ganz sicher war, hörte sich die Stimme recht alt an (vielleicht ein Großvater) und hatte einen bestimmenden Ton. Vielleicht war er einer der älteren Wettkämpfer, der an dem bevorstehenden härtesten Toughest-Hindernislauf teilnehmen wollte.

»Hhmmmm…«, hielt ich einen Moment inne. Ich brauchte Hilfe, war mir aber nicht sicher, wie viel Unterstützung man von einem völlig Fremden, den man in einem mobilen Toilettenhäuschen auf dem englischen Land trifft, erwarten konnte. »Nur ein kleines technisches Problem«, antwortete ich und gab mir redlich Mühe, optimistisch zu klingen.

Mein neuer Toilettenkamerad ahnte jedoch, dass meine derzeitige Notlage mehr war als nur »ein kleines technisches Problem«. Er sagte, dass er an Hindernisrennen auf der ganzen Welt teilgenommen habe, und dass, mit welchem Dilemma ich auch in meiner 1×1-Meter-Kabine zu kämpfen habe, er genau das wahrscheinlich auch schon einmal erlebt habe.

Er war meine einzige Hoffnung. Es gab keine Möglichkeit, das Thema unterschwellig zur Sprache zu bringen, also fragte ich ihn: »Waren deine Hände schon mal so voller Blasen, dass du noch nicht einmal Toilettenpapier falten und dir deinen eigenen Hintern abputzen konntest?«

Stille über Ashdown Forest. Das war offiziell die peinlichste Toilettenpause der Welt. Hatte ich irgendein »Europäisches Toilettenabkommen« zwischen England und Schweden gebrochen, in dem man nicht eingestehen darf, dass man sich nicht den eigenen Hintern abwischen kann?

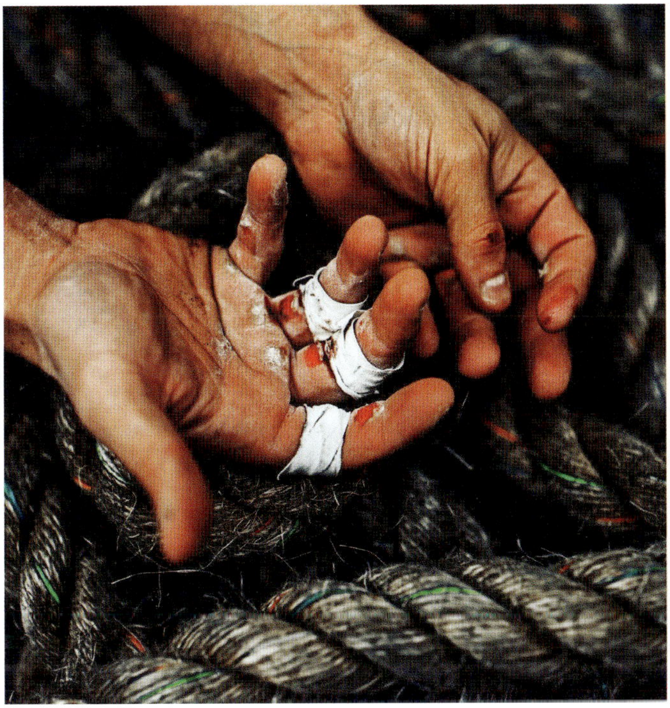

»Hier, mein Junge.« Die Stille war gebrochen. Es schien, als habe er nur deshalb aufgehört zu sprechen, um Papiertücher fein säuberlich zu einem Bündel zu falten, das er mir unter dem schmalen Kabinenschlitz hindurchschob.

»Reicht das?«, fragte er.

»Ja«, antwortete ich und war gerührt von seiner heldenhaften Tat.

Ich verschone dich ein weiteres Mal mit Einzelheiten, aber das Papier war so präzise gefaltet, dass es schon fast an Origami grenzte. Ich konnte die anstehende Aufgabe jetzt bewältigen, indem ich diese kunstvolle Klopapierrolle mühelos mit beiden Händen wie einen Becher umfassen konnte, ohne sie festhalten zu müssen. Mein schwedischer Superheld, wer immer das auch war, hatte mich, das Seilklettern und die Spendengelder gerettet. Als ich aus der Kabine kam, hielt ich sofort Ausschau nach dem Mann, der mich aus dem engen Toilettenknast befreit hatte. Er war jedoch verschwunden und nirgends zu sehen.

Seine Kabine war leer, und bis heute hatte ich keine Gelegenheit, ihm zu danken. Aber für diesen Menschen, für das von Toughest organisierte Hindernisrennen und für das »Toilettenabkommen« von Ashdown Forest werde ich Schweden und den Menschen dieses wunderbaren Landes auf ewig zu Dank verpflichtet sein.

Doch ich hatte keine Zeit zu verschwenden. Ich musste ein Seil hinaufklettern. Nach der Rückkehr zum Team hieß es »Weiter geht's«, und eine Stunde später, gegen acht Uhr morgens, war ich fertig.

Ich kletterte insgesamt 8848 Meter und hatte den Mount Everest an einem Seil auf einem englischen Feld erklommen, wobei ich den größten Teil meiner Haut im Ashdown Forest hinterlassen habe. »Das längste Seilklettern der Welt« ist im Wesentlichen eine Kombination aus erhöhter Trainingskapazität, unerschütterlicher Unterstützung eines guten Freundes wie Matt und dem toilettenspezifischen Heldenmut eines geheimnisvollen schwedischen Großvaters.

DEIN ZWÖLFWÖCHIGES WO-AUCH-IMMER-WORKOUT MIT DEM EIGENEN KÖRPERGEWICHT

ÜBER DAS WORKOUT

Im Folgenden stelle ich dir ein praxisbewährtes Workout vor, das mich während meiner Reisen um die Welt stets begleitet hat. Ich baumelte an einem Baum an den Stränden der Bahamas, absolvierte Liegestützvarianten in einem Hinterhofstudio in São Paolo und machte Ausfallschritte in den Reisfeldern in Rahmatpur in Bangladesch.

Das Workout wird hauptsächlich mit dem eigenen Körpergewicht und sehr wenigen Geräten durchgeführt. Es verkörpert die fünf Fitnessgesetze, sodass du alles Mögliche, wo auch immer und wie auch immer, kombinieren und trainieren kannst:

- Nikolais Variante der »sowjetischen allgemeinen Körpervorbereitung«
- Geoffs Vier-Punkte-Multiskill-Trainingssystem
- Trainingssequenzen mit dem eigenen Körpergewicht, inspiriert von den Royal Marines
- Wim Hofs Erholungsmethoden
- Die durch das »längste Seilklettern der Welt« aufgebaute Trainingskapazität

Außerdem baust du dir damit eine funktionstüchtige, ausgewogene Physis auf.

Mithilfe dieses Trainingsprogramms lernst du deinen Körper besser kennen: Du bekommst ein besseres Verständnis für die kinetischen Zusammenhänge des Körpers, sodass du neue Übungen erlernen und sie schneller und geschickter durchführen kannst. Du baust leichter Fett ab und Muskeln auf und erhöhst Schnelligkeit und Ausdauer als Grundlagen für eine spätere Spezialisierung.

KÖRPERGEWICHTSTRAINING: EINE KLEINE GESCHICHTE

Körpergewichtstraining – auch bekannt als Freiübungen – ist so alt wie die Kraft und die Konditionierung selbst.

Es lässt sich bis in die griechische Antike zurückverfolgen. Natürlich gab es damals noch nicht das komplexe, gegen die Schwerkraft ankämpfende Gewichtstraining vieler heutiger Sportler. Aber einfache Übungen wie Liegestütze, Ausfallschritte und Klimmzüge haben schon seit Jahrhunderten sportlichen Schnickschnack und die damit verbundenen Trends überlebt. Und sie wurden benutzt, um einige der elitärsten[7] Streitkräfte der Geschichte[8] zu schmieden.

Und so wurde es gemacht …

Bereits im alten Sparta wurden zwischen dem sechsten und vierten Jahrhundert vor Christus junge Soldaten durch Crunches, Hampelmann-Varianten, Ausfallschritte und Kniebeugen konditioniert. Die Übungen wurden dann mit einem Training verbunden, das sich auf bestimmte Fähigkeiten wie etwa Ringen, Boxen oder Speerwurf konzentrierte. Alles nur, um eine seinerzeit militärische Übermacht zu formen.

Ähnlich lässt sich das übermenschliche Fitnessvermögen der Shaolin-Mönche auf deren Beherrschung von Freiübungen zurückführen. Laut Forschungen, die in *The Oxford Handbook of Religion and Violence*[9] veröffentlicht wurden, waren die Klöster der Mönche 527 vor Christus ausgeraubt und geplündert worden. Um ihr Land und sich selbst verteidigen zu können, begannen die Mönche, den Körperkampf zu trainieren, und absolvierten Körpergewichtstraining. Heute sind ihre Ausdauerkraft und ihre enorme Schnelligkeit weltbekannt.

Nicht zuletzt werden Freiübungen, um ein aktuelleres Beispiel zu nennen, zur Einschätzung der Fitness neuer Rekruten bei den Royal Marines benutzt. Um Kraft, Durchhaltevermögen und Muskelausdauer zu testen, müssen die Soldaten drei Disziplinen – Liegestütze, Sit-ups und einen Zwei-Meilen-Lauf (3,22 Kilometer) – absolvieren.

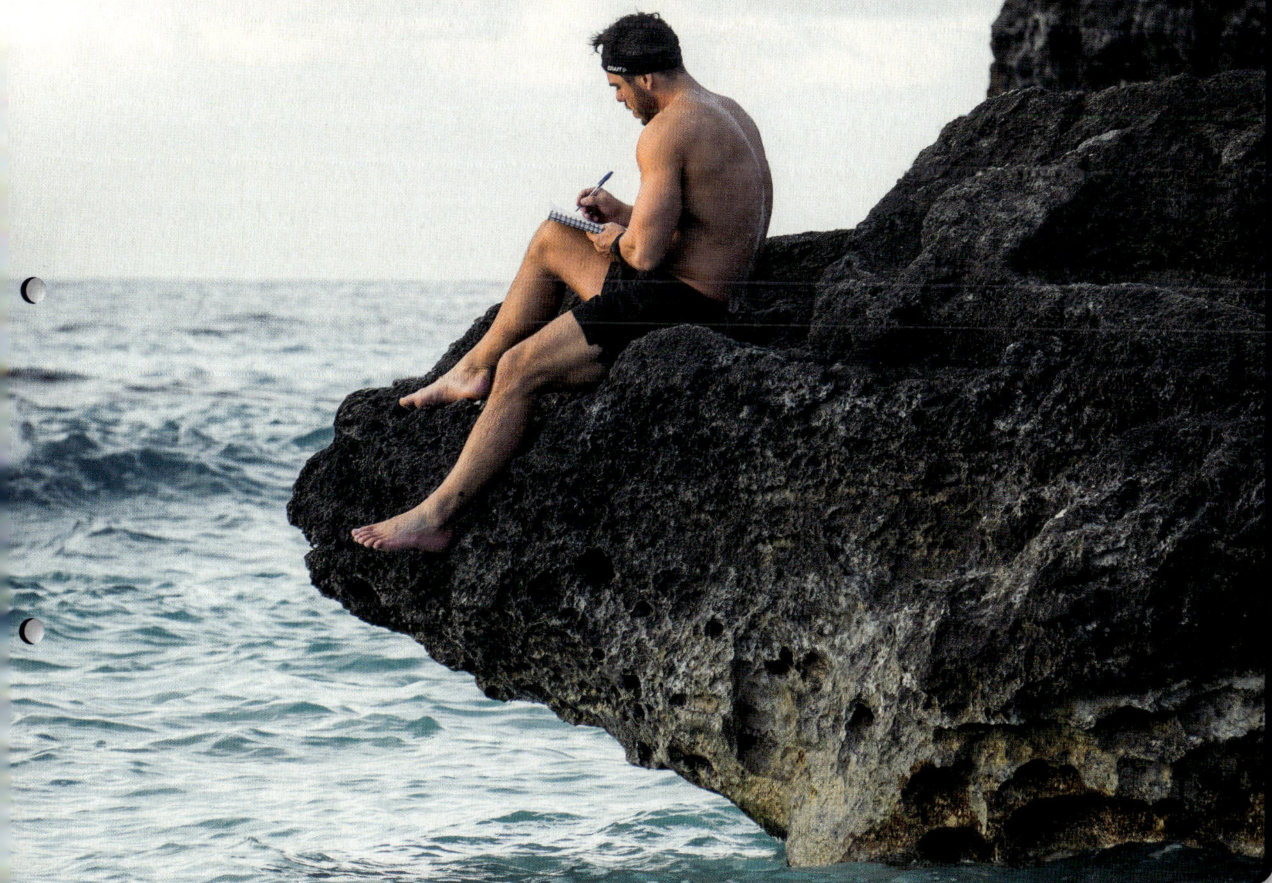

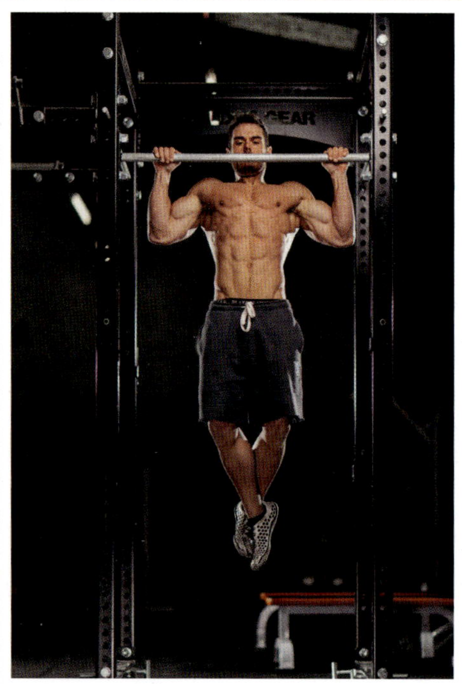

TRAINING MIT DEM KÖRPERGEWICHT – SO GEHT'S

Vielleicht denkst du jetzt: »Ich bin doch kein speerwerfender Spartaner.« Ich auch nicht. Ich schaffe auch keinen Liegestütz mit einem Finger wie die Shaolin-Mönche. Die gute Nachricht ist: Du musst das auch gar nicht können, und Studien zeigen, dass Körpergewichtstraining immer noch viele Vorteile bietet. Vor allem dann, wenn man es mit den Prinzipien der allgemeinen Körpervorbereitung und dem herkömmlichen Gewichtstraining paart. Ich will das erklären.

KÖRPERGEWICHTSTRAINING | Bessere mechanische Energie

Jeder macht gerne Bizeps-Curls, nicht wahr? Viele würden auch nicht leugnen, dass das »Ausbrennen« der Quadrizepse am Beinstrecker für ein befriedigendes Gefühl sorgt, da die Beine danach fast doppelt so groß sind. Aber keine dieser Übungen beansprucht die mechanische Energie des Körpers sonderlich, noch wird die Zusammenarbeit der Muskeln und Gelenke begünstigt.

Stell dir dagegen das Zugstemmen an der Stange, das Schulterdrücken im Handstand oder das Knieheben an der Stange vor. Hier müssen alle Muskeln im Körper zusammenarbeiten, um das gewünschte Ergebnis zu erzielen. Das bedeutet nicht, dass du dich gänzlich vom Scott-Curl verabschieden sollst. Aber im *Handbook of Sports Medicine and Science: Gymnastics* heißt es: »Die Steigerung des Schwierigkeitsgrades bei einer bestimmten Fähigkeit entspricht dem Bedarf nach mehr mechanischer Energie.«[10]

Die Einbindung einiger Freiübungen ins Trainingsprogramm ist daher ideal geeignet, einen starken, funktionstüchtigen und ästhetisch gut proportionierten Körper zu entwickeln.

KÖRPERGEWICHTSTRAINING | Stärkere Muskelaktivierung

Neben der Steigerung deiner mechanischen Energie könntest du auch eine stärkere Muskelaktivierung bewirken, wenn du die Trainingsmaschinen gegen Übungen mit Freigewichten tauschst. Um dies zu untersuchen, beobachteten Wissenschaftler vom College of Kinesiology der University of Saskatchewan in Kanada an sechs gesunden Testpersonen die Muskelaktivierung bei Kniebeugen, an der Multipresse und mit Freihanteln.[11]

Das war natürlich keine reine Freiübung, aber das Prinzip, mit freien Gewichten ohne Unterstützung einer Maschine zu trainieren, ist dasselbe. Nachdem man die elektromyografische (EMG) Aktivität der Beine, des Rückens und der Bauchmuskeln beobachtet hatte, stellten die Forscher fest: »Bei den Muskeln gab es keine wesentlichen Unterschiede zwischen dem Training mit Freigewichten oder an der Multipresse; allerdings war der EMG-Wert für alle Muskeln bei den Kniebeugen mit der Freihantel im Schnitt 43 Prozent höher als bei den Kniebeugen an der Multipresse.«

Daher kamen die Forscher zu dem Schluss: »Die Kniebeugen mit dem Freigewicht mögen für Menschen, die mehr Kraft in ihren Plantarflexoren, Knieflexoren und Knieextensoren entwickeln wollen, vorteilhafter sein als die Kniebeugen an der Multipresse.«

Noch einmal: Das war keine richtige Freiübung. Interessant wäre allerdings, die Muskelaktivierung bei einer einseitigen Kniebeuge auf einem Bein zu beobachten. Genau das haben Forscher vom *Journal of Strength and Conditioning* getan.

KÖRPERGEWICHTSTRAINING | Besserer Bauchmuskeleinsatz

Jeder, der Körpergewichtstraining betreibt, wird dir bestätigen, dass eine starke Rumpfmuskulatur unerlässlich ist. Du wirst bestimmte Übungen nicht absolvieren können, ohne die gesamte Rumpfpartie mit einzubinden, da Übungen mit dem eigenen Körpergewicht ihrem Wesen nach etwas wackelig und unilateral, das heißt einseitig sind. Du glaubst mir nicht? Ich wette, du kannst recht starkes Beinpressen absolvieren und dabei den Rumpf entspannen. Aber probiere mal eine einbeinige Kniebeuge (Pistol Squat), ohne die Bauchmuskeln anzuspannen. Ich garantiere dir: Du landest auf dem Boden.

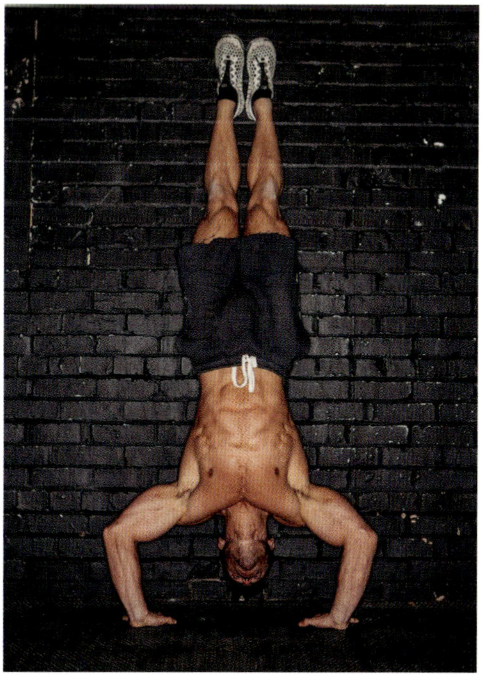

Untermauert wird das von Forschungen, die im *Journal of Strength and Conditioning*[12] publiziert wurden und die darauf abzielten, »die Auswirkungen instabiler und unilateraler Übungen auf die Aktivierung der Rumpfmuskulatur zu bewerten«. Mithilfe elektromyografischer Technologie untersuchte man die Muskelaktivität im Rumpf und stellte fest, dass »sich die Rumpfmuskulatur am wirksamsten durch Rücken- oder Bauchmuskelübungen mit instabilem Halt kräftigen lässt«.

Und: »Der Kraftaufbau in der Rumpfpartie kann auch durch Gewichtsübungen geleistet werden, wenn man die Übungen einseitig absolviert.«

Trainingsnotizen

- Die Trainingseinheiten dieses Workouts sind biomechanisch eingeteilt.
- Das bedeutet, die Drück- und Zieh- sowie die Beinübungen werden in unterschiedlichen Sessions durchgeführt.
- Jedes Workout beginnt mit einer schnellen und explosiven Übung. Ziel ist es, sich schnell und effizient zu bewegen, um erstens das zentrale Nervensystem zu aktivieren, zweitens die Muskeln und Gelenke zur Zusammenarbeit anzuregen und den Körper für das restliche Workout vorzubereiten und drittens mehr mechanische Energie und eine stärkere Muskelaktivierung zu entwickeln.
- Die Anzahl der Workouts, Sätze, Wiederholungen und des gesamten Pensums erhöht sich von 1 auf 12, um die Trainingskapazität zu steigern.
- In den Wochen 9 bis 12 kann man sportspezifisches Training (Triathlon, Fußball, Basketball und dergleichen) integrieren.
- Das Ganzkörper-Centurio-Workout ist dem *Primal 9 Training System* entnommen. Es war 2017 das meist heruntergeladene Trainingsprogramm, das ich zusammen mit dem Magazin *Men's Health* entwickelt hatte, und zwar als wissenschaftsbasierter Fitnesstest, um die körperliche Leistungsfähigkeit der Millionen Menschen zu beobachten, die es sich herunterluden.
- Das Bauchmuskelprogramm beruht auf altbewährten Übungen, die die Muskeln im Bauchbereich stärker aktivieren als herkömmliche Sit-ups oder Crunches.
- Das gesamte zwölfwöchige Programm ist optimal, wenn du
  - ein Trainingsneuling bist,
  - deine Sportart zurzeit keine Saison hat,
  - deinen Körper neu aufbaust, dich auf das Wesentliche besinnen und ein besseres kinästhetisches Bewusstsein (Körpergefühl) entwickeln willst
  - und nur wenig Equipment hast, aber alles Mögliche überall trainieren willst.

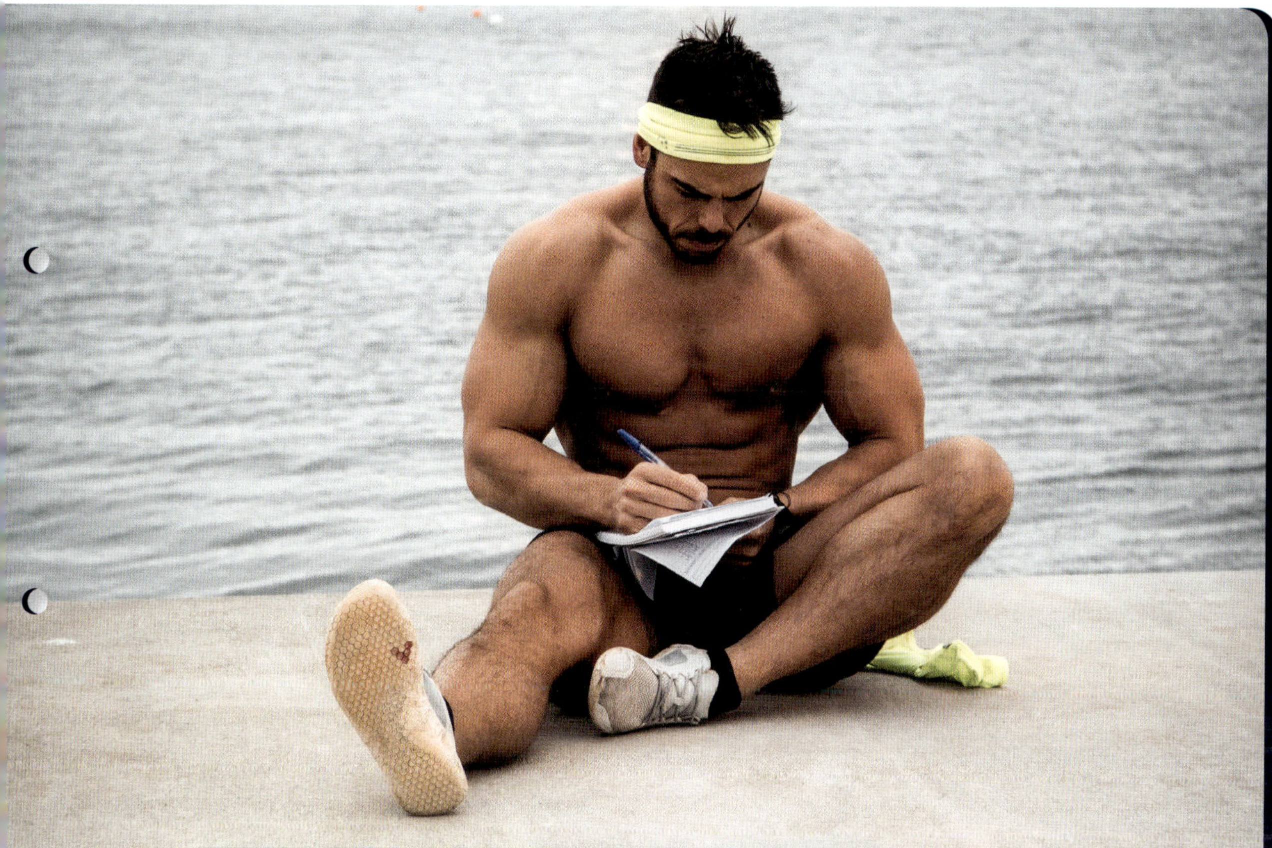

	4-TAGE-PROGRAMM WOCHE 1–4	5-TAGE-PROGRAMM WOCHE 5–8	6-TAGE-PROGRAMM WOCHE 9–12
SCHWERPUNKT	Kraftsteigerung Verfeinerung der Technik Entwicklung eines kinästhetischen Bewusstseins und einer besseren mechanischen Energie	Kraftsteigerung Verfeinerung der Technik Erhöhung der Trainingskapazität	Kraftsteigerung Verfeinerung der Technik Spezialisierung
WORKOUT	Montag: Drückübungen Dienstag: Beintraining Mittwoch: Ruhetag Donnerstag: Ziehübungen Freitag: Ganzkörper-Centurio-Workout Samstag: Ruhetag Sonntag: Ruhetag	Montag: Drückübungen Dienstag: Beintraining Mittwoch: Ziehübungen Donnerstag: Ruhetag Freitag: Ganzkörper-Caveman-Conditioning Samstag: Bauchmuskeltraining Sonntag: Ruhetag	Montag: Drückübungen Dienstag: Beintraining Mittwoch: Ziehübungen Donnerstag: Bauchmuskeltraining Freitag: Ganzkörper-Caveman-Conditioning Samstag: Sportspezifisches Training Sonntag: Ruhetag
HAUPTZIEL	Freisetzung des neurologischen Potenzials und Entwicklung eines kinästhetischen Bewusstseins	Steigerung der Trainingskapazität	Mit dem verbesserten neurologischen Potenzial und der höheren Trainingskapazität an einem Tag pro Woche spezielles Training für deinen Sport absolvieren

4-TAGE-PROGRAMM | WOCHE 1–4 | MONTAG: DRÜCKÜBUNGEN

Übung	Wiederh.	Sätze	Pause	Anleitung	
Plyometrische Liegestütz	5	3	90 Sekunden	Liegestütz-Position einnehmen. Hände schulterbreit auseinander, Rücken gerade halten. Brust zum Boden absenken, dann mit den Armen explosiv nach oben drücken, bis die Arme ganz gestreckt sind. Falls möglich, während der Aufwärtsbewegung versuchen, in die Hände zu klatschen. (Sollten Ganzkörper-Liegestütze unmöglich sein, dann die Liegestütze auf den Knien absolvieren.)	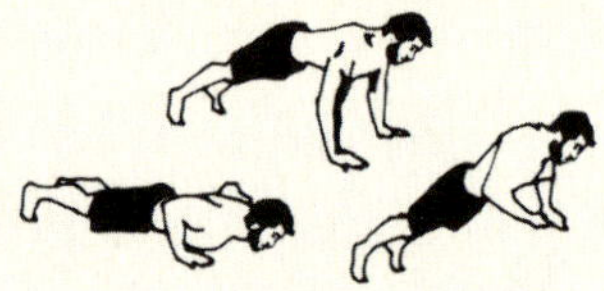
Spiderman-Liegestütz	5 (pro Bein)	3	90 Sekunden	Liegestütz-Position einnehmen. Zum Boden absenken, das rechte Knie zum rechten Ellenbogen bringen und nicht aufsetzen. Körper wieder hochdrücken, das Bein zurück in die Ausgangsposition bringen. Mit dem anderen Bein wiederholen. (Sollten keine Ganzkörper-Liegestütze möglich sein, dann die Liegestütze mit den Händen an einer Bank absolvieren.)	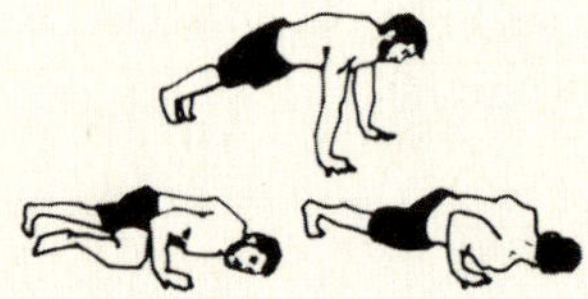
Bank-Dips	12	3	60 Sekunden	Mit dem Rücken zur Bank stellen, sich mit beiden Händen schulterbreit auf die Bank stützen. Beine vor dem Körper ausstrecken. Körper langsam absenken, indem die Ellenbogen gebeugt werden, bis die Oberarme einen 90-Grad-Winkel bilden. Mithilfe der Trizepse den Körper wieder zurück in die Ausgangsposition drücken.	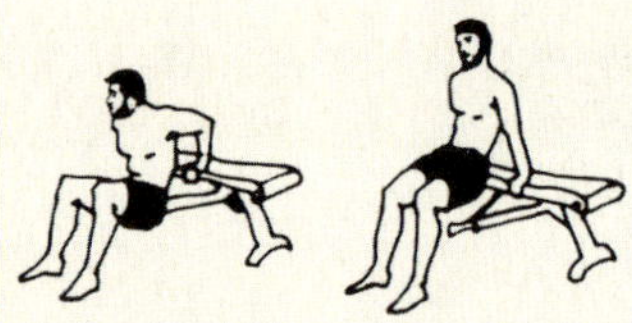
Drückübung mit Gewichtsscheibe	20	3	60 Sekunden	Mit einer Gewichtsscheibe über der Brust auf eine Flachbank legen, sodass die Handflächen zueinander zeigen. Die Scheibe fest umfassen und nach oben drücken, bis die Arme gestreckt sind; pausieren, dann kontrolliert absenken.	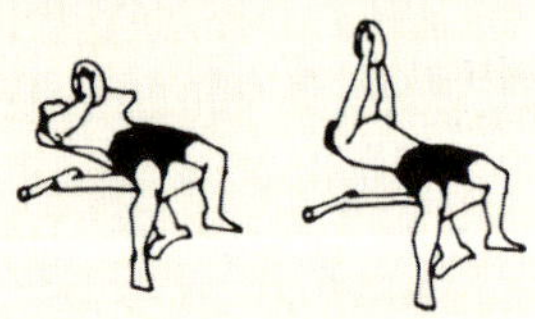
Abwechselndes Kurzhantel-Drücken	12 (pro Arm)	3	60 Sekunden	Auf einer Schrägbank sitzend in jeder Hand eine Kurzhantel auf Schulterhöhe halten, Handflächen zeigen nach vorn, Arme sind gebeugt. Eine Hantel über den Kopf drücken, ohne die andere zu bewegen. Das Gewicht wieder in die Ausgangsposition bringen. Mit der anderen Seite wiederholen, dann weiter abwechseln.	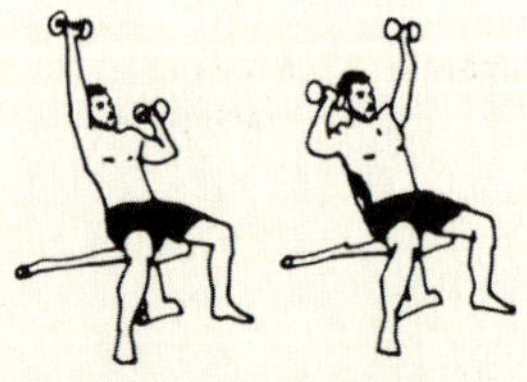
Bärengang	Jeweils 10 Meter vor und zurück	3	45 Sekunden	Auf allen vieren gehen, mit den Händen direkt unter den Schultern und den Knien unter den Hüften. Knie vom Boden heben und nach vorn bewegen. Rücken stets gerade halten. Zehn Meter vor- und zurückgehen.	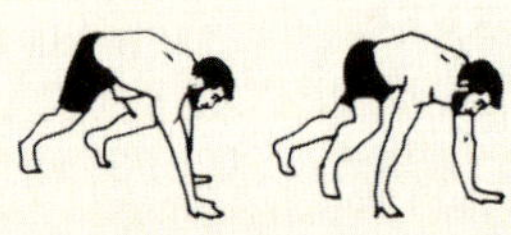

4-TAGE-PROGRAMM | WOCHE 1–4 | DIENSTAG: BEINTRAINING

Übung	Wiederh.	Sätze	Pause	Anleitung	
Explosiver Sprinter-Step-up	5 (pro Bein)	3	90 Sekunden	Hinter eine Bank oder einen Kasten stellen und mit einem Fuß auf die Bank/den Kasten steigen. Während der Fuß platziert wird, den anderen Fuß kräftig nachziehen und das Knie möglichst hochziehen. Den Fuß wieder bis zum Boden absenken und mit der anderen Seite wiederholen.	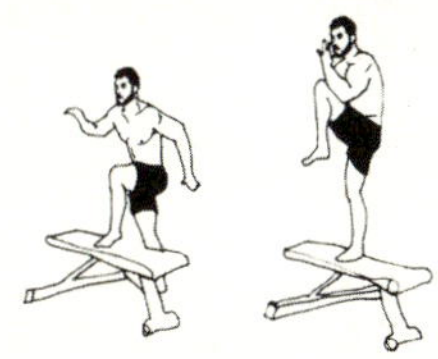
Seitliche Step-overs mit Zusatzgewicht	10 (pro Bein)	3	90 Sekunden	Mit einer Gewichtsscheibe vor der Brust links von der Bank stellen und den rechten Fuß auf die Bank setzen. Mit der rechten Ferse abstoßen und mit dem rechten und linken Fuß auf die Bank stellen. Dann mit dem rechten Fuß auf der anderen Seite der Bank hinabsteigen. Danach alles mit dem linken Fuß zur anderen Seite wiederholen.	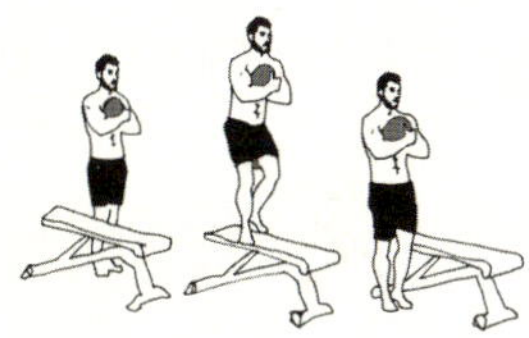
Bulgarische Split-Kniebeuge	12 (pro Bein)	3	60 Sekunden	Mit dem Rücken zur Bank stellen. Einen Fuß nach hinten auf die Bank legen, der Fußrücken zeigt nach unten. Mit dem Standbein eine Kniebeuge machen, bis das Knie des aufliegenden Beins fast den Boden berührt. Den Körper über das vordere Bein wieder in die Ausgangsposition drücken.	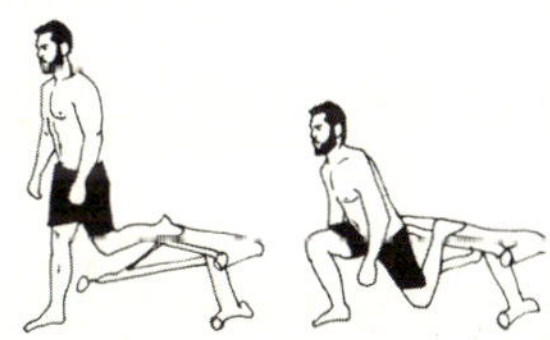
Kniebeuge mit Pause	20	5	60 Sekunden	Aufrechter Stand, Füße stehen schulterbreit auseinander. Knie beugen und Hüften absenken, bis die Knie um 90 Grad gebeugt sind. Pausieren, dann zurück in die Ausgangsposition.	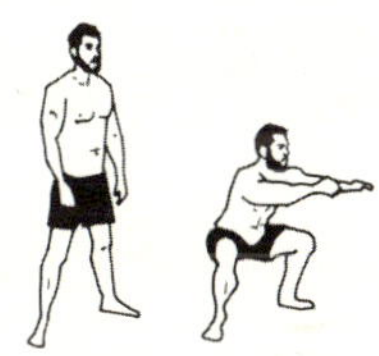
Entengang	Jeweils 5 Meter vor und zurück	4	60 Sekunden	In die Hocke gehen, bis die Oberschenkel parallel zum Boden sind. Hände hinter dem Kopf beschränken. Langsam fünf Meter gehen, dabei stets das Gleichgewicht halten, dann umkehren und zurück in die Ausgangsposition.	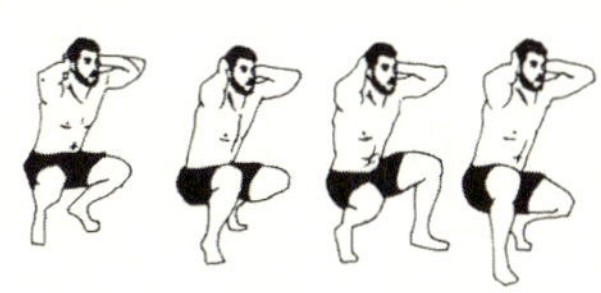

4-TAGE-PROGRAMM | WOCHE 1–4 | DONNERSTAG: ZIEHÜBUNGEN

Übung	Wiederh.	Sätze	Pause	Anleitung	
Einarmiges Kurzhantel-Ziehen im Sumo-Stil	5 (pro Arm)	3	90 Sekunden	Aufrechter Stand, Füße stehen mehr als schulterbreit auseinander; Kurzhantel in einer Hand. Eine Kniebeuge machen, bis die Oberschenkel parallel zum Boden sind. Die Hantelhand mittig nach unten führen. Sich mit den Fersen abdrücken und die Hantel bis zum Kinn hochziehen, sodass sich der Arm beugt und der Ellenbogen in einer Flucht mit dem oberen Kopf ist. In die Knie gehen und wiederholen.	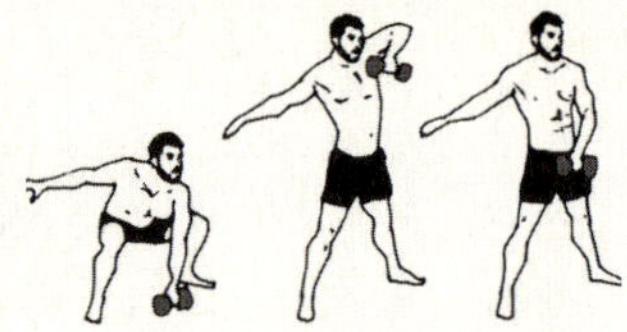
Klimmziehen	8	3	90 Sekunden	Die Stange mit schulterbreitem Griff umfassen. Füße vom Boden heben und den Körper hängen lassen. Körper hochziehen, bis sich das Kinn über der Stange befindet. Wiederholen.	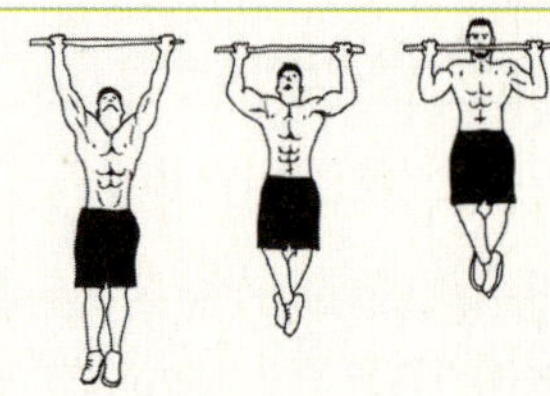
Kurzhantel-Rudern auf der Schrägbank	12	3	60 Sekunden	Mit einer Kurzhantel in der Hand bäuchlings auf die Schrägbank legen. Bauchmuskeln anspannen und den Rücken gerade halten, die Gewichte hoch zur Brust führen. Wieder absenken und wiederholen.	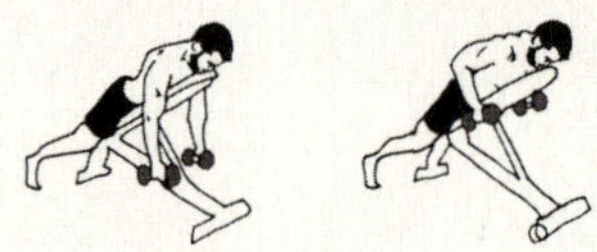
Bogenförmiges Kurzhantel-Heben auf der Schrägbank	20	3	60 Sekunden	Mit zwei Kurzhanteln an den Körperseiten bäuchlings auf eine Schrägbank legen. Die Hanteln in einem Bogen nach oben führen, sodass sie sich über deinem Kopf berühren, die Arme dabei stets gerade halten. Du solltest eine starke Dehnung in den Schultern spüren. Danach langsam zurück in die Ausgangsposition.	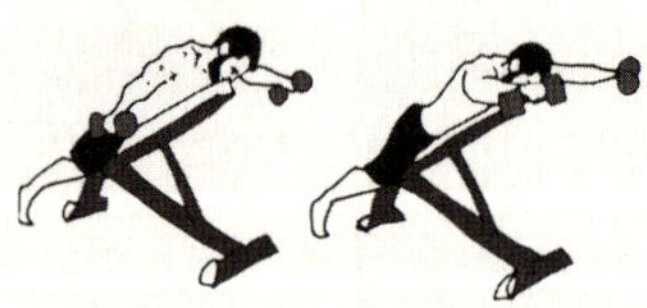
Drag-Curl im Knien	10	4	60 Sekunden	Hinknien, Rücken gerade lassen und in jeder Hand eine Kurzhantel mit schulterbreitem Unterhandgriff vor den Oberschenkeln halten. Die Gewichte eindrehen, wenn die Hände hoch- und die Ellenbogen nach hinten gezogen werden, damit die Hanteln möglichst nah am Oberkörper bleiben. Die Bizepse im oberen Bewegungsbereich feste anspannen, danach die Hanteln langsam absenken.	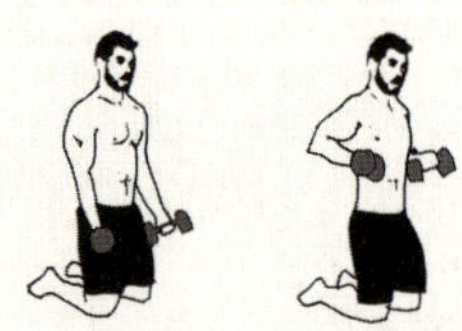
Kurzhantel-Curl im Sitzen mit Pause	12	4	60 Sekunden	In sitzender Position ein Paar Kurzhanteln umfassen, die Handflächen zeigen nach außen. Die Hanteln beidseits nach oben heben, sodass die Ellenbogen um 90 Grad gebeugt sind. Beide Hanteln zur Nase eindrehen. Für eine Sekunde pausieren, dann in den 90-Grad-Winkel zurückkehren. Das Gute an der Übung ist, dass die Bizepse ständig angespannt sind.	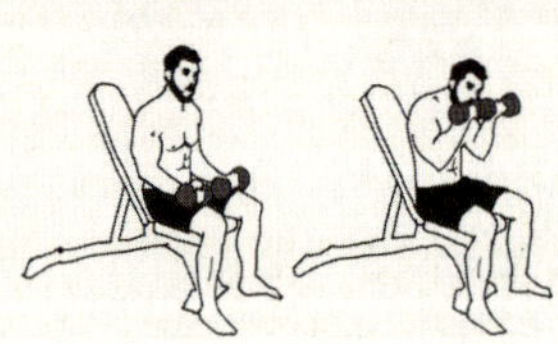

4-TAGE-PROGRAMM | WOCHE 1–4 | FREITAG: GANZKÖRPER-CENTURIO-WORKOUT

Der von mir in Zusammenarbeit mit *Men's Health* entwickelte Fitnesstest ist einfach: Du absolvierst bei vier Übungen jeweils 25 Wiederholungen – insgesamt also 100 Wiederholungen – ohne Unterbrechung. Danach pausierst du. Anschließend folgt die nächste Runde, dann eine weitere und so weiter, bis du zehn Runden mit insgesamt 1000 Wiederholungen erledigt hast. Das scheint unmöglich zu sein und nur wenige sind in der Lage, das ohne große Erholungspausen zu meistern. Aber genau das ist der Punkt.

Kämpfe dich durch das Centurio-Workout, soweit es geht, und wenn du mit dem zwölfwöchigen Programm erst einmal weiter fortgeschritten bist, wirst du es – vertrau mir – problemlos bewältigen, da deine Fortschritte sowohl biomechanischer (bessere Mobilität) als auch physiologischer (mehr Ausdauer) Natur sind.

Übung	Wiederh.	Anleitung	
Abgestütztes Bankspringen	25	Neben die Bank stellen und diese mit beiden Händen umfassen. Mit beiden Beinen über die Bank springen und dabei den Rand umfassen. Danach wieder zurückspringen und dann immer so weiter von einer Seite zur anderen. Sachte aufkommen.	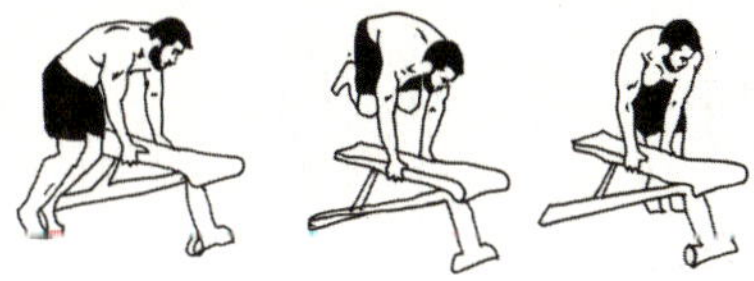
Seitliche Step-overs	25	Rechts von der Bank stellen und den linken Fuß auf die Bank setzen. Mit der rechten Ferse abstoßen und mit dem rechten und linken Fuß auf die Bank stellen. Dann mit dem rechten Fuß auf der anderen Seite der Bank hinabsteigen. Danach alles mit dem linken Fuß zur anderen Seite wiederholen.	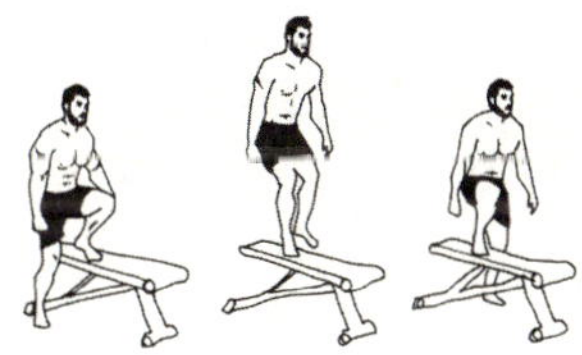
Liegestütz mit Crunch	25	In die Liegestütz-Position gehen. Bei der Seitwärtsdrehung den Rumpf nach außen drehen und das linke Knie zu rechten Hüfte bringen. Auf der anderen Seite wiederholen.	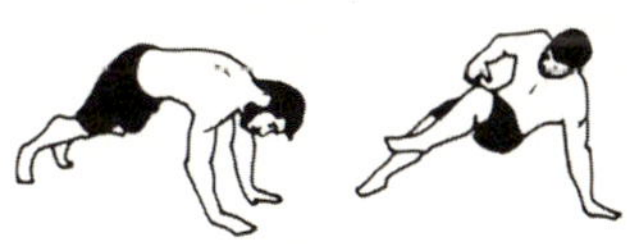
Step-Aerobic an einer Bank	25	Einen Fuß auf die Bank/den Stepper stellen. Dann abwechselnd mit den Beinen springen und dabei die Bank leicht mit den Zehen berühren (wie Skippings).	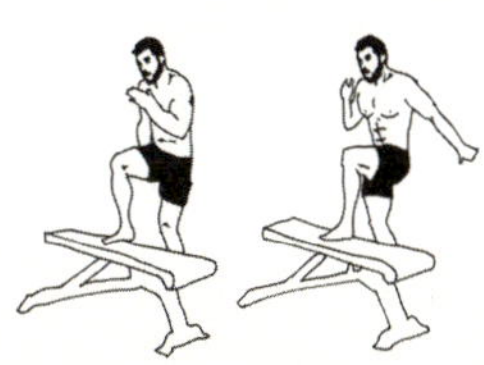

Das ist eine Runde.

Pausiere so lange wie nötig, dann starte die nächste Runde. Absolviere insgesamt zehn Runden.

Notiere dir die benötigte Zeit. Das ist dein persönlicher Centurio-Workout-Rekord.

5-TAGE-PROGRAMM | WOCHE 5–8 | MONTAG: DRÜCKÜBUNGEN

Übung	Wiederh.	Sätze	Pause	Anleitung	
Plyometrische Liegestütz	5	3	90 Sekunden	Liegestütz-Position einnehmen. Hände schulterbreit auseinander, Rücken gerade halten. Brust zum Boden absenken, dann mit den Armen explosiv nach oben drücken, bis die Arme ganz gestreckt sind. Falls möglich, während der Aufwärtsbewegung versuchen, in die Hände zu klatschen. (Sollten Ganzkörper-Liegestütze unmöglich sein, dann die Liegestütze auf den Knien absolvieren.)	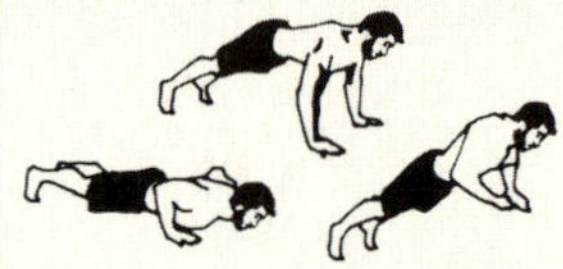
Hindu-Liegestütz	10	3	90 Sekunden	Liegestütz-Position einnehmen. Bauchmuskeln anspannen und Rücken gerade halten. Oberkörper nach hinten und den Po nach oben drücken, sodass der Körper ein umgekehrtes V bildet. Ellenbogen beugen, um die obere Brust zum Boden zu senken, dabei den Po oben lassen. Während man nun die Brust absenkt, auch mit dem Po hinuntergehen, bis der Körper, wenn man dem Boden am nächsten ist, in einer geraden Flucht ist. Arme strecken, um die Brust wieder hochzudrücken, aber ein kleines Hohlkreuz beibehalten, ähnlich wie beim »heraufschauenden Hund« beim Yoga. Aus dieser Position heraus den Oberkörper nach oben drücken und das Ganze wiederholen.	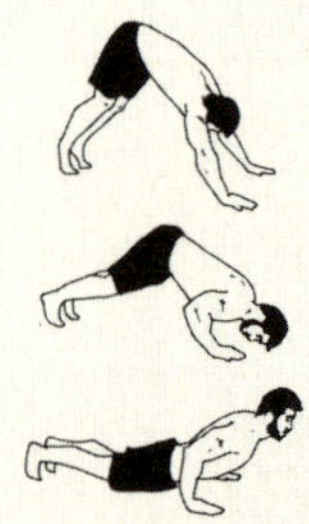
Kurzhantel-Fliegen in Kombination mit Hex-Press	12	3	60 Sekunden	Mit zwei Kurzhanteln über der Brust auf eine Flachbank legen; die Handflächen zeigen zueinander. Ellenbogen etwas anwinkeln und die Hanteln zu den Seiten absenken, bis du eine Dehnung in der Brust spürst. Die Hanteln zur Brustmitte bringen und zurück in die Ausgangsposition drücken. Wiederholen.	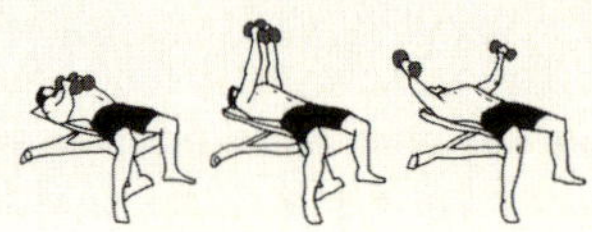
Arnold-Press	12	3	60 Sekunden	Auf eine Schrägbank setzen. Zwei Kurzhanteln mit gebeugten Armen auf Schulterhöhe halten, die Handflächen zeigen zum Körper. Die Hanteln möglichst fest umfassen, nach oben über den Kopf drücken und die Hanteln dabei drehen, sodass die Handflächen im oberen Bewegungsbereich nach vorn zeigen. Pausieren und dann die Gewichte während des Zurückdrehens langsam absenken, sodass die Handflächen am Ende der Übung wieder zum Körper zeigen.	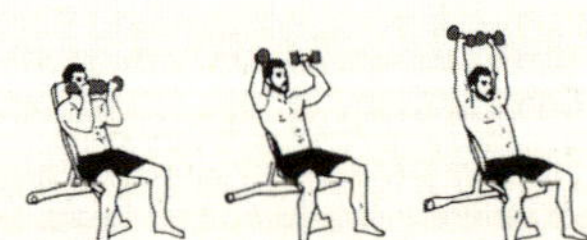
Trizeps-strecken über Kopf	12	3	60 Sekunden	Rücklings auf eine Flachbank legen und mit gestreckten Armen zwei Kurzhanteln über den Kopf halten. Die Ellenbogen langsam beugen, um die Hanteln hinter dem Kopf abzusenken, dabei der Schwerkraft möglichst stark entgegenwirken. Befinden sich die Unterarme parallel zur Bank, die Hanteln zurück zur Brust führen und wieder hochdrücken. Wiederholen.	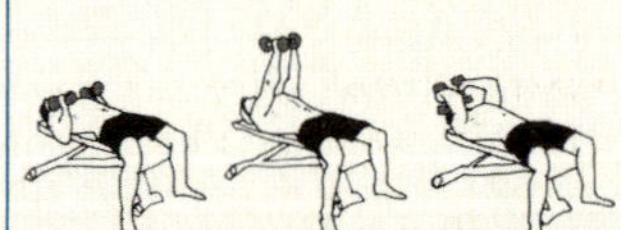
Echsengang	Jeweils 5 Meter vor und zurück	3	45 Sekunden	Unterarmstütz einnehmen. Beim ersten Schritt die linke Hand und das rechte Knie nach vorn setzen, sodass du einen tiefen Liegestütz einnimmst. Auf der anderen Seite wiederholen. Fünf Meter nach vorn und wieder zurück in die Ausgangsposition gehen.	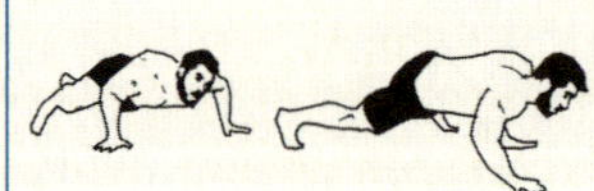

5-TAGE-PROGRAMM | WOCHE 5–8 | DIENSTAG: LOWER BODY TRAINING

Übung	Wiederh.	Sätze	Pause	Anleitung	
Explosiver Ausfallschritt	5 (pro Bein)	3	90 Sekunden	Einen so großen Ausfallschritt nach vorn machen, bis das Knie des hinteren Beins fast den Boden berührt. Dann mit hoch nach oben aufgerichtetem Körper den hinteren Fuß so weit nach vorn ziehen, bis der vordere Fuß hinten ist, sodass du wieder einen Ausfallschritt einnimmst. Wiederholen.	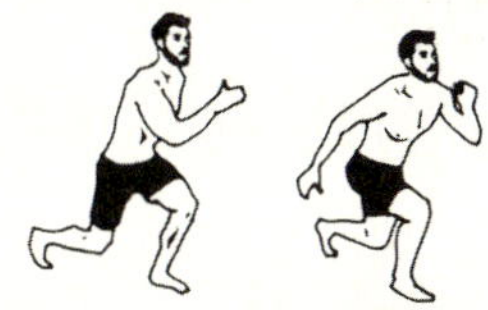
Seitliche Step-overs mit Kurzhanteln	10 (pro Bein)	3	90 Sekunden	Mit einer Kurzhantel in jeder Hand rechts neben die Bank stellen und den linken Fuß auf die Bank setzen. Mit der linken Ferse abstoßen und mit dem rechten und linken Fuß auf die Bank stellen. Während du auch den rechten Fuß auf die Bank platzierst, steigst du mit dem linken Fuß auf der anderen Seite hinab. Danach wieder hoch auf die Bank und auf der anderen Seite wiederholen.	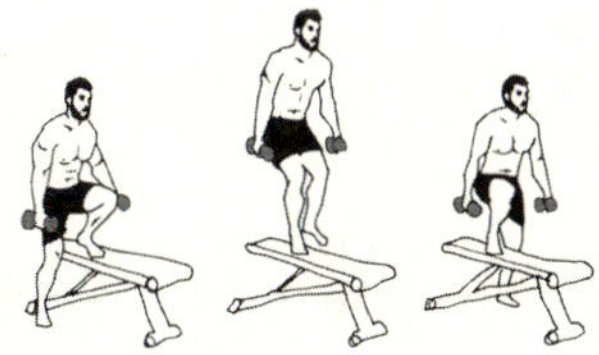
Ausfallschritte mit Zusatzgewicht	10 Meter vorwärts	3	60 Sekunden	Aufrecht stehen, mit je einer Kurzhantel an den Seiten. Mit dem rechten Bein einen großen Schritt vorwärts machen und das Körpergewicht nach vorn verlagern, sodass die Ferse zuerst aufsetzt. Oberkörper absenken, bis der rechte Oberschenkel parallel zum Boden ist und das rechte Schienbein senkrecht steht (das Knie kann ruhig etwas nach vorn ragen, solange es nicht über den rechten großen Zeh hinausreicht). Wenn man beweglich genug ist, kann das linke Knie leicht den Boden berühren, während das Gewicht auf der rechten Ferse ruht. Mit der rechten Ferse vom Boden abdrücken, um in die Ausgangsposition zurückzukehren. Auf der anderen Seite wiederholen.	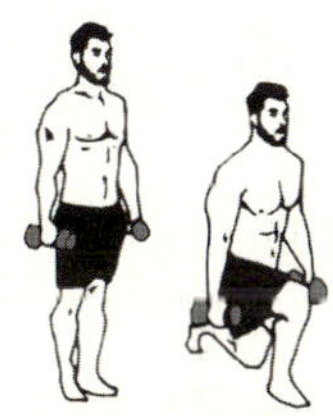
Kniebeuge mit einer Kurzhantel über Kopf an der Bank	10 (pro Bein)	5	60 Sekunden	Eine Kurzhantel gerade über dem Kopf halten, den Ellenbogen für die gesamte Satzdauer gestreckt lassen. Mit der freien Hand das Gleichgewicht halten und mit angespannten Bauchmuskeln Kniebeugen machen, sodass dein Po die Bank hinter dir berührt; danach zurück in die Ausgangsposition.	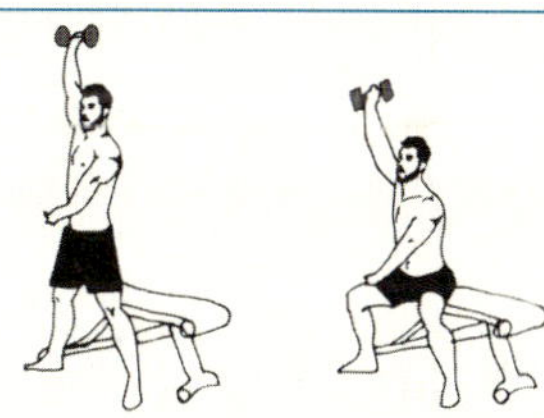
Ausfallschritte nach hinten	10 Meter rückwärts	4	60 Sekunden	Mit dem rechten Fuß einen großen, kontrollierten Schritt nach hinten machen. Die Hüfte so weit absenken, bis der linke Oberschenkel (Vorderbein) parallel zum Boden ist, sodass das linke Knie sich genau über dem Fußgelenk befindet. Das rechte Knie sollte um 90 Grad gebeugt sein und mit nach oben zeigender Ferse zum Boden zeigen. Wieder in den Stand aufrichten, indem man sich mit der linken Ferse vom Boden abdrückt und das rechte Bein nach vorn zieht. Jetzt zuerst mit dem linken Bein einen Schritt rückwärts machen und entsprechend wiederholen.	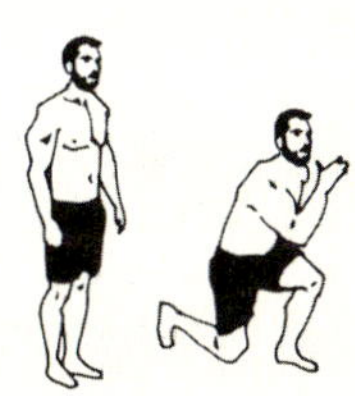

5-TAGE-PROGRAMM | WOCHE 5–8 | MITTWOCH: ZIEHÜBUNGEN

Übung	Wiederh.	Sätze	Pause	Anleitung	
Explosives Kurzhantel-Kreuzheben mit Pause	10	3	90 Sekunden	Diese Art des Kreuzhebens mit Pause ist hart. Prinzipiell handelt es sich um das normale Kreuzheben vom Boden, aber statt das Gewicht ohne Unterbrechung hochzuziehen, bis die Beine gestreckt sind, legt man unterhalb der Knie, etwa in der Mitte der Schienbeine, eine Pause von zwei bis drei Sekunden ein. Dadurch müssen die Muskeln mehr Kraft aufbringen und stehen länger unter Spannung, was insgesamt zu einem größeren Muskelaufbau führt.	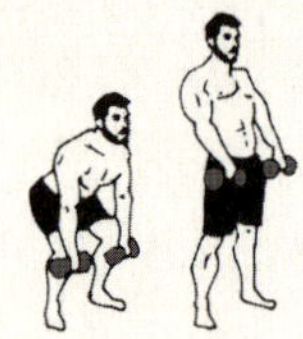
Klimmziehen	8	3	90 Sekunden	Die Stange mit schulterbreitem Griff umfassen. Füße vom Boden heben und den Körper hängen lassen. Körper hochziehen, bis sich das Kinn über der Stange befindet. Wiederholen.	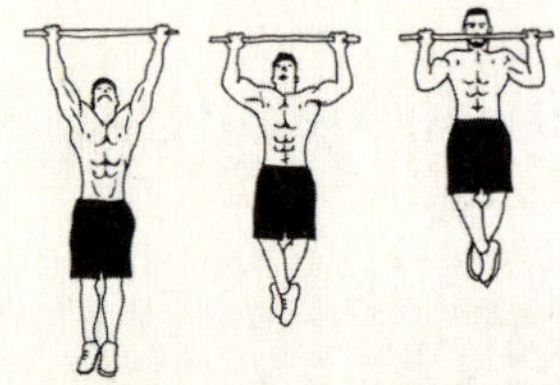
Rudern im Liegestütz mit Kurzhanteln	10 (pro Arm)	3	60 Sekunden	Liegestütz-Position einnehmen, wobei die Hände zwei auf dem Boden liegende Kurzhanteln umfassen. Mit angespanntem Rumpf die rechte Hantel in einer Ruderbewegung bis zu den seitlichen Bauchmuskeln hochziehen, danach zurück in die Ausgangsposition. Mit der linken Hantel wiederholen, um eine Wiederholung abzuschließen.	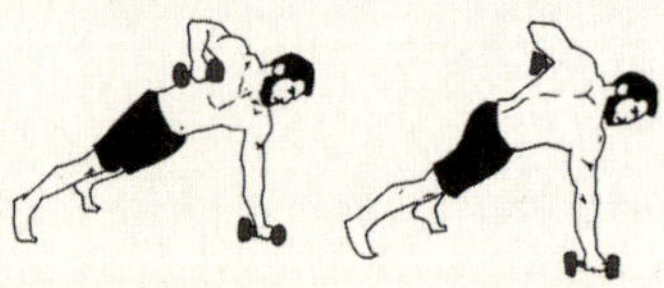
Spider-Curl mit Kurzhanteln auf der Schrägbank	10	4	60 Sekunden	Mit zwei Kurzhanteln in den Händen bäuchlings auf eine Schrägbank legen; die Hanteln hängen unter den Schultern hinab. Unter Einsatz der Bizepse die Hanteln zu den Schultern drehen, anschließend langsam zurück in die Ausgangsposition.	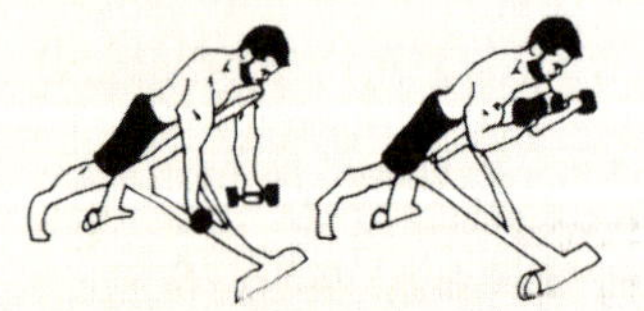
Einarmiger Kurzhantel-Curl im Unterarmstütz	12 (pro Arm)	4	60 Sekunden	Eine Kurzhantel auf den Boden legen und die Liegestütz-Haltung einnehmen; Füße stehen schulterbreit auseinander. Die Hantel mit der rechten Hand umfassen und einen Bizeps-Curl absolvieren, indem du den Ellenbogen beugst und die Hantel nach oben zu deiner Schulter drehst. Den Arm anschließend wieder komplett bis in die Ausgangsposition absenken. Nach sechs Wiederholungen mit der anderen Seite wiederholen, das zusammen ergibt einen Satz.	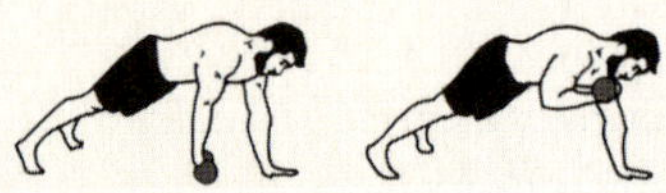

5-TAGE-PROGRAMM | WOCHE 5–8 | FREITAG: GANZKÖRPER-CAVEMAN-CONDITIONING

Kommen wir zum »Berg«, dem gängigsten Caveman Conditioning für den gesamten Körper, das 1,2 Millionen Mal heruntergeladen wurde. Es kann sein, dass du es schnell hinter dich bringst oder dass du wirklich viel Zeit darauf verwenden musst. Wichtig ist nur, dass du zehn Runden schaffst. Einfacher gesagt als getan – ich weiß.

Bei der ersten Trainingseinheit absolvierst du jeden »Bergsteiger« für 20 Sekunden aus unterschiedlichen Winkeln.

Die einzige Pause wird dir nach dem »Bergsteiger mit Händen auf der Bank« gestattet.

Gönn dir, falls nötig, eine längere Pause zwischen den Sets.

Übung	Wiederh.	Sätze	Pause	Anleitung	
Bergsteiger mit Füßen auf der Bank	20 Sekunden	10	keine	Eine Startposition wie für einen Sprint einnehmen, die Fußspitzen stützen sich hinten auf einer Bank ab. Jetzt die Knie 20 Sekunden lang in explosiven Kolbenbewegungen abwechselnd hoch zur Brust ziehen. Ohne Pause direkt zur nächsten Übung übergehen.	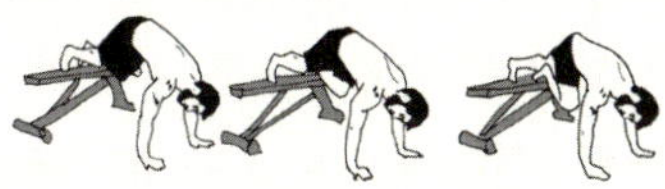
Bergsteiger	20 Sekunden	10	keine	Auf dem Boden eine Startposition wie für einen Sprint einnehmen und die Knie 20 Sekunden lang in explosiven Kolbenbewegungen abwechselnd zur Brust anziehen. Ohne Pause direkt zur nächsten Übung übergehen.	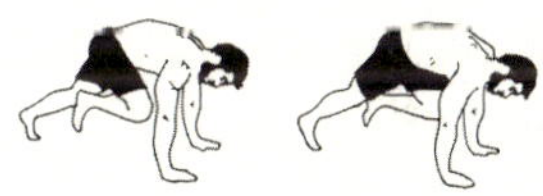
Bergsteiger mit Händen auf der Bank	20 Sekunden	10	60 Sekunden	Eine Startposition wie für einen Sprint einnehmen, die Handflächen stützen sich oben auf eine Bank. Die Knie 20 Sekunden lang in explosiven Kolbenbewegungen abwechselnd zur Brust ziehen. Anschließend 30 Sekunden pausieren (genieß es!), bevor mit einem weiteren Durchgang begonnen wird. Insgesamt zehn Runden absolvieren.	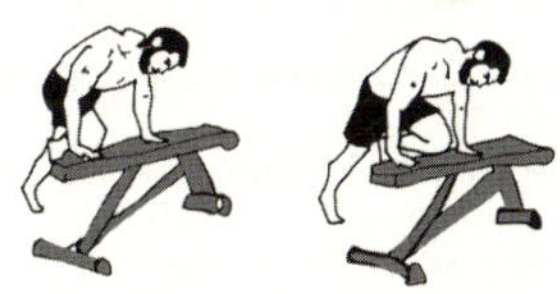

5-TAGE-PROGRAMM | WOCHE 5–8 | SAMSTAG: BAUCHMUSKELTRAINING | TRAININGSNOTIZEN

Dieses Bauchmuskeltraining ist völlig anders. Es wird mehr Wert auf große Ganzkörperübungen gelegt, die für eine stärkere Aktivierung der Muskeln im Bauchbereich sorgen. Das Programm soll helfen, eine starke, gut arbeitende und ästhetische Bauchpartie auszubilden. Es beruht nachweislich auf den Resultaten jahrelanger Forschung in der »sportwissenschaftlichen Welt des Sixpacks«. Anstatt also nur Übungen aufzulisten, denen du blind folgen sollst, erkläre ich dir den theoretischen Hintergrund dieses Workouts (und aller anderen in diesem Buch), bevor wir die Yoga-Matte ausrollen und mit dem vorbereitenden Training beginnen.

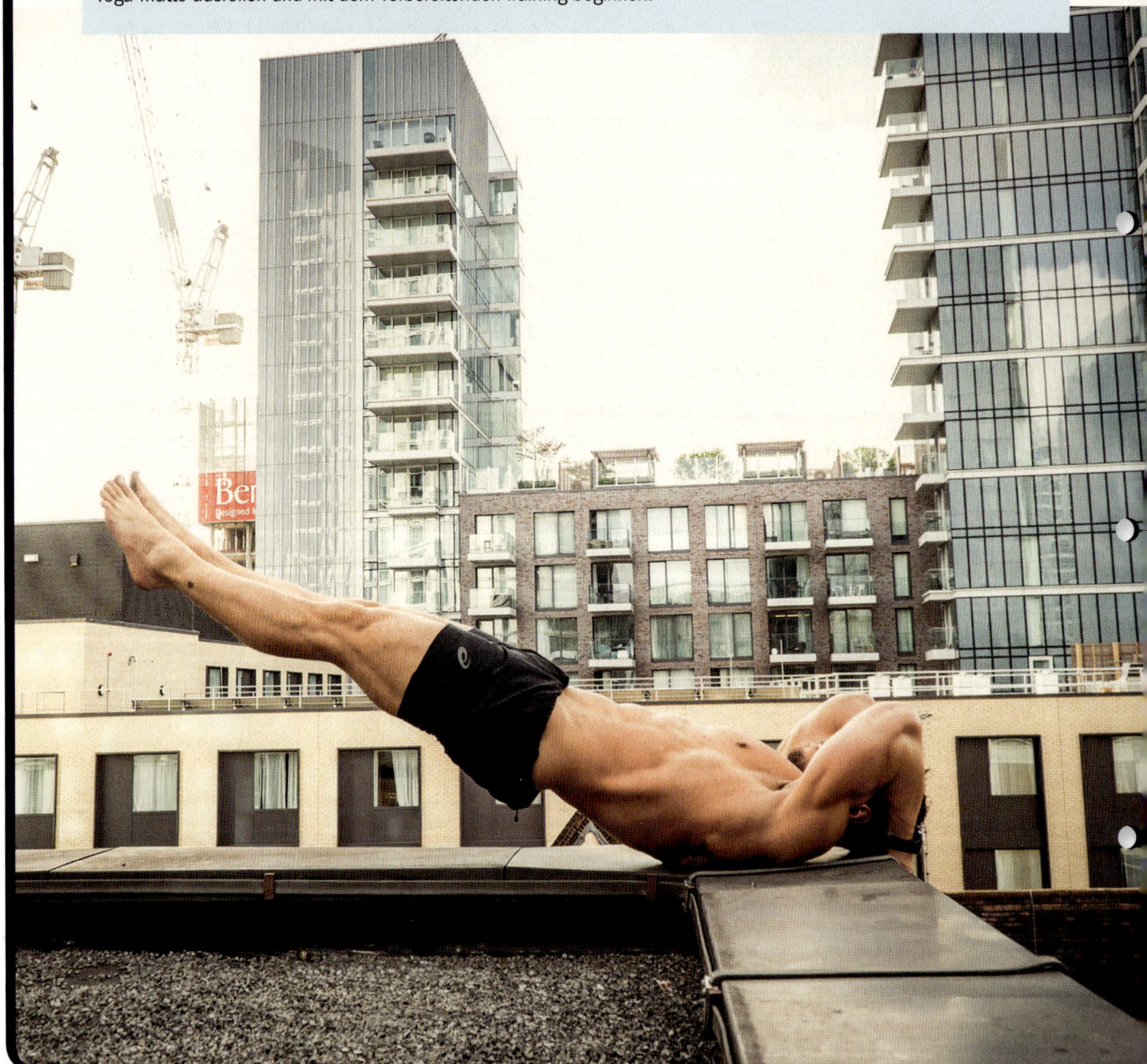

Den perfekten Sixpack-Guide gibt es nicht!

Wieso? Weil Forscher des *Journal of Manipulative and Physiological Therapeutics* nach einer kritischen Prüfung von 87 Studien, die sich mit der Rumpfmuskulatur befassten, konstatieren mussten: »Im Allgemeinen waren die Studien nicht frei von Widersprüchen, sodass es unmöglich war, eine Gesamtbewertung abzugeben« und das beste Programm für die Bauchmuskeln herauszufinden.

Die Forscher vom Department of Kinesiology der Pennsylvania State University in den USA wiederum wollten vor allem den Crunch als die vorherrschende Übung für den Aufbau eines Sixpacks auf den Prüfstand stellen und beobachteten, welche Methoden zur Aktivierung der Bauchmuskeln am besten geeignet waren: große Verbundübungen wie der Unterarmstütz, bei dem mehrere Teile des Körpers harmonisch zusammenarbeiten müssen, oder eher kleine Isolationsübungen wie der normale Crunch, der lediglich die Bauchmuskeln gezielt trainiert. Und hier die Ergebnisse:

Erhöhte Bauchmuskelaktivität um 27 Prozent

Sportwissenschaftler stellten eine Gruppe von Sportlern zusammen und ließen jeden eine Reihe von Übungen für die Rumpfmuskulatur absolvieren; die Muskelaktivität wurde durch aufgeklebte Elektroden auf der Haut (Oberflächen-Elektromyografie) gemessen. Was fand man heraus? Durch große Verbundübungen wurden die Bauchmuskeln erheblich stärker aktiviert.

Der gerade Bauchmuskel (*Musculus rectus abdominis*), der verantwortlich für das Sixpack ist, und die äußeren schrägen Bauchmuskeln (an den Bauchseiten) wurden beim Unterarmstütz mit abwechselnd gestrecktem Arm um 27 Prozent stärker beansprucht als beim normalen Crunch. Die Aktivität des *Musculus lumbar erector spinae*, also die Rücken- und Wirbelsäulenmuskeln, war beim Unterarmstütz mit abwechselnd gestrecktem Arm ebenfalls zweimal stärker als beim Crunch. Die Fitnessübung Tripod »führt dazu, dass sämtliche Muskeln stärker aktiviert werden«. Die Liste der Beispiele ist lang.

Entwicklung starker Bauchmuskeln durch Verbundübungen

Diese grundlegenden Prinzipien sind seit Jahren ein fester Bestandteil im Sport und werden dementsprechend praktiziert (das gilt insbesondere fürs Turnen).

> ***»Dieser extreme Unterschied veranschaulicht, wie Verbundübungen mitunter die bessere Wahl für ein Trainingsprogramm sind, da sie ein größeres Spektrum an Muskeln abdecken und sich umfassender auf den Kraftaufbau auswirken.«***
>
> *JOURNAL OF STRENGTH AND CONDITIONING RESEARCH*

Die Ergebnisse der Studie der Pennsylvania State University zeigen eindeutig, dass die Bauchmuskeln durch große Verbundübungen stärker aktiviert werden. Das soll nicht heißen, dass isolierte Übungen keinerlei Vorteile böten, aber es zeigt doch: Ein Bauchmuskelprogramm, das hauptsächlich auf Crunches und Sit-up-Varianten basiert, müsste eventuell umgestaltet werden. Hier die vier wichtigsten Regeln für das Bauchmuskeltraining mit entsprechenden Übungen, wobei diese zunehmend den Schwierigkeitsgrad erhöhen.

1. Regel für die Rumpfmuskulatur: Gleichgewicht halten

Du kannst Bauchmuskeln entwickeln, indem du einfach nur das Gleichgewicht hältst.

Forschungen in *The Journal of Human Kinetics* zeigen, dass einfache Liegestütze (oder auch der Unterarmstütz), bei denen sich die Füße hinten in Gymnastikringen befinden, andere Muskelpartien in der Bauchgegend aktivieren als normale Boden-Liegestütze. »Liegestütze mit hängenden Beinen können daher, wenn eine größere Herausforderung gewünscht ist, als fortgeschrittene Variante des normalen Liegestützes gelten.«[13]

Die Autoren dieses Zitats stehen mit dieser Meinung nicht allein da.

The Journal of Exercise Physiology bestätigt: »Eine Aufhängungsvorrichtung führte zu einer stärkeren Aktivierung der Bauchmuskeln.«[14] Abermals wird die Idee gefördert, Liege- und Unterarmstütz nicht mehr auf dem Boden, sondern mithilfe eines eher instabilen Gerätes wie beispielsweise eines Gymnastikballs zu absolvieren.

Interessant zu erwähnen ist, dass ein Training auf instabilen Flächen immer noch die Kraft-und-Konditionierungsszene in zwei Lager spaltet, und Forschungen, die von der NSCA publiziert wurden, konstatieren, dass die Anwendung eben solcher Hilfsmittel »immer noch sehr begrenzt ist«. Anerkennung findet jedoch, dass »ein Training auf instabilen Flächen erwiesenermaßen die Aktivität der Rumpfmuskulatur erhöht und eine Veränderung der neuromuskulären Rekrutierungsmuster bewirkt«.[15]

Falls du also eine stärkere Körpermitte entwickeln willst, dann lerne, auf instabilen Flächen die Balance zu halten, ändere deine neuromuskulären Rekrutierungsmuster, überrasche deine Bauchmuskeln, indem du sie in unterschiedlichen Bewegungsamplituden arbeiten lässt, und bringe Abwechslung in deine Liegestützübungen.

Anleitung für den T-Liegestütz:

- Normale Liegestütz-Position einnehmen, der Körper ist von den Fußgelenken bis zum Kopf in einer Linie.
- Körper so weit absenken, bis die Brust fast den Boden berührt.
- Beim Hochdrücken eine Körperseite nach oben ausdrehen und den Arm derselben Seite nach oben strecken.
- Die Position halten, danach zurück in die Ausgangsposition und den nächsten Liegestütz absolvieren.
- Bei jeder Wiederholung die Seite wechseln.

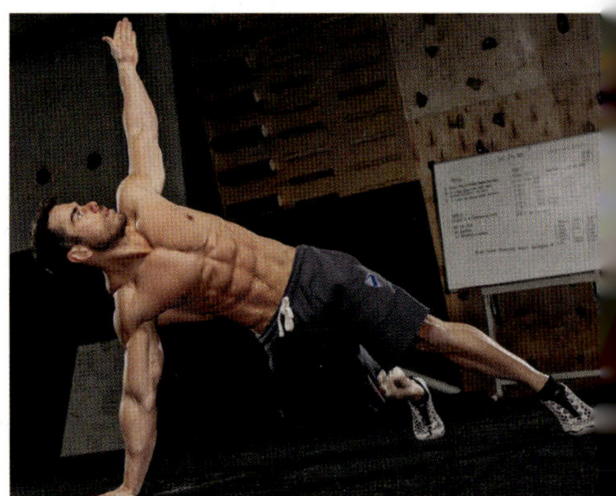

2. Regel für die Rumpfmuskulatur: statisches Halten

Position halten und sonst nichts. Dies ist eine der besten Methoden zur Kräftigung der Bauchmuskeln. Denn die meisten Kraft- und Konditionstrainer sind sich einig, dass Varianten des L-Sitzes und alle anderen Arten des statischen Haltens die Bauchmuskeln weitaus stärker strapazieren als jeder Crunch oder jeder Sit-up. Wenn du jemals versucht hast, dich mit einem Gewicht zwischen den Beinen von einer Stange hängen zu lassen, dann weißt du genau, was ich meine.

Auch dies wird von der Forschung untermauert, diesesmal von der *American Association of Health, Physical Education and Recreation*, die herausfand: »Wie das hohe Muskelaktionspotenzial gezeigt hat, sind die effektivsten Übungen zur Kräftigung der Bauchmuskulatur der L-Sitz und der V-Sitz.«[16]

Anleitung für den L-Sitz:

- Von einer Turnstange oder von Turnringen hinabhängen.
- Hände sind schulterbreit auseinander.
- Beine gerade halten und zusammenlassen.
- Mithilfe der unteren Bauchmuskeln und der Hüftbeuger die Beine anheben.
- Sobald die Beine parallel zum Boden sind, diese Position halten.
- Beine im 90-Grad-Winkel zum Oberkörper halten (L-Sitz).
- Wenn du das beherrschst, Zusatzgewicht benutzen.

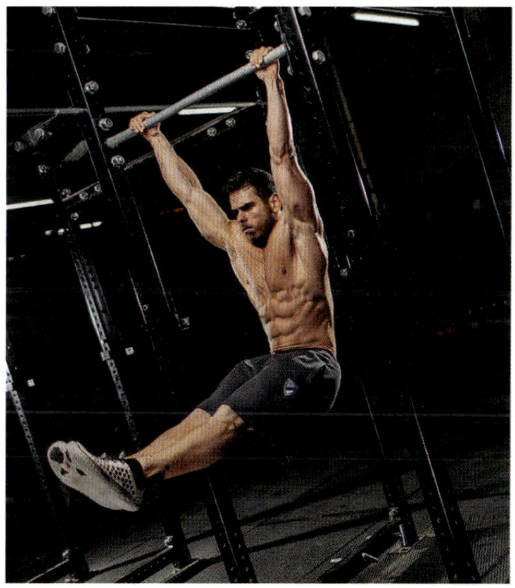

Und wenn dir der L-Sitz nicht gelingt? Kein Problem. Wie Wissenschaftler von der Universität Jyväskylä in Finnland zeigen, ist das für die Aktivierung der Rumpfmuskulatur auch nicht unbedingt nötig. Sie untersuchten, welche Auswirkungen isometrische Oberkörperübungen auf die Bauchmuskeln haben, oder einfacher ausgedrückt: Sie wollten herausfinden, ob Oberkörperübungen, bei denen man eine statische Position hält, die Bauchmuskulatur beanspruchen.

Fazit: Übungen wie der *Pallof-Hold* »sorgten für eine ausreichende Kontraktion der Rumpfmuskulatur, um deren Kraft- und Ausdauerentwicklung zu begünstigen«.[17]

Anleitung für den Pallof-Hold

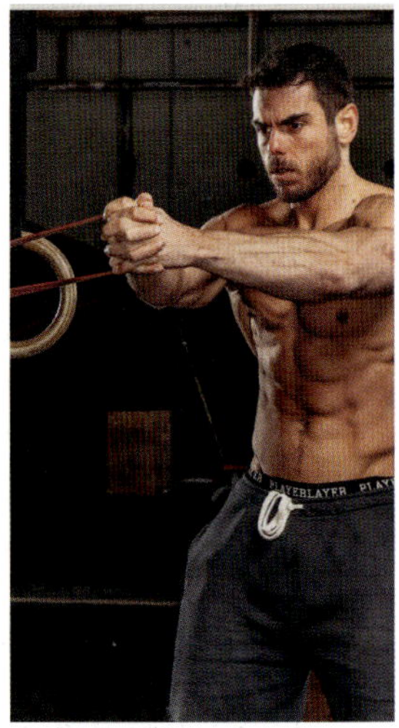

Die Übung lässt sich mit einem elastischen Widerstandsband, am Kabelzug oder sogar mit einem Seil und einem Trainingspartner, der das Seil unter Spannung hält, durchführen.

- Das Seil/Kabel/Band umfassen und am Brustbein halten (Arme sind ganz gestreckt).
- Die linke Schulter zeigt zu dem Punkt, an dem das Seil/Kabel/Band befestigt ist.
- Weit genug entfernt hinstellen, um Spannung aufzubauen.
- Schultern und Hüften die ganze Zeit über straff halten.
- Das Seil/Kabel/Band direkt vor dem Körper halten.
- Dem Drehmoment widerstehen und für 60 Sekunden halten.
- Bauchmuskeln angespannt lassen.

3. Regel für die Rumpfmuskulatur: Hängen lernen

Das Hängen ist eine in Vergessenheit geratene Methode zur Konditionierung der Rumpfmuskulatur. Forschungen, die von der *American Association for Health, Physical Education and Recreation* publiziert wurden, untersuchten die Aktivierung der Rumpfmuskulatur bei zehn anstrengenden Bauchmuskelübungen. Die Forscher fanden heraus, dass »die stärksten Kontraktionen beim *Basket Hang* stattfanden, gefolgt von drei Varianten des *Hook Sit-up*«.[18]

Für die Muskelaktivierung ist diese Übung ergiebiger als der normale Sit-up. Die Forscher ergänzten: »Der *Basket Hang*, eine sehr strapaziöse Übung und eher für das Beugen der Oberschenkel als für den Rumpf gedacht, zeigt, dass diese Übung auch nützlich für das Bauchmuskeltraining hochkonditionierter Sportler sein kann.«[19]

Anleitung für das Beinheben zur Seite im Hängen:

Hierbei handelt es sich um eine Weiterentwicklung des L-Sitzes mit erhöhtem Schwierigkeitsgrad.

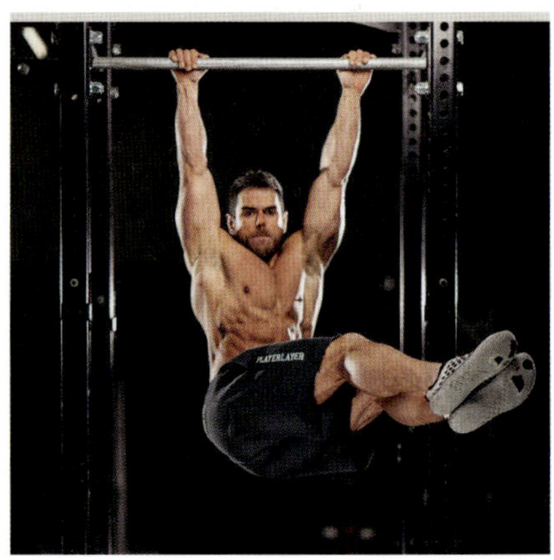

- Von einer Turnstange oder von Turnringen hinabhängen.
- Die Beine so hoch wie möglich zu einer Schulter heben.
- Das Becken leicht nach vorn kippen, um die Bewegung abzuschließen.
- Im oberen Bewegungsbereich eine Sekunde innehalten, dann die Beine langsam absenken.
- Auf der anderen Seite wiederholen.

4. Regel für die Rumpfmuskulatur: Kontrolle behalten

Diese Bauchmuskelübung verbindet man automatisch mit einer Filmszene aus *Rocky IV*, die vorgeblich im ländlichen Russland spielt: der Dragon Flag. Diese Übung – anders als bei den meisten herkömmlichen Konditionierungsarten der Rumpfmuskulatur – zwingt die Bauchmuskeln zu exzentrischen Kontraktionen. Die Muskeln stehen unter Spannung, aber sie dehnen sich auch aus. Das ist so ähnlich wie bei der Abwärtsbewegung beim Bizeps-Curl.

Warum ist das so wichtig? Weil Forschungen, die in *The Journal of Applied Physiology* publiziert wurden, zu dem Schluss kamen, dass »exzentrische Übungen eine vielversprechende Trainingsweise zur Leistungsverbesserung darstellen«.[20] Einfacher ausgedrückt: Es wird oft vergessen, die kontrahierten Muskeln auch während der Abwärtsbewegung arbeiten zu lassen. Das sorgt jedoch für einen nützlichen Trainingsreiz, um die Kraft und die Funktionstüchtigkeit jeder Muskelgruppe zu verbessern.

In diesem Beispiel ist es dein neu gemeißeltes, von *Rocky* inspiriertes Sixpack.

Anleitung für den Dragon Flag:

- Auf den Boden legen und mit den Händen kopfüber an etwas Stabilem festhalten.
- Während nur Kopf und Schultern Bodenkontakt haben, den restlichen Körper vom Boden heben.
- Den Körper so gerade wie möglich halten und zum Boden absenken.
- Im unteren Bewegungsbereich der Übung eine Sekunde pausieren.
- Danach in die aufrechte Position zurückkehren und stets darauf achten, dass nur Kopf und Schultern den Boden berühren.

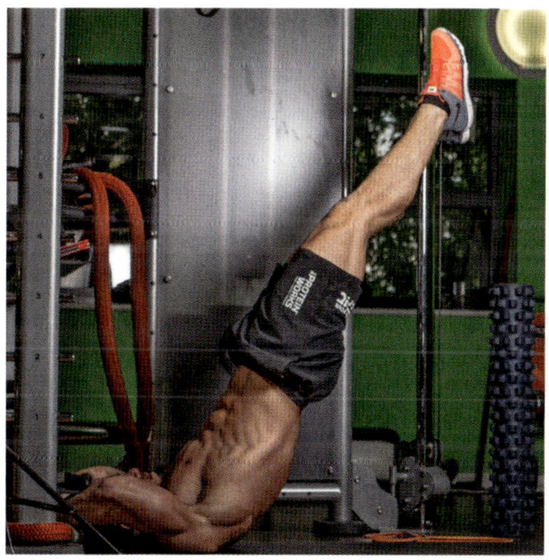

5-TAGE-PROGRAMM | WOCHE 5–8 | SAMSTAG: BAUCHMUSKELPROGRAMM FÜR ANFÄNGER

Übung	Wiederh.	Sätze	Pause	Anleitung	
T-Unterarm-stütz	10 (pro Seite)	3	90 Sekunden	Einen normalen Unterarmstütz einnehmen. Die Ellenbogen beugen und das Körpergewicht mit den Unterarmen abstützen. Der Körper sollte von den Schultern bis zu den Fußgelenken eine gerade Linie bilden. Gesäß- und Bauchmuskeln anspannen. Den Körper so weit drehen, bis das Gewicht seitlich auf einem Fuß ruht. Einen Arm heben, sodass du mit deinem Körper ein T bildest. Diese Position halten, Arm absenken und auf der anderen Seite wiederholen.	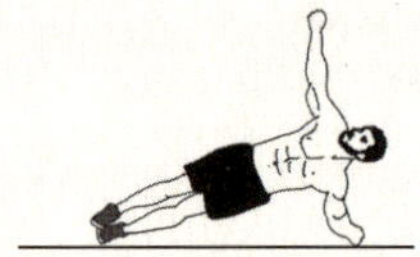
Seitlicher Crunch mit eingehängten Beinen	10 (pro Seite)	3	90 Sekunden	Die Beine in TRX-Schlingen oder in Gymnastikringe einhängen. Auf den Rumpf konzentrieren und einen einfachen, geraden Liegestütz einnehmen und beibehalten, den Bauchnabel einziehen. Beide Knie zur Außenseite eines Ellenbogens ziehen, dabei die Arme gerade und die Bauchpartie angespannt halten. Auf die angespannte Körpermitte konzentrieren und beide Beine zurück in die waagerechte Ausgangsposition bringen. Alles zur anderen Seite wiederholen.	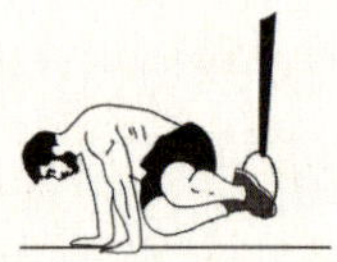
Pallof-Hold	60 Sekunden pro Seite	3	60 Sekunden	Mit einem elastischen Widerstandsband, am Kabelzug oder mit einem Seil und einem Trainingspartner, der das Seil unter Spannung hält, durchführen. Das Seil/Kabel/Band umfassen und am Brustbein halten (Arme sind ganz gestreckt). Die linke Schulter zeigt zu dem Punkt, an dem das Seil/Kabel/Band befestigt ist. Weit genug entfernt hinstellen, um die Spannung zu spüren. Schultern und Hüften straff halten. Das Seil/Kabel direkt vor dem Körper halten, dem Drehmoment widerstehen und für 60 Sekunden halten. Bauchmuskeln angespannt lassen.	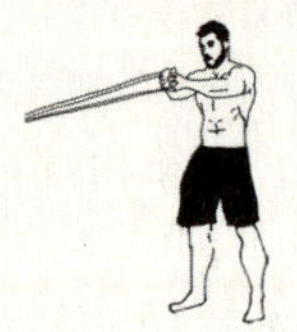
Basket-Hang	60 Sekunden pro Seite	3	60 Sekunden	Mit schulterbreitem Griff an eine Klimmzug-stange hängen und die Bauchmuskeln anspannen. Die Knie zur Brust heben. Die Hüften langsam zu einer Seite drehen, während die Brust weiterhin nach vorn zeigt, dabei die Rippen zur Hüfte crunchen. Pausieren, dann auf der anderen Seite wiederholen.	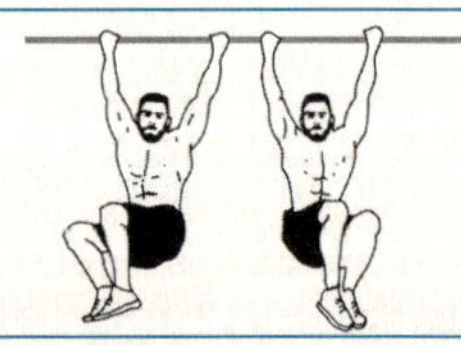
Dragon Flag mit angezogenen Knien	10	3	60 Sekunden	Mit dem Rücken auf den Boden legen (im Bild eine Langbank) und mit den Händen oben am Kopf an etwas Stabilem festhalten. Während nur Kopf und Schultern Bodenkontakt haben, den restlichen Körper vom Boden heben. Den Körper so gerade wie möglich halten, die Beine anziehen und sich jetzt zum Boden absenken. Im unteren Bewegungsbereich eine Sekunde pausieren, dann den Körper wieder aufrichten und stets darauf achten, dass nur der Kopf und die Schultern den Boden berühren.	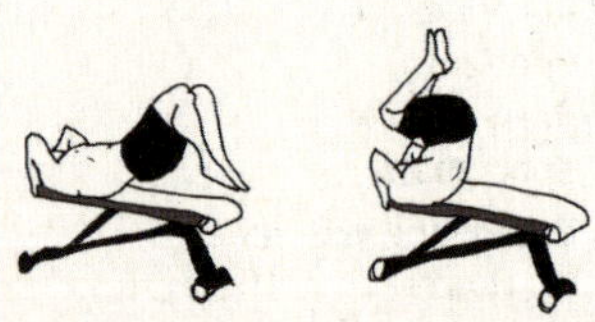
Bären-Crunch	60 Sekunden	3	60 Sekunden	Aus der Liegestütz-Position das linke Knie vor den Körper heben und zum rechten Ellenbogen führen. Jetzt auf der anderen Seite wiederholen. Wird die Übung richtig absolviert, strapaziert man damit die stabilisierende Rumpfmuskulatur und gleichzeitig die schräg verlaufenden Bauchmuskeln.	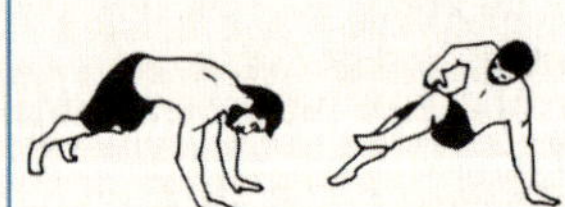

6-TAGE-PROGRAMM | WOCHE 9–12 | MONTAG: DRÜCKÜBUNGEN

Übung	Wiederh.	Sätze	Pause	Anleitung	
Plyometrischer Liegestütz mit engstehenden Armen	5	3	90 Sekunden	Liegestütz-Position einnehmen. Hände stehen eng zueinander, Rücken gerade halten. Brust zum Boden absenken, dann mit den Armen explosiv nach oben drücken, bis die Arme ganz gestreckt sind. Falls möglich, während der Aufwärtsbewegung versuchen, in die Hände zu klatschen. (Sollten Ganzkörper-Liegestütze unmöglich sein, dann die Liegestütze auf den Knien absolvieren.)	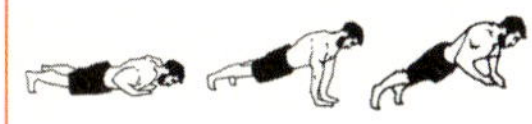
Einarmiger Liegestütz	10 (pro Arm)	3	90 Sekunden	Liegestütz-Position einnehmen, mit einer Hand auf dem Boden, die Füße weit auseinanderspreizen. Den gesamten Körper anspannen und die freie Hand auf dem unteren Rücken abstützen. Den Körper langsam absenken, bis die Brust fast den Boden berührt. Jetzt den Körper explosiv nach oben zurück in die Ausgangsposition drücken. (Sollten Ganzkörper-Liegestütze unmöglich sein, dann die Liegestütze auf den Knien absolvieren.)	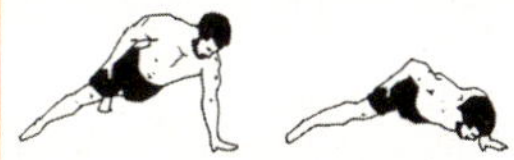
Abwechselnder Arnold-Press	12 (pro Arm)	3	60 Sekunden	Auf eine Schrägbank setzen. Zwei Kurzhanteln mit gebeugten Armen auf Schulterhöhe halten, die Handflächen zeigen zum Körper. Die Hanteln möglichst fest umfassen, eine Hantel nach oben über den Kopf drücken (die andere auf Schulterhöhe halten) und sie dabei drehen, sodass die Handfläche im oberen Bewegungsbereich nach vorn zeigt. Innehalten und das Gewicht langsam absenken, sodass die Handfläche am Ende der Übung wieder zum Körper zeigt. Mit dem anderen Arm wiederholen.	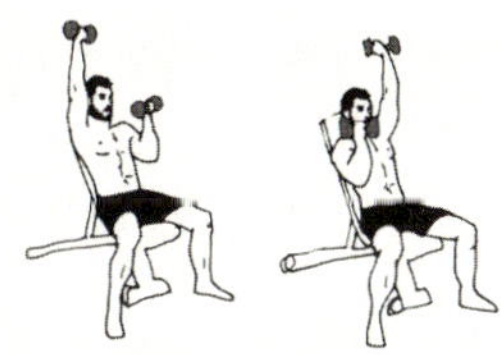
Uchi-Mata-Liegestütz	6 (pro Bein)	3	60 Sekunden	Ein auf einem Judo-Wurf beruhender Liegestütz, der die Rumpfmuskulatur, den unteren Rücken, die ischiocrurale (rückseitige Oberschenkel-)Muskulatur sowie die Schultermuskulatur stärker beansprucht. Ausgehend von der Liegestütz-Position den rechten Fuß parallel zum Boden anheben. Jetzt den Körper absenken, bis die Brust fast den Boden berührt. Das angehobene Bein noch höher anheben. Dann den Körper zurück in die Ausgangsposition drücken. Jetzt die Seite wechseln und mit dem anderen Bein wiederholen.	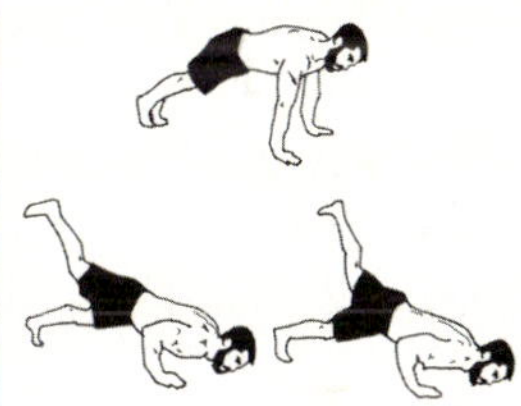
Kurzhantel-Fliegen in Kombination mit Hex-Press auf der Schrägbank	12	3	60 Sekunden	Mit zwei Kurzhanteln über der Brust flach auf eine Schrägbank legen; die Handflächen zeigen zueinander. Ellenbogen etwas anwinkeln und die Hanteln zu den Seiten absenken, bis du eine Dehnung in der Brust spürst. Die Hanteln zur Brustmitte bringen und zurück in die Ausgangsposition drücken. Wiederholen.	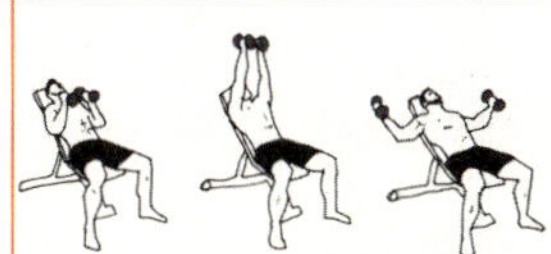
Bärengang mit Kurzhanteln	Jeweils 10 Meter vor und zurück	3	45 Sekunden	Ein harter Abschlusstest, um die letzte Runde Drückübungen des zwölfwöchigen Programms abzuschließen. Der Bärengang allein ist bereits eine harte Übung, jetzt gesellen sich noch Zusatzgewichte dazu. Jeweils zehn Meter vor und zurück und, wenn gewünscht, beim letzten Satz bis zum völligen Muskelversagen.	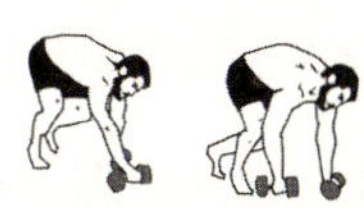

6-TAGE-PROGRAMM | WOCHE 9–12 | DIENSTAG: BEINTRAINING

Übung	Wiederh.	Sätze	Pause	Anleitung	
Box-Jumps aus den Knien auf die Füße	5	3	90 Sekunden	Kniesprünge sorgen für die Entwicklung der hinteren Muskelkette (einschließlich des hinteren Rückens, der Gesäßmuskeln und der ischiocruralen Muskulatur); schließt man einen Box-Jump an, macht man eine durchgängige Bewegung, bei der man zweimal hintereinander ohne Pause springt. Mit dem Fußspann auf dem Boden auf die Knie gehen. Auf die Füße setzen, nach vorn beugen und die Arme nach hinten bringen. Dann die Arme nach vorn schwingen und gleichzeitig die Hüften nach vorn strecken. Wenn du dich vom Boden löst, die Knie anheben und die Füße auf den Boden platzieren, um Halt zu finden. Versuche, möglichst sanft aufzusetzen, und springe dann sofort weiter auf eine Kiste oder Bank.	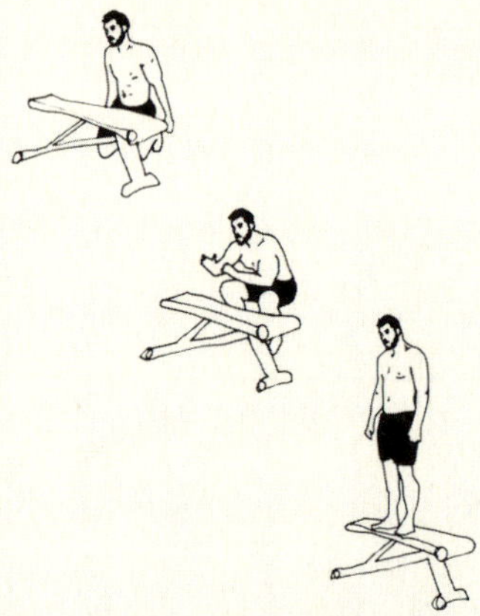
Bulgarische Split-Kniebeuge mit Gewichtsscheibe	12 (pro Bein)	3	60 Sekunden	Mit dem Rücken zur Bank stellen und eine Gewichtsscheibe vor der Brust halten. Einen Fuß hinten auf die Bank legen, der Fußrücken zeigt nach unten. Mit dem Standbein eine Kniebeuge machen, bis das Knie des hinteren Beins fast den Boden berührt. Den Körper über den vorderen Fuß wieder in die Ausgangsposition drücken.	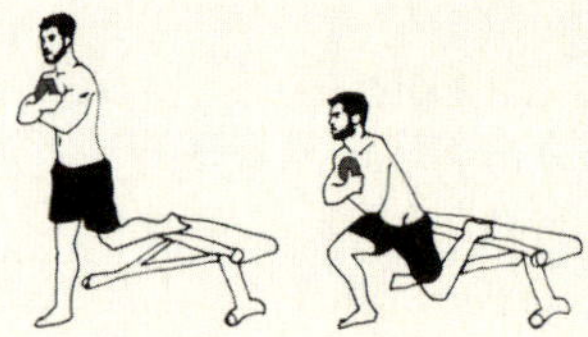
Goblet-Kniebeuge mit Pause	12	3	60 Sekunden	Aufrecht hinstellen, Füße stehen schulterbreit auseinander. Das eine Ende einer Kurzhantel mit beiden Händen umfassen und die Hantel senkrecht vor der Brust halten. Rücken gerade halten und so tief in die Hocke gehen, bis die Hüftfalte sich unterhalb der Knie und die Oberseiten der Schenkel sich mindestens parallel zum Boden befinden. Diese Position für drei Sekunden halten. Danach Hüften und Knie strecken, um wieder in die Ausgangsposition zu gelangen.	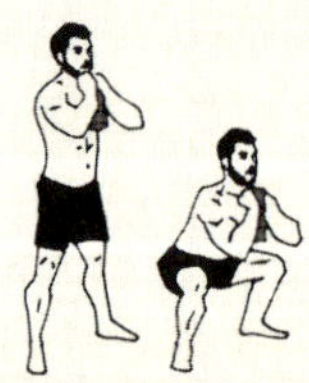
Kniebeuge mit gestreckten Armen und Gewichtsscheibe	12	5	60 Sekunden	Eine normale Kniebeuge, bei der man mit gestreckten Armen eine Gewichtsscheibe vor der Brust hält, um die Rumpfmuskulatur stärker zu beanspruchen. Bei den Kniebeugen mit den Oberschenkeln etwas tiefer als parallel zum Boden gehen.	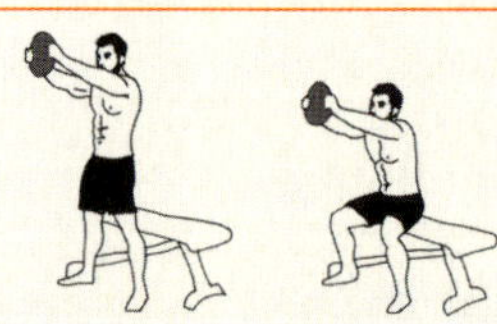
Ausfallschritte mit anschließendem Entengang, jeweils vor und zurück	10 Meter vor und zurück	4	60 Sekunden	Diese harte, abschließende Übung für das Beintraining kombiniert die Abschlussübungen der beiden vorigen Bein-Workouts; man absolviert sie direkt hintereinander, was eine strapaziöse Herausforderung für die Beine ist.	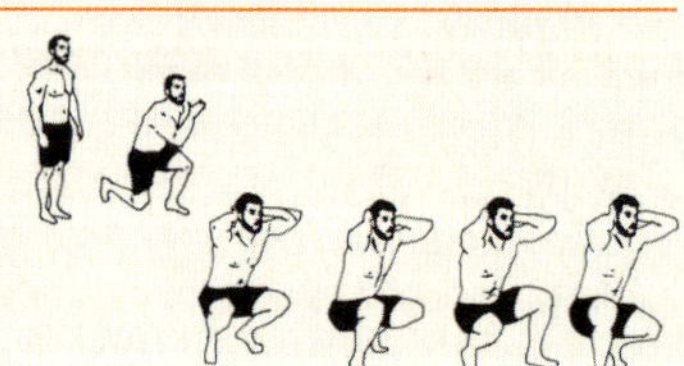

6-TAGE-PROGRAMM | WOCHE 9–12 | MITTWOCH: ZIEHÜBUNGEN

Übung	Wiederh.	Sätze	Pause	Anleitung	
Abwechselndes einarmiges Kurzhantel-Ziehen im Sumo-Stil	6 (pro Arm)	3	90 Sekunden	Aufrechter Stand, Füße stehen mehr als schulterbreit auseinander, Kurzhantel in einer Hand. Eine Kniebeuge machen, bis die Oberschenkel parallel zum Boden sind. Die Hantelhand mittig nach unten führen. Sich mit den Fersen abdrücken und die Hantel bis zum Kinn hochziehen, sodass sich der Arm beugt und der Ellenbogen in einer Flucht mit dem Kopfscheitel ist. In die Knie gehen, Seite wechseln und wiederholen.	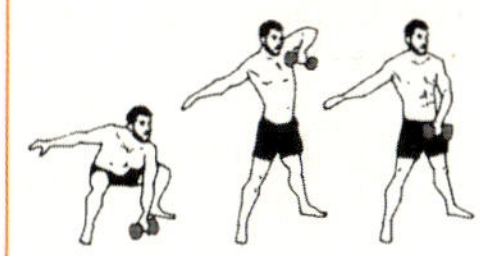
Dead-Hang	5	3	90 Sekunden	An eine Klimmzugstange hängen, Arme sind ganz gestreckt, Füße vom Boden. Ziehe dich so hoch, bis das Kinn über die Stange hinausragt. Wiederholen und zurück in die hängende Ausgangsposition mit ausgestreckten Armen gehen, damit die Muskeln härter arbeiten müssen, um die verloren gegangene Schwungkraft zu kompensieren.	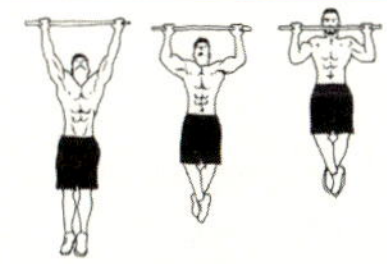
Reverse Kurzhantel-Fliegen auf der Schrägbank	12	3	60 Sekunden	Mit einer Kurzhantel in jeder Hand bäuchlings auf eine Schrägbank legen, sodass die Handflächen zueinander zeigen (neutraler Griff). Die Arme senkrecht hinunterhängen lassen. Beine stillhalten und Druck mit den Zehenballen ausüben. Dies ist die Ausgangsposition. Unter Beibehaltung einer leichten Beugung in den Ellenbogen die Hanteln in einer bogenförmigen Bewegung seitlich nach außen bewegen, während du ausatmest. Tipp: Schulterblätter zusammendrücken, um das Beste aus dieser Übung herauszuholen. Die Arme sollten so hoch gehoben werden, bis sie parallel zum Boden sind. Danach die Hanteln wieder langsam zurück in die Ausgangsposition absenken.	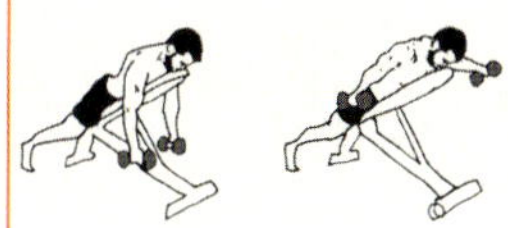
Aufrechtes Rudern	20	3	60 Sekunden	Jeweils eine Kurzhantel vor den Oberschenkeln halten. Die Hanteln senkrecht hochheben, bis sie sich in einer Flucht mit deinem Schlüsselbein befinden und die Ellenbogen nach außen zeigen. Hanteln absenken und wiederholen.	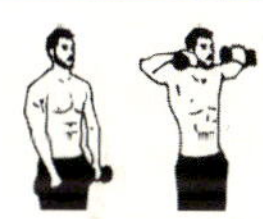
Spider/ Zottman-Curl	10	4	60 Sekunden	Auf eine Schrägbank legen. Jeweils eine Kurzhantel auf Armlänge entfernt halten, die Ellenbogen sind nah am Körper, Handflächen zeigen zueinander. Dies ist die Ausgangsposition. Während die Oberarme unbewegt bleiben, die Hanteln nach oben curlen und die Bizepse beim Ausatmen kontrahieren. Es dürfen sich nur die Unterarme bewegen. Dabei die Handgelenke mit den Handflächen nach oben drehen (Supinationsgriff). Die Bewegung weiter fortsetzen, bis die Bizepse ganz kontrahiert sind und die Hanteln sich auf Schulterhöhe befinden. Für eine Sekunde statisch halten und die Bizepse fest zusammendrücken. Jetzt die Handgelenke in einen Pronationsgriff (Handflächen zeigen nach unten) drehen, wobei der Daumen höher ist als der kleine Finger. Dann langsam die Hanteln absenken. Sobald der untere Teil der Bewegung erreicht ist, die Handgelenke wieder in einen neutralen Griff (Handflächen zeigen zum Körper) drehen. Wiederholen.	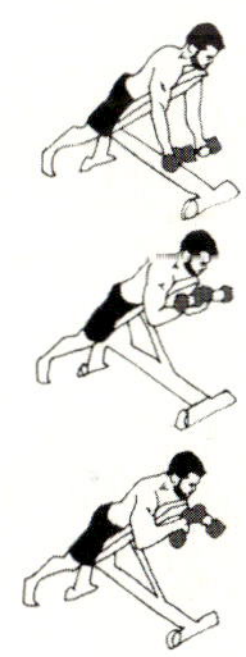
Liegestützsprünge, gefolgt von Klimmziehen	100	1	So lange du brauchst, um 100 Wiederholungen zu schaffen	Der Liegestützsprung ist eine Übung in vier Phasen: Aus dem Stand in die Kniebeuge gehen, mit den Händen auf dem Boden direkt vor den Füßen. Dann die Füße nach hinten kicken, dabei die Arme gestreckt lassen, sodass du eine erhöhte Liegestütz-Position einnimmst. Einen Liegestütz machen, dann mit den Füßen zurück nach vorn zu den Händen springen. Jetzt eine Kniebeuge absolvieren, dann mit geraden erhobenen Armen in die Luft springen, die Stange umfassen und einen Klimmzug machen. Das ist eine Wiederholung.	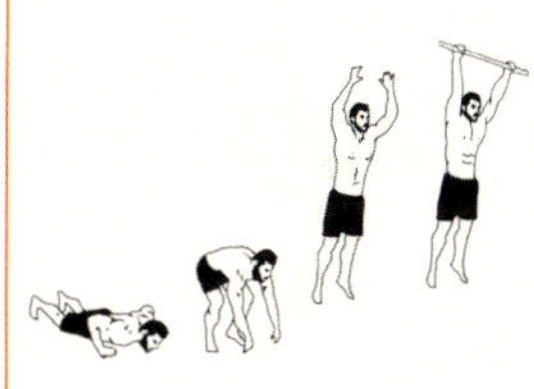

6-TAGE-PROGRAMM | WOCHE 9–12 | DONNERSTAG: FORTGESCHRITTENES BAUCHMUSKELTRAINING

Übung	Wiederh.	Sätze	Pause	Anleitung	
Dragon Flag	10	4	60 Sekunden	Auf den Boden legen und mit den Händen überkopf an etwas Stabilem festhalten. Während nur Kopf und Schultern Bodenkontakt haben, den restlichen Körper vom Boden abheben. Den Körper so gerade wie möglich halten und zum Boden absenken. Im unteren Bewegungsbereich der Übung eine Sekunde pausieren. Danach in die aufrechte Position zurückkehren und stets darauf achten, dass nur Kopf und Schultern den Boden berühren.	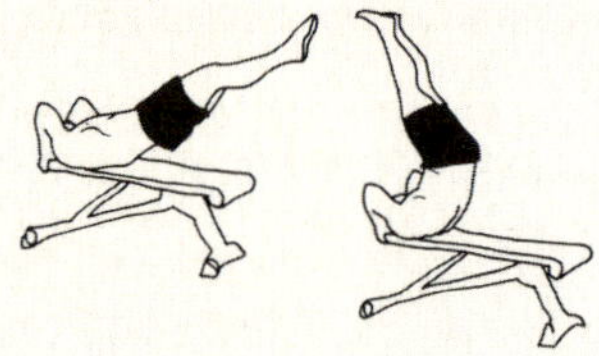
Scheiben-wischer	10	3	60 Sekunden	Im Grunde ein Basket-Hang, nur sind hier die Beine gerader nach vorn gestreckt, um den Schwierigkeitsgrad zu erhöhen. Mit schulterbreitem Griff an eine Klimmzugstange hängen und die Bauchmuskeln anspannen. Beine in leichtem Winkel nach vorn strecken und die Hüften kontrolliert zu einer Seite drehen, die Brust zeigt dabei stets nach vorn. Währenddessen die Rippen zu den Hüften crunchen. Pausieren und mit der anderen Seite wiederholen.	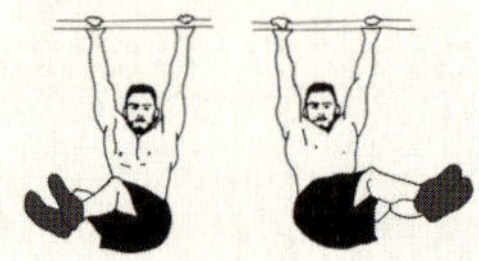
Abgestütztes Beinziehen mit eingehängten Füßen	12	3	90 Sekunden	Liegestütz-Position einnehmen und das obere Ende der Füße in TRX-Schlingen oder Ringe hängen. Beine möglichst gerade halten, Hüften beugen und die Beine nach vorn zur Brust und die Füße zu den Händen ziehen. Am Ende der Bewegung die Position für drei bis vier Sekunden halten, dann langsam zurück in die Ausgangsposition gehen.	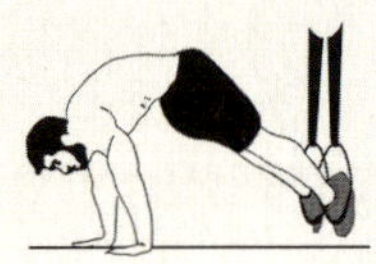
L-Sitz	60 Sekunden	3	60 Sekunden	Mit schulterbreitem Griff an eine Stange oder an Turnringe hängen. Beine gerade halten und zusammenlassen. Mithilfe der unteren Bauchmuskeln und der Hüftbeuger die Beine parallel zum Boden führen und im 90-Grad-Winkel zum Oberkörper halten (L-Sitz). Wenn man das beherrscht, Zusatzgewicht benutzen.	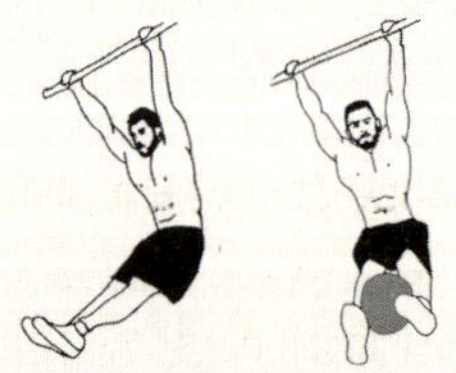
Holzhacken, gefolgt vom Bären-Crunch	10 (pro Seite), danach 60 Sekunden Bären-Crunches	3	60 Sekunden	Kniend eine Kurzhantel mit beiden Händen an der Außenseite des rechten Oberschenkels halten. Den Oberkörper zur Seite drehen, die Hantel hochheben und mit geraden Armen vor dem Körper zur anderen Seite ziehen. Während des Hebens den Oberkörper so weit drehen, bis er zur Hantel zeigt, die sich jetzt über der linken Schulter befindet. Für eine kontrollierte Bewegung die Rumpfmuskulatur einsetzen. Dann die Bewegung umkehren bis zur Ausgangsposition und das Gewicht absenken, als hackte man Holz. Nach den Wiederholungen die Bären-Crunches (siehe Seite 126) anschließen.	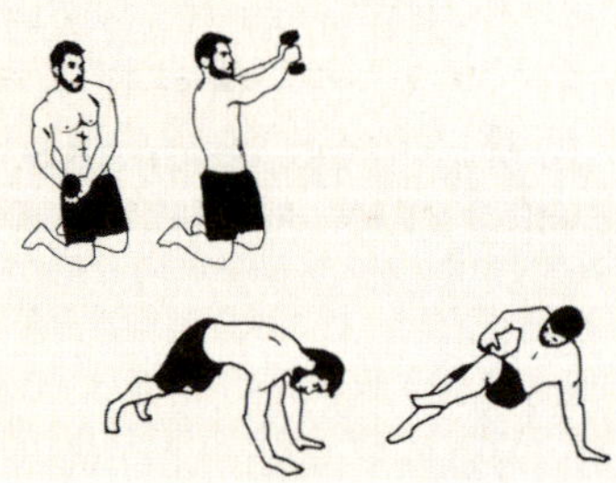

6-TAGE-PROGRAMM | WOCHE 9–12 | FREITAG: GANZKÖRPER-CAVEMAN-CONDITIONING

Herzlichen Glückwunsch! Du hast es bis zu den Wochen 9 bis 12 geschafft!

Willkommen beim größeren Bruder des »Berges«, den wir den »Mount Everest« nennen. Dieser hebt das Caveman-Conditioning auf eine neue Stufe, da es dein Ziel ist, die Bergsteiger-Übungen in 44,24 Sekunden aus verschiedenen Winkeln zu absolvieren und auch nur 44,24 Sekunden nach dem »Bergsteiger mit Händen auf der Bank« zu pausieren.

Wiederhole diesen Durchgang zehnmal.

Warum ausgerechnet 44,24 Sekunden? Weil es die doppelte Zeit ist, die du für den »Berg« benötigst, plus ein zusätzlicher Satz (inklusive Pause), der 176,96 Sekunden entspricht. Er steht symbolisch für die Höhe des Mount Everest (Besteigung und Abstieg betragen 17 696 Meter). Dein Ziel ist es also, das komplette Workout in 176,96 Sekunden beziehungsweise 29,49 Minuten zu bewältigen.

Übung	Wiederh.	Sätze	Pause	Anleitung
Bergsteiger mit Füßen auf der Bank	44,24 Sekunden	10	44,24 Sekunden nach dem letzten Satz	Eine Startposition wie für einen Sprint einnehmen, die Fußspitzen stützen sich hinten auf einer Bank ab. Jetzt die Knie 44,24 Sekunden lang in explosiven Kolbenbewegungen abwechselnd hoch zur Brust ziehen. Ohne Pause direkt zur nächsten Übung übergehen.
Bergsteiger				Auf dem Boden eine Startposition wie für einen Sprint einnehmen und die Knie 44,24 Sekunden lang in explosiven Kolbenbewegungen abwechselnd zur Brust anziehen. Ohne Pause direkt zur nächsten Übung übergehen.
Bergsteiger mit Händen auf der Bank				Eine Startposition wie für einen Sprint einnehmen, die Handflächen stützen sich oben auf eine Bank. Die Knie 44,24 Sekunden lang in explosiven Kolbenbewegungen abwechselnd zur Brust ziehen. Anschließend 44,24 Sekunden pausieren (genieß es!), bevor mit einem weiteren Durchgang begonnen wird. Insgesamt zehn Runden absolvieren.

6-TAGE-PROGRAMM | WOCHE 9–12 | SAMSTAG: SPEZIALTRAINING FÜR DIE JEWEILIGE SPORTART

Du warst erfolgreich! Nach neun Wochen kannst du jetzt ein spezielles Training für deinen Sport machen.

Du hast ein größeres kinästhetisches Bewusstsein entwickelt und dein neurologisches Potenzial durch die sowjetische Trainingsmethode der allgemeinen Körpervorbereitung entfacht. Deine Trainingskapazität ist durch die Abfolgen der Körpergewicht-Übungen der Royal Marines erhöht. Jetzt bist du bereit, direkt verbundenes Training, das in unmittelbarem Zusammenhang mit deiner Sportart steht, basierend auf Geoff Capes Vier-Punkte-Trainingsmethode (bei der mehrere Skills eingeübt werden) zu absolvieren.

Ob Fußball, Rugby, Laufen oder Schwimmen – oder in meinem Fall der Tree-Athlon: Du kennst deinen Körper jetzt besser und kannst mit gesteigertem Leistungsvermögen wesentlich schneller neue Übungen erlernen.

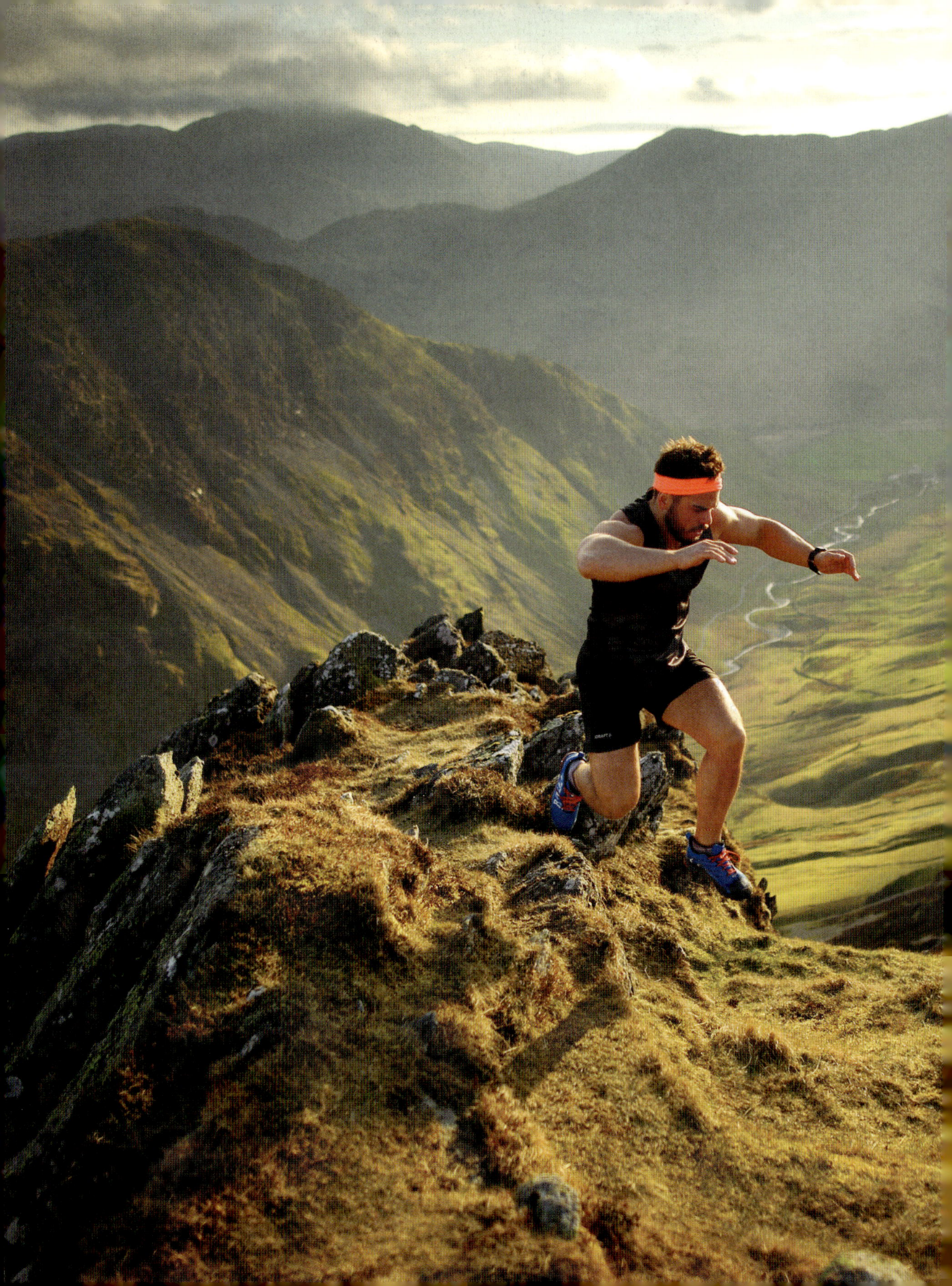

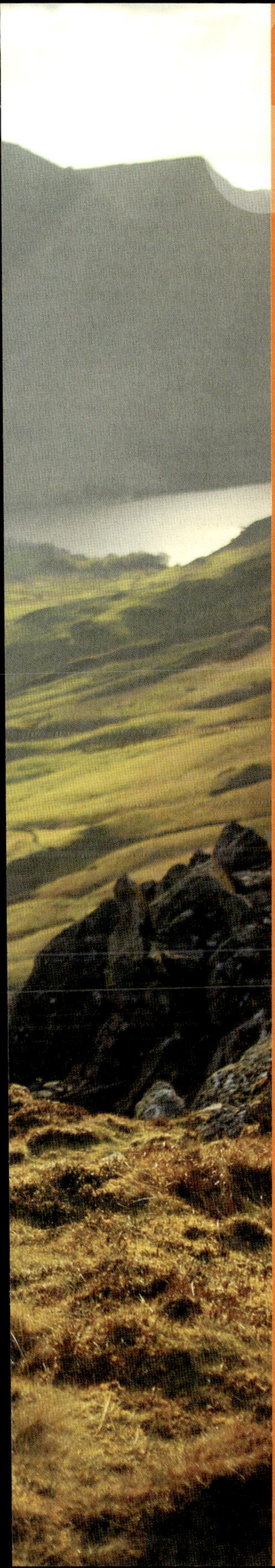

„ES GIBT KEINE LIMITS. ES GIBT NUR PLATEAUS, ABER DU DARFST DORT NICHT STEHENBLEIBEN, DU MUSST ÜBER SIE HINAUSGEHEN."

BRUCE LEE

TEIL III:
GEHEIMNISSE EINER REKORDVERDÄCHTIGEN FITNESS

KAPITEL 6
FETTABBAU

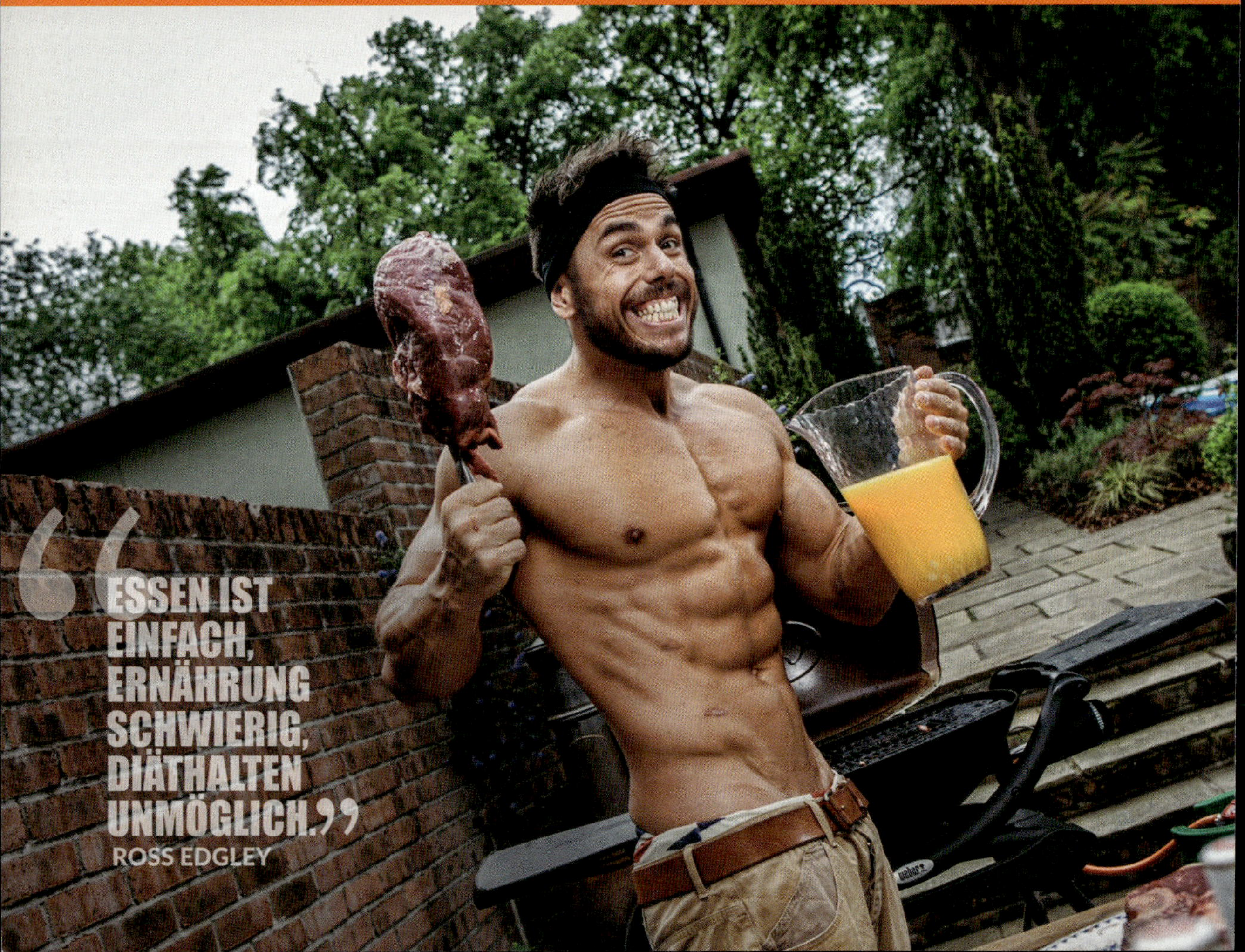

„ESSEN IST EINFACH, ERNÄHRUNG SCHWIERIG, DIÄTHALTEN UNMÖGLICH."

ROSS EDGLEY

ERNÄHRUNGSREGELN (SIND DAZU DA, GEBROCHEN ZU WERDEN)

Im Jahr 2013 ging ich meine Ernährung und mein Fitnesstraining mit Methoden an, die sich deutlich von den meisten anderen unterscheiden. Ich war von meinen Weltreisen nach England zurückgekehrt, wo ich wieder ein »normales« Leben aufnahm, und gehörte zum Gründungsteam von THE PROTEIN WORKS™. Das ist der Markenname für eine Sporternährung, die man später als »die innovativste Marke der Welt« bezeichnen würde, denn weder ernährten wir uns noch trainierten wir wie der Rest in der Branche.

Wir erfanden das erste Protein-Popcorn der Welt sowie den Karamell-Macchiato und den »Lemon Shortcake«-Proteinshake, und wir hatten sogar Ambitionen, Europas größte Protein-Bäckerei zu gründen.

»Das hier geht an die Verrückten, die Außenseiter, die Rebellen, die Unruhestifter, an die, die aus dem Muster fallen… Diejenigen, die die Dinge anders sehen – sie halten nichts von Regeln. Du kannst sie zitieren, anderer Meinung sein als sie. Du kannst sie glorifizieren oder sie herabwürdigen, aber das Einzige, was du nicht tun kannst, ist, sie zu ignorieren, weil sie die Dinge nämlich verändern… Sie bringen die Menschheit weiter, und obwohl sie andere als die Verrückten sehen, sehen wir sie als Genies. Denn diejenigen, die verrückt genug sind zu denken, dass sie die Welt ändern könnten, werden diejenigen sein, die es tatsächlich tun.«

STEVE JOBS

Ich fühlte mich zu Hause. Dort, wo man das Sonderbare willkommen hieß und innovative Geister eingeladen wurden. Ich trug nur selten Schuhe, nahm in Shorts an Meetings teil, trainierte in der Mittagspause auf dem Dach und aß mein Frühstück, Mittagessen und Abendessen im Protein-Popcorn-Raum. Dem Team erschien das normal, es akzeptierte meine Dschungelmanieren.

Und alles nur, weil wir gemeinsam Proteinriegel erfanden, die Regeln des (Koch-)Buchs neu schrieben und über den Tellerrand hinaus backten.

AM RUNDEN TISCH DER CHEFKÖCHE

Das ist der Ort, wo Fitness die Bekanntschaft mit der gehobenen Küche macht.

Alle Rezepte in diesem Buch wurden von drei kulinarischen Genies erdacht. Ich nehme für keines davon das Verdienst in Anspruch, sondern hatte selbst nur viel Glück, das probieren zu können, was sie in ihren Pfannen, Schüsseln und Öfen zubereiteten. Jetzt, da auch du ihre hervorragenden Kochkünste kennenlernst, stelle ich dir drei der fähigsten Köche vor, die ich kenne, und teile ihre genialen Kochkünste mit dir.

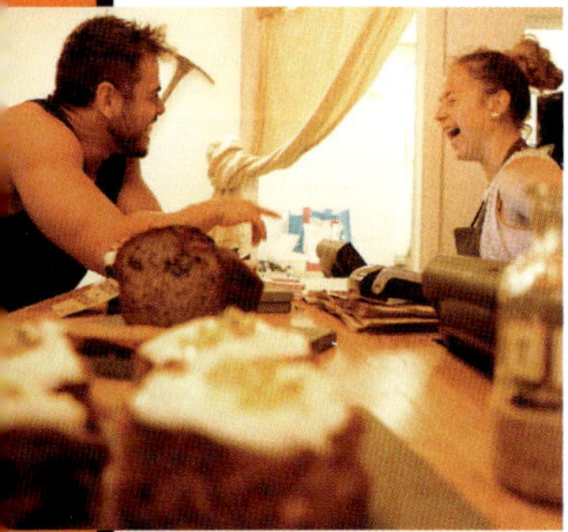

Das ist **Annie Mayne** – deine Geschmacksknospen werden sie lieben.

Sie lebt in Keswick im Norden Englands. Ich kann sie nicht anders beschreiben als die Erschafferin der leckersten und gesündesten Hausmannsrezepte, die je auf deinem Küchentisch gelandet sind. Ich weiß, das ist eine recht kühne Behauptung, aber mit jedem Rezept für Açai-Bowl und Keto-Taco aus diesem Buch wirst du besser verstehen, warum.

Sie hat mich für mein Ausdauertraining – das übrigens in Keswick stattfindet, wie du in Kapitel 9 noch sehen wirst – mit so vielen Leckereien versorgt und ist eine gute Freundin sowie eine unglaubliche Köchin.

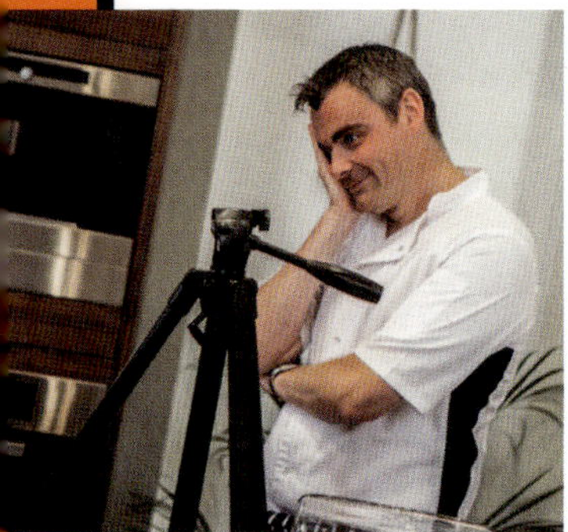

Und das hier ist **Simon Partridge**, ein Magier der Küche.

Simon und ich begegneten uns zum ersten Mal bei einem Barbecue-Fotoshooting (und es war so toll, wie es sich anhört) für Athleat Meat, eine Firma, die sich auf Qualitätsfleisch für Sportler spezialisiert hat. Ich sollte dort über den ernährungswissenschaftlichen Zusammenhang ihrer Erzeugnisse sprechen, für die grasgefütterte Rinder verwendet werden, und Simon war dort, um das Fleisch schmackhaft zuzubereiten.

Der Mann ist ein echtes Genie. Er hat ganze Truppen von Hilfsköchen in gehobenen Hotelküchen angeleitet, hat auf der ganzen Welt und sogar schon für Hollywoodstars gekocht. Ja, so gut ist er!

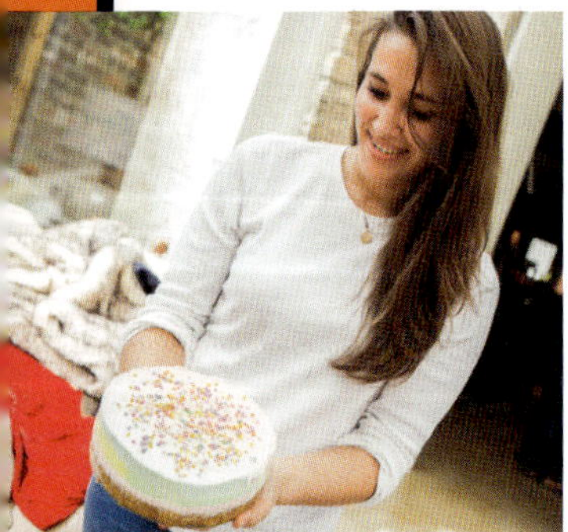

Schließlich ist hier noch **Hester Sabery.**

Sie war die Chefköchin beim längsten Seilklettern der Welt, beim ersten Tree-Athlon der Welt und beim härtesten Marathon der Welt. Und sie ist meine Freundin.

Abgesehen davon ist sie auch die kaufmännische Geschäftsführerin bei einem der größten Cupcake-Hersteller Europas. Das bedeutet, sie hat ein hervorragendes Händchen dafür, dem einzelnen Gericht einen tollen Geschmack zu verleihen, kann es aber auch ebenso gut in großen Serien fertigen und vermarkten.

In Anbetracht der Tatsache, dass ich an einem großen Trainingstag 10000 Kalorien zu mir nehme, macht sie das zu meiner perfekten Freundin.

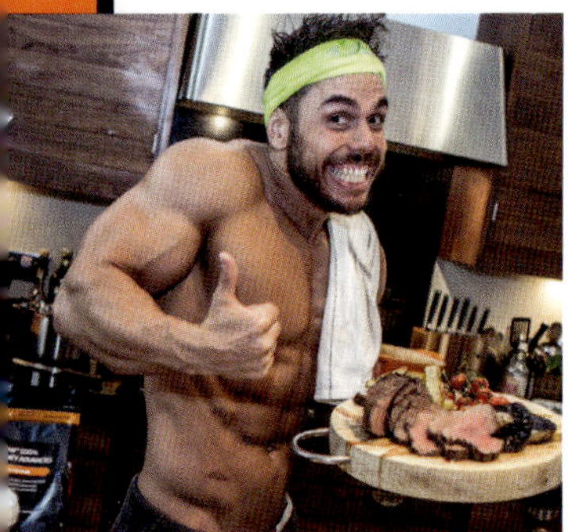

Und das hier bin ich, und ich kann besser essen als kochen.

Ich arbeite bereits seit über zehn Jahren in der Sporternährungsbranche, und es gibt keinen Snack, Shake oder Proteinriegel, den ich nicht getestet habe. Meine Rolle am gedeckten Tisch der Chefköche besteht also darin, zu essen, zu trinken und dir zu vermitteln, wie man mit den nährstoffreichen und geschmackvollen Rezepten dieser Kochgenies umzugehen hat.

DAS INNOVATIVSTE SPORTERNÄHRUNGSUNTERNEHMEN DER WELT

Es ist der 2. Dezember 2013, 18 Uhr, und ich bin auf dem bekannten Weihnachtsmarkt in Manchester im Norden Englands.

Dies ist zweifellos der schönste Ort der Welt für jeden, der gerne isst und trinkt. Es steht aber auch außer Frage, dass dies der ungewöhnlichste Ort auf unserem Planeten ist, um die Forschung und Entwicklung für eine der größten Sporternährungsfirmen Europas durchzuführen. Aber Meilen entfernt von unserem Sportlabor ist es genau das, was wir hier tun.

Ich sage »wir«, denn der Abend meiner kulinarischen Expedition war keineswegs ein Alleingang. Arm in Arm stand ich mit den anderen Gründungsmitgliedern von THE PROTEIN WORKS™. Wir sangen Frank Sinatras Version von *Jingle Bells*, als der Duft von Glühwein die Luft und Backwaren, Bratwurst und festliche Feierlaune unsere Mägen füllten.

Welche Methode verfolgten wir bei aller Fröhlichkeit? Wir gingen auf die Jagd nach Geschmacksrichtungen.

In den vergangenen sechs Monaten hatten wir jede Schokolade, jede Süßigkeit und jeden Pudding probiert, um die Geschmacksnerven und Bäuche der Menschen zu harmonisieren. Unser Ziel war ganz einfach: Entwickle gesunde Shakes und Snacks so geschmackvoll und konsistent, dass man das Durchhalten einer Diät nicht mehr als lästige Pflicht empfindet. Niemand würde mehr den Unterschied zwischen unseren Rezepten für nährstoffreiche Leckereien und den ungesunden, kalorienreichen Pendants erkennen.

Ein gewagter Plan, der auf einem Jahr voller Untersuchungen rund ums Thema »Diäten« fußte.

> ***»Unabhängig von der zugewiesenen Diät war die zwölfmonatige Gewichtsveränderung bei den Personen am größten, die am stärksten an ihrem Ernährungsplan festhielten. Die Ergebnisse deuten darauf hin, dass auf Strategien, die das Einhalten einer Ernährung begünstigen, mehr Wert gelegt werden sollte als auf eine bestimmte Diät.«*** [1]
>
> ***INTERNATIONAL JOURNAL OF OBESITY***

Was bedeutet das? Grundsätzlich ist der Nährwert unserer Ernährung wichtig. Wir alle benötigen die richtigen Vitamine, Mineralien, Fette, Proteine und Kohlenhydrate, um ein glückliches und gesundes Leben zu führen. Aber genauso bedeutsam für eine erfolgreiche Ernährungsstrategie ist, dass du einen Essensplan genießen und an ihm festhalten kannst.

Noch einmal: Der beste Ernährungsplan ist in der Theorie wertlos, wenn du ihn im realen Leben nicht einhalten kannst.

Der nach Brackwasser schmeckende Smoothie im Küchenschrank und die Proteinriegel in der Trainingstasche, die eher den Zähnen ein Workout abverlangen, sind nur zwei Komponenten eines Rezepts, das in einer Ernährungskatastrophe endet.

Das wollten wir ändern. Also machten wir uns, mit einem Löffel in der einen und einem großen Glühweinbecher in der anderen Hand, an die Arbeit.

Gareth nahm die Fässer mit deutschem Wein, der mit allen erdenklichen Kräutern und Gewürzen gemischt war, unter die Lupe. Karl und Mark fragten einen Mann aus, wie er seine portugiesischen Blätterteigtörtchen mit Pudding so weich hinbekam. Nick wurde bei den Sternsingern gesehen, denn die waren dem Stand mit Süßigkeiten und Zuckerwatte am nächsten.

Und ich? Ich hatte mich eigenmächtig von der Gruppe entfernt, denn kein Essensstand ist vor mir sicher! Ich hatte die Verkäufer am Plätzchenstand überredet, mir ein Puddingplätzchen zu machen, das in einen Schokoladen-Crêpe eingewickelt war. Dann bat ich darum, als sprichwörtliches Sahnehäubchen eine Portion Eiscreme unter diese mächtige Kreation zu mischen.

Das ging etwa 40 Minuten so weiter. Ich probierte alle möglichen Crêpe-Kombinationen in den verschiedensten Geschmacksvarianten, die ich mir vorstellen konnte; zwischendurch verputzte ich sogar einen Eisfrüchtebecher, der als Lückenbüßer für ein Sorbet herhalten musste.

Meine sechste Runde wurde jedoch von einer der merkwürdigsten Erscheinungen unterbrochen, die ich je auf einem Weihnachtsmarkt gesehen habe. Gareth strebte durch die Menge auf mich zu, einen Kobold auf dem Kopf balancierend und in jeder Hand einen Krug mit bayerischen Emblemen haltend. Außer Atem blieb er wie ein weihnachtlicher Ninja vor mir stehen und drückte mir einen der Krüge in die Hand. Mir war klar: Was auch immer dieser riesige Krug enthielt, war eindeutig wichtiger als ein weiterer Crêpe. Also legte ich meine Gabel hin und forderte meine Geschmacksnerven heraus.

»Probiere das mal!«, befahl er.

Ich nickte und führte den Krug zum Mund. Er schmunzelte und zog seine Augenbrauen in die Höhe. Erwartungsvoll wartete er, mit weit geöffneten Augen, meine Reaktion ab.

Sobald meine Lippen an dem Gebräu genippt hatten, konnte ich seine Begeisterung nachvollziehen. Es handelte sich um deutschen Glühwein mit der perfekten Mischung aus Apfel und Zimt, wie wir sie für unsere Proteinshakes suchten. Das monatelange Suchen hatte ein Ende. Wir brauchten unbedingt das Rezept!

»Aus welchem Fass kam das?«, fragte ich.

»Das ist das Problem. Ich weiß es nicht! Mir wurde das von einer der Kellnerinnen in die Hand gedrückt, die zwischen den Menschen und den Bier- und Weinfässern hin und her eilten. Es könnte jedes sein, und die ganze Straße ist voll damit.«

Wir ließen unseren Blick über die endlose Reihe mit Wein, Bier und anderen alkoholischen Getränken schweifen und wussten, was wir zu tun hatten.

Nicht alle Helden tragen Capes; einige tragen verzierte Krüge mit sich herum, bemalt mit bayerischer Volkskunst. Gareth und ich verschlossen unsere Krüge mit dem Zinndeckel und machten uns erneut an die Arbeit.

»Du beginnst an dem Ende, ich an dem anderen, dann treffen wir uns in der Mitte.«

Gareth nickte, und so machten wir uns daran, das Gebräu aus jedem einzelnen Fass zu probieren.

Bei den ersten fünf Fässern waren wir noch voller Begeisterung, aber die Suche war erfolglos.

Nummer 5 bis 9? Immer noch keine Anzeichen von Apfel oder Zimt.

Fass Nummer 10 – ich war, um ehrlich zu sein, nicht mehr ganz nüchtern und konnte nicht mehr richtig gerade gehen, aber meine Geschmacksknospen funktionierten noch. Beharrlich machte ich weiter.

Nummer 11? Der Geschmack von Gewürz-Orange; einige Obststückchen schwammen obendrauf.

Nummer 12? Ein merkwürdiges Holunderbeerengebräu.

Nummer 13? Keine Ahnung.

Dann geschah es. Nummer 14 war der Glückstreffer! Es war, als spielte ein Orchester verschiedener Geschmacksrichtungen auf meinem Gaumen. Es duftete angenehm und schmeckte nach Weihnachten, denn der gesüßte Zimt schwamm in einem Fass mit Weißwein, Apfelsaft und mit frisch geschnittenen Äpfeln, um den Geschmack und die Konsistenz zu verstärken.

Gareth erspähte meinen Gesichtsausdruck durch die Menschenmenge. Er kam angerannt und sagte kein Wort. Er wusste Bescheid. Wir beide füllten unsere Becher und toasteten uns zu. Unsere sechsmonatige kulinarische Entdeckungsreise war vorbei. Wir machten das Rezept ausfindig und nutzten es Wochen später zur Herstellung eines Molkeprotein-Shakes, das sich in jenem Jahr am besten verkauften sollte.

Funktioniert so die Produktentwicklung in der Sporternährung? Nein.

Gewannen wir später Auszeichnungen für unsere Aromen? Ja (viele).

Seit jenem Tag fordern wir den Status Quo der Ernährungsbranche mit immer wieder neuen Rezepten jedes Mal aufs Neue heraus. Die besten findest du über dieses Buch verteilt. Jedes Rezept wurde von den Köchen unserer THE PROTEIN WORKS™-Familie erdacht, zubereitet und mengenmäßig berechnet – sowie verspeist. Alles nur, um den Beweis zu erbringen, dass Süßigkeiten und Sixpacks friedlich miteinander leben können.

Die Prioritätenpyramide des Fettabbaus

Was also habe ich von 2013 bis 2014 gelernt?

Warum machte ich keinen Bogen um die Weihnachtsstände mit den Leckereien, aus Angst, ich könnte mir eine Kalorie einfangen wie einen Pestvirus? Warum nippte ich munter an einem verzierten Glühweinkrug, ohne Schuldgefühle zu haben? Und am wichtigsten: War nach sechs verschiedenen Crêpe-Kreationen mein Sixpack noch intakt? Lass mich das anhand der **Prioritätenpyramide des Fettabbaus** erklären.

> ***»Personen, die strenge Ernährungsstrategien befolgen, berichteten von Symptomen wie Essstörungen, Stimmungsschwankungen und von großen Bedenken hinsichtlich des Verhältnisses zwischen Körpergröße und Körperform. Flexible Ernährungsstrategien waren hingegen nicht in größerem Maße mit dem BMI, Essstörungen, Stimmungsschwankungen oder mit Bedenken im Hinblick auf die Körpergröße verbunden.«*** [2]
>
> *APPETITE*

WIE DIE PYRAMIDE ZU BENUTZEN IST

- Dies ist eine hierarchisch (fortschreitend) gegliederte Illustration, die veranschaulicht, worauf du dich beim Fettabbau konzentrieren musst.
- Die unteren Bausteine haben die größte Auswirkung auf deinen Fettabbau.
- Die höher gelegenen Bausteine leisten einen bedeutenden Beitrag für den Fettabbau, allerdings nur dann, wenn der Grundstein gelegt ist.
- Der oberste Baustein dieser Pyramide ist unendlich und entwickelt sich immer weiter. Deswegen sind Pyramiden nach oben hin alle offen und werden vielleicht nie in einer Spitze münden, denn das Verständnis für unseren Körper und dessen Erforschung sollten nicht durch eine Obergrenze abgeschlossen werden.

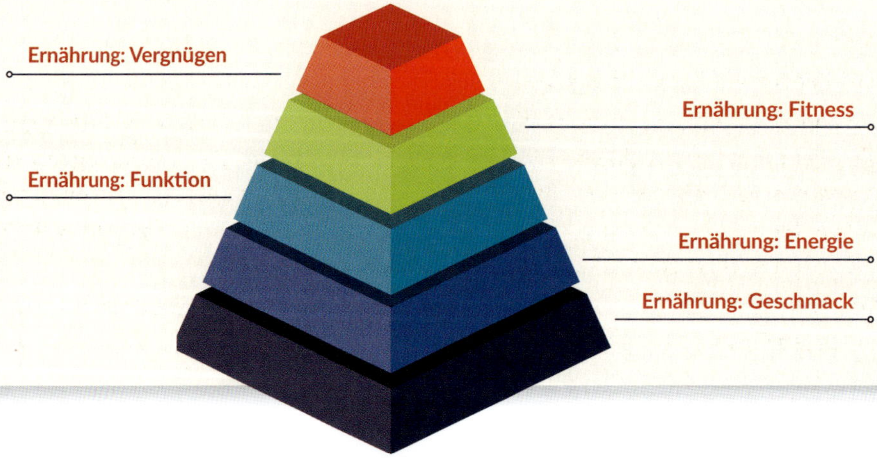

Ernährung: Geschmack

Im Reich der Ernährung gibt es zwei Gruppen von Menschen:

- Die Köche: Sie verleihen dem Essen einen guten Geschmack. Unsere Geschmacksnerven lieben diese Menschen.
- Die Ernährungswissenschaftler: Sie gestalten das Essen nahrhaft und halten die Kalorien unter Kontrolle. Unsere Taillen lieben diese Menschen.

Die optimalen Ernährungspläne kombinieren beides: Du brauchst etwas, das sowohl deinen Geschmacksknospen als auch deinem Bauch gefällt.

Ernährung: Energie

Die wichtigste (und urtümliche) Aufgabe von Nahrung dient der Aufnahme von Energie.

Unsere Vorfahren, die Höhlenmenschen, jagten und sammelten Nahrung (Energie), um zu überleben. Aber Energie (Kalorien) ist für den heutigen Menschen kein Problem mehr. Vielmehr veranschaulicht die steigende Anzahl fettleibiger Menschen, dass unser Problem eher darin besteht, dass wir zu viel »sammeln« und essen. Um die Prioritätenpyramide des Fettabbaus zu erklimmen, ist es sehr wichtig zu verstehen, was Kaloriendefizit beziehungsweise -überfluss und Kalorienbilanz bedeuten.

Ernährung: Zweck

Wir verwenden aus unserer Nahrung mehr als nur Kalorien. Wir essen auch für bestimmte Zwecke: Protein fördert die Erholung, Fette und Kohlenhydrate (unsere energieergiebigen Makronährstoffe) heizen unseren Körper an. Hinzu kommt noch eine nahezu unendliche Liste mit Vitaminen, Mineralien, sekundären Pflanzenstoffen, Enzymen und Mikronährstoffen, die die unzähligen Körperfunktionen unterstützen.

Ernährung: Fitness

Wahr ist: Du kannst Fett ohne körperliche Betätigung loswerden.

Das geschieht zwar langsamer und ist langweilig, aber es ist möglich. Deswegen liegt der Baustein »Ernährung: Fitness« auch im oberen Bereich der Pyramide. Sobald du diesen Teil bewältigt hast, fällt dir der Fettabbau und der Aufbau eines schlankeren Körpers wesentlich leichter.

Ernährung: Vergnügen

Das ist der Moment, auf den du gewartet hast.

Erst wenn du alle Aspekte der Fettabbaupyramide gemeistert hast, kannst du Schokolade essen, Wein trinken und eine weitere Stunde im Bett verbringen – alles zur legitimen Unterstützung des Fettverlusts. Das alles unterscheidet sich völlig von dem, was dir konformere Stimmen der Fitnessbranche erzählen, aber es garantiert dir, dass der Fettverlust Vergnügen bereiten und nachhaltig sein wird.

Befassen wir uns also zunächst mit dem Baustein »Ernährung: Energie«, dessen Abschnitt mit einer kurzen Geschichte über die Kalorie beginnt.

ERNÄHRUNG| ENERGIE

DIE GESCHICHTE DER KALORIE

Das Jahr 1825 kann man als »Geburtsjahr« der Kalorie (wie wir sie heute kennen) bezeichnen. Das jedenfalls besagen Forschungen des Department of Foods and Nutrition der University of Georgia, die bemerken, dass »die erste bekannte publizierte Definition der Kalorie in einer Fachzeitschrift namens *Journal de l'Industrie, des Sciences et des Beux-Arts* auftrat«.[3]

In dieser Zeitschrift schlug Professor Nicolas Clément-Desormes eine Theorie vor, bei der Dampfmaschinen Wärme in Energie zum Betreiben von Maschinen umwandelten. Zur Bestätigung seiner Theorie benötigte er jedoch eine Wärmeeinheit. Seine erste Aufgabe bestand also darin, zur Berechnung der Kraftstoffeffizienz die Energie in Brennstoffen zu bestimmen.

Als er seine Idee der Brennwertbestimmung (Kalorimetrie) näher untersuchte, lieferte Clément folgende Definition: »Eine Kalorie ist die Menge an Wärme, die erforderlich ist, um ein Kilogramm Wasser um ein Grad Celsius zu erwärmen.« Jahre später wurde der Begriff Kalorie auf die Nahrung und die Ernährung übertragen.

Ein Wegbereiter der Ernährungswissenschaft, Wilbur O. Atwater, beschäftigte sich etwas näher mit Cléments Begriff der Kalorie. Laut Forschungen des Beltsville Human Nutrition Research Center wendete er den Begriff »durch die systematische chemische Analyse von Nahrungsmitteln«[4] auf die Ernährung an und stellte ihn der amerikanischen Öffentlichkeit in einem Artikel vor, der 1887 im *Century Magazine* erschien.

Allerdings werden wir nicht mit Dampf angetrieben.

WIE NUTZEN WIR KALORIEN?

Wenn du etwas isst, nimmst du auch gespeicherte Energie (Kalorien) aus Lebensmitteln auf. Dein Körper ist in der Lage, die Energie, die du gerade heruntergeschluckt hast, in dreifacher Weise zu verwerten:

1. Er verbrennt sie.
2. Er speichert sie.
3. Er absorbiert sie.

»Absorbieren« deswegen, weil Kalorien zwar mit der Nahrung aufgenommen werden, aber anschließend eher wieder ausgeschieden als vom Körper verwertet werden. Hört sich merkwürdig an, aber der Kaloriengehalt deines Stuhlgangs ist messbar und unterliegt tatsächlich Veränderungen, je nachdem, was du gegessen hast.

Das Verständnis für diese Zusammenhänge ist wichtig, um zu wissen, wie Fettverlust und Fettzunahme funktionieren:

- Wenn du mehr Kalorien aufnimmst, als du verbrennst, speicherst du Fett. Das nennt man **Kalorienüberschuss**.
- Wenn du mehr Kalorien verbrennst, als du aufnimmst, verlierst du Fett. Das nennt man **Kaloriendefizit**.
- Wenn du genauso viel isst, wie du verbrennst, treten keine Veränderungen auf. Das nennt man **Kalorienbilanz**.

So einfach ist das. Das wird oftmals komplizierter dargestellt, doch Forschungen des Department of Nutritional Sciences der University of Wisconsin-Madison in den USA setzen dies als Grundsatzregel für Fettverlust fest. Beim Fettabbau geht es einzig darum, wie Essen und Energie im Körper weiter verarbeitet werden.

»Die Gleichung von der Energie- beziehungsweise Kalorienbilanz dient als wichtiges Werkzeug. Beruhend auf einer der grundlegenden Eigenschaften der Thermodynamik ist es von unschätzbarem Wert, die Wechselwirkungen der Energieaufnahme, des Energieaufwands und der Körper(fett)zusammensetzung zu verstehen.«[5]

Wie also erreicht man ein Kaloriendefizit? Indem man einen alten Freund von mir und Kommilitonen von der Loughborough University anruft, Martin MacDonald. Er ist heute Ernährungswissenschaftler, der Olympioniken berät, außerdem CEO von Großbritanniens führendem Unternehmen für Ernährungsberatung sowie Gründer eines weltweit führenden, evidenzbasierten Schulungsprogramms zum Thema Ernährung.

Mit ihm kann man dann stundenlang über Ernährung und Fettverlust reden, über Nahrungsmittel, Fitnessstudios und über noch mehr Nahrungsmittel, Aufzeichnungen vergleichen und gemeinsam die beste Methode notieren, wie man ein Kaloriendefizit erreicht.

So geht das.

KALORIENDEFIZIT | Der Schlüssel zum Erfolg

Wenn du mehr Kalorien verbrennst, als du aufnimmst, wirst du Fett los.

Das ist vielleicht die einfachste Regel für den Fettverlust, die man lernen kann, aber auch die am schwierigsten umzusetzende. Daher ist es wichtig, genau zu wissen, wie man das eigene Kaloriendefizit bestimmt, um einen geringen Körperfettanteil zu erhalten (und beizubehalten). Lass es mich erklären:

- Es gibt drei Methoden, ein Kaloriendefizit herbeizuführen.
- Fünf Dinge müssen während des Defizits berücksichtigt werden.
- Und schließlich gibt es die Vor- und Nachteile eines hohen, mittleren und geringen Kaloriendefizits.

1. Bestimme eine Zahl und halte an ihr fest

So setzen sich die meisten Menschen ein Defizit.

Hier bestimmst du, dass du pro Woche einen bestimmten Fettanteil verlieren willst. In der Regel sind das 0,45 Kilogramm (ein Pfund) in der Woche, und da ein Pfund etwa 3500 Kalorien hat, musst du pro Tag ein Kaloriendefizit von 500 haben.[6]

Weil das recht einfach und leicht zu erreichen ist, funktioniert das bei den meisten Menschen. Das Problem ist nur, dass die Höhe des Defizits den einen zu hoch und den anderen zu niedrig vorkommen mag. Wenn du dein Gewicht bereits mit 2000 Kalorien am Tag hältst und dann deine Nahrungsaufnahme um 25 Prozent reduzierst, kann das zu drastisch sein. Hältst du dagegen dein Gewicht mit 4000 Kalorien am Tag, kannst du mitunter mit einem größeren Kaloriendefizit schneller Fett loswerden.

2. Bestimme einen bestimmten Prozentsatz

Nimm deine tägliche Kalorienzahl zur Beibehaltung deines Gewichts und ziehe 20 Prozent ab. Wenn deine tägliche Kalorienzahl bei 2000 pro Tag liegt und du diese um 20 Prozent kürzt, bedeutet das, dass du deine Kalorienaufnahme täglich um 400 Kalorien auf nur noch 1600 Kalorien reduzierst. Viele halten das für die bessere Methode, da sie dadurch ihre Kalorienaufnahme entsprechend ihres Energiebedarfs bestimmen, statt eine feste Zahl festzulegen, die nicht zur biologischen Individualität passt.

Menschen mit einer höheren täglichen Kalorienzahl können mehr essen und verlieren Fett. Menschen mit einer niedrigeren täglichen Kalorienzahl haben ein kleineres Defizit, das eher ihrer Kalorienaufnahme entspricht.

3. Bestimme eine Zahl, die auf deinem Zielgewicht und Zeitrahmen beruht

Dies ist die vielleicht fortschrittlichste der drei Methoden, gleichwohl sollten Anfänger Abstand davon nehmen.

Da wir nun wissen, dass ein Pfund Fett 3500 Kalorien enthält, können wir den Fettverlust berechnen.

Nehmen wir an, du willst 9,5 Kilo (21 Pfund) abnehmen. Das entspricht 21 Pfund × 3500 Kalorien = 73 500 Kalorien. Vielleicht willst du heiraten oder in 14 Wochen (98 Tagen) in den Urlaub fahren, hiermit hast du dir eine Frist gesetzt. Du teilst einfach 73 500 durch 98 und erhältst 750 Kalorien, dein tägliches Defizit, um das anvisierte Ziel des Fettverlusts zu erreichen.

Der Grund, weshalb dies als die fortschrittlichste Methode gilt, ist der, dass wir außer unserem (möglicherweise unrealistischen) Ziel nichts anderes berücksichtigen müssen. Im Gegensatz zur verbreiteten Ansicht führt jedoch eine schnellere Gewichtsabnahme nicht zu einem noch schlimmeren Jo-Jo-Effekt, bei dem du wieder Gewicht zulegst. Das Entscheidende an diesem Punkt ist: Welches Defizit du am Ende auch hast, es muss eines sein, an dem du festhalten kannst.

KALORIENDEFIZIT: FÜNF LETZTE ÜBERLEGUNGEN ZUM THEMA FETT

Dein Kaloriendefizit ist also entscheidend für den Fettverlust, deshalb gilt es noch, fünf letzte Punkte zu berücksichtigen.

1. Schneller vs. langsamer Fettverlust

Größere Kaloriendefizite führen zu einem größeren Fettverlust.

Eine drastische Verringerung der Kalorienaufnahme bedeutet also, dass du dein Ziel hinsichtlich deines Körperfettanteils schneller erreichst. Allerdings sind die Einschnitte bei der Kalorienaufnahme oftmals zu groß, was laut *American Journal of Clinical Nutrition* dazu führen kann, dass der Stoffwechsel[7] langsamer arbeitet, die fettverbrennenden Hormone[8] herunterregelt und sich schließlich als völlig kontraproduktiv erweisen kann. Und das ist mit Sicherheit kein Vergnügen.[9] Hinterfrage also, was zu deiner biologischen Individualität passt, um einen nachhaltigen Fettverlust zu bewirken.[10]

2. Langfristiger Fettverlust

Einige Menschen können eher an kleineren Defiziten festhalten, andere an größeren. Kleinere Defizite sind in der Regel einfacher einzuhalten.[11] Der Körper kann sie leichter verkraften, sie sind nicht so schwer zu erreichen, und Appetit und Hunger lassen sich leichter zügeln.[12]

Größere Defizite sind oft härter einzuhalten, da sie mehr körperliche Betätigung und/oder eine größere Beschränkung bei der Nahrungsaufnahme erfordern, und sie sind im Allgemeinen schwieriger zu erreichen. Aber von einem anderen Standpunkt betrachtet ließe sich behaupten: Da größere Defizite eine schnellere Gewichtsabnahme begünstigen, sind sie für einige Menschen infolge ihrer offensichtlichen und schnellen Ergebnisse effektiver.[13]

Noch einmal: Frage dich (ehrlich), was zu deiner biologischen Individualität und zu deinen psychologischen Vorlieben passt.

3. Sportliche Leistung und Fettverlust

Größere Defizite machen es schwieriger zu trainieren[14] und sich von den Workouts zu erholen.[15]

In einigen Fällen sind die nachteiligen Auswirkungen eines Kaloriendefizits den Leistungsabfall nicht wert. Auch wenn du kein Leistungssportler bist, ist es wichtig, das intensive Krafttraining beizubehalten, damit deine magere Muskelmasse auch während des Diäthaltens erhalten bleibt (siehe Punkt 4).

4. Muskelmasse

Je größer das Kaloriendefizit, desto mehr Muskelmasse geht dir verloren – das ergibt laut Studien Sinn.[16, 17] Allerdings betrieben die meisten Personen, die an diesen Studien teilnahmen, kein Krafttraining oder nahmen nicht genug Protein zu sich, um einen Muskelverlust zu vermeiden. Wenn du deine Ernährung richtig einstellst, das heißt mit einer angemessenen Menge Protein und Krafttraining, kannst du deinen Muskelverlust sehr begrenzen. Tatsächlich haben einige männliche[18] und weibliche[19] Bodybuilder gezeigt, dass ihnen das gelang.

Wenn du bereits recht schlank bist, wirst du durch größere Defizite allgemein etwas Muskelmasse verlieren, auch wenn du Krafttraining betreibst und ausreichend Protein aufnimmst. Solltest du jedoch übergewichtig sein, kannst du deine Kalorienzufuhr stärker beschränken, ohne viel – wenn überhaupt – Muskelmasse einzubüßen. Der Körper verfügt über Tausende zusätzliche Kalorien aus dem Körperfett, die er verbrennen kann. Es ist daher eher unwahrscheinlich, dass Muskelmasse zur Energiegewinnung abgebaut werden muss.

5. Stoffwechsel und weniger Bewegung

Wenn du weniger Kalorien zu dir nimmst, verbrennst du auch weniger Kalorien.

Dafür gibt es mehrere Gründe, nicht zuletzt, weil du weniger wiegst und weniger Energie verbrauchst. Du bewegst dich auch weniger,[20, 21] wenn du ein größeres Kaloriendefizit hast, und zwar wegen der »Thermogenese bei nicht sportlicher Betätigung«, das heißt: Du bewegst dich außerhalb des Fitnessstudios weniger. Außerdem tritt eine kleine, aber bedeutende Senkung deiner Stoffwechselrate auf. Hier bietet es sich an, deine körperlichen Aktivitäten nachzuverfolgen, indem du beispielsweise deine Schritte zählst und das während des Diäthaltens konsequent durchhältst.

KALORIENDEFIZIT VARIIEREN

Du musst während der gesamten Diät, oder jeden Tag, nicht immer dasselbe Defizit halten. Das mache ich nie. Je nachdem, wofür ich gerade trainiere, springe ich zwischen einem niedrigen, mittleren und hohen Kaloriendefizit hin und her. Ich könnte

- mit einem großen Defizit beginnen und mich einem kleineren nähern.
- mit einem kleinen Defizit beginnen und mich einem größeren nähern.
- an einigen Tagen ein wesentlich größeres Defizit und an anderen Tagen ein deutlich geringeres Defizit halten.

Ich bestimme die Größe meines Defizits eigentlich stets danach, wie es am besten zu meinen jeweiligen Lebensumständen passt.

ERNÄHRUNG | ZWECK

WIE WIR NAHRUNG NUTZEN

Wir holen mehr als nur Kalorien aus unseren Nahrungsmitteln heraus. Das basiert auf Forschungen, die im *Journal of the International Society of Nutrition* publiziert wurden, und in denen es heißt: »Biologisch gesprochen ist eine Kalorie sicherlich keine Kalorie.«[22]

Dies führte Wissenschaftler des Albert Einstein College of Medicine in den USA dazu, einen Aufsatz mit dem Titel »How calorie-focused thinking about obesity and related diseases may mislead and harm public health« zu publizieren. Dort steht: »Insbesondere betrachten die Autoren, wie kalorienorientiertes Denken grundsätzlich voreingenommen gegenüber Lebensmitteln ist, die einen hohen Fettgehalt haben, denn viele dieser Lebensmittel können gegen Fettleibigkeit schützen.«[23]

Im Grunde genommen wollen sie die Verunglimpfung von diätischen Fetten stoppen. Vielleicht auch, so scheint es, aus gutem Grund. Es stimmt zwar, dass ein Gramm Fett neun Kalorien enthält – Kohlenhydrate und Proteine jeweils vier –, aber Forschungen der Vanderbilt University in den USA entdeckten, dass Fette, die bekannt sind als mittelkettige Triglyceride und im Kokosöl vorkommen, »die Thermogenese anregen«.[24] **Thermogenese** (Wärmebildung) ist eine schöne Umschreibung für Energieverbrennung.

Die Autoren dieser Studie behaupten ferner: »Dieser erhöhte Energieaufwand liefert Hinweise dafür, dass überschüssige Energie, die von mittelkettigen Triglyceriden herrührt, weniger effizient gespeichert wird.« Der Fettanteil mittelkettiger Triglyceride kann also helfen, unser Körperfett schneller zu verbrennen.

Diese Theorie wird von Wissenschaftlern der School of Dietetics and Human Nutrition an der McGill University in Quebec, Kanada, gestützt, die sogar behaupten, dass mittelkettige Triglyceride »möglicherweise Fettleibigkeit vorbeugen können«, und so schlussfolgerten sie: »Mittelkettige Triglyceride erhöhen den Energieaufwand und können zu einem schnelleren Sättigungsgefühl führen sowie die Gewichtskontrolle erleichtern.«[25]

Es muss jedoch darauf hingewiesen werden, dass Kokosöl nur eine Nahrungsquelle ist. Es gibt Tausende mehr, die beeindruckende Ernährungsvorteile bieten. Aber hoffentlich zeigt es, warum wir aufhören sollten, gewisse gesunde Nahrungsquellen innerhalb unseres gegenwärtigen kalorienorientierten Rahmens zu diffamieren.

> »Jedes Lebensmittel hat eine Geschichte zu erzählen, die wesentlich interessanter ist als sein Kaloriengehalt. Unsere Aufgabe ist es, diese Geschichten zu entdecken.«
>
> ROSS EDGLEY

Der oben erwähnte Professor Nicolas Clément-Desormes und auch Wilbur O. Atwater waren im Grunde genommen beide Wegbereiter. Ihre Methode des Kalorienzählens war im ernährungswissenschaftlichen Sinne revolutionär, und wir sollten solchen Vordenkern, die die Voraussetzungen für weitere Forschungen schaffen, ewig dankbar sein. Jetzt aber müssen wir, wenn wir unser Verständnis bezüglich Ernährung und Fettverlust erweitern wollen, darauf aufbauen.

Warum? Weil wir Nahrungsmittel nicht nur als Brennstoff (Kalorien) nutzen, sondern auch für bestimmte Zwecke (Proteine, Fette und Kohlenhydrate). Dieser Auffassung sind auch Forscher der State University of New York Downstate Medical Center, die feststellen:

»Will man die epidemische Ausbreitung der Fettleibigkeit in den Griff kriegen, müssen alte Vorstellungen, die nicht zielführend waren, über Bord geworfen werden. ›Eine Kalorie ist eine Kalorie‹ wäre ein guter Anfang.«[26] Klettern wir also weiter die Fettabbau-Pyramide hinauf.

MAKRONÄHRSTOFFE

»Untersuche Nährstoffe nicht isoliert voneinander. Jeder einzelne Nährstoff hat mehr Wirkung auf den anderen, als wir jemals herausfinden werden.«

ROSS EDGLEY

Alle Nährstoffe greifen im Körper ineinander. Das bedeutet, dass Fette, Proteine, Kohlenhydrate, Vitamine und Mineralien sich gegenseitig auf mehr Weisen beeinflussen, als wir wahrscheinlich je wissen werden. Sie agieren in einem komplexen System von Wechselbeziehungen, in dem sich das Frühstück vom Montagmorgen unvermeidlich auf die Mahlzeit am Freitagabend auswirkt. Das Problem ist nur, dass die Wissenschaft das allzu oft nicht anerkennen will.

Nahrungsmittel werden isoliert für sich untersucht, und Ernährungswissenschaftler unterteilen Nährstoffe in Kategorien, die in der Natur nie unterteilt werden. Leider berücksichtigen wir – mal wieder – nicht die Komplexität des menschlichen Körpers und all seine verschiedenen Variablen.

Was kommt am Ende dabei heraus? Unsere Küchen und Körper sind ein Chaos und voll mit nährstofflichen Schieflagen. Wie räumen wir sie auf? Indem wir unsere Ernährungsweise ganzheitlich beurteilen. Den Anfang machen die Makronährstoffe unseres Körpers: Proteine, Fette und Kohlenhydrate.

PROTEIN

Protein wird oft mit dem Aufbau von Muskeln verbunden.

Das ist zunächst einmal richtig. Aber wenn man etwas genauer hinschaut, hält Protein auch den Hunger besser im Zaum als Fette oder Kohlenhydrate.[27] Man verbrennt auch mehr Kalorien, wenn man bestimmte Arten von Protein aufnimmt.[28] Schließlich sind Proteine auch für unser Immunsystem und für unsere allgemeine Gesundheit sehr wichtig.

Man kann also mit Sicherheit behaupten, dass Protein eine wichtige Funktion hat.

Die beste Auswahl an Proteinen

Für 90 Prozent der Menschen stellen Fleisch, Eier, Fisch und Proteinshakes zweckmäßige Proteinquellen dar. Man sollte sich aber nie auf derlei Vorgaben beschränken. Denn das ist einer der Fehler in der heutigen Ernährung. Die meisten Menschen haben eine restriktive Liste von Nahrungsmitteln, die man essen beziehungsweise nicht essen kann. Nach diesem Maßstab isst man für den Rest seines Lebens nur das, was irgendwelche Tortendiagramme und Checklisten einem vorgeben.

Doch das ist falsch. Wir sind biologisch so geeicht, dass wir nach Abwechslung suchen. Laut *The American Journal of Clinical Nutrition* »gab es keine Universalernährung, die von allen ausgestorbenen Spezies vom Wesen ›Mensch‹ konsumiert wurde. Vielmehr variierten die Ernährungsweisen je nach geografischer Region, Klima und ökologischer Nische«.[29]

Experimentiert also! Genießt das breite Spektrum an Lebensmitteln, das Mutter Natur zu bieten hat. Als ich mich beim Volk der San in Afrika aufhielt, waren Stachelschweine meine wichtigste Proteinquelle. In Brasilien waren es Affen, Alligatoren und Fisch; in Sibirien war es das Gehirn von Rentieren. Die Liste geht noch weiter, und so sollte es sich auch mit deiner Einkaufsliste verhalten.

Wie viel Protein benötigt man?

Diese Frage wird heute noch von Ernährungswissenschaftlern diskutiert.

Die Antwort? Wir wissen es nicht. Die Nutrigenomik – eine Wissenschaftsdisziplin, die untersucht, wie unsere individuellen Gene in einzigartiger Weise mit unserer Nahrung interagieren – lehrt uns, dies variiere von Person zu Person. Wir können allenfalls eine gut begründete Vermutung annehmen und mit den Forschungen beginnen, die sich in der viel zitierten Ernährungsbibel *The Complete Guide to Sports Nutrition* befinden.

Darin heißt es, dass das International Olympic Committee Consensus on Sports Nutrition Kraftsportlern und Schnellläufern empfiehlt, täglich 1,7 Gramm Protein pro Kilo Körpergewicht zu sich zu nehmen. Das gilt als optimale Menge, um Muskelschäden zu reparieren und Muskeln wieder wachsen zu lassen.

Aber was, wenn man kein Kraftsportler, Schnellläufer oder Powerlifter ist? Vielleicht trainierst du für einen Marathon. Vielleicht willst du Fett loswerden. Vielleicht willst du dich aber auch nur allgemeiner Gesundheit erfreuen. Studien zeigen, dass diese 1,7 Gramm Protein pro Kilo Körpergewicht immer noch eine gute Ausgangsbasis ist. Und hier der Grund dafür.

Protein und Ausdauer

Ausdauersportler brauchen genauso viel Protein.

Forschungen, publiziert in *The Journal of Applied Physiology*, schlagen vor: »Wir schlussfolgern, dass Bodybuilder während des gewöhnlichen Trainings eine tägliche Proteinzufuhr benötigen, die nur etwas höher ist als die von Menschen, die hauptsächlich im Sitzen tätig sind, um die Magermasse zu erhalten, und dass Ausdauersportler eine tägliche Proteinaufnahme brauchen, die sowohl höher ist als die von Bodybuildern als auch von vorwiegend ›sitzenden‹ Menschen, um den Bedarf des Proteinkatabolismus während des Trainings zu decken.«[30]

Einfach ausgedrückt: Ausdauersportler benötigen Protein, um einen Körperzusammenbruch zu verhindern. Wenn man zu hart oder zu lange trainiert, gerät der Körper in einen katabolen Zustand. Die Muskeln machen schlapp, das Immunsystem ist schwer beeinträchtigt, und die Wahrscheinlichkeit, dass Verletzungen auftreten, erhöht sich. Wenn du dich jedoch ausreichend mit Protein versorgst, bist du mit den nötigen Bausteinen für deine Erholung ausgestattet.

Protein und ein gesundes Immunsystem

In Kapitel 4 haben wir gesehen, wie komplex das Immunsystem ist. Es ist ein Netzwerk biologischer Strukturen und Vorgänge in unserem Körper, das uns gegen Krankheiten und fremde Bakterien schützt. Diese biologischen Strukturen reichen von bestimmten Zellen und Proteinen zu Gewebeformen und Organen, und jede von ihnen arbeitet harmonisch mit den anderen zusammen, damit wir fit und gesund bleiben.

Das Immunsystem ist gewissermaßen ein wie ein Uhrwerk funktionierendes Meisterwerk. Aber Protein ist ebenfalls hilfreich.

Das basiert auf Forschungen der Memorial University of Newfoundland in Kanada, die besagen: »Die Ernährungsweise ist ein entscheidender Bestimmungsfaktor der Immunantwort, und eine schlechte Ernährung ist die häufigste Ursache für eine Immunschwäche weltweit. Eine Ernährung mit zu wenig Protein ist mit einer erheblichen Beeinträchtigung der körperlichen Immunität verbunden.«[31]

Protein sorgt also prinzipiell für einen »gestärkten« Körper, und zwar in vielerlei Weise.

Protein und Appetit

»Es ist der Proteingehalt, der entscheidend ist, eine kurzfristige Gewichtsabnahme zu begünstigen.«

Das Zitat stammt aus *The Journal of the American Dietetic Association*. In dem Artikel heißt es: »Wir nehmen an, dass es der Protein- und nicht der Kohlenhydratgehalt ist, der entscheidend ist, um eine kurzfristige Gewichtsabnahme zu fördern und dass dieser Effekt wahrscheinlich auf ein größeres Sättigungsgefühl zurückgeht, das durch über die Nahrung aufgenommenes Protein bewirkt wird.«[32]

Beachte die Formulierung »Wir nehmen an«, bevor du nun kiloweise Protein verschlingst. Aber auf alle Fälle ist es vielversprechend für unsere expandierenden Gürtellinien, indem es uns davon abhält, zu viel zu essen. Das wird auch von der American Society for Clinical Nutrition untermauert: »Zu den möglichen vorteilhaften Ergebnissen in Zusammenhang mit Protein gehört ein größeres Sättigungsgefühl, da Protein im Allgemeinen für eine stärkere Sättigung sorgt als Kohlenhydrate oder Fett.«[33]

Protein ist also ein nützliches Mittel für alle, die wissen, wie sie ihre Kraft einsetzen müssen.

»Erwachsene behielten mehr Magermasse bei und verloren mehr Körperfett, wenn sie sich proteinreicher ernährten.«[34]

NUTRITION REVIEWS

Die Wissenschaft vom Steak

Von Simon Partridge

Ich möchte dir eine narrensichere Methode für die perfekte Zubereitung deines Steaks zeigen. Unten findest du eine Schritt-für-Schritt-Anleitung, mit der du das Beste aus dem Fleisch herausholst. Ich empfehle, das Steak entweder** rare **oder** medium-rare **zu braten, damit die echten Aromen und Maserungen des Fleischstücks auf natürliche Weise herauskommen. Die Zubereitungshinweise gelten für ein 250-Gramm-Steak von etwa 2,5 Zentimeter Dicke, für alle Fleischstücke bis auf das Minuten- und Filetsteak. Bitte passe auch die Bratzeit für größere oder kleinere Steaks den Anforderungen entsprechend an.

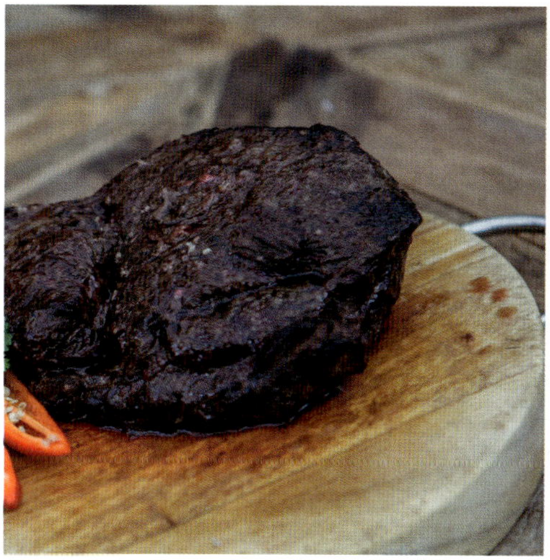

Filetsteak

Das Fleisch aus der Verpackung nehmen und auf einen Teller legen, damit es atmen kann. Wenn es Zimmertemperatur angenommen hat, mit Öl einreiben und würzen. Pfanne oder Grill so heiß wie möglich erhitzen, dann das Steak von jeder Seite eine Minute braten (auch die Ränder), sodass sich alle Poren schließen. Danach kommt das Steak für fünf Minuten (*super-rare*) oder sieben Minuten (*rare*) oder je nach Gusto länger (obwohl wir nicht dazu raten) in einen auf etwa 150 Grad Celsius vorgeheizten Backofen. Fleisch aus dem Ofen nehmen, zum Ruhen auf einen Teller legen und für fünf Minuten mit Folie abdecken, damit die Poren sich wieder öffnen und die Säfte zurückkehren.

Lendensteak/Entrecôte/Rumpsteak

Das Fleisch aus der Verpackung nehmen und auf einen Teller legen, damit es atmen kann. Wenn das Steak Zimmertemperatur hat, mit Öl einreiben und würzen. Pfanne oder Grill so heiß wie möglich erhitzen, dann das Fleischstück auf die Brat- oder Grillfläche legen. Jede Minute wenden, um eine karamellisierte äußere Oberfläche zu bekommen. Wiederholen, bis beide Seiten zweimal gebraten wurden. Das Steak aus der Pfanne oder vom Grill nehmen, für fünf Minuten zum Ruhen auf einen warmen Teller legen, damit die Poren sich wieder öffnen und die Säfte zurückkehren.

Minutensteak

Das Fleisch aus der Verpackung nehmen und auf einen Teller legen, damit es atmen kann. Wenn es Zimmertemperatur hat, mit Öl einreiben und würzen. Pfanne oder Grill so heiß wie möglich erhitzen und das Steak auf jeder Seite eine Minute (daher der Name) braten. Das Fleisch aus der Pfanne oder vom Grill nehmen, für fünf Minuten zum Ruhen auf einen warmen Teller legen, damit die Poren sich wieder öffnen und die Säfte zurückkehren.

>

Tipps für die Steak-Zubereitung

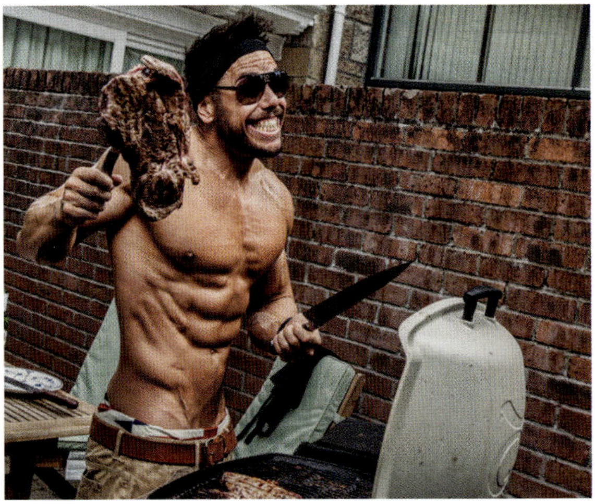

Hier noch ein paar gute Tipps, damit dir das perfekte Steak gelingt:

- Das Steak nach dem Braten mit einem sehr scharfen Messer schneiden. Mit einem stumpfen Messer schnetzelt man das Fleisch eher, als dass man es schneidet.
- Das Ruhen des Steaks vor und nach dem Braten ist sehr wichtig, befolge also die Anweisungen. Das macht viel aus!
- Einige würzen das Fleisch lieber nach dem Braten; wir sind jedoch der Meinung, dass das Würzen vor dem Braten ein leckereres Steak ergibt.
- Besorge dir eine hochwertige, schwere Pfanne/Grillpfanne.
- Die Pfanne so heiß wie möglich erhitzen und kein Öl hineingeben – öle stattdessen das Steak vor dem Braten ein.
- Beim Braten immer auf Nummer sicher gehen. Wir empfehlen stets, das Steak nur so lange zu braten, bis es halbgar ist, und dann von der Hitzequelle zu nehmen. Die verbleibende Hitze im Steak gart das Fleisch weiter, auch wenn du es aus der Pfanne genommen hast. Du kannst es zwar noch etwas länger braten, falls du meinst, dass es wirklich noch nicht gar ist. Aber wenn das Fleisch verbraten ist, gibt es kein Zurück!
- Wenn du dein Steak auf einem Holzkohlegrill zubereitest, sollte die Kohle bereits eine staubweiße Farbe angenommen haben und die Flammen sollten erloschen sein bevor du das Fleisch auf den Grill legst; sonst hast du hinterher ein Holzkohle-Steak!
- Fleisch von guter Qualität sollte mit äußerster Sorgfalt behandelt werden. Es wird sich revanchieren und dich für deine Mühe belohnen: geschmackvoll und saftig!

DEN RICHTIGEN BRENNSTOFF FINDEN | Kohlenhydrate und Fette

Dein Körper erhält Energie von Fetten und Kohlenhydraten. Wichtig zu wissen, denn wenn man viel Energie hat, ist alles möglich: Fettverlust, Marathonläufe und das Heben von Gewichten. Verkennt man das jedoch, wird es schwer bis unmöglich, Fett loszuwerden. Manchmal verliert man sogar nur kurzfristig Fett, und kann dann nicht richtig intensiv trainieren, da der »Tank« fast leer ist. Was also ist besser?

Die Antwort lautet: Kohlenhydrate, Fette oder beides. Das variiert ganz von Person zu Person und von Küche zu Küche. Das Gesetz der biologischen Individualität kann nie außer Acht gelassen werden. Deswegen widmet sich dieser Abschnitt dem Projekt, »den richtigen Brennstoff zu finden«.

Danach bist du in der Lage, eine Energiequelle ausfindig zu machen, die für deinen Körper funktioniert, und du wirst dich nie mehr mithilfe irgendwelcher Regeln, Einschränkungen, Checklisten und Tortendiagramme ernähren müssen.

Kohlenhydrate: die Grundlagen

Kohlenhydrate treten hauptsächlich in Form von Zucker und Speisestärke auf. Als Nährstoffe sind sie die wichtigste Energiequelle des Körpers. Wir speichern Kohlenhydrate in der Leber, im Gehirn und in den Muskeln, wo wir Zucker und Stärke in Glukose umwandeln, die wir dann als Energie verwerten, um unseren Körper anzuheizen und unsere Zellen zu versorgen.

Kohlenhydrate spielen – wie Proteine – mehrere Rollen im Körper, aber hier reicht es zu wissen, dass wir gut mit Kohlenhydraten fahren können, werden und es auch oft tun.

Die besten Kohlenhydratquellen

Kohlenhydrate können – und sollten – aus Obst und Gemüse kommen. Leider ist das aber nicht oft der Fall. Stattdessen schlagen sich die Menschen mit stark veredelten Lebensmitteln und Getränken – wie Süßigkeiten und Erfrischungsgetränken – den Bauch voll, die viele Kalorien und wenig Nährstoffe enthalten. Das Ergebnis: Wir sind oft überfüttert, aber unterernährt. Die Lösung: Suche nach Abwechslung und bestücke deinen Küchenschrank mit Obst und Gemüse, um nach einigen der hier noch folgenden Rezepte kulinarische Leckerbissen zuzubereiten.

Wie viele Kohlenhydrate benötigt man?

Das hängt von vielen Faktoren ab. Eigentlich können wir ohne Kohlenhydrate leben, aber die meisten der üblichen Sporternährungswissenschaftler würden davon abraten. Denn wir wissen seit Langem, dass die morgendliche Schüssel mit gesundem, kohlenhydratreichem Müsli in den Muskeln als Glykogen gespeichert und später in irgendeiner Form von körperlichen Aktivitäten verwertet wird.

Auch die in *The European Journal of Applied Physiology and Occupational Physiology* veröffentlichten Forschungen sind voll des Lobes für eine zünftige und einfache Schüssel Haferbrei. Forscher der Loughborough University machten sich daran, den Unterschied in Zahlen zu messen, den die Aufnahme von Kohlenhydraten auf das Leistungsvermögen eines Läufers machte. Ihre These: Ein reduzierter Kohlenhydratgehalt in der Ernährung wirkt sich unmittelbar auf die Leistung aus.

Kohlenhydrate und Ausdauer

Um das zu untersuchen, ließen die Wissenschaftler 18 Läufer einen 30 Kilometer langen Lauf auf Zeit absolvieren. Für den ersten Lauf wurde die Ernährung der Läufer nicht verändert. Dann, sieben Tage später, teilte man die Läufer nach dem Zufallsprinzip in zwei Gruppen ein. Beide Gruppen nahmen die gleichen Mengen an Kalorien auf. Allerdings bestand die Energiezufuhr der einen Gruppe hauptsächlich aus Kohlenhydraten, die der anderen

Gruppe aus weniger Kohlenhydraten, aber ergänzt durch Fette und ein Proteinpulver-Supplement, um den niedrigeren Kohlenhydratgehalt auszugleichen.

Nach dem Lauf konstatierten die Wissenschaftler: »Die Kohlenhydrat-Gruppe lief auf den letzten fünf Kilometern schneller. Zudem liefen die Männer aus der Kohlenhydrat-Gruppe die 30 Kilometer nach einer großen Kohlenhydratzufuhr schneller.« Das führte zu dem Schluss – und zu der weitverbreiteten Überzeugung –, dass »eine große diätische Zufuhr von Kohlenhydraten die Ausdauerleistung bei einem längeren Lauf verbessert«.[35]

Auch die Skandinavische Physiologische Gesellschaft untermauert dieses Ergebnis: »Die Ergebnisse deuten darauf hin, dass sich die Verfügbarkeit von Muskelglykogen (Kohlenhydrate) auf die Leistung bei kürzeren und längeren hochintensiven körperlichen Anstrengungen auswirken kann.«[36]

Eine Publikation des australischen Sportinstituts besagt: »Die Empfehlungen von Sportwissenschaftlern beruhen auf etlichen Beweisen, dass eine größere Kohlenhydratverfügbarkeit die Ausdauer und die Leistung bei einzelnen Trainingseinheiten erhöht.«[37]

Volltanken mit Kohlenhydraten

Eine große Kohlenhydratzufuhr ist eine bewährte Methode zur Leistungssteigerung. In den 1960er-Jahren erhöhten Sportler ihre Kohlenhydrataufnahme, um schneller zu rennen, schneller Rad zu fahren und schwerer heben zu können. Man probierte die merkwürdigsten und verrücktesten Möglichkeiten aus, aber erst kürzlich hat man die Kunst perfektioniert, um zu gewährleisten, dass die Muskeln randvoll aufgefüllt sind und weniger Ermüdungserscheinungen auftreten.

Wie funktioniert das? Man glaubt, der durchschnittliche Sportler könne nur so viel Muskelglykogen – die muskuläre Form gespeicherter Kohlenhydrate – speichern, um 90 Minuten Training durchzuhalten. Nach diesen 90 Minuten entleeren sich unsere Muskelglykogenspeicher; unser Tank leert sich, und Ermüdung setzt ein.

Sportgetränke, Gels und sogar eine Banane können Abhilfe leisten. Studien zeigen jedoch, dass eine Erhöhung unserer Kohlenhydrataufnahme drei Tage vorher der wirksamste Weg sein könnte, um sicherzustellen, dass unsere Speicher voll aufgetankt sind. Und wie viel? Um einige exakte Zahlen zu nennen, behaupten Forscher einer Studie aus dem *Journal of Sports Medicine*: »Die Kohlenhydrataufnahme reicht von 5 bis 7 Gramm pro Kilo Körpergewicht am Tag für den allgemeinen Trainingsbedarf und von 7 bis 10 Gramm pro Kilo Körpergewicht am Tag für den größeren Bedarf bei Ausdauersportlern.«[38]

Aber lassen wir die Sportwissenschaft für einen Moment beiseite. Ich muss an dieser Stelle auf ein kulinarisches Meisterwerk verweisen, das als Treibstoff bei vielen meiner Marathon- und Hindernisläufe gedient hat. Annies Açai-Bowl ist anders als alles andere, das du je zuvor probiert hast. Sie schmeckt fantastisch, und der Duft, wenn sie aus dem Ofen kommt, reicht bereits aus, dass sich jeder mit Kohlenhydraten auftanken will.

AÇAI-BOWL
Von Annie Mayne

Die Açai-Bowl ist vollgepackt mit viel Wohlgeschmack und enthält ebenso viele nährstoffreiche Kohlenhydrate. Der beste Weg, um den Körper mit all den notwendigen Vitaminen und Kohlenhydraten zu fluten, und seit Langem meine favorisierte, kohlenhydratreiche Mahlzeit, ob als Frühstück, Mittag- oder Abendessen oder als Snack zwischendurch.

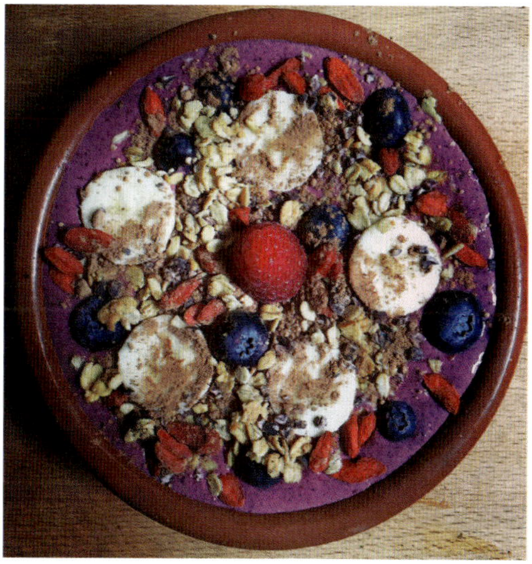

Zutaten

Für 1 Portion

125 g tiefgefrorene, gemischte Beeren

1 Banane

250 ml Kokosnussmilch

1 EL Chia-Samen

30 g Vanille-Molkeprotein, z. B. Vanilla Crème whey protein 80 von THE PROTEIN WORKS™

90 g glutenfreie Haferflocken

30 g Açai-Beerenpulver oder tiefgefrorene Açai-Beeren

Zubereitung

1. Alle Zutaten in einen Mixer geben und vermischen. Darauf achten, dass die Mixtur nicht zu flüssig ist; sie sollte eher die Konsistenz eines Smoothies haben.
2. In eine Schüssel geben und mit Beeren, Obst, Samen oder Nüssen deines Geschmacks verfeinern.

	Kalorien	Kohlenhydrate	Fett	Protein
Insgesamt	857	160 g	25 g	55 g
Pro Portion	524	16 g	40 g	31 g

Fett: die Grundlagen

»Eine Krankheit, die durch Ernährung behandelt werden kann, sollte mit keinen anderen Mitteln behandelt werden.«

MAIMONIDES

Unsere Ernährung muss Fett enthalten, damit wir überleben. Ich hoffe, das ist jedem bewusst. Und ich hoffe auch, dass der Zug mit dem ganzen Hype über eine fettarme Ernährung endlich abgefahren ist. Denn es ist schon seit Langem erwiesen, dass unser Körper Fett benötigt, um die Vitaminabsorption, die Hormonregulation und sogar die Hirnfunktion zu unterstützen, damit sie optimal arbeitet. Ohne Fett wäre es um unsere Ernährung und unsere Gesundheit eher schlecht bestellt.

Die besten Fettquellen

Der Begriff »Fett« ist – wie auch »Kohlenhydrate« und »Protein« – zu allgemein gefasst. Es gibt Tausende Arten von unterschiedlichen Fetten, und jedes einzelne bietet etliche verschiedene Vorteile für unsere Gesundheit: von den Fetten im Fleisch und im fettigen Fisch, in Nüssen und Nussbutter bis zu Ölen und zahlreichen anderen Quellen. Um es noch einmal zu wiederholen: Wir Menschen sind biologisch so geeicht, dass wir nach Abwechslung suchen, und Fettquellen auszumachen ist einer meiner liebsten Zeitvertreibe in der Küche.

Wie viel Fett benötigt man?

Hier etwas Gedankennahrung (das Wortspiel ist beabsichtigt).

The American Journal of Medicine publizierte einen hervorragenden Forschungsbericht, der »diätische Fette, die Ernährungsberatung und die öffentliche Politik: Geschichte, Kritik und Empfehlungen« untersuchte. Darin wird festgestellt: »Kontroversen über die Ernährungswissenschaft bezüglich diätischer Fette und ebenso über die Empfehlungen, die den Verbrauchern über Nahrungsfette gegeben werden, haben die US-amerikanischen Ernährungsrichtlinien sowie die Ernährungsberatung in den vergangenen 90 Jahren durcheinandergebracht. Und das trotz der bemerkenswerten Übereinstimmungen zwischen der ersten US-Ernährungsberatung (1916) und derjenigen in jüngster Vergangenheit (2000, Diätische Richtlinien für US-Amerikaner), denn beide behaupten, dass Nahrungsfette »in moderaten Maßen« konsumiert werden sollten.[39]

Okay, Fett ist also etwas Gutes. Aber was genau bedeutet »in moderaten Maßen«? Der Bericht des US Food and Nutrition Board (gemeinsam herausgegeben von den USA und Kanada) aus dem Jahr 2002 drückt das in Zahlen so aus, dass Nahrungsfett »25–35 % der Kalorien«[40] ausmacht.

Aber »in moderaten Maßen« und »25–35 %« erklären nicht den Erfolg von Sportlern, die jede Menge Fett konsumieren. Man denke nur einmal an Radsportler der Spitzenklasse.

Aus welchen Gründen behaupten Forschungen, die in *The European Journal of Applied Physiology and Occupational Physiology* publiziert wurden, dass die Leistung eines Spitzen-Radsportlers durch eine fettreiche Ernährung mit 70 Prozent Fett, 7 Prozent Kohlenhydrate und 23 Prozent Protein im Vergleich zu einer kohlenhydratreichen Ernährung mit 12 Prozent Fett, 74 Prozent Kohlenhydraten und 24 Prozent Protein verbessert werden könnte?

»Diese Ergebnisse würden darauf hinweisen, dass eine zweiwöchige Anpassung an eine fettreiche Ernährung dazu führte, Ermüdungserscheinungen stärker zu widerstehen und viele Kohlenhydrate während einer sportlichen Anstrengung mit niedriger bis moderater Intensität einzusparen.«[41]

Die Antwort ist eine ketogene Diät (Keto-Diät).

Fett: ketogene Diät

Wenig Kohlenhydrate, aber viel Fett: Das Ziel einer Keto-Diät ist es, in einen Stoffwechselzustand der Ketose zu gelangen.

Hierbei produziert der Körper kleine, energieeffiziente Moleküle, sogenannte Ketokörper, als alternativen Treibstoff, wenn er mit nur wenig Blutzucker (Glukose) versorgt wird. Die Ketokörper werden in der Leber aus Fett hergestellt, wenn man keine oder nur wenige Kohlenhydrate und Zucker und nur wenig Protein über die Ernährung aufnimmt. Daher kann überschüssiges Protein ebenfalls in Blutzucker umgewandelt werden. Körper und Gehirn nutzen es dann, um dich durch den Tag zu bringen.

Funktioniert das? Gemäß dem Gesetz der biologischen Individualität kannst du das nur herausfinden, wenn du es ausprobierst. Theoretisch kann Fett jedoch für einige Menschen zu einer sehr effizienten Treibstoffquelle werden. Daher besagen Forschungen, die in *The Current Sports Medicine Reports* publiziert wurden: »Die Anzahl strapaziöser sportlicher Veranstaltungen, die die Grenzen der menschlichen Ausdauer herausfordern, steigt. Solche Leistungen fordern aber auch die Grenzen der aktuellen Ernährungsempfehlungen heraus.«[42]

Die Autoren des Aufsatzes fügen ergänzend hinzu, dass herkömmlicherweise eine kohlenhydratreiche Ernährung bevorzugt wird, gleichwohl gebe es »aber auch Situationen, bei denen alternative Ernährungsweisen vorteilhaft sind«. »Situationen« wie eine Expedition in die Arktis, mit Menschen mit vollen Fettreserven …

Fett: lernen von der Arktis

Lange bevor es das Wort »Keto« gab, unternahmen wir Menschen körperliche Aktivitäten, die wir infolge einer fettreichen Ernährung bewältigten. Eine der ältesten dokumentierten Beweise dafür ist die von Frederick Schwatka geleitete Arktisexpedition von 1878 bis 1880, bei der die Forschungsreisenden sich auf die Suche nach Überlebenden der Franklin-Expedition machten. Gesponsert vom *New York Herald* und der American Geographical Society, machte sich das Team im April 1879 von der Westküste der Hudson Bay auf den Weg und fand etwas, mit dem sie gar nicht gerechnet hatten: einen Ketose-Zustand.

Das Team blieb für zwei Jahre im hohen Norden und lebte zusammen mit den Inuit. Während dieser Zeit ernährte sich Schwatka von der »Nahrung des weißen Mannes«, solange der Vorrat reichte. Als dieser jedoch aufgebraucht war, waren er und sein Team gezwungen, sich wie die Inuit von Rentieren, Robben und Bären zu ernähren.

Während der Expedition führte Schwatka – so unglaublich es klingt – ein Tagebuch, das später als Buch unter dem Titel *The Long Arctic Search* erschien. Dort beschreibt er, wie der Körper, hat er sich erst einmal angepasst, überlebt und infolge der fettreichen Ernährung der Inuit aufblüht: »Muss man sich das erste Mal nur vom Fleisch der Rentiere ernähren, scheint das für eine ordentliche Versorgung des Körpers unangemessen zu sein, und es macht sich eine offensichtliche Schwäche und Unfähigkeit breit, schwierige, anstrengende und ermüdende Reisen zu unternehmen. Aber das geht im Laufe von zwei bis drei Wochen vorbei. Der weiße Mann betrachtet die neue Ernährung zunächst unter einem zu homöopathischen Aspekt, insbesondere, wenn es sich um rohes Fleisch handelt. Robbenfleisch, das aufgrund seines fischartigen Geruchs noch unangenehmer ist, und Bärenfleisch mit seinem strengen Geruch scheinen jedoch keine zeitweilig schwächende Auswirkung auf die Wirtschaft zu haben.«[43]

All das, um es noch einmal zu betonen, fand vor unserem heutigen Begriff der Ernährungswissenschaft statt.

Schwatka fand durch Selbstexperimente Folgendes heraus: Erhöht man den Fettgehalt einer kohlenhydratarmen Ernährung – Robbenfleisch und Bärenfleisch sind besonders fettreich –, kann man den Ketose-Prozess beschleunigen. Die größere Fettzufuhr erzwingt die Produktion von Ketonen, die Kohlenhydrate als Energiequelle ersetzen. Mehr Fett bedeutet daher schnellere Ketogenese.[44] Etwas, das die Inuit schon seit Jahren wissen und praktizieren.

VERWALTUNG DER MIKRONÄHRSTOFFE

Mikronährstoffe werden bei einem Ernährungsplan zu oft übergangen. Klar, wir benötigen Makronährstoffe (Kohlenhydrate, Fette und Proteine) in größeren Mengen für unsere Ernährung, und nur diese können als Energie verwertet werten. Aber Vitamine, Mineralien und Enzyme spielen bei der Energieproduktion ebenfalls eine große Rolle, denn Enzyme benötigen nährstoffliche Ko-Faktoren (wie etwa die Vitamine B1, B2, B3 und B5 sowie die Mineralien Magnesium, Eisen und Schwefel), um zu funktionieren.

Kurz: Wenige oder gar keine Mikronährstoffe in der Ernährung bedeutet kaum oder gar keine Energie inner- und außerhalb des Fitnessstudios.

KETO-TACO-BOWL

Von Annie Mayne

Hundertprozentig keto-freundlich, serviert man die Taco-Bowl am besten warm, damit sie im Mund schmilzt. Mit über 30 Gramm Protein in jeder Portion ist das Gericht sehr arm an Kohlenhydraten.

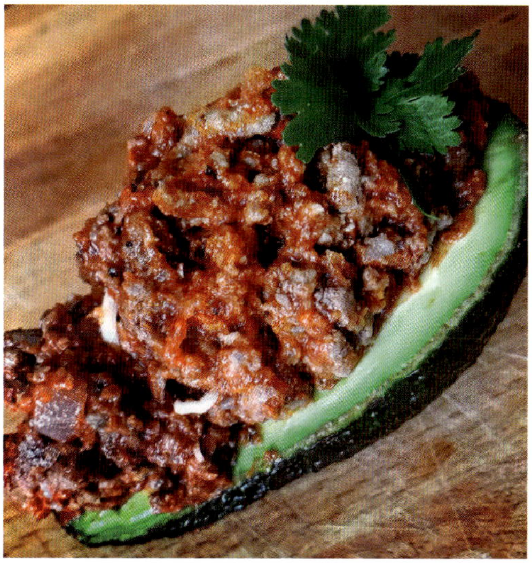

Zutaten

Für 4 Portionen

2 Scheiben Bacon
180 g roher Rosenkohl, gehackt
1 EL Olivenöl
1 EL fein gehackter Knoblauch
500 g Rinderhack*
1 TL Kreuzkümmel
2 TL geräuchertes Paprikapulver
Frischer Koriander
Saft einer Limette oder Zitrone
2 große Avocados

* Für eine ketogene Diät Fleisch verwenden, das einen höheren Fettanteil hat

Zubereitung

1. Den Bacon so lange rösten, bis er knusprig braun ist. Aus der Pfanne nehmen, den Rosenkohl hineingeben und vier bis fünf Minuten dünsten. Den Bacon zerbrechen und wieder in die Pfanne geben.
2. Den Knoblauch im Öl für drei Minuten anschwitzen. Das Rinderhack hinzugeben und braten, bis alles angebräunt ist.
3. Kreuzkümmel und Paprikapulver hinzugeben. So lange braten, bis das Fleisch nicht mehr rosa ist. Mit Salz und schwarzem Pfeffer, Koriander und Limetten- oder Zitronensaft würzen.
4. Die Avocados halbieren und die Kerne entfernen. Das Fruchtfleisch mit einer Gabel zerquetschen. Eine Mulde für die Füllung formen.
5. Den gedünsteten Rosenkohl und das Fleisch in die Mulde geben. Mit einer Garnierung deiner Wahl verfeinern und etwas Käse darüberstreuen.

	Kalorien	Kohlenhydrate	Fett	Protein
Insgesamt	2096	64 g	160 g	124 g
Pro Portion	524	16 g	40 g	31 g

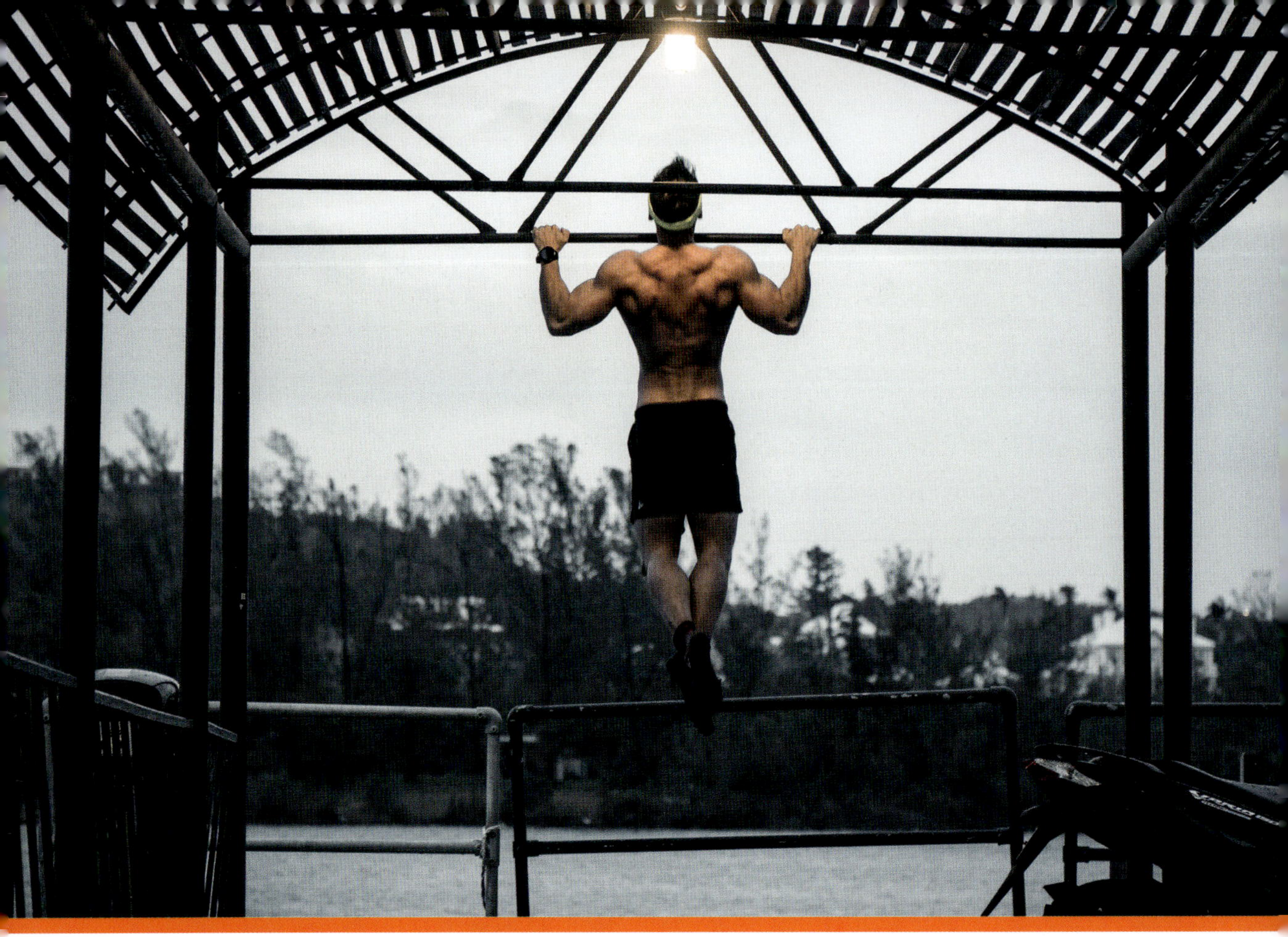

FETTABBAU | FITNESS

ERNÄHRUNG UND TRAINING

Welche Trainingsart ist am besten für den Fettabbau geeignet?

Antwort: alle. Denn wenn du Fett loswerden willst, sollte dir dein Training vor allem in einem Punkt helfen: ein Kaloriendefizit zu erreichen. Die genaue Art des Trainings ist daher weniger bedeutend.

Studien zeigen, dass hochintensives Intervalltraining »effektiver als andere Trainingsarten sein kann, um das Bauchfett zu verringern«.[45] Aber um Forschungen aus *The Journal of Sports Medicine* zu zitieren: »Die Entwicklung von Programmen, um längerfristig an Plänen zur Körperertüchtigung festzuhalten, ist immer noch die größte Herausforderung.«[46] Die Trainingsmethode spielt keine Rolle, entscheidend ist beständiges Training.

Deshalb sollten wir lernen, uns jede hier beschriebene Methode zunutze zu machen und unser wöchentliches Trainingsprogramm verkürzen, verändern und variieren, wie immer und wann immer es uns gefällt.

HOCHINTENSIVES CARDIO-TRAINING | Fettabbau

Ein Sprint, eine Pause und das Ganze wiederholen. Das mag eine der einfachsten Trainingsprogramme der Welt sein, aber wie die Wissenschaft zeigt, könnte es auch das effektivste sein. Hochintensives Intervalltraining (HIIT) sieht vor, dass man für 20 bis 90 Sekunden in hohem Tempo trainiert, gefolgt von einer Trainingsphase mit niedriger Intensität oder aber einer kompletten Pause, die zwischen 20 und 120 Sekunden dauert.

Das Ganze wiederholt man dann für insgesamt 10 bis 20 Minuten, und zwar mit dem Equipment deiner Wahl – ob auf dem Rad, dem Laufband oder allein einen Hügel hinauf- und herunterlaufend.

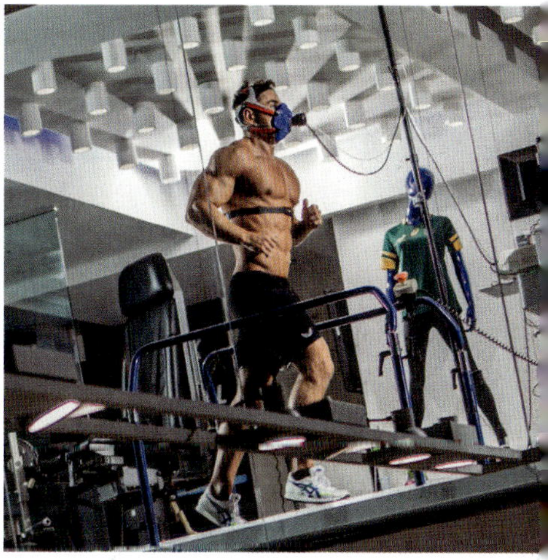

Warum? Weil du dadurch mehr Körperfett verbrennst. Das behaupten Wissenschaftler der Laval University in Québec, Kanada.[47] Sie verglichen ein 15-wöchiges HIIT-Programm mit einem 20-wöchigen Programm für Ausdauertraining. Nach den Muskelbiopsien und der Körperfettmessung stellten sie fest, dass das HIIT-Programm den Stoffwechsel effektiver angeheizt hatte und somit zu einem größeren Fettverlust führte.

Einfach ausgedrückt: Durch HIIT kannst du mehr Körperfett in kürzerer Zeit verbrennen.

KRAFTTRAINING | Fettabbau

Das Heben schwerer Gewichte begünstigt eine große Fettverbrennung. Ernsthaft: Forschungen haben die positiven Auswirkungen gezeigt, die Gewichtstraining auf das Körperfett haben könnte.[48] Die Wissenschaftler ließen 13 untrainierte, gesunde Männer ein 16-wöchiges Krafttrainingsprogramm absolvieren. Alle Männer verbesserten ihre Kraft im Ober- und Unterkörper, bauten Muskelmasse auf und verringerten ihren Körperfettanteil, sowohl auf den ganzen Körper bezogen als auch lokal an Armen, Beinen und am Bauch.

Die Erklärung dafür liefern vielleicht Forschungen, die am Department of Food Sciene and Human Nutrition der Colorado State University durchgeführt wurden, als Wissenschaftler meinen Energieaufwand nach einem schweren Gewichtstraining beobachteten. Sie fanden heraus: Nach einem anstrengenden, 90 Minuten währenden Gewichtstraining »blieb die Stoffwechselrate der Testperson nach dem Training – die Rate, bei der sein Stoffwechsel weiterhin auf Hochtouren arbeitet und er auch weiterhin Kalorien verbrennt – immer noch für längere Zeit erhöht und konnte die Lipidoxidation begünstigen«.[49]

Gewichtstraining erhöht also die Rate, zu der du Kalorien verbrennst, auch nachdem du das Studio verlassen hast.

Schließlich verbessert Gewichtstraining die Körperzusammensetzung, das heißt, du nimmst nicht nur Gewicht ab, sondern wirst auch Körperfett los und baust mehr Muskelmasse auf.[50]

Um das *Journal of Strength and Conditioning Research* zu zitieren: »Es scheint, dass der Umfang und die Intensität dieser Trainingsart ausreicht, um vorteilhafte Veränderungen in der Körperzusammensetzung herbeizuführen«, und zwar, wie hier behauptet wird, durch die großen und schweren Verbundübungen, die verantwortlich für diese positiven Veränderungen sind.[51]

CARDIO-TRAINING MIT GERINGER INTENSITÄT | Fettabbau

Ein Training mit geringer Intensität ist ein nützliches Mittel (mit weniger Stress) für den Fettabbau.[52] Denn die meisten Kraft- und Konditionierungsexperten sind sich – wie wir in Kapitel 4 gesehen haben – einig darüber, dass ein Training mit geringer bis moderater Intensität sich positiv auf das Immunsystem auswirkt, während hochintensives Training nachteilige Wirkungen mit sich bringen kann.

Das bedeutet: Während hochintensives Training und Gewichtstraining Vorteile zum Beispiel für eine anhaltende Fettverbrennung nach dem Workout bieten, ist ein Training mit niedriger Intensität ein Mittel, das bei deinen Bemühungen, Fett loszuwerden, nicht übersehen werden sollte. Es bedeutet eine geringe Belastung mit weniger Auswirkungen, ist aber genauso effektiv und verhindert, dass dein Immunsystem durch Übertraining angeschlagen wird.

ERNÄHRUNG | VERGNÜGEN

MIT ETABLIERTEN ERNÄHRUNGSREGELN BRECHEN

Das Warten ist vorbei. Zeit für Nachtisch!

Fettverlust mit Schokoladengeschmack ist nicht schwer. Er ist nur vergessen worden. Entgegen der landläufigen Meinung kannst du tatsächlich 200 Gramm der reinsten, reichhaltigsten dunklen Schokolade essen – jeden Tag, jede Woche und jeden Monat. Und dein Körperfettanteil wird sich nie um mehr als neun Prozent erhöhen.

Dieses Kapitel aus der Küche avanciert sicher zum Lieblingskapitel deiner Geschmacksknospen.

DIE KRAFT DES KAKAOS

Wenn wir über Fettverlust reden, ist das Wort »Schokolade« gewissermaßen eine Art Blasphemie in der Ernährungsreligion. Von vielen Diätspezialisten auch als Ernährungssünde bezeichnet, wird das zuvor genannte Böse mit einem schulderfüllten Besuch im Fitnessstudio bestraft. Welche Ernährungslogik liegt also der Tatsache zugrunde, dass ich jeden Tag 200 Gramm Schokolade esse?

Nein, das ist ernährungstechnisch keine Mogelei, und ich bin auch nicht mit einem wie verrückt arbeitenden Stoffwechsel gesegnet. An jedem einzelnen Tag gehe ich direkt nach dem

Studio in die Küche, nehme einen Riegel kakaoreicher, peruanischer Schokolade aus dem Schrank und schiebe ihn mir genüsslich in den Mund. Ja, meine Muskeln sind ausgepowert, und daher fällt es mir wesentlich leichter, Nahrung zu essen und aufzunehmen. Aber das ist noch längst nicht das Ende meiner Zauberei mit den kleinen Leckereien.

Um die Gründe dafür herauszufinden, schauen wir zunächst auf den Ursprung der Schokolade. Geht man weit genug zurück, entdeckt man, dass Schokolade eigentlich ein Nahrungsmittel auf pflanzlicher Basis ist, das aus dem Samen einer Frucht, der Kakaobohne, entsteht. Wie die Forschung zeigt, enthält Kakao in Rohform viele Flavonole (natürliche Pflanzennährstoffe). Wenn du das verstehst, wirst du auch die Kraft der Schokolade verstehen. So wie die alten Maya.

Das Geheimnis der Maya-Krieger

Die Zivilisation der Maya war bekannt für ihre Kunst, ihre Architektur und ihre harten Krieger, die Kakao liebten. Es heißt, dass Maya-Krieger den ganzen Tag lang meilenweit marschierten und sich dann in eine Schlacht stürzten – nur versorgt mit Kakaobohnen, die sie in einem Lederbeutel um den Bauch mit sich herumtrugen. Schokolade war ein Symbol der Macht – ein Privileg der Krieger und der Oberschicht –, und sie wurde gegessen, um für den nötigen Nährwert zu sorgen, um männertypische Herausforderungen in Angriff zu nehmen.

Das steht dem Ruf von Schokolade als Junkfood entgegen. Intuitiv begriffen die Maya, dass die Kakaobohne eine sehr komplexe Substanz ist, die vier- bis fünfhundert verschiedene Verbindungen enthält, jede voller gesunder Eigenschaften.

Viele Jahre später bestätigte die moderne Wissenschaft, dass Kakao ein äußerst gesundes Nahrungsmittel ist, das wir beachten und – wie im Fall der Maya-Krieger – verehren sollten.

Die süße Wissenschaft

Betrachten wir beispielsweise Forschungen der Universität von L'Aquila in Italien.[53] Dort fand man heraus, dass der Flavonolgehalt in dunkler Schokolade »die Insulinsensibilität bei gesunden Personen verbessert«. Das bedeutet für dich: Die Trainingseinheit gepaart mit flavonolreicher Schokolade verwandelt deine Muskeln in riesige Schwämme, die alles Mögliche absorbieren und verwerten, was du ihnen zuführst.

Warum in Gottes Namen verunglimpft man Schokolade also? Warum diese Negativschlagzeilen? Die Antwort liegt in der Methode, mit der Schokolade heutzutage hergestellt wird.

Nicht jede Schokolade enthält Kakao. Dunkle Schokolade zum Beispiel hat in der Regel einen recht hohen Kakaogehalt, etwa zwischen 70 und 85 Prozent. Das hängt natürlich davon ab, welche Marke du kaufst. Es sollte doch nicht verwundern, dass zuckerreiche Schokoladetafeln mit Karamellüberzug nicht die gleichen gesundheitlichen Eigenschaften aufweisen. Denn der zusätzliche Zucker sorgt dafür, dass der Insulinspiegel – Insulin ist das Hormon, das in Zusammenhang mit der Fettspeicherung steht – extrem in die Höhe schießt, wir einen Bärenhunger bekommen und beim Essen wieder zügellos zuschlagen.

Ich möchte aber klarstellen, dass ich kein Lebensmittelberater mit radikalen Ansichten bin. Ich werde dir bestimmt nicht dazu raten, jedes Mal, wenn eine geöffnete Packung Karamellkekse auf dich wartet, einen Hügel hinauf- und herunterzurennen. Sei dir jedoch im Klaren darüber, dass nicht jede Schokolade in gleicher Weise hergestellt wird. Es gibt einige Schokoladenarten, die in Maßen konsumiert werden sollten. Und dann gibt es noch solche, die man täglich essen könnte – nein – sollte.

»Mein Arzt sagte mir, ich solle nicht mehr Abendessenpartys für vier schmeißen. Es sei denn, es gibt drei andere Leute.«

ORSON WELLES

ALKOHOL

»Wein ist das gesündeste und hygienischste aller Getränke.«

LOUIS PASTEUR

Alkohol gilt schon seit Jahren als Erzfeind der Gürtellinie. Wenn man bedenkt, dass er in der Rangliste gleich nach diätischem Fett kommt, jedenfalls hinsichtlich seiner Kaloriendichte – ungefähr sieben Kalorien pro Gramm –, ist das leicht nachzuvollziehen. Es gibt jedoch viele unterschiedliche alkoholische Getränke, wobei sich jedes physiologisch anders auf den Körper auswirkt, und es ist wesentlich komplizierter, als einfach nur die Kalorien auf der Flasche zu zählen.

Daher bringt dieser Abschnitt – im Gegensatz zu den dogmatischen Ansichten der breiten Masse über den Kaloriengehalt im Alkohol – einige weniger gut publizierte Studien über den Fettverlust und einen gemäßigten Alkoholkonsum ans Licht. Die Betonung liegt auf »gemäßigtem Konsum«, denn in allen Studien wird eine übermäßige Alkoholaufnahme mit vielen gesundheitlichen Problemen verbunden. Ich verharmlose definitiv keines davon, aber das ist ein ganz anderes Thema.

Dieser Abschnitt soll dir lediglich einen kleinen Einblick in das weite Feld der Alkoholforschung geben, um die alkoholischen Lieblingsgetränke eines Mannes von einem anderen Standpunkt zu betrachten. Es geht nicht darum, jemandem seine Ernährungsgewohnheiten vorzuschreiben oder zu diktieren, sondern nur darum, dass du vor der Flasche Gin daheim vielleicht nicht so viel Angst haben solltest wie bisher befürchtet.

Warum also hat Alkohol solch einen schlechten Ruf? Im Jahr 1980 wurde Alkohol von einigen Forschern als ein nicht lebensnotwendiger Nährstoff bezeichnet, der viele »leere Kalorien« enthalte.[54] Das heißt, der Körper hat – anders als für Kohlenhydrate, Fette und Proteine – keinen ernährungsrelevanten Bedarf für die Schnäpse, die du dir am Freitagabend gönnst. Vielmehr erkennt der Körper Alkohol als einen »Giftstoff«, geht in den biologischen Schongang und versucht krampfhaft, damit fertigzuwerden. Du bist dir zum Glück dessen nicht bewusst und mittlerweile bei der dritten Runde mit deinen Kumpels angekommen.

Wissenschaftler von der Universität Lausanne in der Schweiz[55] vertreten die Auffassung, Alkohol – mitsamt seiner schädlichen Eigenschaft – sei tatsächlich schuld daran, den gesam-

PROTEIN-BROWNIE MIT DUNKLER SCHOKOLADE

Von Hester Sabery

Hier mein unübertreffbares Rezept für einen Protein-Brownie mit Schokolade – ein gesunder Nachtisch voll mit Protein, den du ohne Schuldgefühle nach dem Training im Fitnessstudio genießen kannst und der eine gute Alternative zu Proteinpulver darstellt.

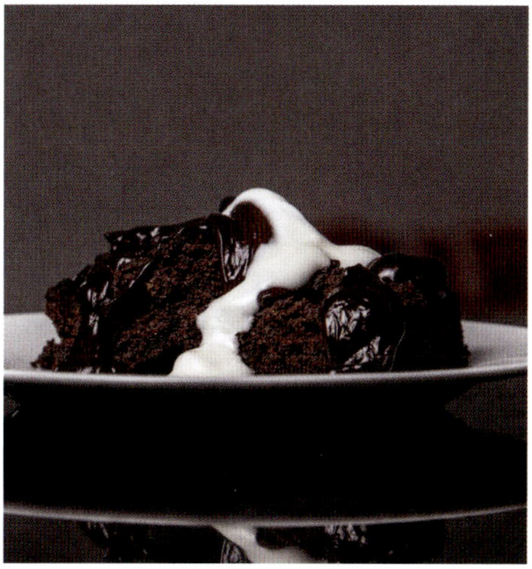

Zutaten

Für 12 Brownies

45 g dunkle Schokolade (80 %) und ein bisschen mehr zum Dekorieren
95 g natives Bio-Kokosöl
10 g Erdnussbutter
10 g Kakaopulver
65 g Kokosnussmehl
2 g Backpulver
70 g Schoko-Molkeprotein, z. B. Chocolate Silk whey protein 80 von THE PROTEIN WORKS™
215 g Honig
1½ TL Vanille-Extrakt
3 Eier
45 g kleingehackte Mandeln
40 g kleingehackte Cashew-Nüsse

Zubereitung

1. Den Backofen auf 180 °C vorheizen. Eine Backform (20 cm Durchmesser) mit Fett bestreichen und mit Backpapier auslegen. Darauf achten, dass ausreichend Papier über den Seiten des Blechs absteht, um das Ganze leicht herausnehmen zu können.
2. Schokolade, Kokosöl und Erdnussbutter über einem Wasserbad schmelzen oder in der Mikrowelle erhitzen, alle paar Sekunden rühren, bis alles geschmolzen ist, danach fünf Minuten etwas abkühlen lassen.
3. Kakaopulver, Kokosnussmehl, Backpulver und Molkeprotein in einer großen Schüssel langsam mit dem Schneebesen verquirlen, bis sich alle Klumpen aufgelöst haben. Honig, Vanille-Extrakt und die Mischung aus geschmolzener Schokolade, Kokosöl und Erdnussbutter einrühren, bis alles vermengt ist.
4. Eier einzeln hinzugeben und jeweils gut mit dem Schneebesen verquirlen; schließlich die Nüsse unterheben. Die Mischung hat jetzt eine dichte, saftige Konsistenz.
5. Den Brownie-Teig aus der Schüssel gleichmäßig auf die vorbereitete Backform verteilen. Für 25 bis 30 Minuten backen, bis beim Stichtest zwar noch feuchte Krumen, aber kein flüssiger Teig haften bleibt und der Brownie-Teig recht fest ist.
6. Den Teig in der Backform abkühlen lassen, dann herausheben. Den Teig mit einem scharfen Messer in zwölf quadratische Stücke schneiden. Mit ein bisschen Kakaopulver bestreuen und zur Dekoration zum Beispiel geschmolzene Schokolade darauftröpfeln. Eventuell noch ein paar Pistazien, frische Himbeeren und etwas Joghurt obendrauf geben.

	Kalorien	Kohlenhydrate	Fett	Protein
Insgesamt	2726	300 g	197 g	104 g
Pro Portion	227	25 g	16 g	9 g

ten Vorgang der Fettverbrennung zu verlangsamen. Das ist eine noch schlechtere Nachricht für Menschen, die Kalorien zählen und nun mit der Angst leben, ihr Körper werde gleich in doppelter Weise von diesen »leeren Kalorien« gepeinigt, indem ihre Fettverbrennung unterdrückt wird und sich die Fettansammlung im Körper breitmacht.

Es waren frühe Forschungen wie diese, die zur Verunglimpfung der meisten – wenn nicht sogar aller – alkoholischen Getränke führten. Seitdem wurden unzählige Artikel veröffentlicht, die den Kaloriengehalt eines Glases Wein mit einer großen Menge Plätzchen oder den eines Pint Guinness mit einem kompletten Braten verglichen. Genau hier liegt das Problem, denn alle alkoholischen Getränke über einen Kamm zu scheren ist falsch. Und Alkohol – wie überhaupt alle Nahrungsmittel – am Kaloriengehalt zu messen ist genauso verkehrt.

Diesem Ansatz liegt die Voraussetzung zugrunde, dass der menschliche Körper Nahrungsmittel ausschließlich als Energieträger und Kalorien benötigt. Das ist aber nicht der Fall. Der menschliche Körper ist in der Tat eine komplexe »Chemiefabrik«, die unterschiedliche Nahrungssubstanzen auf vielerlei Weise verarbeitet. Kalorien und Energie sind nicht die einzigen Dinge, die wir aus der Nahrung extrahieren, und sie sind auch nicht die einzigen Dinge, die wir aus bestimmten alkoholischen Getränken ziehen.

Nehmen wir beispielsweise dieses erfrischende Glas Gin Tonic, das du zum Abendessen trinkst. Zunächst einmal ist Gin ein destillierter Schnaps. Das bedeutet, er hat – im Vergleich zu anderen Getränken – einen sehr niedrigen Zuckergehalt. Das sind tolle Nachrichten für unsere Gürtellinie, da – lassen wir den Alkoholgehalt einmal beiseite – Zucker bereits als Fett vom Körper gespeichert wird. Um Forschungen aus dem *Journal of the American Medical Association* zu zitieren: »Mehrere Studien haben einen Zusammenhang zwischen Getränken, die mit Zucker gesüßt wurden, und dem Auftreten von Fettleibigkeit herausgefunden.«[56] Ausgehend von diesen Beweisen wäre es daher ratsam, lieber einen Schnaps zu trinken, als diese farbenfrohen, gesüßten Cocktails, die mit Früchten dekoriert sind, um ihnen ein gesundes und frisches Aussehen zu verleihen.

Zudem ist unsere Insulinsensibilität ein wichtiger hormoneller Faktor, der bestimmt, wie anfällig wir für die Fettspeicherung sind. Einfach ausgedrückt: Hat jemand eine schlechte Insulinsensibilität, ist er anfälliger dafür, Fett zu speichern, da sein Körper Kohlenhydrate weniger effizient verarbeitet. Dennoch glauben Wissenschaftler der Abteilung für Medizin und klinische Wissenschaft an der Kyushu Universität[57] in Japan, dass »Alkohol die Insulinsensibilität verbessert«. Das ist ein weiterer möglicher Grund, warum du zwischen den Gängen ein Glas Gin trinken solltest – du verschaffst deiner Taille damit einen hormonellen Vorteil.

Nehmen wir zum Schluss ein Glas Wein als Beispiel. Wein enthält eine natürliche, gesundheitsfördernde Verbindung namens Resveratrol, die dann entsteht, wenn die für den Wein verwendeten Trauben von Pilzen oder anderen Erregern »angegriffen« werden. Man nimmt an, dass du die gleichen krankheitsabwehrenden Eigenschaften aufnimmst, wenn du ein Glas Rotwein trinkst, der – um Wissenschaftler der University of Illinois zu zitieren – »entzündungshemmende und die Nerven schützende sowie virenhemmende Eigenschaften«[58] enthalten könnte.

All diese Beschwerden stehen in Zusammenhang mit dem Alterungsprozess. Rein theoretisch wäre es also nicht verkehrt, Gevatter Zeit in Schach zu halten, indem man ein Glas von diesem roten Zeug trinkt.

Alles in allem kann man also sagen: Solltest du aus persönlichen, religiösen oder gesundheitlichen Gründen ein Abstinenzgelübde ablegen wollen, wie es ein kompetenter Arzt empfiehlt, dann ignoriere die in diesem Abschnitt angestellten Überlegungen. Erfreust du dich aber bester Gesundheit und Fitness und willst auf das eine Glas Wein mit deinen Freunden am Samstagabend wegen der Kalorienpanikmache, die von gutmeinenden Einrichtungen verbreitet wird, verzichten, solltest du vielleicht umdenken.

Um es noch einmal zu betonen: Nahrungsmittel, Alkohol und Kalorien in solch einer Weise zu bewerten ist schlicht und ergreifend allzu einfach und falsch.

Letzen Endes war dieser Abschnitt nie dazu gedacht, noch mehr Regeln und Vorschriften aufzustellen, nach denen man zu leben hat. Es gibt zu viele Cocktails, Gebräue und Varianten, als dass man sie in nur einem Artikel abhandeln könnte, und ich finde mich damit ab, hier nur an der Oberfläche zu kratzen. Stattdessen hoffe ich, es ermutigt dich, zu einem Epistemokraten der Ernährung zu werden – das ist jemand, der seinem eigenen Wissen gegenüber immer misstrauisch bleibt.

Hinterfrage also in Zukunft all die Literatur über Ernährung und lass dir nicht von anderen deine Ernährungsgewohnheiten vorschreiben. Lies jedes Etikett gründlich durch – und nicht nur die Angabe zum Kaloriengehalt. Und das Wichtigste zum Schluss: Verzichte nicht wegen der Kalorien auf ein gutes Glas Wein und auf gute Gesellschaft.

»Kompromisse sind etwas für Beziehungen, nicht für Wein.«

SIR ROBERT SCOTT CAYWOOD

SCHLAF

»Schlaf ist die beste Meditation.«

DALAI LAMA

Du willst abnehmen? Dann bleibe im Bett.

Ich denke, diese Aussage hast du in diesem Kapitel nicht erwartet. Aber Wissenschaftler der University of Chicago[59] fanden heraus, dass zu wenig Schlaf eine »hormonelle Beeinträchtigung« bei den Bemühungen darstellen könnte, Fett loszuwerden. Oder anders formuliert: Schlafstörungen beeinträchtigen die fettverbrennenden Hormone.

Wenn du daher schlanker werden willst, musst du zuerst die Kunst des »strategischen Schlafes« erlernen.

Strategischer Schlaf

Zunächst einmal sollte man sich darüber im Klaren sein, dass der Schlaf das wirksamste Mittel für unsere Regeneration ist. Du glaubst mir nicht? Dann wirf mal einen Blick auf die

Forschungen, die im *Journal of Psychiatry and Neuroscience* publiziert wurden. Sie lehren uns, dass die Werte unseres erholungsfördernden Wachstumshormons während des Schlafens nach oben schießen.[60] Andere Untersuchungen haben ergeben, dass sich unser Immunsystem während des Schlafens wieder stärkt.[61]

Im Jahr 1994 entdeckten Wissenschaftler Leptin, ein wirkmächtiges Hormon zur Regulation des Körperfetts. In der heutigen Wissenschaft gibt man zwar offen zu, dass dessen Erforschung immer noch in den Kinderschuhen steckt, aber wir wissen eindeutig, dass es eine erhebliche Auswirkung auf alles hat, was mit unserem Appetit und der Menge Fett, die wir speichern, zu tun hat. »Leptin ist bekannt als ein Hormon, dass bei der zentralen Steuerung des Appetitverhaltens eine wichtige Rolle spielt.«[62]

Mit anderen Worten: Behalte deine Leptinwerte unter Kontrolle, und du kontrollierst auch deinen Appetit, deine Essensgelüste und deinen Körperfettanteil. Und wie genau machen wir das? Du ahnst es schon: durch Schlaf.

Denn Forscher der zuvor genannten Studie der University of Chicago beobachteten bei zwölf gesunden, jungen Männern im Alter zwischen 22 und 30 Jahren die Kalorienaufnahme, den Appetit und den Hunger während zwei Tagen mit »ausgedehntem Schlaf« und zwei Tagen mit »begrenztem Schlaf«.

Die Ergebnisse zeigten Folgendes: In den beiden Tagen, in denen die Männer nur vier Stunden Schlaf bekamen, fielen ihre Leptinwerte um 18 Prozent, was ihren Appetit wiederum um ganze 23 Prozent steigerte. Die Forscher kamen zu dem Schluss, dass alle Testpersonen einen größeren Appetit auf besonders »kalorienreiche Lebensmittel« mit einem hohen Kohlenhydratgehalt wie Schokolade, Süßigkeiten und Junkfood im Allgemeinen hatten.

Hormonelles Tauziehen

Interessanterweise berichteten die Forscher auch, dass die Werte des Hormons Ghrelin um 28 Prozent gestiegen waren. Ghrelin, auch als »Hungerhormon« bezeichnet, wird im Magen produziert und signalisiert dem Gehirn, ob wir hungrig sind oder nicht. Es ist fast so – um ein Beispiel aus dem Sport zu geben –, als nähme dein Magen an einem Tauziehen teil: auf der einen Seite das Leptin, das dem Gehirn vermittelt, dass du satt und zufrieden bist; auf der anderen Seite das Ghrelin, das dem Gehirn sagt, dass du Hunger hast und dich unbedingt über die Dose mit Plätzchen hermachen musst.

Je nachdem, wie viel Schlaf du bekommst, kann diese Menge nun bestimmen, welches »Team« das »verdauungsfördernde Tauziehen« gewinnt – mit folgenschweren Auswirkungen auf deine Ernährung. Deine Hungergelüste – und dein Durchhaltevermögen, an einer bestimmten Ernährungsweise festzuhalten – sind daher eigentlich keine Kopfsache und haben nichts mit Willenskraft zu tun, sondern vielmehr mit deinem Schlafmuster und den entsprechenden Hormonen.

»Schlafeinschränkungen bei gesunden, jungen Männern sind mit niedrigeren Leptinwerten, erhöhten Ghrelinwerten sowie mit größerem Hunger und Appetit verbunden.«[63] Wirkt sich das wirklich auf den Körperfettanteil aus?

Körperfett und Schlafenszeit | Die Studie

In den *Annals of Internal Medicine* publizierte Forschungen gehen davon aus. Der Titel der Studie sagt schon alles: »Unzureichender Schlaf untergräbt ernährungsrelevante Bemühungen für weniger Fettleibigkeit.«[64]

Die Schlafforscher wollten herausfinden, wie sehr hormonelle Störungen – bedingt durch Schlafmangel – den Appetit steigern und ob diese Hormonstörungen sich als bedeutsame Veränderungen im Körperfett manifestierten, wenn man eine kalorienkontrollierte Ernährungsweise befolgt.

Als Testpersonen dienten zehn übergewichtige Männer mittleren Alters, die halbwegs gesund waren.

- Die Männer mussten 14 Tage lang entweder fünfeinhalb oder achteinhalb Stunden pro Nacht im Bett bleiben.
- Nach spätestens drei Monaten wechselten die Testpersonen die Bedingungen.
- Die Nahrungsaufnahme wurde auf 90 Prozent des Stoffwechsels in Ruhe reduziert.
- Die Mahlzeiten wurden festgesetzt und abgewogen, um sicherzustellen, dass die Kalorienaufnahme so streng wie möglich kontrolliert wurde.

Unsere Schlafforscher unternahmen also alles Mögliche, um die Voraussetzungen der Studie zu kontrollieren.

Körperfett und Schlafenszeit | Die Ergebnisse

- Die mit Schlafen verbrachte Zeit der Testpersonen erhöhte oder verringerte sich wie geplant.
- Der Kalorienverbrauch war nahezu identisch (etwa 1450 Kalorien am Tag).
- Der tägliche Kalorienaufwand war ebenfalls fast identisch (etwa 2140 Kalorien pro Tag).
- Makronährstoffe wurden wie folgt abgebaut: Kohlenhydrate 48 Prozent, Fett 34 Prozent und Protein 18 Prozent.
- Die Teilnehmer beider Gruppen nahmen circa drei Kilo bei der Studie ab, aber …

… die Männer, die achteinhalb Stunden schliefen, bauten Fett und Magermasse im Verhältnis von 50:50 ab, während die Personen, die fünfeinhalb Stunden schliefen, Fett und Magermasse im Verhältnis von 20:80 verloren. Und nein – das ist kein Tippfehler!

Nur ein Fünftel der Gewichtsabnahme war Fett; das sind 0,6 Kilo der insgesamt drei Kilo.

Für die Männer, die nur fünfeinhalb Stunden schliefen, kam es noch schlimmer. Warum? Sie entwickelten ein stärkeres Hungergefühl. Die Ghrelinwerte schossen in die Höhe und quälten die unausgeschlafenen Männer, was es ihnen noch schwieriger machte, die Finger von der Keksdose zu lassen.

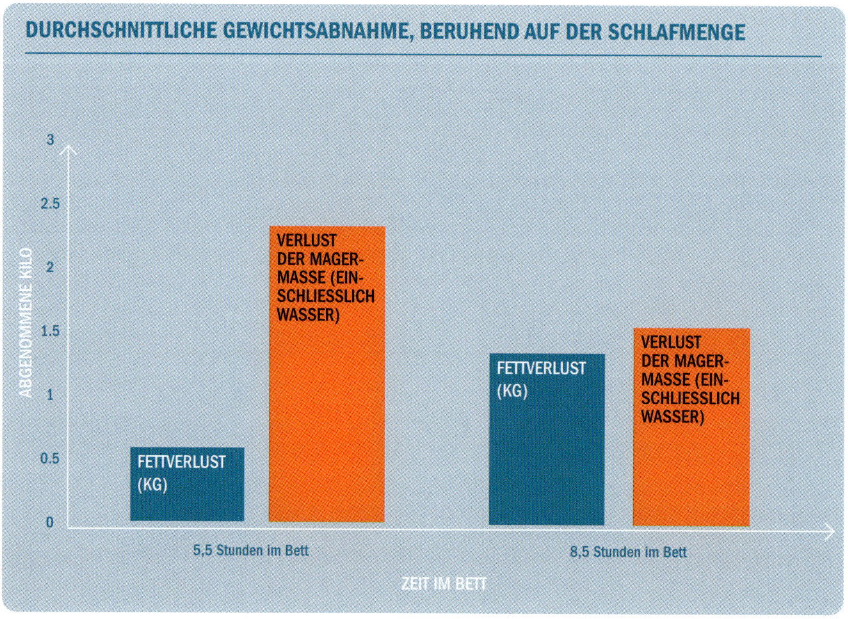

Körperfett und Schlafenszeit | Schlussfolgerung

Die oben genannte Studie hatte auch ein paar Schattenseiten.

Zunächst einmal handelte es sich bei den Testpersonen um Männer, die ihre Zeit hauptsächlich im Sitzen verbrachten und sich nicht in ein Studio hineinwagten. Außerdem waren die aufgenommenen 65 Gramm Protein pro Tag wesentlich weniger als die vom International Olympic Committee Consensus on Sports Nutrition empfohlenen 1,7 Gramm pro Kilo Körpergewicht am Tag. Aber selbst mit dem ausgewogensten Ernährungs- und Trainingsplan ist es nur schwer vorstellbar, dass dies einen großen Unterschied ausmachen und die hormonellen Veränderungen, die durch Schlafmangel herbeigeführt wurden, ausgleichen würde. Man müsste allenfalls länger Diät halten, mehr mit sich kämpfen und letzten Endes wäre man die ganze Zeit über hungrig. Nein danke!

Körperfett und Schlafenszeit | Was wir daraus lernen

Schlaf, mach ein Nickerchen und halte Siesta.

Es ist tatsächlich so einfach. Angesichts der Beweislage ist Schlaf sehr wichtig für den Fettverlust, und wenn man zu wenig Schlaf bekommt, endet der Ernährungsplan vielleicht in einer Kekskatastrophe. Alles in allem erhöht ein fester Schlaf die Auswirkungen deines Trainings und deiner Ernährung; ein schlechter Schlaf wird zu einer »hormonellen Handbremse« für deinen Fettabbau.

Wenn du müde und hungrig bist, löse die Handbremse und gehe ins Bett.

DIE EIGENE DIÄT ZUSAMMENSTELLEN

IN FÜNF SCHRITTEN

Die beste Diät der Welt ist nutzlos, wenn man sie nicht einhalten kann. Achte also darauf, dass du die hier angegebenen Ernährungspläne und Rezepte konsequent befolgst, damit deine Geschmacksnerven deine Diätpläne genauso zu schätzen wissen wie deine Taille.

1. Grundbedarf berechnen

Das ist die Kalorienmenge, die dein Körper in absoluter Ruhe am Tag verbrennt, der sogenannte Grundumsatz.

Dieser lässt sich mithilfe der Harrison-Benedict-Formel berechnen.[65]

- **Für Männer:** 66,5 + (13,75 × Körpergewicht in kg) + (5,003 × Körpergröße in cm) – (6,755 × Alter in Jahren)
- **Für Frauen:** 655,1 + (9,563 × Körpergewicht in kg) + (1,850 × Körpergröße in cm) – (4,676 × Alter in Jahren)

2. Mit Aktivitätsgrad multiplizieren

- Bei wenig bis gar kein Sport deinen Grundbedarf mit 1,2 multiplizieren.
- Bei etwas Sport ein paarmal in der Woche mit 1,375 multiplizieren.
- Bei moderatem Sport drei- bis fünfmal pro Woche mit 1,55 multiplizieren.
- Bei viel Sport sechs- bis siebenmal pro Woche mit 1,725 multiplizieren.

Herzlichen Glückwunsch! Jetzt kennst du deinen täglichen Kalorienbedarf.

3. Kaloriendefizit beziehungsweise Kalorienüberschuss bestimmen

Lege fest, ob du

- mehr Kalorien aufnehmen willst, als du verbrennst, um Fett zu speichern, und lege die Höhe deines Kalorienüberschusses fest;
- mehr Kalorien verbrennen willst, als du aufnimmst, um Fett loszuwerden, und lege die Höhe deines Kaloriendefizits fest;
- genauso viel essen willst, wie du verbrennst, um dich nicht zu verändern (Kalorienbilanz).

4. Nährstoffverhältnis ermitteln

Jetzt wird's wichtig! Um nochmals das *International Journal of Obesity* zu zitieren: »Unabhängig von der zugewiesenen Diät war die zwölfmonatige Gewichtsveränderung bei den Personen am größten, die am stärksten an ihrem Ernährungsplan festhielten.«[66] Daher spielt das Verhältnis von Protein, Fett und Kohlenhydraten keine Rolle, solange du daran festhältst.

Um dir bei der Ermittlung deines Nährstoffverhältnisses behilflich zu sein, kannst du aus den folgenden drei Möglichkeiten wählen:

- Kohlenhydratreiche Ernährung:[67] 20 % Protein, 10 % Fett, 70 % Kohlenhydrate
- Ausgeglichene Ernährung mit Makronährstoffen:[68] 25 % Protein, 25 % Fett, 50 % Kohlenhydrate
- Fettreiche Ernährung:[69] 23 % Protein, 70 % Fett, 7 % Kohlenhydrate

5. Mahlzeiten in Gramm

Jetzt wird dein Essen direkt in der Küche berechnet. Protein und Kohlenhydrate beinhalten vier Kalorien pro Gramm, Fett hingegen neun Kalorien pro Gramm. Ausgehend von diesen Fakten, hier eine Diät mit 2000 Kalorien für jedes einzelne Nährstoffverhältnis:

KOHLENHYDRATREICHE ERNÄHRUNG	AUSGEWOGENES MAKRONÄHRSTOFFVERHÄLTNIS	FETTREICHE ERNÄHRUNG
Protein = (2000 x 0.2) ÷ 4 = 100 g	**Protein** = (2000 x 0.25) ÷ 4 = 125 g	**Protein** = (2000 x 0.23) ÷ 4 = 115 g
Fett = (2000 x 0.1) ÷ 9 = 22 g	**Fett** = (2000 x 0.25) ÷ 9 = 56 g	**Fett** = (2000 x 0.70) ÷ 9 = 156 g
Kohlenhydrate = (2000 x 0.7) ÷ 4 = 350 g	**Kohlenhydrate** = (2000 x 0.50) ÷ 4 = 250 g	**Kohlenhydrate** = (2000 x 0.07) ÷ 4 = 35 g

1 MANN | 3 DIÄTEN | 1 ERGEBNIS

»Du solltest dich keinem Ernährungs- oder Trainingsprinzip in irgendeiner Weise emotional verbunden fühlen; so, wie die Wissenschaft Fortschritte macht, müssen wir es auch machen.«

ROSS EDGLEY

Welche Diät befolge ich? Alle drei (um zu beweisen, dass ich recht habe). Im Jahr 2013 entschloss ich mich, jede Diät auszuprobieren. Egal, welchen Sport ich auch betrieb, ich hatte stets den gleichen Körperfettanteil von acht Prozent. Das Einzige, was sich verändert hatte, war die Menge der Makronährstoffe.

Lass mich das anhand der »Tabelle zu einer theoretisch hervorragenden Ernährungsweise« veranschaulichen, basierend auf meiner Größe, meinem Alter und meinem Gewicht im Jahr 2013, damit du ein funktionierendes Beispiel der Theorie vor Augen hast. Wie gesagt, das alles ist nur Theorie. Es gibt Tausende andere Variablen, die Einfluss auf das Energiesystem des Körpers nehmen; einige sind uns bekannt, andere nicht. Diese Variablen reichen von den Kochmethoden[70] bis zum Wetter und der entsprechenden Temperatur,[71] bei der die Mahlzeiten gegessen werden. Das »Gewicht« in dieser Formel berücksichtigt nicht die Muskelmasse und auch nicht die Körperzusammensetzung; die jeden Tag aufgebrachte körperliche Aktivität ist etwas sehr Subjektives. Die Anzahl der verbrauchten Kalorien schwankt von Tag zu Tag. Außerdem gibt es noch Hunderte anderer biologischer Faktoren, die in einer mathematischen Gleichung nicht berücksichtigt werden können.

Solltest du jedoch das theoretische Gedankengebäude verstehen, dann bist du bereit, dich für einen Ernährungsplan zu entscheiden, der für dich funktioniert. Das heißt, du musst keinem Plan mehr blind gehorchen, den man für dich ausgearbeitet hat. Jeder von diesen könnte die richtige Ernährungsweise für deinen Körper sein:

- 7-tägiger kohlenhydratreicher Ernährungsplan
- 7-tägiger Ernährungsplan mit ausgewogenem Makronährstoffverhältnis
- 7-tägiger fettreicher Ernährungsplan

Alter: 27 | Größe: 178 cm | Gewicht: 90 kg | Kalorien insgesamt pro Tag: 3823

KOHLENHYDRATREICHE ERNÄHRUNG			AUSGEWOGENES MAKRONÄHRSTOFFVERHÄLTNIS			FETTREICHE ERNÄHRUNG		
20 % Protein	10 % Fett	70% Kohlenhydrate	20 % Protein	25 % Fett	55 % Kohlenhydrate	20 % Protein	70 % Fett	10 % Kohlenhydrate
765 Kalorien an Protein	382 Kalorien an Fett	2676 Kalorien an Kohlenhydraten	765 Kalorien an Protein	956 Kalorien an Fett	2103 Kalorien an Kohlenhydraten	765 Kalorien an Protein	2676 Kalorien an Fett	382 Kalorien an Kohlenhydraten
191 g Protein am Tag	42 g Fett am Tag	669 g Kohlenhydrate am Tag	191 g Protein am Tag	106 g Fett am Tag	526 g Kohlenhydrate am Tag	191 g Protein am Tag	297 g Fett am Tag	96 g Kohlenhydrate am Tag

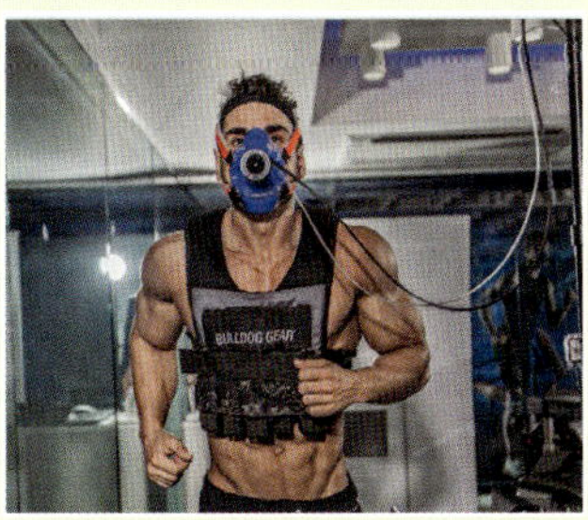

Angeregt vom *Journal of Sports Medicine*[72]

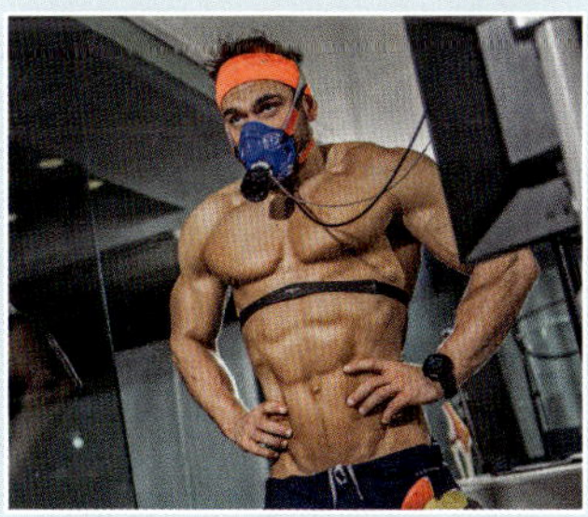

Inspiriert von Forschungen, die vom *Journal of the American Dietetic Association*[73] publiziert wurden.

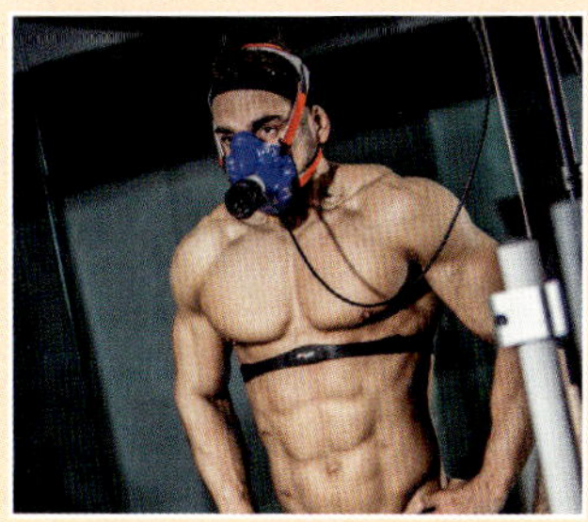

Angeregt von Forschungen, die im *European Journal of Applied Physiology & Occupational Physiology*[74] publiziert wurden.

Als menschliches Versuchskaninchen für drei verschiedene Ernährungsweisen

7-TÄGIGER KOHLENHYDRATREICHER ERNÄHRUNGSPLAN

KOHLENHYDRATREICH		
20 % Protein	10 % Fett	70 % Kohlenhydrate

	TAG 1	TAG 2	TAG 3	TAG 4	TAG 5	TAG 6	TAG 7
Frühstück	Quinoa, gekocht in Kokosmilch, garniert mit Obst und Mandeln	Proteinpfann-kuchen mit Erdbeeren und Ananas	Haferflocken/ Haferbrei mit Zimt, Blaubeeren und einer Kelle Molkeprotein	Nahrhaftes Nuss- und Körnerbrot (siehe unten)	Proteinwaffeln mit Honig	Getreideflocken, Joghurt und Beerenmix mit einer Kelle Molkeprotein	Schüssel mit Chia-Samen (siehe Seite 175)
Mittagessen	Knuspriges Harissa-Hühnchen	Gebackene, ausgehöhlte Kartoffeln mit Chili und Salat	Gebackene Eier, Kichererbsen, Spinat, Auberginen und Paprika in Tortilla-Wraps	Lachs, Frischkäse mit getoastetem Bagel	Spaghetti mit Fleischbällchen	Vollweizen-Tortilla mit Hähnchen-geschnetzeltem und Avocado-Scheiben	Lamm-Tajine mit Reis (siehe unten)
Snack	Biscotti und grüner Tee	Zwei Reiswaffeln und Hüttenkäse	Vollkorn-Proteinmuffins (siehe unten)	Tortilla-Chips mit Chili-Salsa-Dip	Griechischer Joghurt mit Blaubeeren, Honig und einer Kelle Molkeprotein	Bananenbrot-scheiben	Getreideflocken-Proteinriegel
Abendessen	Steak-Burger	Chinapfanne mit gegrilltem Lachs und Nudeln	Gebackene Süßkartoffel mit Hüttenkäse, Salsa und Bacon-Croutons	Linguine mit Meeresfrüchten	Hühnchen-Curry mit Reis	Chinapfanne mit Hühnchen, Nudeln und gemischtem Gemüse	Chilis, brauner Reis und gemischtes Gemüse
Snack	Protein-Haferriegel	Naturjoghurt mit Apfelscheiben und Getreideflocken	Proteinreiche Haferflocken-kekse mit Milch	Quinoa, gekocht in Kokosmilch, garniert mit Obst und Mandeln	Zitronen-Granola mit Quark und Hafer Käsekuchen	Schüssel mit warmem Porridge, Zimt, Rosinen und mit einer Kelle Apfel- und Zimtprotein	Protein-Haferriegel

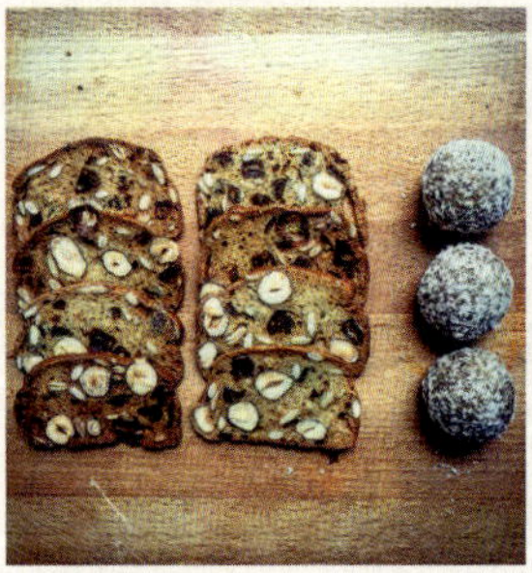
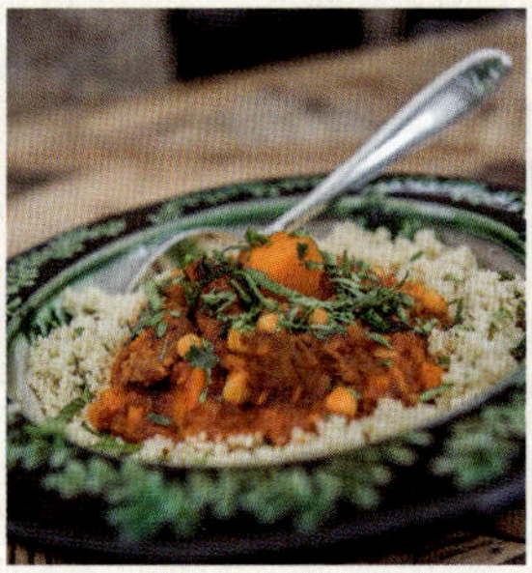
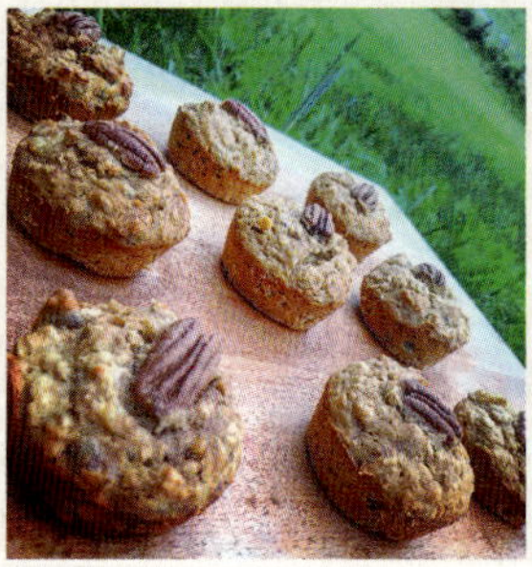
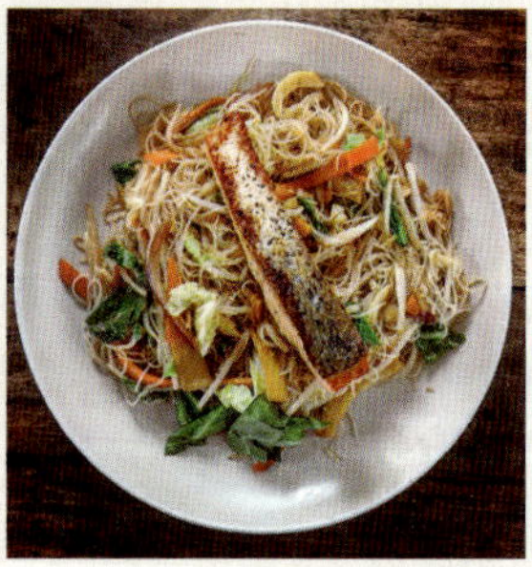

FRÜHSTÜCKSSCHÜSSEL MIT CHIA-SAMEN

Von Annie Mayne

Die beste Mahlzeit des 7-tägigen kohlenhydratreichen Ernährungsplans

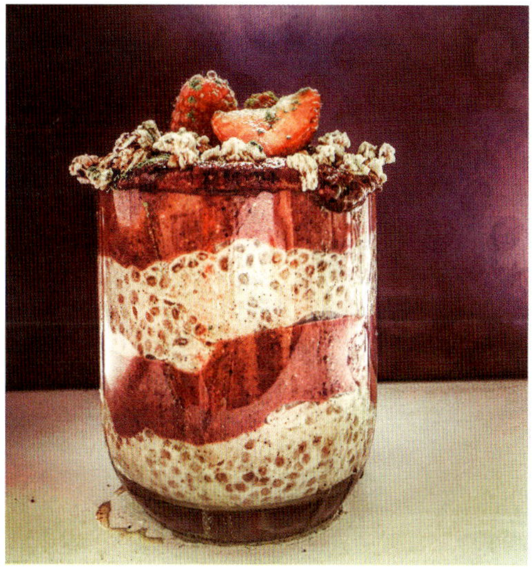

Chia-Samen sind eine der ältesten und besten Nahrungsmittel der Welt. Diese sehr vielseitige Zutat kann mit jeder Art von Obst vermischt werden, um ein Frühstück zu bereichern, das voller kohlenhydratreicher Nährstoffe ist. So kommt man gut in den Tag.

Zutaten

Für 1 Portion

250 ml Kokosmilch

30 g Erdbeeren, Blaubeeren oder anderes frisches Obst

2 EL Agavensirup

½ TL Vanille-Extrakt

32 g Chia-Samen

Zubereitung

1. Kokosmilch, Beeren, Agavensirup und Vanille-Extrakt in einen Mixer geben und auf hoher Stufe ein bis zwei Minuten mixen, um das Obst zu pürieren.
2. Die Mixtur in ein Einmachglas oder eine kleine Schüssel geben und die Chia-Samen einrühren.
3. Zugedeckt für drei Stunden oder besser über Nacht in den Kühlschrank stellen.

	Kalorien	Kohlenhydrate	Fett	Protein
Insgesamt	492	66 g	22 g	10 g
Pro Portion	492	66 g	22 g	10 g

7-TÄGIGER ERNÄHRUNGSPLAN MIT AUSGEWOGENEM MAKRONÄHRSTOFFVERHÄLTNIS

AUSGEWOGENES VERHÄLTNIS VON MAKRONÄHRSTOFFEN		
20 % Protein	25 % Fett	55 % Kohlenhydrate

	TAG 1	TAG 2	TAG 3	TAG 4	TAG 5	TAG 6	TAG 7
Frühstück	Rührei auf Toast	Proteinpfannkuchen mit Blaubeeren und Orangen (siehe unten)	Haferflocken mit Zimt, Rosinen und einer Kelle Molkeprotein	Proteinwaffeln mit Himbeeren und Blaubeeren	Omelett mit Spinat und Zwiebeln	Protein-Getreideflocken mit Banane und Honig	Proteinwaffeln mit Banane und Kokosnuss
Mittagessen	Chinapfanne mit Chili-Beef	Chili mit Kidneybohnen	Toasts mit Parmaschinken und Käse (siehe unten)	Harissa-Hähnchen mit Kokosreis und gebratenem Gemüse (siehe Seite 177)	Beef-Köfte mit Bulgur und Grünkohlsalat	Quinoa-Toast mit Erdnussbutter, Avocado und Erdbeermarmelade	Hähnchen-Burrito mit Avocado und Spinat
Snack	Energy Balls (siehe Seite 61)	Getreide-Proteinriegel	Kürbis-Muffins	Grüner Protein-Smoothie (siehe unten)	Club-Sandwich	Protein-Smoothie mit Ananas und Himbeeren	Rohe vegane Brownies mit einem Proteinshake
Abendessen	Gebratene Hähnchenschenkel, Kartoffeln und Frühlingszwiebeln mit Kräuter-Vinaigrette	Steak mit gemischtem Gemüse (siehe unten)	Hähnchen mit Gemüsepizza (dünne Kruste)	Pizza mit Blumenkohl und Auberginen	Steak mit Pommes frites aus Süßkartoffeln	Beef- und Cheeseburger	Schweinefleisch-, Rindfleisch- und Pancetta-Bällchen
Snack	Smoothie mit gemischten Beeren	Salat mit Kurkuma-Hähnchen	Açai-Protein-Bowl mit Schokolade	Obst- und Nussmischung mit Proteinshake	Kürbiskuchen-Proteinmuffins	Fettarmer griechischer Joghurt und Apfelscheiben	Smoothie mit Blaubeeren, Erdbeeren und Birnen

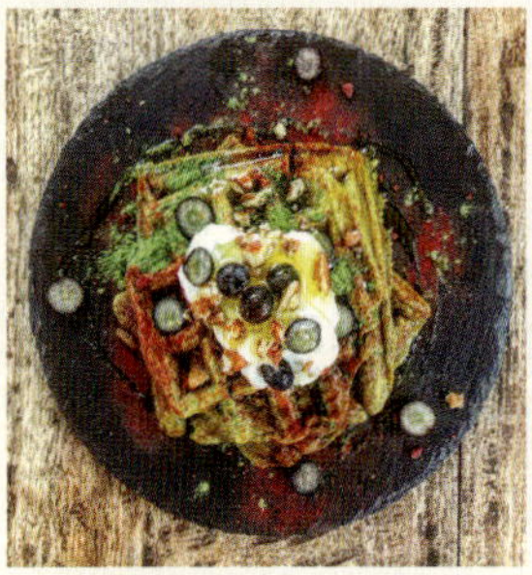
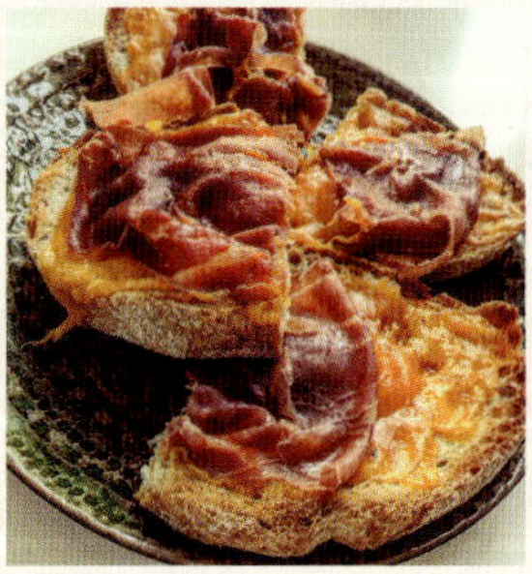
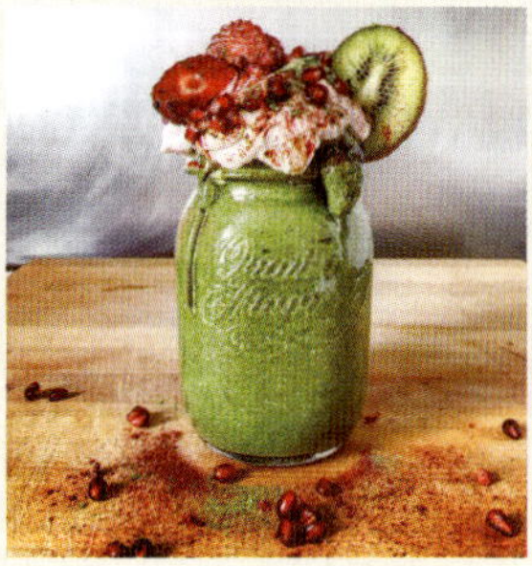
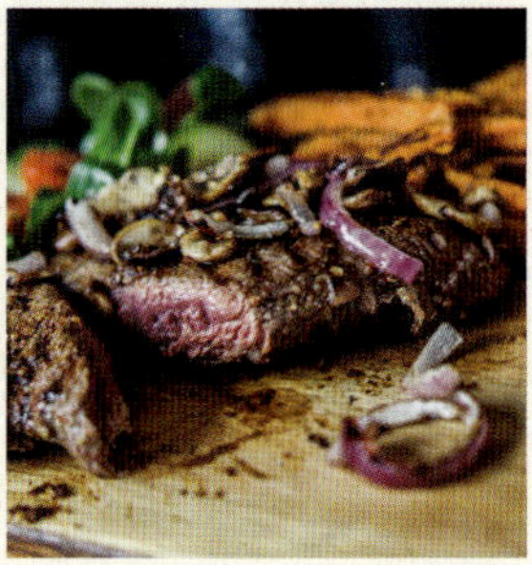

HARISSA-HÄHNCHEN MIT KOKOSREIS UND GEBRATENEM GEMÜSE

Von Simon Partridge

Die beste Mahlzeit des 7-tägigen Ernährungsplans mit ausgewogenen Makronährstoffen

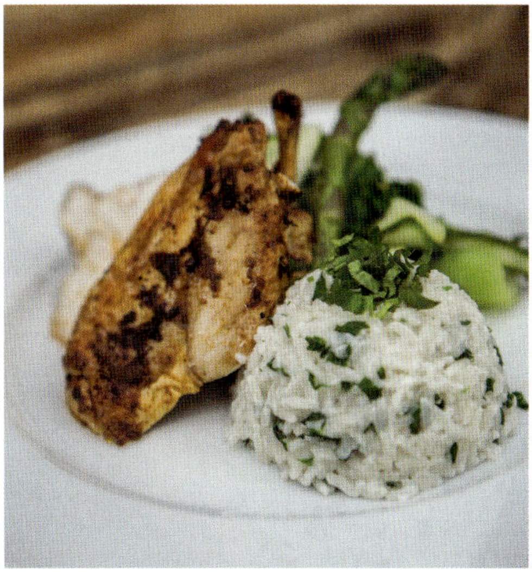

Das Schöne an diesem Rezept ist, dass es so einfach zuzubereiten ist. Außerdem schmeckt es toll und enthält – aufgrund der frischen Zutaten – die perfekte Kombination aus Protein, Fett und Kohlenhydraten.

Zutaten

Für 1 Portion

2 Hühnerbrustfilets mit Haut

2 TL Harissa

Salz und frischgemahlener Pfeffer

1 EL Kokosöl

100 g langkörniger Reis

1 Dose Kokosmilch

6 Stangen Spargel, in kleinere Stücke geschnitten

1 Pak Choi, einzelne Blätter

50 g Zuckerschoten

1 Zucchini, in dünne Scheiben geschnitten

1 Handvoll Babyspinat

50 g frischer Koriander, kleingehackt

Saft einer Limette

Zubereitung

1. Den Backofen auf 200 °C vorheizen.
2. Hähnchenhaut mit Harissa, Salz und schwarzem Pfeffer einreiben und mit etwas Kokosnussöl beträufeln. Für 20 bis 25 Minuten braten.
3. In der Zwischenzeit den Reis kochen. Den Reis in Tassen abmessen: Wenn 100 Gramm trockener Reis einer Tasse entsprechen, dann eine Tasse kochendes Wasser hinzugeben und danach eine Tasse Kokosmilch. Mit einer Prise Salz würzen und 12 bis 15 Minuten köcheln, bis die Flüssigkeit fast weg ist, dann von der Herdplatte nehmen und die restliche Kokosmilch dazugeben – so wird der Reis schön klebrig. Zugedeckt beiseite stellen.
4. Während das Hähnchen abkühlt und der Reis im Topf ruht, das restliche Kokosöl in einem Wok erhitzen. Das Gemüse hinzugeben und für zwei Minuten kurz anbraten.
5. Koriander und Limettensaft dazugeben.
6. Sofort servieren. Sehr einfach, sehr schnell und sehr lecker!

	Kalorien	Kohlenhydrate	Fett	Protein
Insgesamt	935	53 g	60 g	48 g
Pro Portion	935	53 g	60 g	48 g

7-TÄGIGER FETTREICHER ERNÄHRUNGSPLAN

FETTREICH		
20 % Protein	70 % Fett	10 % Kohlenhydrate

	TAG 1	TAG 2	TAG 3	TAG 4	TAG 5	TAG 6	TAG 7
Frühstück	Avocado und Rührei, gebraten mit Kokosöl, und mit knusprigem Brötchen	Griechischer Vollfettjoghurt, vermischt mit Erdnussbutter	Räucherlachs, Weichkäse und pochierte Eier	Fettreiches englisches Frühstück mit Avocados	Gebackene Eier mit Bacon und cremigem Grünkohl	Einfaches Omelett mit Spinat	Räucherlachs, Avocado und pochiertes Ei
Mittagessen	Gebratenes Gemüse mit Schafskäsesalat (siehe unten)	Chorizo, Paprika und gebackenes Ei	Hähnchenspieße mit Erdnuss-Satay-Sauce und Schafskäsesalat	Hasselback-Zucchini (garniert mit Käse, Bacon und Frühlingszwiebeln)	Chicken-Burger mit Gemüse	Hähnchen mit gerösteten Cashew-Nüssen und Frühlingszwiebeln	Hummus, Falafel und Schafskäsesalat
Snack	Erdnussbutter-Cups mit dunkler Schokolade (siehe Seite 179)	Selleriestücke mit Mandelbutter-Dip	Vegane Protein-Bällchen	Protein-Smoothie, vermischt mit Mandelbutter	Hummus mit kleinen Karotten- oder Selleriestücken	Hühnersuppe Pho (siehe unten)	Grüner Tee/Kaffee/Lady-Grey-Tee, vermischt mit einem Teelöffel Kokosöl
Abendessen	Gegrillter Wolfsbarsch	Gekochtes Ei, Avocado und Kichererbsensalat (siehe unten)	Hühnerfleischbällchen mit Zucchini und Spinat	Gegrillter Steak-Burger, Gemüse und Cashewnüsse	Filetsteak mit Pommes frites aus Süßkartoffeln und grünem Blattgemüse	Hirsch-Burger mit Bacon, geschmolzenem Käse und mit grünem Blattgemüse (siehe unten)	Gegrillter Moschuskürbis, Ziegenkäse, Spinat und Oliven-Quiche
Snack	Protein-Smoothie mit Schokolade und Mandelmilch	Erdnussbutter-Cups mit dunkler Schokolade	Smoothie mit Mandeln und Avocado	Räucherlachs mit pochiertem Ei	Protein-Smoothie mit Kokosmilch	Ein Stück keto-freundliche, vegane Schokoladentorte	Einfaches Omelett mit Spinat und Avocado

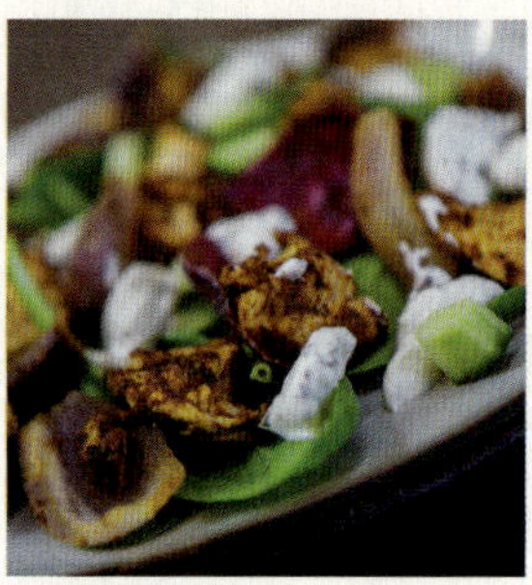
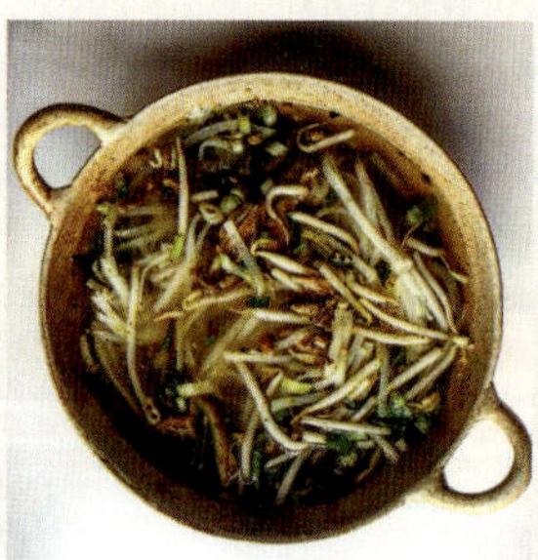
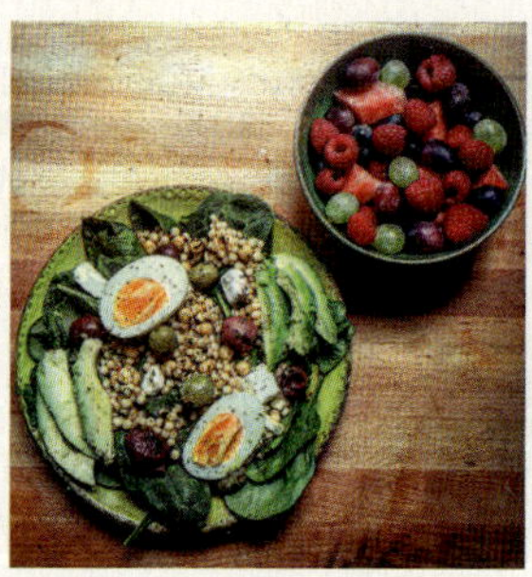
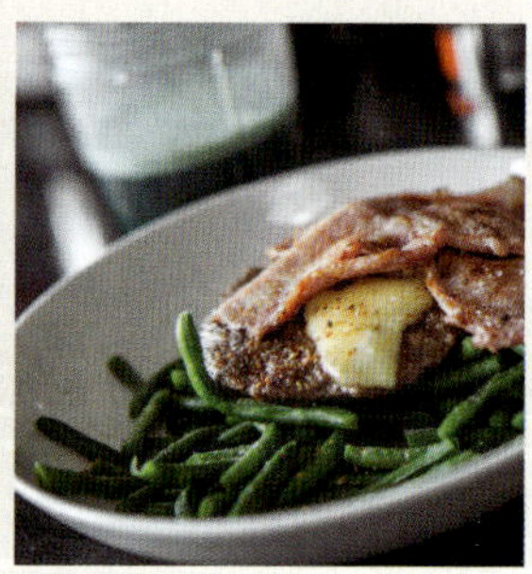

ERDNUSSBUTTER-CUPS MIT DUNKLER SCHOKOLADE

Von Annie Mayne

Die beste Mahlzeit des 7-tägigen fettreichen Ernährungsplans

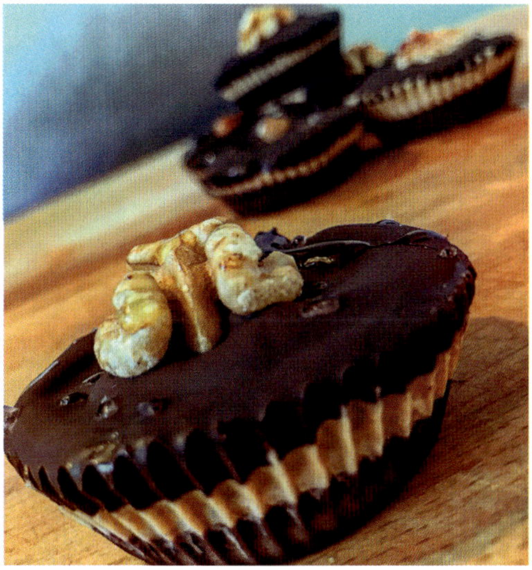

Das ist einfach der beste Snack bei einer fettreichen Ernährung. Diese Törtchen, angereichert mit gesunden Fetten, sind eigentlich ein Nachtisch, wobei jeder Cup vor Energie nur so strotzt.

Zutaten

Für 6 Törtchen

125 g dunkle Schokolade

2 EL Natur-Erdnussbutter

2 TL natives Bio-Kokosöl (Sollte dies nicht deinen Geschmack treffen, kannst du es durch Butter von frei weidenden Rindern ersetzen. Es enthält das gleiche gesunde Fett wie Erdnussbutter, das für eine stramme Taille sorgt.)

1 kleine Prise Salz

6 Walnusshälften

Zubereitung

1. Die Schokolade entweder in der Mikrowelle oder über einem Wasserbad schmelzen.
2. Rühren, bis die Schokolade sämig ist, dann mit einem Löffel etwas Schokolade auf den Boden von sechs Cupcake-Förmchen geben. (Um sicherzugehen, dass nichts austritt, würde ich lieber zwei Förmchen übereinanderstellen.)
3. Mit demselben Löffel die Schokolade an den Seiten nach oben drücken, um einen Kelch zu formen; das gibt der Mixtur Halt.
4. Für etwa 30 Minuten ins Gefrierfach stellen.
5. In der Zwischenzeit Erdnussbutter, Kokosöl und Salz vermischen. So lange rühren, bis die Masse eine sämig-cremige Konsistenz hat.
6. Die Schokoladen-Cups aus dem Gefrierfach holen und einen Schlag Erdnussbutter in die Mitte der Cups füllen. Falls möglich, etwas Platz an den Seiten lassen, sodass die Schokolade die Seiten beim Füllen abdeckt. (Wie mein Foto zeigt, beherrsche ich das noch nicht!)
7. Jeden Cup mit einer Schicht geschmolzener Schokolade überziehen, mit einer Walnusshälfte dekorieren und für etwa zwei weitere Stunden oder länger, falls nötig, ins Gefrierfach stellen.
8. Sobald die Masse fest geworden ist, das Papier entfernen. Um beste Konsistenz zu gewährleisten, im Gefrierfach oder Kühlschrank lagern.

	Kalorien	Kohlenhydrate	Fett	Protein
Insgesamt	928	52 g	91 g	18 g
Pro Portion	155	9 g	15 g	3 g

KAPITEL 7
ANLEITUNG FÜR DEN KRAFT- UND MUSKELAUFBAU

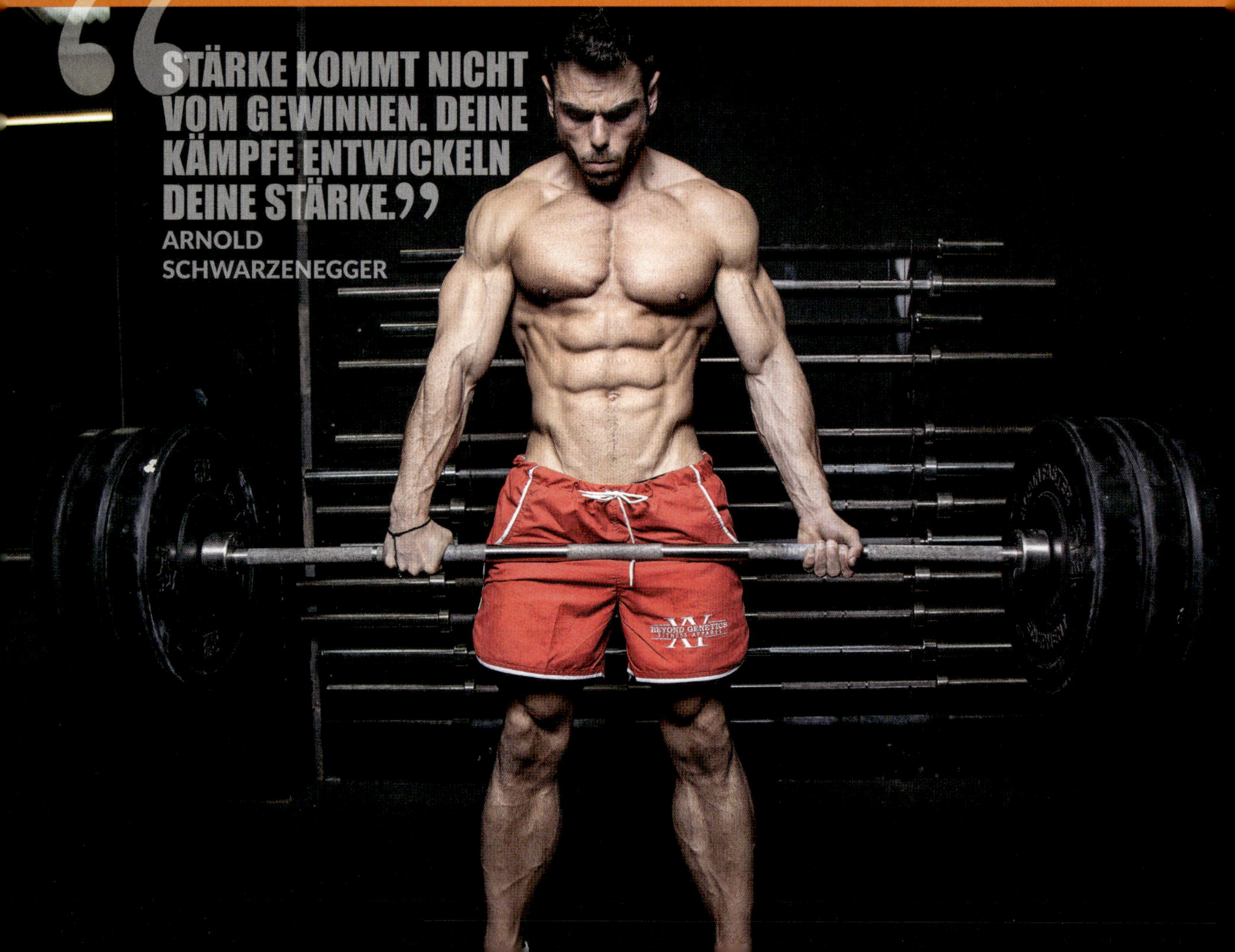

„STÄRKE KOMMT NICHT VOM GEWINNEN. DEINE KÄMPFE ENTWICKELN DEINE STÄRKE."

ARNOLD SCHWARZENEGGER

BEGINN EINER NEUEN GESCHICHTE

»Kein Bürger hat ein Recht darauf, ein Amateur in der Frage der körperlichen Ertüchtigung zu sein. Welch eine Schande ist es für einen Mann zu wachsen und zu altern, ohne jemals die Schönheit und Stärke zu erblicken, zu welcher sein Körper in der Lage ist.«

SOKRATES

Es gibt viele Möglichkeiten, Kraft aufzubauen.

Olympisches Gewichtheben, das Training mit Kugel- oder Kurzhanteln oder einfach nur mit dem eigenen Körpergewicht: All das sorgt für größere und bessere Kraft. Wenn es jedoch darum geht, reine Maximalkraft zu entwickeln, wissen die meisten Sportler, was sie zu tun haben: Kniebeugen, Bankdrücken und Kreuzheben. Dies sind die drei großen Grundübungen, die schon seit Langem das Rückgrat vieler Kraft- und Konditionierungsprogramme bilden.

Wenn du zudem noch die Zeiteffizienz beim Langhantel-Training berücksichtigst – viele Kraftsportler haben nur mit einer Handvoll schwerer Sätze in der Woche bei jeder der drei Übungen enorme Kraft entwickelt –, wird dir klar, dass das schwere Powerlifting verantwortlich für den Aufbau von Maximalkraft ist. Auch wenn du selbst keine Wettkämpfe in dieser Disziplin bestreitest, solltest du jenen Respekt zollen, die es tun; diese herkulesartigen Männer, die Hantelstangen verbiegen, der Schwerkraft trotzen und wahnsinnige Eisenmengen vom Boden heben. Aber auf der langen Liste der ausgezeichneten Champions und Weltrekordhalter befindet sich ein Name, der immer wieder auftaucht: Andy Bolton.

Andy, geboren am 22. Januar 1970 in Dewsbury, England, ist so gebaut wie die meisten Dinge in Yorkshire – groß, robust und wahnsinnig stark. Klar, das hängt zum Teil mit seiner Genetik zusammen: Man kann nicht einfach nur trainieren und so viel essen, dass man am Ende 1,82 Meter groß ist und einen 160 Kilo schweren, muskelbepackten Körper hat. Andy, der immer sehr bescheiden ist, sagt: »Ich will dich nicht mit den Einzelheiten langweilen, nur so viel: Ich begann mit 18 Jahren mit dem Krafttraining und mache das jetzt seit über 20 Jahren. Im Laufe meiner Karriere habe ich immer viel Zeit mit Lernen verbracht. Ich habe Hunderte Bücher und Artikel über Krafttraining gelesen, an Dutzenden Seminaren teilgenommen und mit einigen der besten Krafttrainer der Welt gearbeitet.«

Andy ist zwar mit roher Kraft gesegnet, aber es ist gleichermaßen auch die Summe und die Substanz von über 20 Jahren Forschung und Methodik, die dieses endlose Streben begleitet haben, um den stärksten Mann zu formen, der je eine Langhantel gehoben hat.

War er wirklich der Stärkste? Ich bin etwas voreingenommen. Andy ist seit vielen Jahren ein guter Freund von mir. Er war dabei, als ich zum ersten Mal Kreuzheben mit 290 Kilo, Kniebeugen mit 280 Kilo und Bankdrücken mit 180 Kilo absolvierte. Ich gestehe also, dass alles, was ich schreibe, etwas von der »Zeit, die wir gemeinsam unter dem Eisen« verbrachten, beeinflusst ist.

Aber lassen wir das Persönliche beiseite. Andy hat sieben Titel als WPC World Champion, zwei Titel als WPO Champion und einen festen Platz in der Geschichte, weil er der erste Mensch war, der jemals 455 Kilo beim Kreuzheben hochgebracht hat. Lass mich deshalb im Einzelnen ausführen, was ich glücklicherweise von einem der stärksten Männer der Geschichte lernen durfte.

Es beginnt alles damit, noch einmal den bedeutendsten Tag in der Geschichte des Powerliftings zu rekapitulieren.

ANDY BOLTON | Das erste Kreuzheben der Welt mit 1003 Pfund (455 Kilo)

4. November 2006. Wir befinden uns bei den WPO-Halbfinals in Lake George, New York.

Aus den großen Lautsprechern ertönt laute Heavy-Metal-Musik. Sie verschmilzt mit dem Lärm der rasenden Menge, und der Kommentator ist kaum zu verstehen. Muss er auch nicht. Jeder in dem Gebäude weiß, was hier erstmals in der Geschichte versucht werden soll. Das bedarf keiner Worte. 455 Kilo werden auf die Hantel geschoben.

Ohne auch nur einen Moment zu zögern, betritt Andy die Bühne. Die Menge jubelt. Er setzt zum Heben des Gewichts an. Dann, für einen epochemachenden Augenblick, scheint die Hantel den Gesetzen der Physik und der Physiologie zu trotzen. Sie löst sich vom Boden, und das Publikum bricht in Euphorie aus. Es ist geschafft, die Läuterung ist beendet. Große, kräftige Männer erstürmen die Bühne und nehmen andere große kräftige Männer in den Arm.

Andy steht dort. Sein Rücken ist blau von all den Blutgefäßen, die beinahe durch seine Haut explodiert wären, während der Kommentator über das Jubelgeschrei der Menge hinweg schreit: »Sie können es immer wieder Ihren Enkelkindern erzählen, wo Sie waren, als Andy Bolton WAHNSINNIGE EINTAUSENUNDDREI PFUND HOB!«

War Andy gerührt? Ja, sehr. War er erstaunt? Nein, nicht im geringsten.

Einige Zeit nach diesem Tag erzählte er mir: »Seit 19 Jahren war mein ganzes Leben nur auf diesen einen Moment ausgerichtet. Selbst wenn ich nicht dafür trainierte, lebte ich dafür. Aß dafür. Lernte dafür. Sogar im Schlaf dachte ich daran.« Er fügte hinzu: »Hätte ich bei diesem Versuch versagt, hätte das kaum Sinn für mich ergeben. Ich war mir so sicher, dass ich es schaffen würde. Ich hatte nicht die geringsten Zweifel. Als ich also auf der Bühne vor diesen Menschen mit den 1003 Pfund in meinen Händen stand, fühlte sich das ganz normal an.«

Nach diesem Versuch tobte ein Orkan durch die sozialen Medien. Jedem war klar, dass er soeben etwas ganz Besonderes miterlebt hatte. Denn ein Gewicht vom Boden zu heben ist eine der ältesten Kraftprüfungen der Menschheit. Es ist wohl die urtümlichste Zurschaustellung menschlicher Kraft, und Andy kann jetzt für sich beanspruchen, der Größte der Geschichte zu sein.

Mit großem Respekt für Strongman-Wegbereiter wie Geoff Capes sagt Andy: »Diese Strongmen sind der reine Wahnsinn. Ich kann nicht irgendetwas hochheben und damit loslaufen, wie sie es tun. Aber das sind Kraftsportler. Wenn es vor allem darauf ankommt, etwas hochzuheben, ist keiner stärker als ich. Das Kreuzheben ist ein Test für pure Kraft, ohne andere Faktoren wie Durchhaltevermögen oder Balance miteinzubeziehen.«

Ich wollte natürlich mit keinem von beiden darüber streiten. Zum Glück musste ich das auch nicht, da dieses Kapitel die Lehren von beiden, den Strongmen und den Powerliftern, vereint.

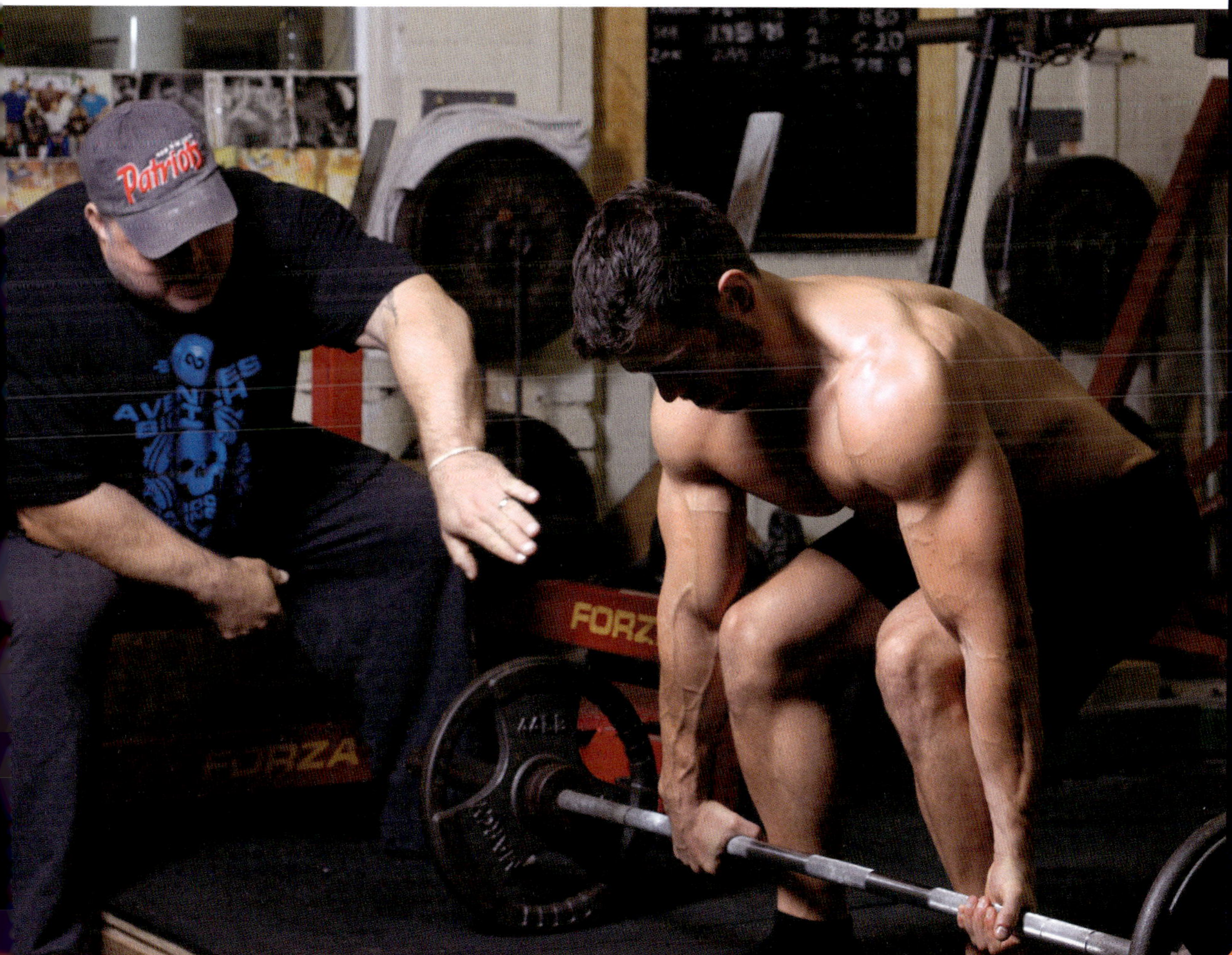

Die Prioritätenpyramide für Stärke, Tempo und Schnellkraft

Stärke, Tempo und Schnellkraft sind eng miteinander verwandt. Das muss dir klar sein, wenn du mehr Muskeln, mehr Stärke und mehr Schnellkraft aufbauen willst, denn:

- Stärke ist die Fähigkeit des Körpers, Kraft zu entwickeln.
- Tempo ist die Geschwindigkeit, mit der sich jemand bewegt.
- Schnellkraft ist das Ergebnis aus Kraft und Tempo.

Man kann allerdings keine Schnellkraft entwickeln, wenn man nicht schnell ist, was auch der Grund dafür ist, dass

- diejenigen, die von Natur aus stark sind, daran arbeiten müssen, schneller zu werden.
- diejenigen, die von Natur aus schnell sind, daran arbeiten müssen, kräftiger zu werden.

Wie entwickeln wir mehr Schnellkraft? Zunächst, indem wir uns die Prioritätenpyramide für Stärke, Tempo und Schnellkraft zunutze machen; ferner, indem wir Zeit in den Aufbau der Maximalkraft sowie in plyometrisches und ballistisches Training investieren – etwas, das wir in diesem und im nächsten Kapitel zusammen mit einigen der stärksten und schnellsten Menschen der Geschichte tun werden.

WIE DIE PYRAMIDE ZU NUTZEN IST

Die Pyramide zeigt einen hierarchischen (stufenweisen) Weg auf, um zu veranschaulichen, wie du dich auf deine Bemühungen einzustellen hast.

- Die unteren Elemente der Pyramide machen den größten Unterschied zu deiner Kraft aus.
- Die höheren Elemente der Pyramide leisten einen bedeutenden Beitrag zu deinem Tempo und somit zu deiner Schnellkraft.

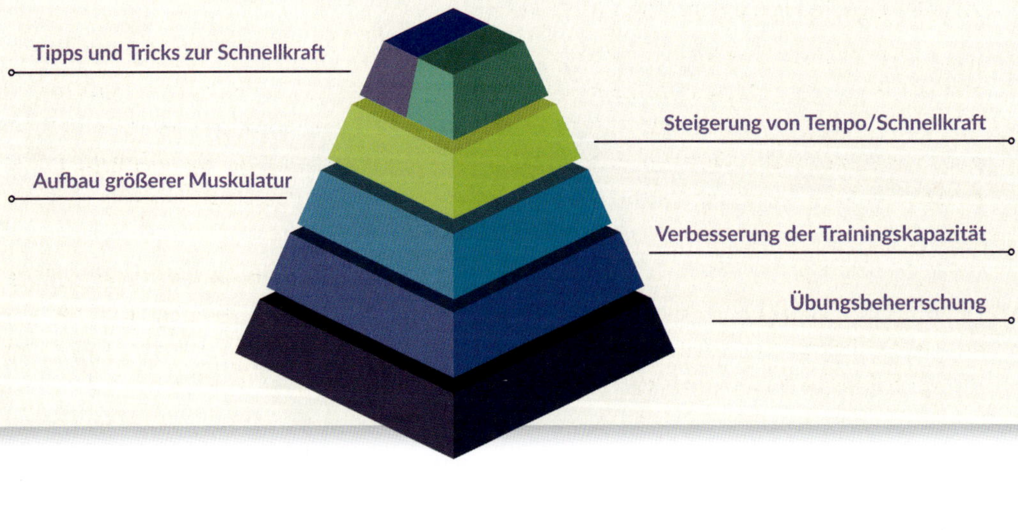

Der Einfachheit halber und um die Trainingsaspekte hervorzuheben, habe ich das Thema Ernährung in der Pyramide ganz ausgelassen. Sollte dir jedoch nicht klar sein, welche entscheidende Rolle die Ernährung beim Kraftaufbau spielt, kannst du das in den Abschnitten »Den richtigen Brennstoff finden« (siehe Seite 152) und »Protein« (siehe Seite 148) nachlesen. Führe dir dazu auch die Rezepte für den stärksten Marathon und den ersten Tree-Athlon der Welt zu Gemüte (siehe Seite 61, 221 und 223).

Der oberste Teil dieser Pyramide (und überhaupt aller Pyramiden) ist eigentlich unendlich und entwickelt sich immer weiter. Deswegen sind Pyramiden nach oben hin offen und werden vielleicht nie eine Spitze haben, denn das Verständnis und die Erforschung unseres Körpers sollten nie eine Obergrenze haben oder abgeschlossen werden.

Das ist natürlich alles nur theoretisch und variiert von Person zu Person. Es gibt noch andere Dinge zu berücksichtigen, wie etwa die Intaktheit der Gelenke und altersbedingte Faktoren. Wenn du jedoch die Übungen beherrschst, deine Trainingskapazität verbesserst, größere Muskeln aufbaust sowie dein Tempo und deine Schnellkraft steigerst, wirst du zu einer muskulöseren und schnelleren Version deiner eigenen Person, obendrein ausgestattet mit mehr Schnellkraft.

So einfach ist das.

ÜBUNGSBEHERRSCHUNG

TRAINIEREN AUF KRAFT

Es ist der 6. Dezember 2010, vier Jahre nach Andys historischem Kreuzheben.

Zu diesem Zeitpunkt meines Lebens stand ich ganz im Bann des Kraftaufbaus. Mein ganzes Training im Studio und die ganzen Ernährungspläne, die ich in der Küche ausgetüftelt hatte, alles zielte nur darauf ab, mich zu einem Menschen mit mehr Schnellkraft zu entwickeln. Beim Bankdrücken schaffte ich 170 Kilo, beim Kniebeugen 230 Kilo und beim Kreuzheben 260 Kilo. Ich war allerdings alles andere als zufrieden mit mir. Deswegen lud Andy mich ein, im Rall's Gym in Leeds, England, zu trainieren.

Das Studio ist eine Art heiliger Ort der Kraft; hier wurde dieses Kapitel geschrieben und hier hat Andy über 20 Jahre trainiert. Abgelegen und versteckt in einer ärmlichen Gegend von Leeds befindet es sich zwischen einem Boxclub und einer Autowerkstatt. Man hätte es nur schwer ausmachen können, wären draußen nicht riesige Kerle mit dem Umkippen von riesigen Autoreifen und mit dem Stemmen unmenschlicher Mengen an Eisen beschäftigt gewesen.

Wenn man seinen Fuß über die Schwelle setzt, empfängt einen das, was ich als »Yorkshire-Gastfreundlichkeit« bezeichne. Es ist schwierig zu erklären, aber der erste Besuch fühlt sich an wie ein fester Händedruck. Man ist herzlich willkommen, hier zu trainieren, sollte aber keinen Schnickschnack oder irgendwelche Designermarken erwarten. Dieses Studio ent-

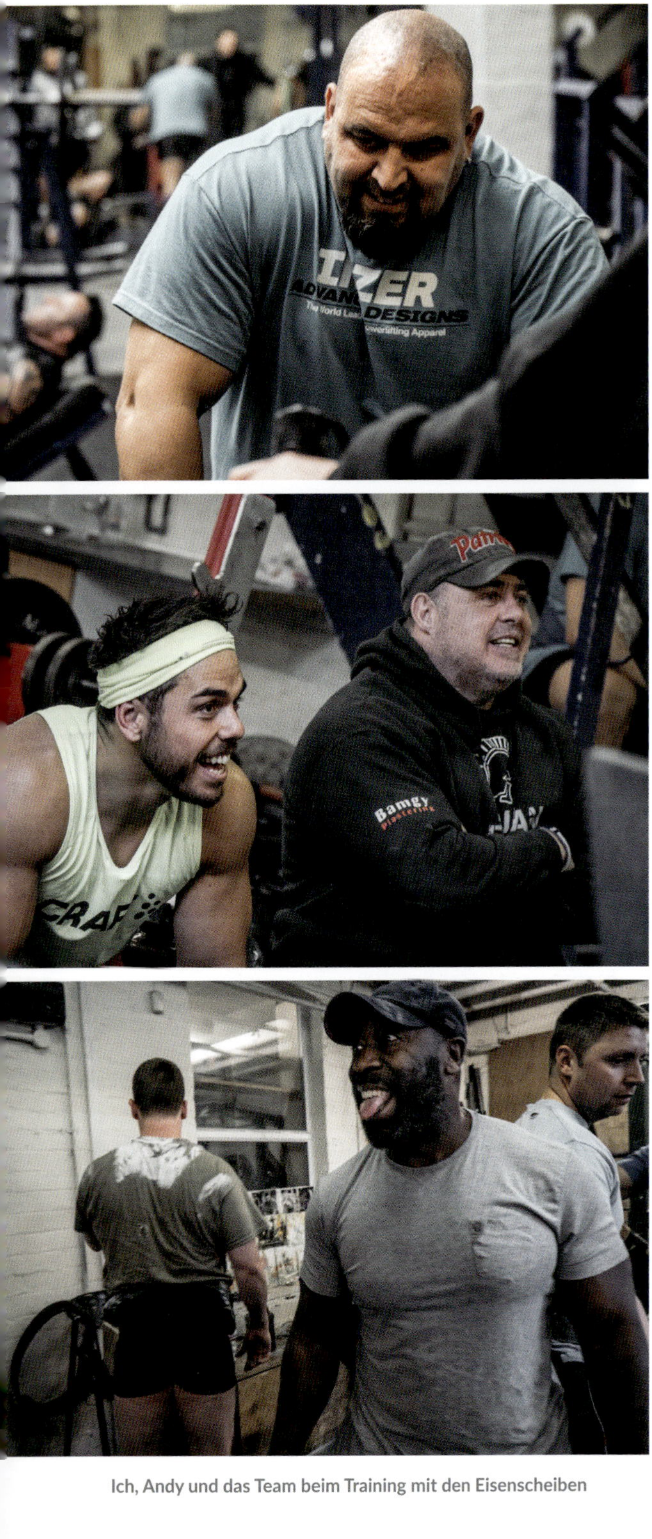

Ich, Andy und das Team beim Training mit den Eisenscheiben

behrt jeglicher Pracht und jedes affektierten Gehabes. Alles und jeder hier ist authentisch, rau und aufrichtig. Keine Deko, nur Maschinen.

Das erklärt, warum die graue Farbe von den Wänden abblättert, warum es bei Regen durch Löcher im Dach tropft. Wenn es das Budget zulässt, werden neue Maschinen oder einfach noch mehr Gewichte gekauft. Alles hat einen Zweck, nichts ist überflüssig, und abblätternde Farbe und ein undichtes Dach halten niemanden davon ab, noch kräftiger zu werden.

Soweit die Studiobesichtigung. Jetzt war es an der Zeit, dass Andy mich meinen neuen Trainingspartnern vorstellte.

DIE STÄRKSTEN TRAININGSPARTNER DER WELT

Die schwerste Kniebeuge machte ich mit …

Es gab keine Hierarchie und kein Ego. Aber wenn Andy sprach, hörten alle zu. Er verzichtete auf sämtliche Formalitäten und brauchte exakt nur fünf Sekunden, um mich der Gruppe vorzustellen.

»Das ist Ross. Er wird heute mit uns Gewichte stemmen«, sagte er, während er die Kniebandagen aus seiner Tasche holte.

Zehn große Männer nickten bestätigend in meine Richtung. Unter ihnen befanden sich Mark Steele und der aus Rumänien stammende Lighean Marian Aurel. Beide 1,93 Meter groß, über 130 Kilo schwer und sofort zu erkennen. Sie hatten die Strongman-Szene im Sturm eingenommen, an den Britischen Meisterschaften teilgenommen und in jedem Studio in ganz Großbritannien kennt man heute ihre Namen.

Auch die beiden Herren, die ich vorher beim Umkippen der riesigen Traktorreifen draußen vor dem Studio gesehen hatte, waren da.

Und dann war da noch der 125 Kilo wiegende Dave Carter, Champion im World Powerlifting. Zwischen 1988 und 2007 hielt er jedes Jahr – bis auf 1996 und 1998 – den Weltrekord im Kreuzheben. Er ist auch der einzige Mensch, bei dem ich jemals gesehen habe, dass er bei Kniebeugen mit 330 Kilo auf den Schultern auf der Hälfte der Strecke pausiert und jedem Anwesenden zulächelt. Kurz gesagt, Kniebeugen kann man nicht besser absolvieren, deshalb war ich auch so nervös.

Mein erster Versuch am Kniebeugen-Rack würde darüber entscheiden, ob ich eine zweite Einladung für das Rall's Gym bekommen würde. Auf der Hantel und meinen Schultern lasteten schlappe 200 Kilo – zusammen mit dem Gewicht der erwartungsvollen Gesichter um mich herum.

Ich atmete einmal tief durch, hob die Hantel aus der Ablage und nahm eine feste Haltung an; meine Schienbeine standen senkrecht und meine Fersen stemmten sich in den Boden. Als ich mit dem Gewicht in die Hocke ging, sank meine »Hüftfalte« bis knapp unter die Oberseite meiner Knie herab. Jetzt befand ich mich tief in der Hocke: ein einsamer Platz am Ende einer Kniebeuge, wo der einzige Mensch, auf den du dich jetzt verlassen kannst, du selbst bist. Es ist aber auch nicht der Ort, an dem du allzu lange verweilen willst.

Denn wenn doch, kommst du vielleicht nicht mehr hoch.

Ich hielt immer noch die Luft an und meine Bauchmuskeln angespannt. Der Rücken war gerade, die Schultern zeigten nach hinten und der Kopf nach vorn. Meine Technik bei der Aufwärtsbewegung war alles andere als schön anzusehen, aber zumindest bewegte sich die Hantel. Geschafft! Ich war aus der Hocke. Der Abschluss der Bewegung war nicht elegant. Ich war langsam und erkämpfte mir mühsam die letzten Zentimeter, bevor ich die Beine strecken und die Hantel absetzen konnte.

Meinen allerersten Versuch im Powerlifting in Rall's Gym bewältigte ich dank eines guten Nervenkostüms, Adrenalin und einer großen Portion Stolz, fern jeglicher guten Technik. Mein Blick suchte Andy und dessen Anerkennung, aber ich kannte sein Urteil bereits.

»Was war das denn?«, sagte er lachend.

»Soweit ich weiß, nennt man das eine Kniebeuge«, gab ich zurück.

»Es sah zwar aus wie eine Kniebeuge, aber das war definitiv keine Kniebeuge«, sagte er und legte seinen gewaltigen Arm um meine Schulter. »Du bist recht stark, aber du wirst so viel Gewicht stets nur mit roher Kraft bewältigen. Wir müssen viel an deiner Technik arbeiten, wenn du jemals eine gute Standardkniebeuge hinbekommen willst. Aber es war kein schlechter Anfang.«

Es gibt nicht viele Orte, an denen eine 200-Kilo-Kniebeuge als »ein guter Anfang« erachtet wird, aber das machte mir nichts. Ich war, um es mit einem Bild auszudrücken, das schwächste Kätzchen eines starken Wurfs, und ich war damit einverstanden. Das Team zollte mir mit einem zweiten zustimmenden Nicken ein weiteres Mal Anerkennung, und ich wurde erneut nach Leeds eingeladen.

Das schäbige Studio wurde zu meinem neuen Zuhause.

Das Geheimnis der Stärke

Es geht nicht darum, **was** du hebst, sondern **wie** du hebst.

Stärke kann – im grundlegenden Sinne – definiert werden als die Fähigkeit des Muskels, Kraft zu erzeugen. Aber diese Kraft kann bei einer bestimmten Übung mit einem bestimmten Bewegungsbereich stark variieren. Lass mich der Einfachheit halber bei dem Kniebeugen-Beispiel bleiben.

Die von den Muskeln erzeugte Kraft, um den letzten Bewegungsabschnitt der Kniebeuge bei der Aufwärtsbewegung – das Durchstrecken der Beine – zu beenden, unterscheidet sich deutlich von der Kraft, die man benötigt, wenn man unten aus der Hocke kommt. Muskelkraft und -spannung variieren prinzipiell bei allen Übungen oder Bewegungen. Damit man also bei einer bestimmten Übung Kraft entwickeln kann, gilt folgendes Prinzip:

Die Fähigkeit der Muskeln, Kraft zu erzeugen, kombiniert mit einer koordinierten neuromuskulären Aktivierung.

Einfach ausgedrückt: Es geht darum, wie wirkungsvoll man zum richtigen Zeitpunkt beim Absolvieren einer Übung Kraft generieren kann.

Vom »aus der Hocke kommen« bis zum »Durchstrecken der Beine«: Die Technik ist das alles Entscheidende. Kniebeugen, Bankdrücken und Kreuzheben erfordern viele technische Fähigkeiten. Deswegen bedeutet sehr spezielles, sehr häufiges und sehr zielgerichtetes Training, dass das Nervensystem diese Bewegungsmuster schneller meistern und abspeichern wird. Sogar Andy musste dies im Laufe der Jahre verfeinern und perfektionieren.

Dazu gibt es noch eine kleine Anekdote aus der Welt des Kraftsports, die von einem gewissen damals 19-jährigen Andy Bolton handelt. Als er noch seine Dachdeckerausbildung absolvierte, ging er in ein Fitnessstudio. Nie zuvor hatte er eine Langhantel gesehen, hob aber sofort eine 260-Kilo-Hantel beim Kreuzheben vom Boden. Das war wahnsinnige, natürliche und reine Kraft.

Aber auch wenn er genetisch mit seinem Kraftvorteil gesegnet war, wusste er, dass er besonderes, zielgerichtetes Training benötigte, um weitere 195 Kilo auf die Stange zu schieben, und als erster Mensch der Geschichte 455 Kilo höher als seine Knie zu bewegen.

> ***»Training kann definiert werden als der Prozess, bei dem genetisches Potenzial verwirklicht wird. Schlussfolgernd lässt sich sagen, dass sportliche Höchstleistungen das Ergebnis des Zusammenwirkens von genetischen und Trainingsfaktoren sind.«[1]***
>
> ***BRITISH JOURNAL OF SPORTS MEDICINE***

Das ist also das, was Andy gemacht hat. Nach 20 Jahren war sein Nervensystem in der Lage, bestimmte Bewegungsmuster besser zu bewältigen als jeder andere in der Geschichte. Er hat sich erfolgreich zu einem starken Mann trainiert.

FÜNF MÖGLICHKEITEN FÜR GEZIELTEN KRAFTAUFBAU

1. Jeden Übungsversuch visualisieren

Visualisiere, wie die Bewegung auszusehen hat und sich für dich anfühlen soll. Stelle dir dabei so viele Details wie möglich vor: wie sich die Hantel in deinen Händen anfühlt, das Gewicht auf deinen Füßen und das schwere Eisen auf deinem Rücken. Andy erzählte mir oft, dass er Millionen Male von diesen 450 Kilogramm geträumt hat. Es war so tief in seinem zentralen Nervensystem verwurzelt, dass sich das Heben dieses Gewichts an jenem Tag ganz normal anfühlte. Er hatte seine Visualisierung über Jahre perfektioniert.

Analysiere deine Versuche nach einem Satz. Wie fühlte es sich an? Wie sah es aus? Was könnte ich verbessern? Wiederhole diese Analyse nach jedem weiteren Satz.

Es ist zwar hilfreich, die Bewegungen einfach nur zu absolvieren, aber um bei den Übungen auch so schnell wie möglich das richtige Geschick zu entwickeln, muss das Training tiefgehend und zielorientiert sein, damit die entsprechenden Fähigkeiten verfestigt werden und sich keine Fehler in die Technik einschleichen.

2. Das Ego außen vor lassen

Lass von Anfang an dein Ego außen vor. Noch einmal: Entscheidend ist nicht, **was** du hebst, sondern **wie** du hebst. Die Gewichte müssen leicht genug sein, sodass du sie unter Kontrolle hast, aber auch schwer genug, damit der Körper gezwungen wird, das richtige Bewegungsmuster auszuüben. Zwischen einer Kniebeuge mit einer schweren Langhantel und einer Kniebeuge mit dem reinen Körpergewicht liegt ein großer Unterschied. Obwohl es also kein festgeschriebenes Gesetz gibt, empfehlen Coaches in der Regel, ein Gewicht zu verwenden, das zwischen 60 und 80 Prozent deines Einer-Maximums liegt. Solltest du ein völliger Anfänger sein und dein Einer-Maximum nicht kennen, dann mach das schwerste Gewicht ausfindig, mit dem dir nur eine Wiederholung gelingt, wobei du dich aber noch gut fühlst. Dann trainiere mit einem Gewicht, dass 15 Prozent weniger wiegt.

3. Immer trainieren, aber nie bis zum Muskelversagen

Wenn du gerade erst mit dem Krafttraining begonnen hast, musst du das Muskelversagen bei deinen Sätzen vermeiden. Je mehr du darum kämpfst, eine Wiederholung aus dir herauszudrücken, desto mehr leidet deine Technik. Nehmen wir an, du absolvierst fünf Sätze mit je fünf Wiederholungen. Die ersten drei Sätze gehen dir noch locker von der Hand; deine Technik ist einwandfrei und die Wiederholungen sind makellos. Beim vierten Satz merkst du, wie die Technik nachlässt; du gerätst ins Schwanken und Schaukeln. Beim fünften Satz hat deine Technik kaum noch etwas mit der der ersten drei Sätze gemeinsam.

Du verinnerlichst die richtige Motorik, die du erlernen willst, mit 60 Prozent deines Trainings. Aber mit den anderen 40 Prozent verinnerlichst du etwas völlig anderes. Das bedeutet, dass es länger dauern wird, bis du die richtige Technik beherrschst. Indem du mindestens drei Wiederholungen vor dem Versagen aufhörst, arbeitest du weiterhin daran, dir diese Art des speziellen, sehr häufigen und äußerst zielgerichteten Trainings zunutze zu machen.

Achte darauf, dass du ausreichend trainierst und zugleich das Versagen vermeidest (Stichwort: Trainingskapazität); mehrere Sätze mit niedriger Wiederholungszahl eignen sich am besten. Je weniger Wiederholungen du bei jedem Satz absolvierst, desto weniger wirst du zwischen der ersten und der letzten Wiederholung ermüden und desto kürzer ist die Zeit, in der du dich auf deine Technik konzentrieren musst.

4. Verwässere nicht deine Kraft

Wenn du dein Training verringerst, verwässert sich auch deine Kraft. Denke an das in Kapitel 3 erwähnte SAID-Prinzip (Spezifische Anpassung an auferlegte Anforderungen). Der Körper passt sich insbesondere den Anforderungen an, die man ihm aufbürdet. Daher ist es absolut sinnvoll, dass du, wenn du mehr Kraft zulegen willst, auch schweres Training absolvieren solltest.

Das steht auch in Zusammenhang mit der Arbeit von Robert Hickson und seinem Konzept des gleichzeitigen Kraft- und Ausdauertrainings (Concurrent Training). Gleichzeitiges Kraft- und Ausdauertraining bedeutet, dass ein Sportler mehr als nur eine Fitnesskomponente (Kraft, Tempo oder Ausdauer) trainiert, und zwar alle im gleichen Maße in ein und demselben Workout. Hickson zufolge führt diese Methode jedoch – untermauert von Forschungen auf dem Gebiet der Molekularbiologie und seinen eigenen Erfahrungen – zu suboptimalen Ergebnissen.

Zu einem besseren Verständnis davon, hier eine kurze Vorgeschichte. Robert Hickson war ein leidenschaftlicher Powerlifter, der für die meiste Zeit seiner sportlichen Karriere herkömmliches Krafttraining absolvierte. Dies machte er so lange, bis er anfing, im Labor von Professor John Holloszy Untersuchungen anzustellen. Holloszy gilt als der Vater der Ausdauertraining-Forschung, und jeden Tag verließ er mittags den Mediziner-Campus der Washington University und ging im nahe gelegenen Forest Park joggen.

Um einen guten Eindruck zu machen, brach Hickson mit seinem gewöhnlichen Trainingsprogramm und begleitete Holloszy. Doch nach einigen Wochen mit seinem neuen Programm entdeckte er, dass Kraft und Größe seiner Muskeln abnahmen, und zwar trotz der Tatsache, dass er immer noch sein Krafttraining mit derselben Frequenz und Intensität absolvierte. Als Hickson Holloszy auf sein Kraft- und Konditionierungsdilemma ansprach, legte Holloszy ihm nahe, das als Erstes zu untersuchen. Und in seinem Labor der University of Illinois in Chicago tat er genau das.[2]

In einem Artikel[3] aus dem Jahr 1980 kam Hickson zu dem Schluss, dass gleichzeitiges Kraft- und Ausdauertraining den Wirkungsgrad, eine bestimmte Fitnesskomponente (zum Beispiel Kraft oder Ausdauer) zu verbessern, vermindert. Der Körper weiß nicht, ob er mehr Kraft oder mehr Ausdauer aufbauen soll, da die Wirkungskraft des Trainings einer einzigen bestimmten Komponente verloren gegangen ist.

Wir müssen jetzt nicht zu tief ins Detail gehen. Du solltest nur wissen, dass, laut Forschungen der Abteilung für Molekularphysiologie der University of Dundee, Krafttraining und Ausdauertraining zu sehr unterschiedlichen Anpassungen des Körpers führen. Werden beide Trainingsarten miteinander kombiniert, »blockieren sie gegenseitig ihre Signalisierung« zur Anpassung des Körpers.

5. Über einen »straffen« zu einem starken Körper

Andy sagt oft: »Das Geheimnis, sofort kräftiger zu werden, liegt in einem straffen Körper.« Ich weiß, das klingt merkwürdig. Aber trotz all der Vorlesungen, die ich zum Thema Biomechanik im Sport besucht habe, gelingt es Andy auf seine einzigartige Art, die Dinge auf den Punkt zu bringen. Wenn er von einem »straffen Körper« spricht, meint er die Fähigkeit des Körpers, beim Kniebeugen, Bankdrücken und Kreuzheben eine stramme, strenge und starke Figur zu entwickeln.

Hier nun die Gründe, warum das so wichtig ist. Je straffer dein Körper wird, desto mehr Kraft erzeugst du, und je mehr Kraft du erzeugst, desto schwerere Gewichte kannst du heben. Warum? Das alles hat mit Sherringtons Gesetz der reziproken Innervation zu tun, und das besagt unter anderem: Wenn man einen Muskel stark anspannt, werden auch die umliegenden und damit verbundenen Muskeln stark kontrahiert. Jetzt ist es nachvollziehbar, warum jeder, der meint, dass das Bankdrücken eine Übung für die Brust oder das Kniebeugen eine Übung für den Quadrizeps sei, leider falsch liegt und seine Kraft verschenkt.

Bestimmte Muskelgruppen isoliert zu trainieren ist nicht der richtige Weg, wenn man Maximalkraft entwickeln will.

> ***»Ein hart arbeitender Muskel rekrutiert die benachbarten Muskeln, und wenn sie bereits an der Muskelaktivität beteiligt sind, verstärkt das ihre Kraft. Die von den kontrahierenden Muskeln ausgesandten Nervenimpulse erreichen andere Muskeln und ›schalten sie ein‹, so wie ein elektrischer Strom einen Motor startet.«***
>
> SHERRINGTONS GESETZ DER REZIPROKEN INNERVATION

Daher sind Bankdrücken, Kniebeugen und Kreuzheben Ganzkörperübungen. Betrachte also ab jetzt diese Übungen auch als solche und arbeite an einem straffen Körper. Trainiere dir mit jedem Satz und mit jeder Wiederholung einen möglichst harten Körper an. Dann wirst du von Woche zu Woche mit unmittelbarem und dem schnellstmöglichen Fortschritt im Kraftaufbau belohnt.

KNIEBEUGEN

> ***»Kniebeugen sind gut für die Entwicklung des Unterkörpers geeignet, aber – wie du gerade herausgefunden hast – sind sie tatsächlich eine Ganzkörperübung, denn sie trainieren jeden einzelnen Muskel deines Körpers, wenngleich hauptsächlich die Beine.«***
>
> ANDY BOLTON

Im Allgemeinen werden Kniebeugen falsch absolviert. Andy sagt: »Zu viele jammern über Rückenschmerzen, Knieschmerzen und sogar über Schmerzen in den Schultern und den Ellenbogen, wenn sie Kniebeugen machen. Ich würde sagen, 95 Prozent der Menschen machen es verkehrt. Verbrächten jedoch mehr Menschen Zeit damit, die richtige Technik zu erlernen, statt stumpfsinnig Wiederholungen aus sich heraus zu pumpen, könnten sie schmerzfrei Kniebeugen machen. Sie würden mehr Kraft aufbauen und gleichzeitig ihr Verletzungsrisiko vermindern.«

Hier also Andys Drei-Punkte-Anleitung für Kniebeugen:

- Richtige Haltung einnehmen.
- Absenken des Gewichts.
- Heben des Gewichts.

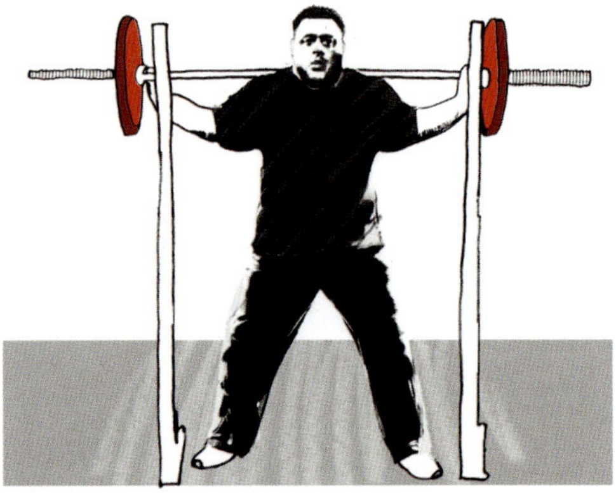

Richtige Haltung einnehmen

Liegt die Hantel im Rack, sollte sie sich in einer Flucht mit deiner Brustmitte befinden. Liegt die Hantel zu hoch, musst du sie mithilfe deiner Unterschenkel wie beim Wadenheben aus dem Rack heben. Befindet sie sich zu tief, musst du eine Viertel-Kniebeuge machen, um sie aus dem Rack zu lösen. Beides ist nicht wirklich sicher, vor allem dann nicht, wenn du allmählich stärker wirst und die Gewichte schwerer werden.

- Umfasse die Hantel mit möglichst engem Griff, der dir keine Ellenbogenschmerzen bereitet (dabei muss man ein bisschen experimentieren).
- Stelle dich mit etwas mehr als hüftbreiten Fersen unter die Hantel, die Füße befinden sich direkt unter der Stange. Die Schultern zurück und nach unten ziehen, Brust herausstrecken und den oberen Rücken anspannen; der untere Rücken bleibt in normaler Position.
- Tief einatmen, den Körper möglichst stark anspannen und die Hantel aus der Ablage heben, dabei gerade mit der Hantel stehen bleiben. Jetzt mit dem linken Fuß 20 bis 25 Zentimeter nach hinten gehen, danach mit dem rechten.
- Deine Haltung sollte schulterbreit oder etwas breiter sein; deine Zehen zeigen zwischen 5 und 35 Grad nach außen, je nachdem, wie beweglich du bist.

Jetzt bist du bereit für die Kniebeuge.

Absenken des Gewichts

- Pausieren. Einatmen. Spanne deinen Körper möglichst straff an.
- Die Knie leicht nach außen drücken; bewege dich nach unten, als wolltest du dich hinsetzen. Versuche, deine Schienbeine so gerade wie möglich zu lassen; sie werden sich etwas nach vorn neigen, sollten sich aber anfühlen, als stünden sie gewissermaßen senkrecht. Die Fersen dürfen sich auf keinen Fall vom Boden lösen.
- Befindet sich deine Hüftfalte knapp unter deinem oberen Knie (von der Seite aus betrachtet), hast du das Ende der Kniebeuge erreicht: Du bist jetzt in der Hocke.

Heben des Gewichts

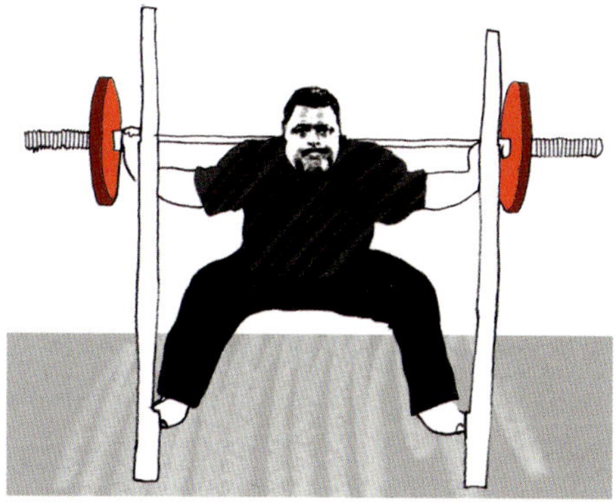

- Nicht ausatmen, wenn du unten in der Hocke bist, dadurch gehen Spannung und somit Kraft verloren und außerdem erhöht sich damit das Verletzungsrisiko. Die Bauchmuskeln so angespannt wie möglich lassen und die Hantel fest nach oben drücken.
- Achte während der Aufwärtsbewegung darauf, dass deine Knie nicht nachgeben beziehungsweise nach innen oder nach außen driften. Schaue weiterhin geradeaus oder leicht nach oben.
- Den oberen Rücken angespannt lassen, die Schultern weiterhin nach hinten und nach unten ziehen. Auch wenn du mit gestreckten Beinen stehst, sollte der Körper angespannt bleiben.
- Noch tiefer einatmen und entweder einen Schritt nach vorn machen und die Hantel ins Rack legen oder eine weitere Wiederholung anschließen.
- Bewege dich beim Absenken möglichst schnell, aber behalte das Gewicht gänzlich unter Kontrolle (das ist dann vielleicht gar nicht mehr so schnell).
- Drücke bei der Aufwärtsbewegung die Hantel so fest du kannst nach oben. Denke immer nur an Tempo, Tempo und abermals Tempo! Aber gib nie deine Technik zugunsten der Geschwindigkeit auf. Verinnerliche zuerst deine Technik, und lege dann, wenn du das Kniebeugen gut und effizient beherrschst, an Tempo zu.

BANKDRÜCKEN

»Jeder Mann (und auch manche Frau) will beim Bankdrücken sein (oder ihr) Trainingsgewicht steigern. Wem ist nicht schon die berühmte Frage gestellt worden: ›Wie viele Kilo schaffst du auf der Bank?‹«

ANDY BOLTON

Der erste Schritt zum Bankdrücken mit einem schweren Gewicht ist (wieder einmal) die Technik.

Andy sagt: »Die Art und Weise, wie die meisten Bodybuilder (sogar die Profis) und Studioratten das Bankdrücken absolvieren, ist eine Katastrophe. Der typische flache Rücken, die ausgescherten Ellenbogen und die Hantel, die die obere Brust berührt, bedeuten einen Albtraum für die Schultern, denn es erschöpft sie und führt früher oder später zu Verletzungen. Ich habe das schon allzu oft gesehen. Und nicht nur das: Diese Technik ist auch schlecht.«

Er fügt hinzu: »Es gibt nur eine Art und Weise, wie jemand, der etwas auf sich hält, das Bankdrücken praktizieren sollte, und das ist die des Powerliftings. Keine Sorge, damit baust du genauso viele Muskeln auf wie mit der Art, mit der du deine Schultern ruinierst. Aber du kannst damit auch mehr Gewicht stemmen, und es senkt deutlich das Risiko, sich zu verletzen.«

Hier Andys Drei-Punkte-Anleitung fürs Bankdrücken:

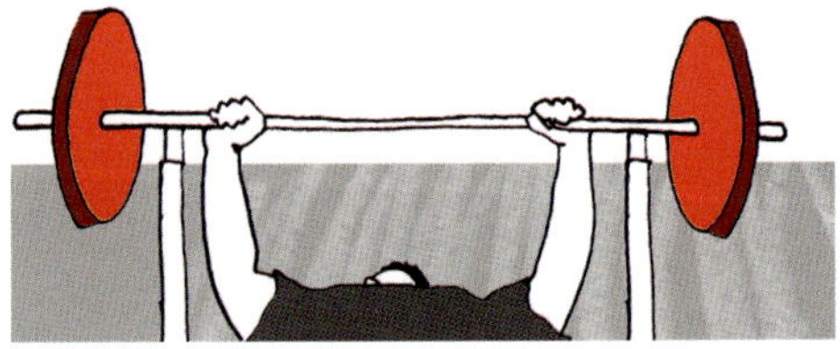

- Richtige Haltung einnehmen.
- Absenken des Gewichts.
- Heben des Gewichts.

Richtige Haltung einnehmen

- Auf der Bank liegen, sodass beide Augen sich direkt unter der Stange befinden.
- Die Hantel mit etwas mehr als schulterbreitem Griff umfassen. Solltest du Schulterschmerzen oder mehrere Schulterverletzungen hinter dir haben, nimm einen engeren Griff ein: Die Zeigefinger befinden sich dann zweieinhalb Zentimeter von der glatten Stelle der Stange entfernt.
- Stelle die Füße so weit wie möglich auseinander, fahre deine Knie aus und spanne deine Gesäßmuskeln möglichst stark an. Damit hast du eine solide Ausgangsbasis. (Denke an eine Pyramide: Diese wurde nicht auf einem schmalen Fundament gebaut, und deshalb solltest auch du das Bankdrücken nicht mit einer engen Körperhaltung absolvieren.)
- Schulterblätter zusammendrücken und die Brust herausdrücken, damit du eine leichte Krümmung im Rücken hast. (Je stärker die Krümmung, desto kürzer ist der Bewegungsbereich, aber desto größer ist auch das Risiko einer Rückenverletzung.) Aber wie hoch du deinen Rücken auch biegst: Deine Schulterblätter müssen zurück und nach unten gezogen und deine Brust muss herausgestreckt sein. (Bankdrücken mit geradem Rücken ist hier verboten – das ist nicht gut für die Schultern.)
- Tief in den Bauch einatmen und dann den breiten Rückenmuskel (*M. latissimus dorsi*) – auch »Lats« genannt – stark anspannen. Falls nötig, mithilfe eines Trainingspartners die Hantel aus der Ablage heben. Die Stange dabei so weit über den Körper ziehen, bis sie sich direkt über den Brustwarzen befindet.

Du befindest dich jetzt in der Ausgangsposition und bist bereit, die Hantel abzusenken.

Absenken des Gewichts

- Fahre jetzt, während du deine Füße gegen den Boden stemmst, die Knie aus und lass die Gesäßmuskeln so angespannt wie möglich.
- Senke die Hantel in einer geraden Linie herab, sodass sie deine Brustwarzen berührt. Umfasse beim Absenken die Hantel mit festem Griff, halte die Lats angespannt und achte darauf, dass du deine Schultern weiterhin nach hinten und nach unten ziehst. Die Hantel nicht von deiner Brust abfedern lassen. Behalte die Hantel stets unter Kontrolle.

Heben des Gewichts

- Achte darauf, dass dein Körper angespannt ist, wenn die Hantel deine Brust berührt. Halte den Atem an und drücke die Hantel sofort von deiner Brust nach oben, bis du über den Punkt, an dem der Versuch scheitern könnte, den sogenannten Versagenspunkt, hinaus bist.

- Drücke die Hantel in gerader Linie nach oben oder etwas in Richtung deines Gesichts, aber nicht ganz zurück zum Gesicht, denn das kann strapaziös für die Schultern sein. Du kannst am Versagenspunkt ausatmen, wenn du willst, aber lass deinen Körper angespannt. Atme ansonsten erst im oberen Bewegungsbereich aus.

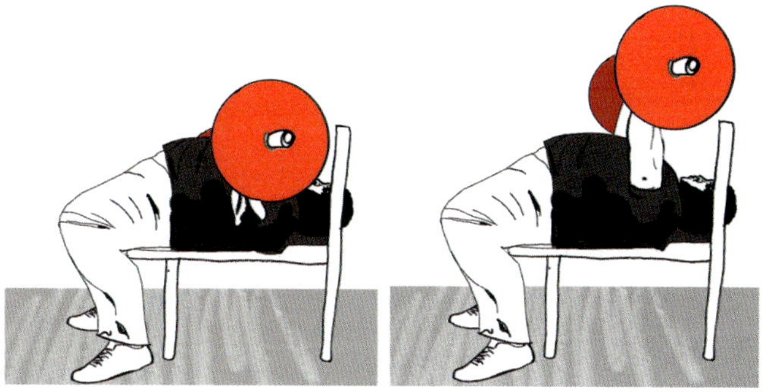

- Hole etwas mehr Luft und absolviere eine weitere Wiederholung.

KREUZHEBEN

»Das Kreuzheben ist ein brutaler Krafttest. Da liegt eine Hantel auf dem Boden, und deine Aufgabe besteht einfach nur darin, sie mit geraden Armen zu umfassen und dich dann mit dem Ding in deinen Händen gerade hinzustellen.«

ANDY BOLTON

Theoretisch hört sich das Kreuzheben recht einfach an. Aber das Erste, was ich von Andy lernte, war, dass die Wirklichkeit ganz anders aussieht, wenn man schwere Gewichte vom Boden zieht. »Es gibt dabei nur wenig Spielraum für Fehler. Beim Heben schwerer Gewichte kannst du dir, schneller als du denkst, den Rücken verletzen und dir einen Bizepsriss zuziehen«, sagt er. »Aber erlerne die richtige Technik, und du verringerst mehr und mehr diese Risiken.«

Hier Andys Drei-Punkte-Anleitung fürs Kreuzheben:

- Richtige Haltung einnehmen.
- Absenken des Gewichts.
- Heben des Gewichts.

Richtige Haltung einnehmen

- Stelle dich mit hüftbreiten Füßen vor die Hantel. Die Zehen zeigen geradeaus oder leicht nach außen. Trage beim Kreuzheben auf jeden Fall Gewichtheberschuhe oder trainiere barfuß.
- Entspanne deinen oberen Rücken. Lass den unteren Rücken in Normalstellung und beuge dich in deinen Hüften. Anschließend lass dich (mit leicht gebeugten Knien) zur Hantel herab.

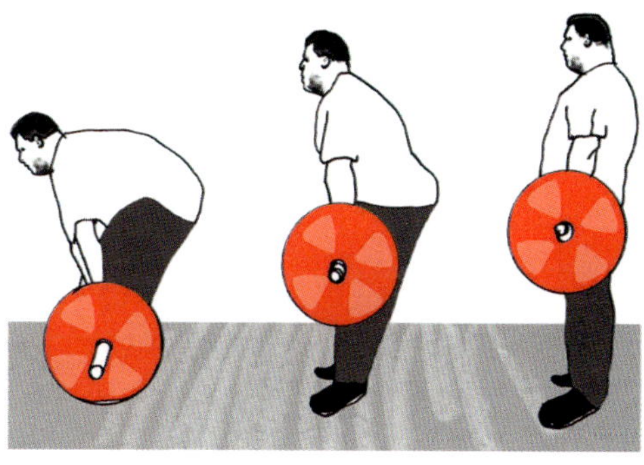

- Atme tief in den Bauch hinein und gehe so tief herab, bis die Stange deine Schienbeine berührt und sich deine Beinbizepse straff und angespannt anfühlen. Du kannst deinen oberen Rücken etwas abrunden, aber der untere Rücken muss immer noch in seiner sicheren Normalhaltung sein.
- An diesem Punkt hast du zwei Möglichkeiten:

  1. Griffoption: der olympische Hakengriff. Beide Hände umfassen die Stange mit Oberhandgriff, aber der Daumen wird vom Zeige- und Mittelfinger eingeklemmt. Das fühlt sich zunächst sehr unbequem an, aber du wirst dich daran gewöhnen.

  2. Griffoption: der Kreuzgriff beim Powerlifting. Eine Hand umfasst die Stange mit Oberhandgriff, die andere Hand mit Unterhandgriff. Ein Handrücken zeigt also zum Körper hin, der andere vom Körper weg. Wenn du mit diesem Kreuzgriff trainierst, achte darauf, dass du nach jedem Satz die Position der Hände wechselst; so vermeidest du eine ungleiche Entwicklung des oberen Rückens.

Heben des Gewichts

- Ziehe jetzt so kräftig, wie du kannst, das Gewicht mit festem Griff vom Boden. Halte die Hantel dabei so nahe zum Körper wie möglich.
- Hat die Hantel deine Knie passiert, drücke deine Gesäßmuskeln nach vorn, um die Hantel über den Versagenspunkt zu bringen. Stehe, nachdem du den Versagenspunkt überwunden hast, perfekt aufrecht – lehne dich nicht nach hinten.

Absenken des Gewichts

- Hole etwas Luft und senke die Hantel schnell hinab. Alternativ kannst du die Hantel auch fallen lassen.
- Nehme danach wieder deine Haltung und deinen Griff ein und absolviere eine weitere Wiederholung.

LOS GEHT'S MIT DEM KRAFTTRAINING

HÄUFIG GESTELLTE FRAGEN

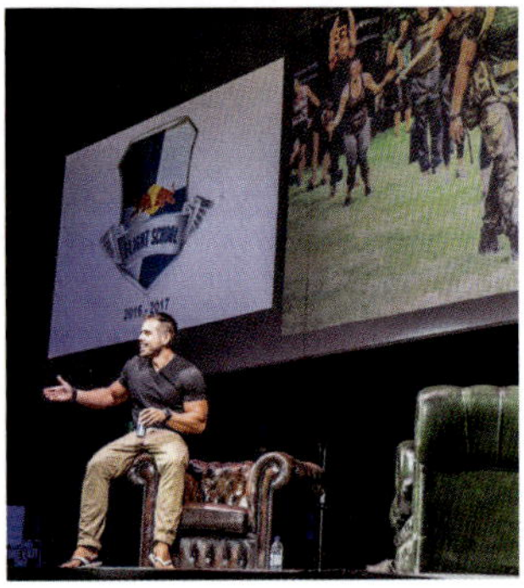

»Meine 550 Kilo beim Kniebeugen, 352 Kilo beim Bankdrücken und 457 Kilo beim Kreuzheben habe ich mir damit aufgebaut, dass ich meine eigenen Programme fürs Krafttraining geschrieben habe. Glaube mir, ich musste zehn Jahre herumprobieren, um wirklich gut im Entwerfen von Krafttrainingsprogrammen zu werden, die bei mir und meinen Trainingsschülern zu Ergebnissen führten.«

ANDY BOLTON

Im Jahr 2017 sollte ich viele Vorträge halten. Es war eigentlich immer dasselbe Schema: Ich wurde auf die Bühne geführt. Man drückte mir ein Mikrofon und einen Energydrink in die Hand. Dann sprach ich stundenlang, versorgt mit Koffein und den Fragen des Publikums. Interessanterweise wurde mir jedes Mal von einem Trainingsanfänger die gleiche Frage gestellt: »Wie haben Sie mit dem Krafttraining begonnen?«

Deswegen beschloss ich, als ich in einem Sessel saß und zu Studenten der Sportwissenschaft sprach, die vier einfachen Ziele aufzuschreiben, die du mit deinem ersten Krafttraining erreichen solltest.

- Krafttraining zur Gewohnheit werden lassen.
- Trainingskapazität steigern, damit du deine Übungen absolvieren und dich in positiver Weise von den Workouts erholen kannst.
- Kinästhetisches und muskuläres Bewusstsein entwickeln und den »eigenen Körper kennen«.
- Das nötige Geschick für die Übungen bekommen.

Es ist so einfach, daher sollte dein erstes Workout nicht zu streng sein. Solange du die oben genannten Ziele erreichst und die Prinzipien des Krafttrainingsplans für Anfänger befolgst, wirst du auch mehr Kraft aufbauen.

KRAFTTRAININGSPLAN FÜR ANFÄNGER

1. Wie viele Trainingseinheiten pro Woche?

Allgemein ist es am besten, jede Übung zwei- bis viermal pro Woche zu trainieren. Beachte den Ausdruck »allgemein«, denn das berücksichtigt – wie immer – nicht die biologische Individualität. Der Grund aber ist, dass du erstens genug Zeit investieren musst, um diese Bewegungen zu üben. Zweitens hält der Prozess der Reparatur und des erneuten Muskelwachstums – die sogenannte Muskelproteinsynthese – bei Anfängern zwischen 36 und 48 Stunden an. Jede Übung zwei- bis viermal in der Woche zu trainieren bedeutet also, dass du viel Zeit mit dem Aufbau deiner Muskeln verbringst.

Sobald du das oben Genannte erst einmal beherrschst, macht es keinen Sinn mehr, dass du weiterhin nach Anfängerplänen trainierst. Denn du würdest nur ein Trainingsplateau erreichen und dich schließlich langweilen, da die meisten Fortschritte im Kraftaufbau auf neurologischen Verbesserungen beruhen, das heißt: Dein Nervensystem lernt die Übungen, die du absolvierst.

2. Wie schnell mache ich Verbesserungen?

Wenn du Anfänger im Krafttraining bist, hast du vielleicht genug Muskeln, um Kniebeugen mit 100 Kilo zu machen. Tatsächlich kannst du aber nur mit 75-Kilo-Kniebeugen trainieren, da dein Nervensystem die Übung noch nicht »verstanden« hat. Du hast noch nicht die motorischen Bewegungsmuster verinnerlicht. Aber im Laufe der Wochen sollte es dir möglich sein, wesentlich mehr Gewicht auf die Hantel zu schieben – und zwar jede Woche –, bis du dich mit 100 Kilo nur noch aufwärmst.

Du hast vielleicht nur 10 bis 20 Prozent mehr Muskelmasse zugelegt, aber dein Trainingsgewicht bei Kniebeugen hat sich deutlich gesteigert, weil sich dein Nervensystem wesentlich schneller den Stressoren anpasst als deine Muskeln. Wenn du in einen Hungerast gerätst und das Gewicht bei deinen Übungen nicht mehr so schnell erhöhen kannst, dann liegt das daran, dass du schließlich an die Grenzen dessen stößt, was du mit deiner derzeitigen Muskelmasse bewältigen kannst. Um weiterhin Kraft aufzubauen, musst du eine Klasse höher aufsteigen und zu einem fortgeschrittenen Anfänger werden.

3. Wann kann ich wirklich mit schweren Gewichten trainieren?

Das ist natürlich von Person zu Person verschieden. Aber wie bereits erwähnt, sollte es als Anfänger dein wichtigstes Ziel sein, das Krafttraining mit 60 bis 80 Prozent deines Einer-Maximums zu erlernen. Bleibe bei diesem Gewicht, bis du von Woche zu Woche keine Verbesserungen mehr merkst. Das bedeutet, der einfache Fortschritt im Kraftaufbau, den du dadurch erlangst, indem du das richtige Geschick für die Übungen bekommst, nähert sich nun seinem Ende. Also ist es Zeit für Veränderungen.

Das kann zwei bis vier Monate dauern. Außerdem kann das bei verschiedenen Übungen zu ganz unterschiedlichen Zeiten geschehen. Geht es mit deinen Fortschritten beim Bankdrücken nur schleichend voran und passieren gleichzeitig bei Kniebeugen und beim Kreuzheben rasante Entwicklungen? Dann ändere etwas beim Bankdrücken, mach jedoch bei Kniebeugen und beim Kreuzheben weiter wie zuvor, bis auch diese ausgereizt sind. Und sobald es so weit ist, musst du lernen, wie man mithilfe des grundlegenden Wiederholung-Gewicht-Schemas trainiert.

4. Berechnen des Einer-Maximums (1RM)

Du musst dein Einer-Maximum nicht erst austesten, um es zu kennen. Das ist eine gute Nachricht, denn müsstest du es jede Woche testen, wärest du am Ende völlig erschöpft. Stattdessen kannst du mithilfe der links abgebildeten Tabelle den Prozentsatz deines Einer-Maximums einschätzen, um eine bestimmte Anzahl von Wiederholungen in deinem Workout zu erreichen. Einfach ausgedrückt: Wenn du beim Bankdrücken mit einer Wiederholung 100 Kilo bewältigst (das ist dein Einer-Maximum), sollten dir – laut der Tabelle – vier Wiederholungen mit 90 Kilo Gewicht, acht Wiederholungen mit 80 Kilo und so weiter gelingen.

Einige Workouts sind anders ausgelegt. Manche Trainingspläne geben beispielsweise die Anzahl der Wiederholungen genau an, die es zu absolvieren gilt. Dann schaue dir in der Tabelle einfach die Wiederholungszahl an und trainiere mit dem entsprechenden Prozentsatz deines Einer-Maximums. Du musst also in der nebenstehenden Tabelle nur etwas anders umrechnen.

Denke daran, dass du bei jeder Übung ein bestimmtes Einer-Maximum hast. Das sind nur Schätzungen. Je niedriger deine Wiederholungszahl, desto genauer ist die Einschätzung deines Einer-Maximums.

Berechnung des Einer-Maximums (1RM)

Wiederholungen	Einer-Maximum (1RM) in %
1	100
2	95
3	93
4	90
5	87
6	85
7	83
8	80
9	77
10	75
11	73
12	70

Braucht man mehr Muskeln?

»Sich stark zu fühlen, mit viel Selbstvertrauen und dem Gefühl der Überlegenheit aufzutreten, ist nicht ganz verkehrt. Das Gefühl der Überlegenheit hinsichtlich der Körperkraft wird durch die lange Geschichte der Menschheit erhärtet, die den starken Männern durch volkstümliche Überlieferungen, Lieder und Gedichte huldigt.«[4]

FRED HATFIELD

Zur Beantwortung dieser Frage muss man zwei Arten von Kraft unterscheiden.[5]

Absolutkraft: Das ist die größte Kraft, die von einem bestimmten Muskel bei einer unwillkürlichen Stimulation erzeugt werden kann. Beachte das Wort »unwillkürlich«, denn diese Kraft wird üblicherweise über die elektrische Stimulation der Nerven gemessen, die den Muskeln signalisieren, sich so stark und mächtig wie menschenmöglich zu kontrahieren. Ja, so wurde im Labor mit mir verfahren. Ja, ich kann bestätigen, das ist nicht angenehm.

Maximalkraft: Dies bezeichnet die Fähigkeit der Muskeln, die größtmögliche Kraft durch eine willkürliche Stimulation aufzubringen. Beachte diesmal das Wort »willkürlich«, denn diese Kraft wird bei einem Wettkampf produziert, und es überrascht nicht, dass sie nicht so leistungsstark ist, als generierte man sie durch einen Stromschlag. Vielmehr ist es die Maximalkraft, die du allein dadurch aufbringen kannst, dass du dich hochputschst und selbst motivierst.

Die Differenz zwischen diesen beiden Kraftarten ist das sogenannte **Kraftdefizit.**

Gibt es eine kleine Differenz zwischen diesen beiden Werten, dann zeigt dir das, dass du die dir zur Verfügung stehende Muskelmasse hinsichtlich deines neurologischen Potenzials völlig ausnutzt. All deine Muskelfasern sind dann im Einsatz.

Sagen wir, du wiegst 80 Kilo, absolvierst aber Kniebeugen mit 200 Kilo. Das ist ein gutes Verhältnis zwischen deiner Schnellkraft und deinem Gewicht. Du schöpfst das neurologische Potenzial deiner Muskeln gänzlich aus. Wie ein Motorroller, der mit seinem kleinen »Motor« (Muskel) 112 Kilometer pro Stunde erreicht, indem er Mehrarbeit leistett, musst du entsprechend noch mehr Muskeln aufbauen, um kräftiger zu werden. Du brauchst mehr »strukturiertes Krafttraining«.

Besteht jedoch eine große Differenz zwischen den beiden Kraftarten, dann bedeutet das, dass du nicht das gesamte neurologische Potenzial deiner Muskelmasse ausnutzt und nicht alle Muskelfasern einsetzt.

Nehmen wir an, du wiegst 100 Kilo und machst Kniebeugen mit 150 Kilo. Dann hast du ein schlechtes Verhältnis zwischen deiner Schnellkraft und deinem Gewicht. Du bist dann eher wie ein Supersportwagen mit einem großen Motor, der nur 80 Kilometer pro Stunde fährt. Du nutzt das gesamte neurologische Potenzial deiner Muskelmasse nicht ganz aus und musst noch an deiner Technik feilen, damit dir das gelingt. Du benötigst mehr »funktionelles Krafttraining«.

Was bist du also? Ein Motorroller oder ein Supersportwagen? Wenn du die Antwort kennst, kannst du dein Trainingsprogramm besser gestalten und entscheiden, ob du Muskeln, Kraft oder beides aufbauen willst. Erwähnenswert ist noch, dass Krafttraining immer eine Kombination aus strukturiertem und funktionellem Krafttraining ist. Wenn du aber dein Kraftdefizit kennst, weißt du, worauf du dich zu konzentrieren hast.

Nutze deine Trainingskraft

Schließlich haben Wissenschaftler noch eine dritte Kraftart ausfindig gemacht.

Trainingskraft: Diese wird anhand deines Einer-Maximums gemessen. Das ist das Gewicht, mit denen dir – im Kraftraum – eine Wiederholung bei Kniebeugen, beim Bankdrücken oder beim Kreuzheben gelingt, aber ohne »große emotionale Aufregung« wie mit deiner »Maximalkraft«.

Der Unterschied zwischen Maximalkraft und Trainingskraft liegt daher in der **Intensität**. Intensität wird definiert als ein bestimmter Prozentsatz des Einer-Maximums, mit dem jemand bei einer Übung trainiert. Es wäre keine gute Idee, beim Training deine Maximalkraft auszureizen, denn du bräuchtest Tage oder sogar Wochen, um dich von der auftretenden großen nervlichen und emotionalen Belastung zu erholen. Daher ist es weitaus besser – denke an das Gesetz der progressiven Leistungssteigerung – mit dem Maximum deines Trainingsgewichts zu trainieren.

Um es mit Andys Worten zu sagen: »Trainiere immer, aber nie bis zum Muskelversagen. Halte dir eine Wiederholung in petto.«

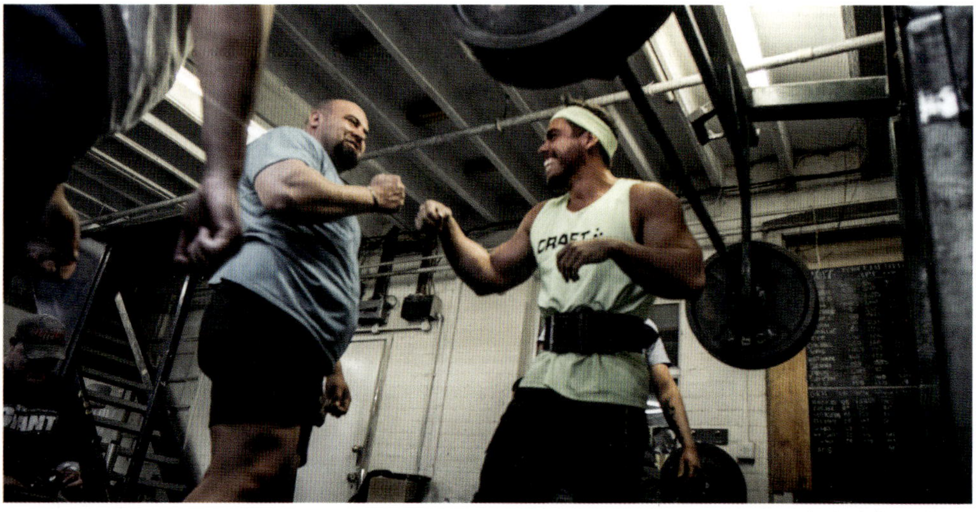

MEHR MUSKELN ODER MEHR KRAFT?

FINDE HERAUS, WAS DU BENÖTIGST

»Disziplin heißt, das zu tun, was man hasst, es aber gleichwohl so zu tun, als liebte man es.«

MIKE TYSON

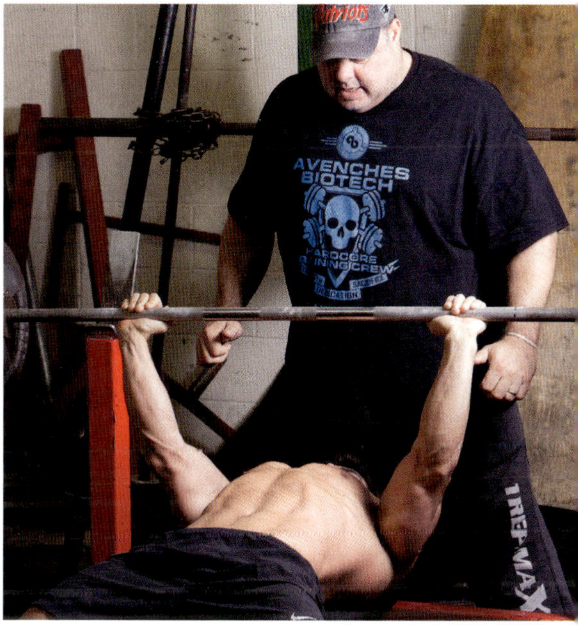

Am 15. Dezember 2011 ist mein erster Besuch in Leeds genau ein Jahr her.

Zwölf Monate habe ich gewissenhaft meine Zeit »unter Eisen« verbracht und meine Übungen praktiziert. Ich hatte mich komplett dem Powerlifting verschrieben, war jetzt (halbwegs) qualifiziert und würde auf der internationalen Bühne für mein Gewicht ganz gut abschneiden. Alles nur, weil ich mir – wie Andy es versprochen hatte – einen kräftigeren Körper antrainiert hatte, sodass ich beim Bankdrücken 10 Kilo mehr (180 Kilo), bei Kniebeugen 50 Kilo mehr (280 Kilo) und beim Kreuzheben 30 Kilo mehr (290 Kilo) bewältigen konnte.

Das bedeutete, es gab eine gute und eine schlechte Nachricht. Die schlechte Nachricht war, dass ich all die einfach zu erreichenden Ziele gemeistert hatte. Ich war für die Übungen relativ gut gedrillt und hatte die motorischen Bewegungsmuster gut verinnerlicht. Als Folge dessen gingen mir jetzt die Fortschritte im Kraftaufbau aus, die von den neurologischen Verbesserungen, der Technik und dem Praktizieren der Übungen herrühren, bei denen ich mich von Woche zu Woche verbesserte.

Wie also lautet die gute Nachricht? Ich war eine Stufe höher aufgestiegen. Jetzt konnte ich in jeden Kraftraum der Welt gehen und beeindruckende Gewichte stemmen. Aber nun war es Zeit, an Muskelmasse und Kraft zuzulegen. Der Schwerpunkt meines Trainings sollte wie folgt aussehen:

- Weiterhin kleine und allmähliche Verbesserungen im Kraftaufbau infolge einer verfeinerten Technik machen.
- Die Trainingskapazität steigern.
- Verletzungen vermeiden.
- Mehr Muskelmasse aufbauen.

Also begannen wir, Trainingsprogramme zu schreiben, wobei jedes einzelne von diesen Zielen bestimmt war.

1. Größerer Kraftaufbau | Mehr Praxis

Man kann stets seine Technik perfektionieren.

Jetzt wäre ein guter Zeitpunkt, die Trainingsintensität bei deinen Hauptübungen zu ändern. Um dies zu bewerkstelligen, absolvierst du nur ganz wenig Training unter 70 Prozent und ganz wenig Training über 90 Prozent deines Einer-Maximums. Der Zweck besteht darin, dass du weiterhin deine Technik und dein Geschick beim Heben schwerer Gewichte verbesserst.

Als Nächstes versuchst du, mit einem niedrigen bis moderaten Pensum für deine Hauptübungen zu trainieren, und auch hier gilt wieder: nicht bis zum Versagen. Halte dir ein oder zwei Wiederholungen »in petto«. Denn dein Körper wird durch deine Hauptübungen arg strapaziert, sodass du dich am Ende erschöpft fühlst, und das kann die Höhe deines Trainingspensums, das du pro Einheit und pro Woche insgesamt bewältigen kannst, begrenzen. Du brauchst aber tatsächlich nicht viel qualitätsvolles, schweres Training, um die neurologischen Faktoren zu verbessern. Daher wird diese Art des Trainings als funktionelles Krafttraining bezeichnet, das im Wesentlichen aufs Powerlifting fixiert ist und für eine bessere Muskelkraft sorgen soll.

2. Größerer Kraftaufbau | Trainingskapazität

Dies wurde ausgiebig in Kapitel 5 behandelt, also werde ich mich hier nicht wiederholen.

Aber du siehst selbst, dass dieses Thema immer wieder auftaucht. Versuche, mehr Abwechslung in deine Workouts zu bringen. Dadurch kannst du dich nicht nur stärker auf deine Hauptübungen konzentrieren und diese härter trainieren, es ist auch weniger langweilig und steigert deine Trainingskapazität. Lerne also, Front-Kniebeugen, Frontdrücken, Bankdrücken mit engem Griff, Kniebeugen mit Pause, Kreuzheben im Sumo-Stil zu meistern, und scheue dich nicht vor typischen Bodybuilding-Übungen.

Genau: Bizeps-Curls sind nicht nur gut für eindrucksvolle Arme am Strand.

3. Größerer Kraftaufbau | Verletzungen vermeiden

Eng verwandt mit typischen Bodybuilding-Übungen und der Trainingskapazität ist die Vermeidung von Verletzungen.

Es besteht stets ein Verletzungsrisiko, wenn du einen Körper entwickeln willst, der über mehr Muskeln, mehr Kraft und mehr Schnellkraft verfügt. Der wichtigste Grund aber, warum du dein Training bodybuildingspezifischer gestalten solltest, ist der, dass es beim Bodybuilding-Training eine wesentlich niedrigere Verletzungsquote als bei anderen Kraftsportarten gibt.

In der Tabelle auf Seite 203 sind Studien aufgelistet, die die unterschiedlichen Verletzungsquoten in Kraftsportarten zeigen. Es wurden nur Studien aufgenommen, bei denen eine Verletzungsquote pro 1000 Trainingsstunden errechnet und vorgelegt wurde.[6, 7, 8, 9, 10, 11, 12, 13]

Studie	Sport	Verletzungsquote pro 1000 Stunden	Meistbetroffene Körpergegend
Winwood	Strongman	5,50	Unterer Rücken
Keogh (2006)	Powerlifting	4,40	Schulter
Quinney (1997)	Powerlifting	3,70	Unterer Rücken
Calhoun (1999)	Olympisches Gewichtheben	3,30	Unterer Rücken
Hak (2013)	CrossFit	3,10	Schulter
Raske und Norlin (2000)	Olympisches Gewichtheben	2,60	Unterer Rücken
Raske und Norlin (2000)	Powerlifting	2,60	Schulter
Haykowsky (1999)	Powerlifting	1,10	Unterer Rücken und Schulter
Siewe (2011)	Powerlifting	1,00	Schulter
Eberhardt (2007)	Bodybuilding	1,00	keine Angaben
Brown (1986)	Powerlifting	0,84	Schulter
Siewe (2014)	Bodybuilding	0,24	Schulter

4. Mehr Kraft mit Muskelmasse

Die stärksten Sportler sind oft auch die muskulösesten.

Sie haben große Muskeln und wissen sie zu nutzen. Das wird von Tausenden Studien untermauert, unter anderem von einer, die in *The European Journal of Applied Physiology*[14] publiziert wurde. Darin heißt es, dass die Dicke der Muskeln in engem Zusammenhang mit der Leistung von Powerliftern bei den drei einschlägigen Übungen (Bankdrücken, Kniebeugen und Kreuzheben) steht.

Auch *The Journal of Sports Medicine and Physical Fitness*[15] stellte fest, dass eines der stärksten Anzeichen für Kraft bei Gewichthebern, die Wettkämpfe auf Landesebene bestritten, die Muskelmasse pro Muskelhöhe war. Mehr Muskeln zu haben bedeutet oft auch, mehr Kraft zu haben.

Stelle dir Muskelmasse prinzipiell als potenzielle Kraft vor. Wenn du Muskelmasse zulegst, wirst du nicht sofort stärker, hast jedoch das Potenzial dafür. Werden deine Muskeln nicht mehr größer, hast du eine Obergrenze hinsichtlich deiner Kraft erreicht. Daher kann Bodybuilding-Training (erneut) so nützlich sein, und deshalb wird es auch als strukturiertes Krafttraining bezeichnet: Bodybuilding-Training zur Verbesserung der Muskelgröße.

Daher ist es ratsam, wenn der Großteil deines Trainingspensums zusätzlich aus typischen Bodybuilding-Übungen für die großen Muskelgruppen besteht, drei bis fünf Sätze mit jeweils zehn bis 20 Wiederholungen zu absolvieren und jeden Muskel/jede Übung zwei- bis dreimal pro Woche zu trainieren.

Viele Coaches raten dazu, diese zusätzlichen Übungen zu machen, statt leichtere Sätze beim Bankdrücken, bei Kniebeugen oder beim Kreuzheben zu absolvieren, um die besondere Trainingsweise für die Hauptübungen auf hohem Niveau zu halten. Denn das Training mit leichteren Gewichten und höherer Wiederholungszahl führt zur Entwicklung eines anderen motorischen Bewegungsmusters als das Training mit schwereren Gewichten mit niedriger Wiederholungszahl. Du willst auch hier nicht deine Hauptübungen »verwässern«.

Wie bauen wir Muskeln auf?

Es gibt drei Arten des Muskelaufbaus: durch **mechanische Spannung**, **metabolischen Stress** und **Muskelschäden**. Jede Art bietet ihre eigenen Vorteile, aber es sei darauf hingewiesen, dass muskulöse Menschen im Laufe der Geschichte gelernt haben, alle drei zu nutzen, entweder in einem einzigen Workout oder in »zyklischer« Weise innerhalb einer Woche oder eines Monats.

	Mechanische Spannung	Metabolischer Stress	Muskelschäden
Beschreibung	Mechanische Spannung entsteht, wenn ein Muskel Kraft erzeugt, um schwere Objekte zu heben.	Metabolischer Stress, der »Pump-Effekt«, entsteht dadurch, indem man die Muskeln konstant unter Spannung hält. Das geschieht, wenn man kurz vor Erreichen des Versagenspunktes wieder die entgegengesetzte Richtung der Bewegung einschlägt.	Muskelschäden entstehen durch langsame Negativwiederholungen, einen erweiterten Bewegungsradius und durch große Spannung in der gedehnten Position des Muskels.
Meistens genutzt im	Powerlifting	Bodybuilding	CrossFit
Leitsatz	»Hebe einfach nur schweres Gewicht.«	»Sorge für einen guten Pump.«	»Trainiere alles durcheinander und setze den Körper dadurch unter Schock.«
Training (Trainings-variablen)	Gewicht: 80–90 % des 1RM	Gewicht: 60–70 % des 1RM	Gewicht: 70–80 % des 1RM
	Sätze: 3–8	Sätze: 3–4	Sätze: 2–5 (je nach Trainingshäufigkeit)
	Wiederholungen: 3–8	Wiederholungen: 12–20+ (bis zum Versagen)	Wiederholungen: 8–12
	Pause: 2–3 Minuten	Pause: weniger als 60 Sekunden	Pause: 1–2 Minuten

Muskelaufbau | Mechanische Spannung und metabolischer Stress

Mechanische Spannung und metabolischer Stress bestreiten gewissermaßen ein Tauziehen. Ein bisschen mehr Seil für den einen, bedeutet weniger für den anderen. Denn wenn du mehr Gewicht auf die Hantel schiebst, generierst du mehr Kräfte und erzeugst somit mehr mechanische Spannung in den Muskeln. Das bedeutet aber auch, dass du nicht so viele Wiederholungen absolvieren kannst. Daher haben die Muskeln weniger metabolischen Stress.

Verringerst du dagegen das Gewicht auf der Hantel, passiert genau das Gegenteil. Du kannst jetzt mehr Wiederholungen machen und stärkeren metabolischen Stress erzeugen. Doch mit weniger Gewicht kannst du nicht so viel Kraft erzeugen, daher weisen die Muskeln weniger mechanische Spannung auf.

Deshalb trainieren Bodybuilder mit unterschiedlichen Übungen, um beides gezielt anzusprechen. Oder sie trainieren mit dem oben in der Tabelle angegebenen Wiederholungsbereich zwischen 12 und 20, denn das Gewicht ist

- handhabbar genug, um eine gute Technik beizubehalten, und es schont die Gelenke;
- schwer genug, um Muskelspannung zu erzeugen, aber auch in einem guten Bewegungsradius zu bewegen, ohne die Technik zu verfälschen;
- leicht genug, sodass man bis kurz vors Versagen trainieren kann und sich nicht völlig verausgabt.

Lass uns aber nochmals mit Hinblick auf Muskelschäden über die »durchschnittlichen« Muskeln hinausdenken.

Muskelaufbau | Muskelschäden

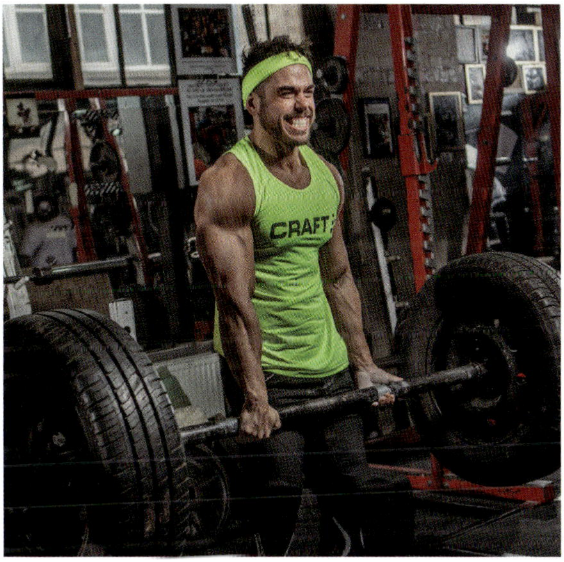

Hast du schon einmal erfolgreich ein Gewicht gehoben, nur um es dann wieder fallen zu lassen und dir zu sagen: Arbeit erledigt?

Natürlich hast du das. Eine Wiederholung aus sich heraus zu quälen, dann das Gewicht stolz fallen zu lassen, um den anderen im Kraftraum zu verkünden, dass du diesen Kampf mit dem Eisen gewonnen hast, gibt einem irgendwie ein Gefühl der Zufriedenheit. Gleichwohl hat eine Studie der University of Florida, USA, gezeigt: Lässt man das Gewicht fallen, könnte das die Bemühungen im Studio tatsächlich halbieren.[16]

Denn auf diese Weise absolviert man nur eine konzentrische Muskelkontraktion. Stelle dir einen Bizeps-Curl vor: Dabei kontrahiert der Bizeps, aber der Muskel selbst verkürzt sich. Wenn du das Gewicht jetzt fallen lässt, lässt du die exzentrische Muskelkontraktion völlig außer Acht. Beim Kurzhantel-Curl ist das die Abwärtsbewegung der Übung, bei der sich der Bizeps dehnt.

Um die Studie der University of Florida zu zitieren: »Wichtiger ist die dramatische Auswirkung des exzentrischen Krafttrainings auf die Muskelkraft insgesamt.«

Dies wird auch von Forschungen gestützt, die in *The Journal of Applied Physiology* publiziert wurden: »Exzentrisches Training kann die Maximalkraft und Schnellkraft der Muskeln noch weiter verbessern. In der Skelettmuskulatur beruhen diese Anpassungen auf Zunahmen in der Muskelmasse und der Anzahl der Sarkomere (Muskelfasern).«[17]

DER MUSKULÖSESTE MENSCH DER WELT

WIE MAN MUSKELN AUFBAUT

Was ich soeben beschrieben habe, versteht keiner besser als Dorian Yates, einer der größten Bodybuilder, der jemals auf der Bühne stand. Ich hatte die Ehre, den sechsmaligen Mr. Olympia bei mehreren Gelegenheiten interviewen zu dürfen, bei denen er mir ausführlich schilderte, wie ein Junge aus Birmingham, England, zwischen 1992 und 1997 mehr Muskeln aufbauen und mehr Körperfett loswerden konnte als jeder andere Mensch auf der Welt.

»Jedes Workout ist wie ein Stein eines Gebäudes, und jedes Mal, wenn du hineingehst und ein halbherziges Workout absolvierst, hast du keinen weiteren Stein gelegt. Das macht dann ein anderer.«

DORIAN YATES

In seiner Blütezeit wog der 1,78 Meter große Yates außerhalb der Saison etwa 130 Kilo. Kamen die Wettkämpfe jedoch näher, brachte er 118 Kilo auf die Waage, und zwar mit so wenig Fett am Körper, dass er aussah, als sei er aus Granit gemeißelt.

Er liebte, lebte und atmete mechanische Spannung, metabolischen Stress und Muskelschäden. In einem Sport voller extrovertierter Menschen, die es genießen, die Ergebnisse ihres harten Trainings zur Schau zu stellen, war Yates einer der wenigen, der es liebte, hart zu trainieren. Er kam einfach nur zum Wettkampf, zog seinen Trainingsanzug aus, stellte sich auf die Bühne und verließ den Wettkampf ganz bescheiden mit der Trophäe in seiner Trainingstasche.

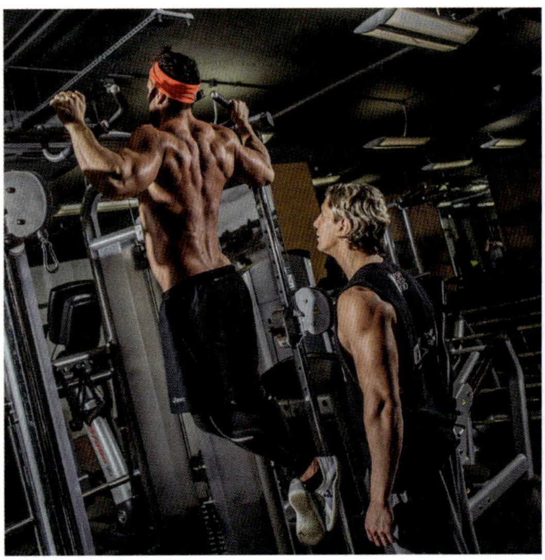

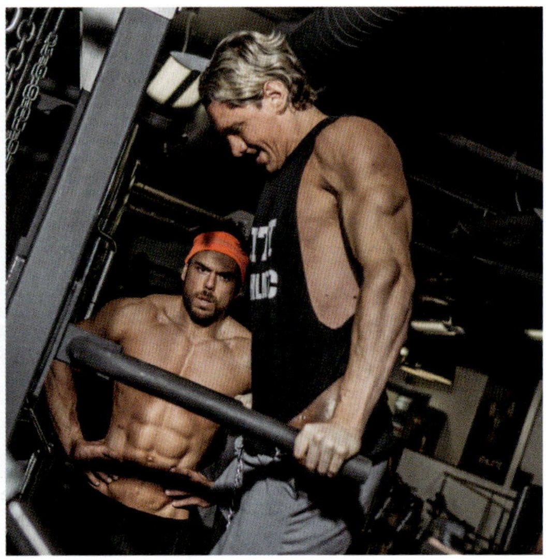

»Das Posing auf der Bühne machte mir nichts aus, es war jedoch nicht meine Lieblingsbeschäftigung«, gesteht er. »Mir machte es Spaß, die beste Art und Weise zu trainieren auszutüfteln, mich mit Ernährung zu beschäftigen, meine eigene Ernährung zu erstellen und alles, jeden noch so detaillierten Aspekt darüber zu lernen. Das war für mich die größte Herausforderung des Wettkampfs.«

Als Wissenschaftler auf dem Gebiet des Bodybuildings bereitete Yates den Weg für eine neue Trainingsmethode: das hochintensive Training. Er beschäftigte sich näher mit der Arbeit des ehemaligen Mr. Olympia, Mike Mentzer, sowie von dessen Coach Arthur Jones, und entwickelte seine eigene Methode, die darauf abzielte, maximale Muskelstimulation eher durch kurze, hochintensive Trainingseinheiten statt mit langwierigen Workouts zu erreichen. Er wollte nie Kraft, sondern immer nur große Muskeln aufbauen.

FÜNF LEKTIONEN VOM MUSKULÖSESTEN MANN DER WELT

1. Hochintensives Training | Metabolischer Stress

Yates war ein großer Fan von Reduktionssätzen. Dabei trainierst du bei irgendeiner Übung bis – oder fast bis – zum Versagen, verringerst dann das Gewicht und pumpst damit weitere Wiederholungen heraus. Er ging jede Übung so an, dass er zunächst ein oder zwei Aufwärmsätze und danach einen Arbeitssatz absolvierte.

Ein einziger Arbeitssatz – das klingt vielleicht überraschend, doch Yates sagt: »Ich führe einen Satz mit hundertprozentiger Energie bis zum hundertprozentigen Versagen durch, und ich absolviere nicht eher einen weiteren Satz, bis ich das Gefühl habe, dass sich die Muskeln hundertprozentig erholt haben, wie lange das auch dauern mag. Ein Satz mit dieser extremen Intensität trägt zum Aufbau der Muskeln bei. Wer nach dieser Methode trainiert und das Gefühl hat, er könnte noch einen zweiten Satz versuchen, kann beim ersten Satz nicht alle Register gezogen haben.«

Denn bei dieser Methode geht es allein darum, die Muskeln bis zum völligen Versagen zu trainieren, sodass ein zweiter Satz mit der gleichen Intensität unmöglich ist. Deswegen enthält unser fünftägiges Kraftprogramm (siehe Seite 210 bis 213) weniger Übungen zur Steigerung der Trainingskapazität, dafür aber mehr Reduktions- und Supersätze – bis zum völligen Versagen –, um die Intensität zu erhöhen, aber das Pensum und die Zeit der gesamten Trainingseinheit zu verringern.

2. »Go big to grow big« | Mechanische Spannung

Inspiriert von seinen Erfahrungen im Powerlifting, empfiehlt Dorian stets die großen Grundübungen: »Die effektivsten Übungen zur Stimulation des Muskelwachstums sind mehrgelenkige Übungen wie Kniebeugen, Bankdrücken, Kreuzheben, Klimmziehen und Dips. Die menschliche Muskulatur war nie dafür gedacht, dass Muskeln separat arbeiten. All diese Verbundübungen strapazieren in großem Maße die Muskeln im mittleren Bereich der Bewegung, und das ist in der Regel auch der Versagenspunkt der Bewegung.«

Er hebt aber auch die Bedeutung kleinerer Isolationsbewegungen hervor: »Wenn du deine Knie im obersten Bewegungsbereich einer Kniebeuge durchstreckst, spürst du, dass deine Quadrizepse, Beinbizepse und Gesäßmuskeln nicht mehr belastet werden. Hast du jedoch die Hälfte der Wiederholung hinter dir, wird der gesamte Bereich enorm strapaziert. Isolationsübungen sind wirkungsvoller, um die Muskeln entweder bei voller Dehnung oder bei der stärksten Kontraktion zu beanspruchen.«

Als Beispiel führt er das Schultertraining an: »Um die Länge eines bestimmten Muskels in vollem Maße zu strapazieren, sollte man sowohl eine Verbundübung als auch eine Isolationsübung machen. Das Frontdrücken mit der Langhantel sorgt dafür, dass zwar der vordere Kopf der Deltamuskeln ausreichend, der laterale Kopf aber kaum belastet wird. Deswegen habe ich zusätzlich zum Frontdrücken auch immer irgendeine Form des Seithebens absolviert.«

Dorian kommt zu dem Schluss: »Isolationsübungen haben ihre Berechtigung, da du mit ihnen den Muskel aus verschiedenen Winkeln bearbeiten kannst. Der entscheidende Punkt ist also, dass du beide Übungsarten brauchst, um beste Ergebnisse fürs Muskelwachstum zu erzielen.«

3. Wiederholung/Gewichtschema | Muskelschäden

Yates glaubte, dass es eine wirksamere Möglichkeit für den Muskelaufbau gab, als nur die schwersten Gewichte zu stemmen. Dieser Gedanke wurde auch von Forschern vom *Lundberg Labor für Muskelfunktion und Bewegungsanalyse des Menschen* der Universität Göteborg unterstützt. Ihr Ziel war es, »Dosis-Wirkungs-Beziehungen für die Entwicklung der Muskelhypertrophie ausfindig zu machen, indem die Zuwachsraten und -größen der Muskelquerschnittsfläche berechnet wurden, die durch verschiedene Frequenz- und Intensitätsgrade, durch ein unterschiedliches Trainingspensum, aber auch durch verschiedene Arten des Krafttrainings ausgelöst werden«.[18]

Etwas einfacher ausgedrückt: Welcher Wiederholungsbereich, welches Trainingspensum und welche Trainingsintensität sorgen für den größten Muskelaufbau? Die Wissenschaftler kamen zu dem Schluss, dass eine Übung, die mit halbwegs schwerem Gewicht – etwa 60 bis 75 Prozent des Einer-Maximums – bis zum Versagen absolviert wird, die besten Ergebnisse für das Muskelwachstum ergeben. Das bedeutet nicht, dass das Training mit Höchstgewichten nicht auch seine Vorzüge hat, aber im Allgemeinen baut das Training mit Gewichten unter dem Maximalgewicht bis zum Versagen die größten Muskeln auf.

Es stimmt zwar, dass Yates auf seiner Trainings-DVD unmenschliche Mengen an Eisen durch die Lüfte bewegt. Fragt man ihn jedoch, ob er zu den stärksten Bodybuildern der Welt gehört, antwortet er: »Ich glaube nicht. Ich habe zum Teil gesehen, mit welchen Gewichten [der achtmalige Mr. Olympia] Ronnie Coleman trainiert, und ich denke nicht, dass ich das jemals könnte. Ronnie ist wahrscheinlich stärker als ich; er hat ja auch mal Powerlifting betrieben.« Dann fügt er hinzu: »Aber das war nicht mein Ziel. Ich wollte meine Muskeln mit dem optimalen Gewicht und der optimalen Belastung strapazieren, um das größte Muskelwachstum zu bewirken.«

4. Wachstum | Metabolischer Stress

Dieser Gedanke wurde auch von Forschungen aufgegriffen, die 2012 im *Journal of Physiology* publiziert wurden. Man wollte feststellen, »ob die Zeit, in der ein Muskel bei einer Gewichtstrainingsübung mit niedriger Intensität unter Spannung steht, die Synthese bestimmter Muskelproteinanteile beeinflusst«.

Auf gut Deutsch: Baut man mehr und hochwertigere Muskeln auf, wenn man sich beim Heben eines Gewichtes während eines Satzes mehr Zeit lässt? Um das herauszufinden, ließen die Forscher acht Männer einseitiges Kniestrecken mit 30 Prozent ihres Einer-Maximums durchführen. Einige Testpersonen absolvierten die Übung gemächlich und brauchten dafür insgesamt sechs Sekunden. Andere machten die gleiche Übung mit dem gleichen Gewicht in nur einer Sekunde.

Das Ergebnis? Nachdem die Testpersonen 20 Gramm Protein aufgenommen und die Forscher beobachtet hatten, wie der Körper es absorbiert und verwertet hatte, fanden sie heraus, dass »die Synthese der myofibrillären Proteine in der langsam arbeitenden Gruppe eine höhere Rate zeigte als in der schneller ausführenden Gruppe«.[19]

Mit einfachen Worten: Die Muskeln, die in der »langsamen« Gruppe länger unter Spannung standen, zeigten eine größere Proteinsynthese (Reparatur und erneutes Wachstum der Muskeln).

Und die Quintessenz: So hat ein einzelner Mann den Plan für den Muskelaufbau neu geschrieben.

5. Ausruhen und erholen

Trainiere hart, aber erhole dich noch mehr!

Genau das habe ich von Dorian gelernt. Er sagte mir: »Mit höchster Intensität zu trainieren ist eine gute Sache, aber zu viel kann nachteilig sein. Dann machen letzten Endes dein Nervensystem und deine Hormonproduktion in den Nebennieren schlapp, und du bist extrem übertrainiert. Das Mittel, mit dem ich dem entgegenwirkte, war, mein Training in Abschnitte zu gestalten. Ich konnte mich für jeweils einen Zeitraum von fünf oder sechs Wochen verausgaben, bis zum Versagen und darüber hinaus, bevor ich anfing, völlig schlapp zu machen.«

Er fügte hinzu: »Zu diesem Zeitpunkt trainierte ich zwei Wochen lang so, dass ich meine Sätze kurz vor dem Versagen abbrach. Das reichte, um mich vollständig zu erholen und den Akku wieder aufzuladen, damit ich eine weitere intensive Trainingsphase beginnen konnte. Dennoch darf man nicht vergessen: Ohne maximale Intensität lassen sich nie und nimmer beste Resultate hinsichtlich des Muskelwachstums erziehen.«

Deswegen rate ich dir, das fünftägige Programm fürs Krafttraining maximal vier Wochen zu absolvieren, um – beruhend auf Dorians Empfehlung – die Erschöpfungsphase zu vermeiden.

ZWÖLFWÖCHIGES KRAFTTRAINING

Trainingsnotizen

»Um kräftiger zu werden, musst du schlauer vorgehen.«

ROSS EDGLEY

- Die Trainingseinheiten dieses Workouts basieren auf den Grundübungen des Powerliftings.
- Die Anzahl der Einheiten, Sätze, Wiederholungen und das Pensum erhöhen sich von der ersten bis zur zwölften Woche, um deine Trainingskapazität zu steigern.
- Das 3-Tage-Programm beinhaltet Übungen rund um Kniebeugen, Bankdrücken und Kreuzheben.
- Das 4-Tage-Programm ist ebenfalls rund um Kniebeugen, Bankdrücken und Kreuzheben aufgebaut, ergänzt durch eine Einheit Schulterdrücken.
- Das 5-Tage-Programm nimmt zusätzlich zu den Übungen Kniebeugen, Bankdrücken und Kreuzheben eine Einheit mit Schulterdrücken sowie Armübungen auf.

Über den Trainingsplan:

- Das 3-Tage-Programm ist stark nach dem funktionellen Krafttraining ausgerichtet, bei dem wir
  - unser neurologisches Potenzial der bereits vorhandenen Muskelmasse erschließen, indem wir selbst mehr Kraft aufbauen;
  - mithilfe von typischen Powerlifting-Übungen für noch mehr Kraft in unseren Muskeln sorgen.

Alles beruht auf der Art des besonderen Trainings, das Andy Bolton seit über 20 Jahren betreibt.

- Das 4-Tage-Programm verschmilzt funktionelles und strukturiertes Training:
  - Wir versuchen, unsere Trainingskapazität zu steigern, indem wir mehr Wiederholungen, Sätze und Abwechslung in unser Training einbauen.
  - Wir absolvieren sowohl Powerlifting- als auch Bodybuilding-Übungen.
  - Wir wollen unseren Körper dahin bringen, mehr Krafttraining positiv zu ertragen.
- Beim 5-Tage-Programm steht das strukturierte Training im Vordergrund:
  - Wir versuchen, größere Muskeln zu entwickeln, indem wir uns hauptsächlich auf Bodybuilding-Übungen konzentrieren.
  - Das wiederum erhöht die »potenzielle Kraft« der Muskeln.
  - Dieses Programm habe ich nach Tausenden Workouts mit Tausenden Bodybuildern geschrieben.
- Dieser Trainingsplan ist ideal für jeden Sportler, der ein solides Kraft- und Konditionierungsprogramm sucht.

	3-TAGE-PROGRAMM	4-TAGE-PROGRAMM	5-TAGE-PROGRAMM
	WOCHE 1–4	WOCHE 5–8	WOCHE 9–12
SCHWERPUNKT	Üben der Technik Mehr Muskelkraft entwickeln Funktionelles Krafttraining Powerlifting-fixiert	Üben der Technik Trainingskapazität steigern Funktionelles und strukturiertes Krafttraining Verbesserung der Muskelgröße und -kraft	Üben der Technik Größere Muskeln entwickeln Strukturiertes Krafttraining Bodybuilding-fixiert
WORKOUT	Montag: Bankdrücken Dienstag: Ruhetag Mittwoch: Kniebeugen Donnerstag: Ruhetag Freitag: Kreuzheben Samstag: Ruhetag Sonntag: Ruhetag	Montag: Bankdrücken Dienstag: Kreuzheben Mittwoch: Ruhetag Donnerstag: Kniebeugen Freitag: Schulterdrücken Samstag: Ruhetag Sonntag: Ruhetag	Montag: Bankdrücken Dienstag: Kreuzheben Mittwoch: Arme Donnerstag: Kniebeugen Freitag: Schulterdrücken Samstag: Ruhetag Sonntag: Ruhetag
HAUPTZIEL	Technik verbessern und verfeinern, um das neurologische Potenzial deiner Muskelmasse zu erschließen und mehr Kraft aufzubauen.	Verbesserung der Trainingskapazität durch mehr Wiederholungen und Sätze, sodass der Körper mehr Krafttraining besser ertragen kann.	Der Schwerpunkt liegt auf typischen Bodybuilding-Übungen, um für eine bessere Muskelgröße zu sorgen und somit deine »potenzielle Kraft« zu verbessern.

3-TAGE-PROGRAMM | WOCHE 1–4 | MONTAG: BANKDRÜCKEN

Übung	Wiederh.	Sätze	Pause	Einer-Maximum in %	Focus
Bankdrücken	5	3	120 Sekunden	87 %	Funktionelle Kraft
Bankdrücken mit engem Griff	8	3	90 Sekunden	80 %	Funktionelle Kraft
Kurzhanteln	12	3	60 Sekunden	70 %	Strukturierte Kraft
Trizepsdrücken	20	3	60 Sekunden	60 %	Strukturierte Kraft
Reifenkippen	10	4	60 Sekunden	Mit schwerem, aber machbarem Gewicht	Trainingskapazität

3-TAGE-PROGRAMM | WOCHE 1–4 | MITTWOCH: KNIEBEUGEN

Übung	Wiederh.	Sätze	Pause	Einer-Maximum in %	Focus
Kniebeugen	5	3	120 Sekunden	87 %	Funktionelle Kraft
Beinpresse	8	3	90 Sekunden	80 %	Funktionelle Kraft
Beinstrecken	12	3	60 Sekunden	70 %	Strukturierte Kraft
Wadenheben	20	3	60 Sekunden	60 %	Strukturierte Kraft
Schlittenziehen	20 Meter	4	60 Sekunden	Mit schwerem, aber machbarem Gewicht	Trainingskapazität

3-TAGE-PROGRAMM | WOCHE 1–4 | FREITAG: KREUZHEBEN

Übung	Wiederh.	Sätze	Pause	Einer-Maximum in %	Focus
Kreuzheben	5	3	120 Sekunden	87 %	Funktionelle Kraft
Klimmziehen	8	3	90 Sekunden	80 %	Funktionelle Kraft
Rudern	12	3	60 Sekunden	70 %	Strukturierte Kraft
Langhantel-Curl	20	3	60 Sekunden	60 %	Strukturierte Kraft
Battle Rope	60	4	60 Sekunden	-	Trainingskapazität

ZWÖLFWÖCHIGES KRAFTTRAINING

4-TAGE-PROGRAMM | WOCHE 5–8 | MONTAG: BANKDRÜCKEN

Übung	Wiederh.	Sätze	Pause	Einer-Maximum in %.	Focus
Bankdrücken	5	5	120 Sekunden	87 %	Funktionelle Kraft
Kurzhanteldrücken	8	3	90 Sekunden	80 %	Funktionelle Kraft
Schrägbankdrücken	12	3	60 Sekunden	70 %	Strukturierte Kraft
Dips an Turnringen	12	3	60 Sekunden	70 %	Strukturierte Kraft
Schlittenschieben	20 Meter	3	60 Sekunden	Mit schwerem, aber machbarem Gewicht	Trainingskapazität

4-TAGE-PROGRAMM | WOCHE 5–8 | DIENSTAG: KREUZHEBEN

Übung	Wiederh.	Sätze	Pause	Einer-Maximum in %	Focus
Kreuzheben	5	3	120 Sekunden	87 %	Funktionelle Kraft
Klimmziehen	8	3	90 Sekunden	80 %	Funktionelle Kraft
Vorgebeugtes Rudern (Unterhandgriff)	12	3	60 Sekunden	70 %	Strukturierte Kraft
Drag-Curl mit Langhantel	20	3	60 Sekunden	60 %	Strukturierte Kraft
Kettlebell-Schwingen	20	5	60 Sekunden	60 %	Trainingskapazität

4-TAGE-PROGRAMM | WOCHE 5–8 | DONNERSTAG: KNIEBEUGEN

Übung	Wiederh.	Sätze	Pause	Einer-Maximum in %	Focus
Kniebeugen	5	3	120 Sekunden	87 %	Funktionelle Kraft
Front-Kniebeugen	8	3	90 Sekunden	80 %	Funktionelle Kraft
Wadenheben	20	3	60 Sekunden	60 %	Strukturierte Kraft
Ausfallschritte vorwärts	20 Meter	4	60 Sekunden	Mit schwerem, aber machbarem Gewicht	Trainingskapazität
Ausfallschritte rückwärts	20 Meter	4	60 Sekunden	Mit schwerem, aber machbarem Gewicht	Trainingskapazität

4-TAGE-PROGRAMM | WOCHE 5–8 | FREITAG: SCHULTERDRÜCKEN

Übung	Wiederh.	Sätze	Pause	Einer-Maximum in %.	Focus
Langhanteldrücken im Stehen	5	3	120 Sekunden	87 %	Funktionelle Kraft
Frontheben mit Kurzhanteln	12	3	90 Sekunden	70 %	Strukturierte Kraft
Seitheben mit Kurzhanteln	12	3	90 Sekunden	70 %	Strukturierte Kraft
Battle Rope (Trainingsseil)	20	3	60 Sekunden	-	Trainingskapazität

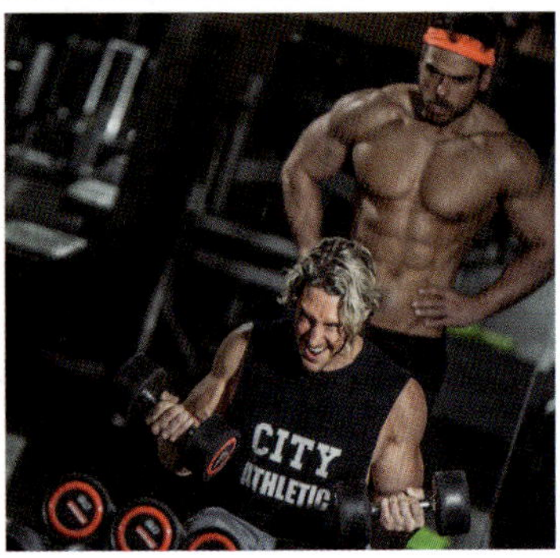

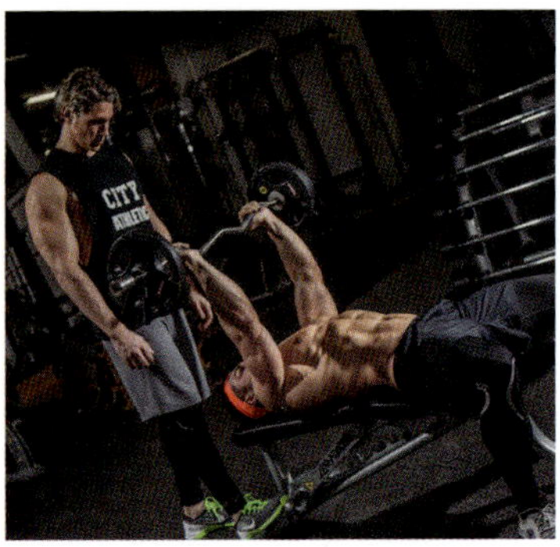

Kraftaufbau mit Shaun Stafforf, Fitnesslegende und guter Freund

5-TAGE-PROGRAMM | WOCHE 9–12 | MONTAG: BANKDRÜCKEN

Übung	Wiederh.	Sätze	Pause	Einer-Maximum in %	Focus
Bankdrücken	5	5	120 Sekunden	87 %	Funktionelle Kraft
Schrägbankdrücken	12	3	60 Sekunden	70 %	Strukturierte Kraft
Dips an Turnringen	12	3	60 Sekunden	70 %	Strukturierte Kraft
Kurzhanteln	20*	5	60 Sekunden	60 %	Strukturierte Kraft
Liegestütz mit weit auseinandergestellten Händen	20*	5	60 Sekunden	60 %	Strukturierte Kraft

5-TAGE-PROGRAMM | WOCHE 9–12 | DIENSTAG: KREUZHEBEN

Übung	Wiederh.	Sätze	Pause	Einer-Maximum in %	Focus
Kreuzheben	5	3	120 Sekunden	87 %	Funktionelle Kraft
Vorgebeugtes Rudern	8	3	90 Sekunden	80 %	Funktionelle Kraft
Klimmziehen mit weitem Grif	12	3	60 Sekunden	70 %	Strukturierte Kraft
Farmers Walk	20 Meter	5	60 Sekunden	Mit schwerem, aber machbarem Gewicht	Trainingskapazität
Schulterheben	20*	5	60 Sekunden	60 %	Strukturierte Kraft

5-TAGE-PROGRAMM | WOCHE 9–12 | MITTWOCH: ARME

Übung	Wiederh.	Sätze	Pause	Einer-Maximum in %	Focus
Klimmziehen (neutraler Griff)	5	3	120 Sekunden	87 %	Funktionelle Kraft
Kurzhantel-Curl auf der Schrägbank	12	3	60 Sekunden	70 %	Strukturierte Kraft
Drag-Curl mit Kurzhantel im Sitzen	12	3	60 Sekunden	70 %	Strukturierte Kraft
Dips mit Zusatzgewicht	5	3	120 Sekunden	87 %	Funktionelle Kraft
Trizepsdrücken	20*	4	60 Sekunden	60 %	Strukturierte Kraft
Trizepsstrecken mit SZ-Hantel	20*	4	60 Sekunden	60 %	Strukturierte Kraft

5-TAGE-PROGRAMM | WOCHE 9–12 | DONNERSTAG: KNIEBEUGEN

Übung	Wiederh.	Sätze	Pause	Einer-Maximum in %	Focus
Kniebeugen	5	3	120 Sekunden	87 %	Funktionelle Kraft
Beinpresse	8	3	90 Sekunden	80 %	Funktionelle Kraft
Wadenheben	20*	3	60 Sekunden	60 %	Strukturierte Kraft
Bulgarische Kniebeuge	20*	3	60 Sekunden	60 %	Strukturierte Kraft
Ausfallschritte vorwärts und rückwärts	20 Meter	4	60 Sekunden	Mit schwerem, aber machbarem Gewicht	Trainingskapazität

5-TAGE-PROGRAMM | WOCHE 9–12 | FREITAG: SCHULTERDRÜCKEN

Übung	Wiederh.	Sätze	Pause	Einer-Maximum in %	Focus
Frontdrücken m. Langhantel im Stehen	5	3	120 Sekunden	87 %	Funktionelle Kraft
Frontheben mit Kurzhanteln	12	3	90 Sekunden	70 %	Strukturierte Kraft
Seitheben mit Kurzhanteln	12	3	90 Sekunden	70 %	Strukturierte Kraft
Face-Pull	20*	3	60 Sekunden	60 %	Strukturierte Kraft
Strukturierte Kraft umsetzen, gefolgt von Schulterdrücken mit Schwung	20*	3	60 Sekunden	60 %	Strukturierte Kraft

* letzter Satz bis zum Versagen

DER HÄRTESTE MARATHON DER WELT | Rennstrecke in Silverstone, England

MARATHON MIT EINEM AUTO IM SCHLEPPTAU

Die Idee für den härtesten Marathon der Welt wurde am 22. Oktober 2015 geboren.

Ich kann mich gut an das Datum erinnern. Ich wog damals ordentliche 92 Kilo und ging daheim in Stamford, England, in mein Studio, um Geoff Capes von meinem Plan zu erzählen: einen Marathon (42,19 Kilometer) mit einem 1,4 Tonnen schweren Wagen im Schlepptau auf der Rennstrecke in Silverstone zu laufen, um Geld für den Teenage Cancer Trust zu sammeln.

Er saß dort mit seinem Team von Nachwuchs-Kugelstoßern – jeder stieß extrem schwere Eisenmengen auf den Gewichthebermatten neben uns. Er musterte mich von oben bis unten und zurück, hielt inne, um sich genau zu überlegen, was er sagen sollte. Dann gab er mir eine Antwort, die so brutal ehrlich und ebenso von unbezahlbarem Wert war.

»Du bist zu schmächtig«, sagte er.

Mit meinen 1,78 Metern bin ich gewiss kein Herkules, aber mit veritablen 92 Kilo hätte ich mich nicht als wirklich schmächtig bezeichnet.

Geoff hingegen war 1,98 Meter und wog in seinen besten Jahren 146 Kilo. Er lief die 200 Meter in 23,7 Sekunden, war in seiner Jugend Crossläufer auf Landesebene und hält bis heute den Rekord im Lkw-Ziehen. Aufgrund dieser Historie setzte ich mich in den Schneidersitz und hörte ihm demütig zu. Er übte etwas Kritik an meinem (kleinen) jungenartigen Körper und weihte mich in die Physik der Strongmen ein.

DAS TRAINING

Erinnerst du dich noch an die Trainingsprinzipien, die hinter dem längsten Seilklettern der Welt standen (siehe Seite 97)? Ich konnte mein Training und die Art meiner Muskelkontraktionen manipulieren, indem ich meine Muskeln nur konzentrisch kontrahieren ließ. So bekam ich nie Muskelkater, verletzte mich nicht und brauchte keinen Ruhetag. Und nach genau demselben Prinzip konnte ich auch für den härtesten Marathon der Welt trainieren.

Auch das basierte auf Forschungen des Department of Health and Human Performance der Oklahoma State University,[20] die ergaben, dass beständige konzentrische Kontraktionen (wenn also der Muskel unter Spannung steht, sich aber verkürzt) nützlich für den Kraftaufbau sein können und zugleich den Muskelkater verringern. »Während dieses Teils der Bewegung hat sich eine große Menge mechanischer Stress angesammelt. Da mechanischer Stress als der Hauptfaktor gilt, der die Anpassung der Muskeln stimuliert, kamen Forscher zu der Schlussfolgerung, dass es der exzentrische Teil der Bewegung ist, der viele der Anpassungen aus dem Gewichtstraining herbeiführt. Die durch die exzentrische Muskelaktivität verursachten Muskelschäden können jedoch möglicherweise starken Muskelkater, Müdigkeit und Entzündungen zur Folge haben.«

Die Physik der Strongmen

Isaac Newton war ein sehr schlauer Mensch. Der englische Mathematiker und Physiker gilt weithin als einer der einflussreichsten Wissenschaftler aller Zeiten. Newton war auch ein ehemaliger Absolvent des King's School Grantham in England, also der Schule, die auch ich besucht hatte. Daher war ich mit seinen Gesetzen der Physik vertraut – Gesetze, die, wie ich feststellen musste, einen großen Einfluss auf meinen Marathon haben würden.

Newtons erstes Gesetz der Bewegung lautet: »Ein Körper verharrt im Zustand der Ruhe oder der gleichförmig geradlinigen Bewegung, sofern er nicht durch einwirkende Kräfte zur Änderung seines Zustands gezwungen wird.«

Das bedeutet: Um einen Körper in Bewegung zu versetzen, bedarf es der Kraft. In meinem Fall ist das ein 1,4 Tonnen schweres Auto. Um es zu bewegen, benötige ich meinen Körper, um jede Menge »einwirkende Kräfte« zu erzeugen. Kraft wird mit folgender Gleichung berechnet:

Kraft = Masse × Beschleunigung

Damit ist klar, dass ich entweder

- mehr Beschleunigung brauche: Ich muss meine Beine härter und schneller arbeiten lassen. Oder
- mehr Masse benötige: Ich muss mehr Muskeln aufbauen.

Jetzt wusste ich, was Geoff meinte. Meine 92 Kilo reichten nicht aus, und laut Newton wäre ich damit wahrscheinlich zum Scheitern verurteilt gewesen.

Ich dankte Geoff für seine Hilfe, sagte Tschüss zu seinen kugelstoßenden Wunderkindern und verließ das Studio. Zurück in Cheshire machte ich mich auf die Suche nach Kalorien, einem Studio und etwas Schwerem, das ich über eine sehr lange Strecke ziehen konnte.

»Bei Kilometer 32 dachte ich, ich wäre tot.
Bei Kilometer 35 wünschte ich, ich wäre tot.
Bei Kilometer 38 wusste ich, ich war tot.
Bei Kilometer 42,19 war mir klar, dass ich zu zäh geworden war, um tot umzufallen.«

MARATHONLÄUFER

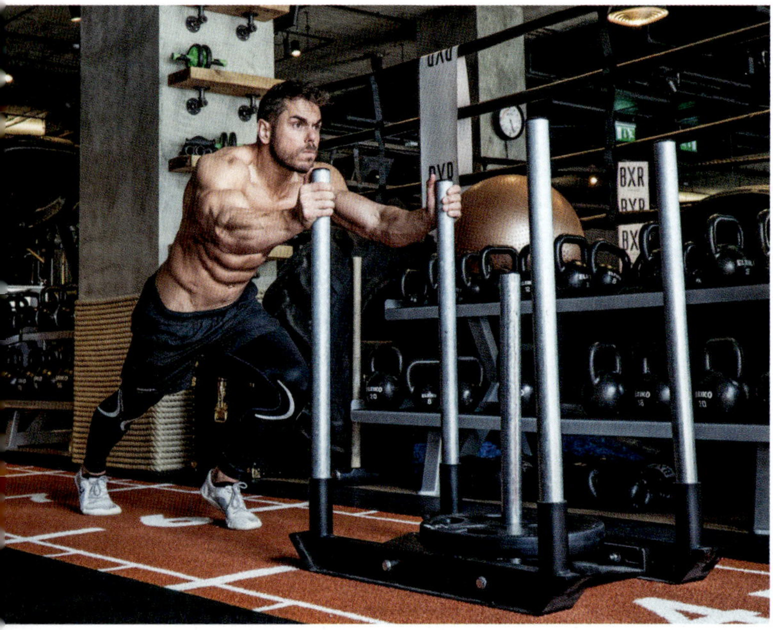

Eines der besten Übungsbeispiele, das diese ständige konzentrische Kontraktionen erfordert, ist für mich – und für meine Beine – glücklicherweise das Ziehen eines Autos für einen Marathon, oder eine Nummer kleiner, das Ziehen eines Gewichtsschlittens. In der konzentrischen Phase ist der Widerstand konstant – die Muskeln spannen sich mit jedem Schritt an und verkürzen sich –, wobei die exzentrische Kontraktion wesentlich weniger intensiv und anstrengend ist, da das Bein beim Schreiten zwar unter Spannung steht, die Muskeln sich jedoch verlängern.

Könnte ich auf diese Weise immer noch Muskeln aufbauen? Es scheint so. Eine Studie, publiziert im *Journal of Strength and Conditioning*, fand heraus, dass acht Wochen Training mit ausschließlich konzentrischen Kontraktionen die Querschnittsgröße und Kraft des Quadrizepses erheblich vergrößert, und zwar um 3,3 beziehungsweise 39,7 Prozent.[21] Ein paar Jahre später zeigten Forschungen, die in derselben Zeitschrift publiziert wurden, dass ein zwölfwöchiges Training mit konzentrischen Kontraktionen die Kraft im Quadrizeps um 15,5 Prozent steigert.[22]

Daher war das Schlittenziehen mein neuer bester Freund. Ich erhöhte das Pensum jede Woche um mehr Kilometer sowie um mehr Gewicht, kombinierte das Ganze mit den 3-, 4- und 5-Tage-Programmen für den Kraftaufbau, die in diesem Kapitel enthalten sind, und legte so an Muskeln und Kraft zu. Ich erstellte ein Workout, durch das ich

- möglichst viel Muskeln entwickelte,
- meine Kraft so gut wie möglich verbesserte und
- meine Trainingskapazität durch das Gesetz des Mehr so weit wie möglich steigerte.

Nach einem Monat, in dem ich nach dem Gesetz der progressiven Leistungssteigerung trainiert hatte, war ich sozusagen ein Meister im Schlittenziehen, war aber noch nicht bereit, ein 1,4 Tonnen schweres Auto zu ziehen. Die Lösung? Ich besuchte die School of Science des Fußballvereins FC Everton, besorgte mir einen Traktor und bat einen alten Freund von der Loughborough University um Hilfe.

DER TRAKTOR

4. November 2015, 13 Uhr, auf der Trainingsanlage des FC Everton.

Die Everton School of Science gilt als eine der besten Trainingseinrichtungen für Fußball in der Premier League. Viele erfolgreiche Fußballspieler haben diese Schule besucht, und die makellosen grünen Rasenflächen zeugen noch immer von dem reichen Erbe und der Geschichte.

Doch heute kam alles anders. Heute sahen einige der besten Trainer und Spieler des Landes gleichermaßen erstaunt und amüsiert zu, als ihr Chef für Kraft und Kondition auf einem Traktor saß und von meiner Wenigkeit durch die Gegend gezogen wurde. Matt Taberner ist ein bekannter Fitnesscoach, aber ein noch besserer Freund.

Während viele der Meinung waren, mein Marathon sei »sportlicher Selbstmord«, vertraute er mir und überredete den Platzwart, uns seinen Traktor zu leihen. Er fand das passende Gurtzeug, befestigte es am Traktor und saß nun hinterm Steuer mit einer Stoppuhr, einer Tasse Tee und einem Notizblock.

»Okay, lege das Gurtzeug an und gehe mit dem Traktor ein bisschen joggen«, sagte er. »Schön gleichmäßig, denn so werden wir sehen, wo wir stehen und wie viel Arbeit wir zu erledigen haben.«

Bei ihm hörte sich das alles so einfach an, und nach der ersten Meile (1,609 Kilometer) dachte ich das Gleiche. Mitten auf der zweiten Meile aber begannen die Probleme. Meine mit Laktat übersäuerten Beine konnten nicht mehr. Das Gurtzeug scheuerte und riss mir die Haut von den Schultern. Sogar in den Händen hatte ich kein Gefühl mehr, denn entweder

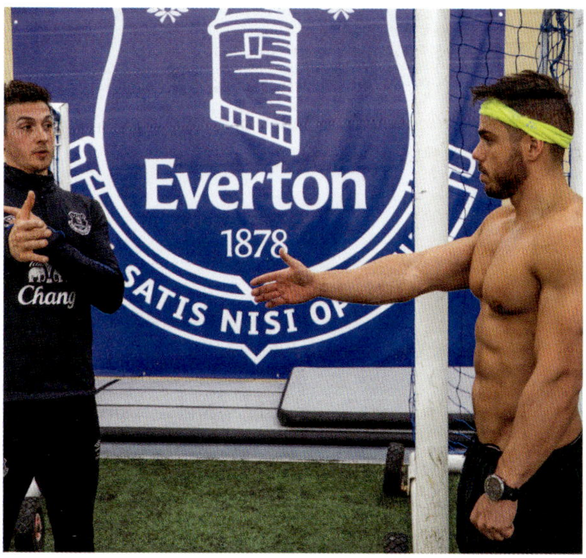

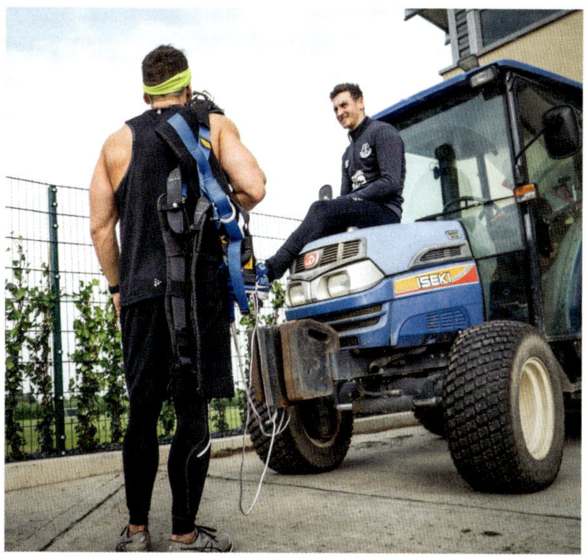

Matt Taberner führt mich in das Traktor-Training ein.

wurde das Blut vom Zugseil abgeklemmt oder staute sich irgendwo zwischen meinen Knien und Füßen. Nach 4,5 Kilometern hielt der Traktor abrupt an.

Es spielte gar keine Rolle, wie viel Gewicht ich zog: Die Gesetze der Physik hatten gesprochen. Ich hakte das Seil los, fiel zu Boden und drehte mich mit dem Gesicht nach unten ins Gras. Ich hatte ein Problem: Es waren noch genau zwölf Wochen bis zu jenem Wohltätigkeitsmarathon, bei dem ich auf einer Strecke von 42,19 Kilometern ein 1,4 Tonnen schweres Autos hinter mir herziehen wollte – und viele Spendengelder waren schon fest zugesagt.

Schließlich rollte ich mich zu Matt, der an seinem Tee nippte, hinüber. Er sagte etwas, das ich gar nicht erwartet hatte. »Möchtest du eine Tasse Tee? Die Vereinsküche macht die besten Protein-Haferkekse.« Mir fiel Geoffs Ratschlag wieder ein, und ich nickte. Ich musste mehr Muskelmasse aufbauen – viel mehr!

Wir nahmen mein Trainingsprogramm gründlich unter die Lupe, und der härteste, siebentägige Ernährungsplan der Welt war geboren. Der Plan sah vor, größere Muskeln und mehr Kraft zu entwickeln und die Trainingskapazität eines Vollblutpferdes zu absolvieren, alles gut eingebettet in Kalorien und Strongman-Prinzipien.

DIE ERNÄHRUNG

Wann, was und wie viel mehr sollte ich essen, um mehr magere Muskelmasse zu bekommen? Theoretisch ist das ganz einfach. Denke mal zurück an Kapitel 6 und wie wir deine tägliche Kalorienzahl unter Beibehaltung deines Gewichts errechnet haben. Von dieser Zahl ausgehend nimmt man mehr Kalorien auf und erreicht so einen Kalorienüberschuss. Wenn man dann auf Kraft trainiert, packt man Muskeln auf.

Denn es bedarf ungefähr **3500 Kalorien, um ein Pfund Fett zu speichern oder zu verbrennen.**

Um Muskeln zuzulegen, bedarf es etwa **2500 Kalorien, um ein Pfund Muskelmasse zu generieren.**

Man muss aber auch an Gewicht (und ein bisschen Fett) zulegen, wenn man größere Muskeln haben will. So funktioniert das nun mal mit dem Kalorienüberschuss, denn er hat nicht nur gute Seiten und kann nicht nur zu einem wie aus Stein gemeißelten Bizeps führen.

Wenn wir also pro Monat ein Pfund (450 Gramm) Muskelmasse zulegen wollen, müssen wir vielleicht auch ein Pfund Fett aufpacken (das macht zusammen zwei Pfund zusätzliches Körpergewicht). Wir müssen daher 6000 Kalorien mehr im Monat zu uns nehmen (ausgehend von den 2500 Kalorien, die wir für die Erzeugung von einem Pfund Muskelmasse benötigen, und den 3500 Kalorien, um ein Pfund Fett zu speichern).

Über einen Zeitraum von 30 Tagen gesehen, ergibt das 200 zusätzliche Kalorien am Tag. Wenn du ein Pfund Muskelmasse pro Monat draufpacken willst, strebst du eine Gewichtszunahme von zwei Pfund an und nimmst jeden Tag zusätzlich 200 Kalorien mehr auf.

Warum sind unsere Arme, Beine und unsere Brust nicht mit den entsprechenden großen Muskeln gesegnet? Weil wir das Konzept des Kalorienüberschusses nicht richtig umsetzen.

Kalorienüberschuss: kleine Warnung

Das Konzept des Kalorienüberschusses wird allzu oft missbraucht. Um Muskeln aufzubauen, begeben sich Menschen begeistert mit einem Donut in der einen und einem Eis in der anderen Hand ins Studio. Und auch mit der vergeblichen Hoffnung, sie würden ernährungsbedingt Bizepse mit 50 Zentimeter Umfang entwickeln. Leider funktioniert das aber nicht so.

Es wäre schön, wenn es so wäre. Aber ob es dir gefällt oder nicht, wir müssen uns an die Forschungen halten, die in *The Journal of Obesity Surgery* publiziert wurden: »Man nimmt allgemein an, dass ein klinischer Vitamin- oder Mineralienmangel in der westlichen Welt eher selten ist, und zwar wegen der uneingeschränkten Vielfalt der Lebensmittelversorgung. Wie dem auch sei, viele Menschen konsumieren Lebensmittel, die entweder ungesund sind oder einen schlechten Nährwert haben, weil ihnen Proteine, Vitamine, Mineralien und Ballaststoffe fehlen. Die Verbreitung von Vitaminmängeln in der krankhaft fettleibigen Bevölkerung ist größer und signifikanter als bisher angenommen.«[23]

Die Ernährung der Menschen enthält in der Regel viele Kalorien, aber wenige Nährstoffe, daher war sowohl die Quantität als auch die Qualität meiner Ernährung vor und nach dem Training so wichtig. Lasst mich das mit einer Erklärung meiner beiden Lieblingsrezepte beim härtesten Marathon der Welt veranschaulichen.

Die Ernährung | Vor dem Training

Erinnerst du dich noch an den Abschnitt »Den richtigen Brennstoff finden« (siehe Seite 152)?

Während des härtesten Marathons der Welt versorgte ich mich für mein Training mit großen Mengen veganfreundlicher und nährstoffreicher Kohlenhydrate. Warum? Weil es nicht nur um die Quantität, sondern auch um die Qualität der verdrückten Lebensmittel geht.

Die Qualität der Lebensmittel

Forschungen, publiziert vom American College of Sport Medicine, bemerken, dass eine pflanzliche Ernährung, die »viele, nicht weiter verarbeitete Pflanzen enthält, sich vorteilhaft auf die allgemeine Gesundheit, die Lebenserwartung, die Immunfunktion und die Herz-Kreislauf-Gesundheit auswirkt«. Ferner wird hervorgehoben: »Ob eine vegetarische oder vegane Ernährung vorteilhaft für sportliche Leistungen ist, wurde noch nicht festgelegt.«[24]

Forschungen, die im *International Journal of Sports Nutrition and Exercise Metabolism* veröffentlich wurden, könnten diesen Gedanken jedoch unterstützen: »Ultra-Ausdauertraining fordert Sportlern viel Energie ab und sorgt für einen großen Vitaminverbrauch durch Schweißverlust, den Stoffwechsel und den muskuloskelettalen Reparaturprozess. Ultra-Ausdauersportler nehmen eventuell nicht ausreichende Mengen oder qualitätsvolle Nahrungsmittel über ihre Ernährung auf, um diesen Bedürfnissen gerecht zu werden. Folglich nehmen sie mitunter Vitamin- und Mineraliensupplemente oral zu sich, um ihre Gesundheit und ihr Leistungsvermögen zu erhalten.«[25]

Das wurde auch vom *International Journal of Sports Nutrition* aufgegriffen: »Darüber hinaus kann der Bedarf an Mikronährstoffen für diese Sportler geändert werden, während die Nahrungsaufnahme aufgrund der hohen Kalorienzufuhr im Allgemeinen über der empfohlenen Tagesdosis liegt.«[26]

Man sollte also wirklich sehr viel Wert auf »qualitätsvolle Nahrungsmittel«, Vitamine und Mineralien legen; etwas, das vegane Sportler – wie mein in Eis badender Freund Tim Shieff – schon seit Jahren wissen. Eine vegane Ernährung enthält in der Regel mehr Ballaststoffe, Vitamin C, Eisen, Magnesium, Folsäure, Vitamin E sowie sekundäre Pflanzenstoffe und hat weniger Kalorien, gesättigtes Fett und Cholesterin.

Quantität der Nahrungsmittel

Vor dem Training habe ich stets zusätzliche Kohlenhydrate parat. Das beruht auf Forschungen der University of Queensland, wo Kraftsportler sich einer Ernährung mit eingeschränkter Kohlenhydrataufnahme unterziehen mussten, um die Auswirkungen auf die sportliche Leistung zu untersuchen. Nach zwei Tagen begrenzter Kohlenhydratzufuhr absolvierten die Sportler drei Sätze Kniebeugen mit 80 Prozent ihres Einer-Maximums.

Die Forscher stellten fest, dass das Programm der eingeschränkten Kohlenhydrataufnahme zu »wesentlich weniger absolvierten Wiederholungen beim Kniebeugen führte«.[27] Dies führte die Wissenschaftler zu der Schlussfolgerung, dass eine Kohlenhydrateinschränkung das Kraftpotenzial beim Gewichtstraining verringern könnte, und das wollte ich auf keinen Fall, wenn ich einen Marathon laufe und ein Auto hinter mir her ziehe. Deswegen würde ich nie mit dem Training beginnen, ohne einen Rucksack voll mit selbst gemachten Getreideriegeln bei mir zu haben.

Die Ernährung | Nach dem Training

Was du nach dem Training isst, bestimmt, ob du dich effizient erholen wirst. Denn das ganze Schwitzen und Abrackern im Studio führt nicht zu größeren Muskeln und mehr Kraft, wenn du dich nicht richtig ernährst. Das Training sorgt lediglich für den nötigen Stimulus zum Muskelaufbau. Entscheidend ist, was du nach dem Workout isst, denn das bestimmt, ob deine Muskeln wachsen. So haben Wissenschaftler von der School of Biomedical Sciences an der Victoria University in Melbourne, Australien, herausgefunden, dass Sportler mehr Muskelmasse aufbauten, wenn sie sich an das »richtige Timing der Nährstoffaufnahme«[28] hielten.

Was bedeutet das? »Die strategische Aufnahme von Protein und Kohlenhydraten nach jedem Workout stellt eine wirksame Vorgehensweise dar, die die gewünschten Anpassungen nach dem Training schneller befördert.«

Und wie viel Protein und wie viele Kohlenhydrate benötigt man? Das hängt natürlich von der restlichen Nahrungsaufnahme am Tag ab, doch die oft zitierte Ernährungsbibel *Nutrient Timing: The Future of Sports Nutrition* empfiehlt, Kohlenhydrate und Protein im Verhältnis 2:1, 3:1 oder 4:1 aufzunehmen. Das bedeutet einfach nur, dass du nach dem Training (und je nach Größe, Art des Trainings und daher auch je nach Nährstoffbedarf) Folgendes isst:

GRANOLA-ENERGIERIEGEL

Von Annie Mayne

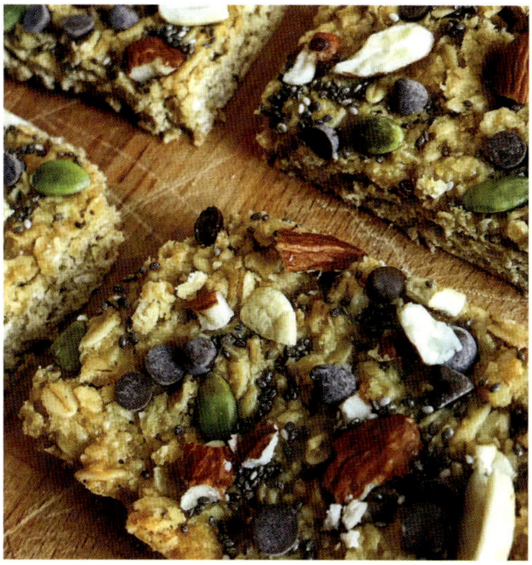

Diese kleinen Energielieferanten sind einfach zuzubereiten und noch einfacher zu essen. Sie helfen dir, den erhöhten Bedarf an Kohlenhydraten, Vitaminen, Mineralien und Mikronährstoffen abzudecken.

Zutaten

Für 12 Riegel

180 g Haferflocken
45 g Kürbiskerne
30 g Goldleinsamen
60 g Müsli mit braunem Puffreis
45 g rohe Mandeln
30 g Chiasamen
45 g getrocknete Cranberries
30 g Goji-Beeren
100 g Bio-Kokosnussöl oder Butter (was gerade vorrätig ist)
100 g hellbrauner Zucker
150 g Honig
1 TL gemahlener Zimt
75 g dunkle Schokolade, klein gehackt

Zubereitung

1. Den Backofen auf 180 °C vorheizen. Eine quadratische Kuchenform (20 Zentimeter) mit Backpapier auslegen.
2. Haferflocken, Kürbiskerne und Leinsamen auf ein mit Backpapier ausgelegtes Blech verteilen und acht bis zehn Minuten im Ofen rösten.
3. Die abgekühlten Haferflocken und Kerne mit Puffreismüsli, Mandeln, Chiasamen, getrockneten Cranberries und Goji-Beeren in eine große Schüssel geben. Alles miteinander vermischen.
4. Kokosnussöl, Zucker und Honig in eine Pfanne geben und langsam erhitzen, bis sich der Zucker aufgelöst hat. Dann aufkochen und für eine Minute sprudelnd köcheln lassen. Vom Herd nehmen und den Zimt hinzugeben. Die Mischung über die Haferflockenmischung gießen und zehn Minuten abkühlen lassen.
5. Die Schokolade einrühren.
6. Die Mischung in die Kuchenform geben und glattstreichen. Gut nach unten drücken, entweder mit den Händen, einem Glas oder Ähnlichem, um einen festen Boden zu bekommen.
7. Für mindestens eine Stunde in den Kühlschrank stellen, bis alles völlig erkaltet ist.
8. In zwölf Scheiben schneiden. In Frischhaltefolie gewickelt halten die Riegel bis zu zwei Wochen bei Zimmertemperatur, im Kühlschrank bis zu einem Monat.

	Kalorien	Kohlenhydrate	Fett	Protein
Insgesamt	4067	547 g	208 g	166 g
Pro Portion	339	46 g	17 g	14 g

- 60 Gramm Kohlenhydrate und 30 Gramm Protein bei einem Kohlenhydrat-Protein-Verhältnis von 2:1
- 90 Gramm Kohlenhydrate und 30 Gramm Protein bei einem Kohlenhydrat-Protein-Verhältnis von 3:1
- 120 Gramm Kohlenhydrate und 30 Gramm Protein bei einem Kohlenhydrat-Protein-Verhältnis von 4:1

Alles nur, um die Reparatur und das erneute Wachstum der Muskeln anzukurbeln. Dieses Konzept wird auch von Forschungen, die im *Journal of Physiology*[29] und im *Journal of Sports Medicine*[30] publiziert wurden, aufgegriffen.

DER HÄRTESTE MARATHON DER WELT | Der Start

22. Januar 2016, ein Uhr nachts auf der berühmten Rennstrecke von Silverstone.

Monatelang hatte ich trainiert und mir mithilfe der Ernährung größere Muskeln aufgebaut. Heute würden wir herausfinden, ob es auch funktionierte. Draußen war es stockdunkel und so kalt, dass der Regen sich wahrscheinlich in Schnee verwandeln würde, denn auf dem Boden bildeten sich bereits dünne Eisschichten. Das war alles nicht optimal, aber es gab keinen Weg zurück. In der Woche zuvor hatten die Medien gut über dieses Ereignis berichtet, und das bedeutete, ich würde die Rennstrecke entweder als Gewinner oder in einem Krankenwagen verlassen.

Die Security am Sicherheitstor wollten noch nicht einmal meinen Ausweis sehen. Sie schmunzelten mir nur aus der warmen und gemütlichen Atmosphäre ihres Häuschens entgegen. Sie winkten mich durch die Absperrung, wünschten mir Glück und sagten, das Gebäude am Stowe Circuit habe geöffnet und Kaffee und Kekse warteten dort auf mich.

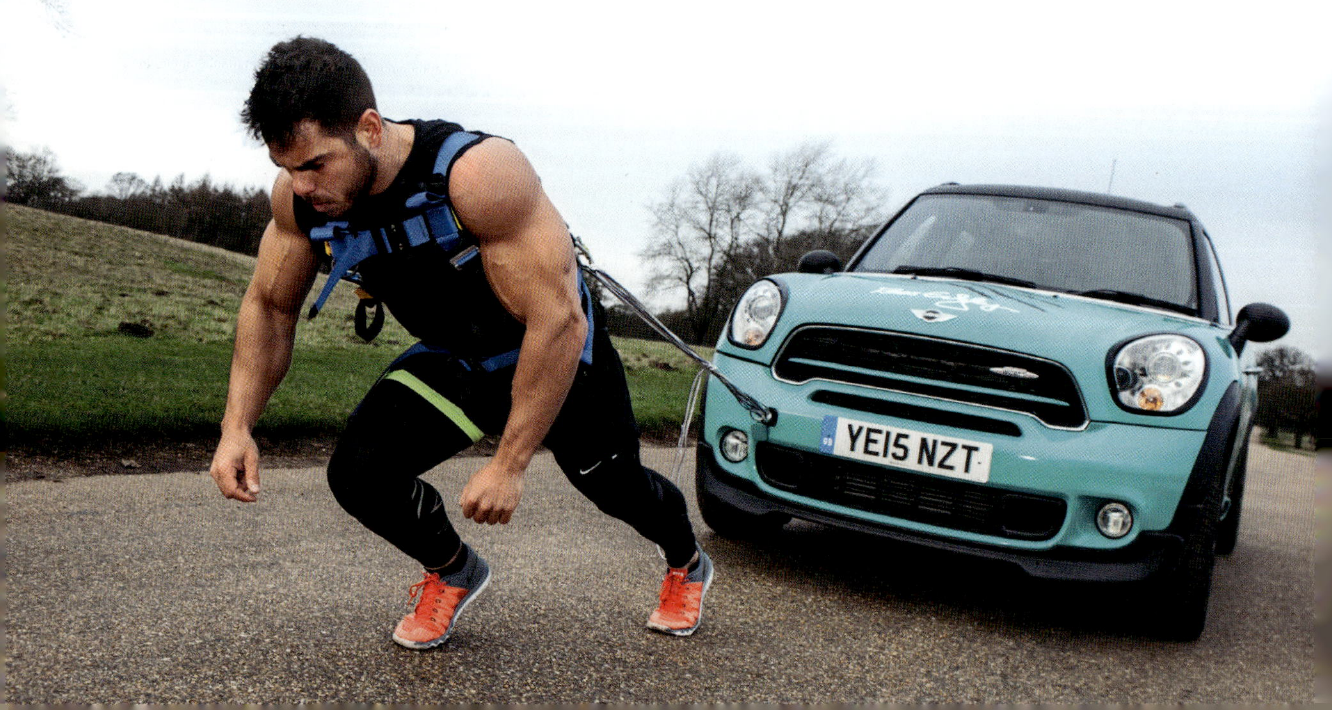

PROTEIN-PANCAKES

Von Annie Mayne

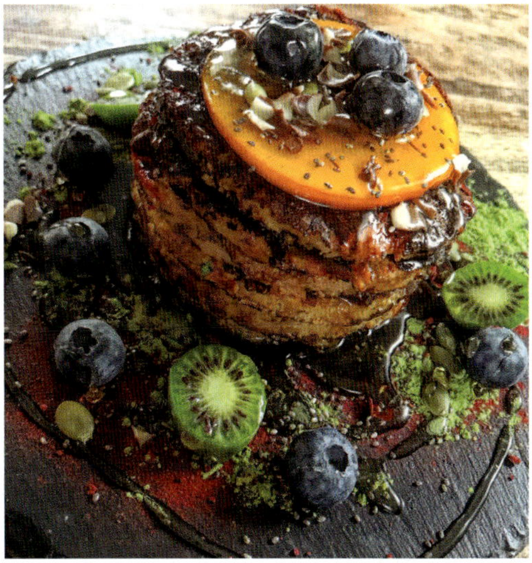

Das Beste an diesem Rezept ist: Hast du erst einen Pfannkuchen zubereitet, ist es einfach, ganz viele zu machen. Die Zutaten und Garnierungen können variiert werden, um das Kohlenhydrat-Protein-Verhältnis nach Wunsch und Bedürfnis zu ändern.

Zutaten

Für 12 Pancakes

1 Banane

2 Eier

90 g Bananen-Molkeproteinpulver, z. B. Banana whey protein 80 von THE PROTEIN WORKS™

250 ml Kokosnussmilch

45 g glutenfreie Haferflocken

1 EL Chiasamen

Zubereitung

1. Die Banane zerdrücken, Eier hinzugeben und mit dem Schneebesen verrühren.
2. Proteinpulver und Kokosnussmilch hinzugeben und vermengen.
3. Die Haferflocken unterheben.
4. Die Pfanne gut erhitzen! Nacheinander zwei Esslöffel der Mischung in die Pfanne geben und jede Seite zwei Minuten ausbacken, bis die Oberfläche hellbraun ist.
5. Die Pancakes nach Belieben garnieren. Ich habe Chiasamen genommen, aber du kannst auch Obst, Beeren, Honig und dergleichen darüber tun – was immer du möchtest!

	Kalorien	Kohlenhydrate	Fett	Protein
Insgesamt	802	95 g	25 g	54 g
Pro Portion	67	8 g	2 g	5 g

Ich weiß bis heute nicht, ob Kaffee und Kekse die ideale Mahlzeit vor einem Marathon sind. Das ist mir bis heute auch egal. Ich werde den Mitarbeitern von Silverstone jedoch für diese kleine Geste ewig dankbar sein, da der Kaffee mich wach machte und zugleich aufwärmte, während ich das Gurtzeug und mein Essen aus dem Wagen holte und auf das Team wartete.

Glücklicherweise musste ich – bevor mir die bevorstehende Herkulesaufgabe wirklich bewusst wurde – nicht lange warten. Nur zehn Minuten später kamen James Ruckley, Christie Wright und Karina Grimes durch die Tür: das beste Marathon-mit-einem-Auto-im-Schlepptau-Team ever! Zugegeben: Sie waren auch das einzige, das je für ein solches Event zusammengestellt worden war. Und sie sind gute Freunde aus meiner Hindernislaufgruppe, jeder einzelne von ihnen selbst ein hervorragender Sportler. Selbstlos hatten sie ihr Training heute Training sein lassen und halfen ihrem komischen Freund bei seiner außergewöhnlichen Aufgabenstellung.

Christie ist eine leitende Physiotherapeutin. Sie hatte vielleicht die schwierigste Aufgabe, denn sie musste darauf achten, dass mein Körper nicht kollabierte. Später sollte sie Stunden damit verbringen, mir den Krampf aus meiner linken Pobacke herauszumassieren (die rechte blieb kurioserweise stark).

Karina war für die Moral und für die Ernährung verantwortlich. Sie konnte gar nicht genug Essen für mich heranschaffen und ihre Ausdauer wurde auf eine harte Probe gestellt. Den ganzen Tag rannte sie Kilometer für Kilometer hin und zurück zum Stowe-Gebäude, um für mich Kalorien, Kohlenhydrate und Fette in allen möglichen Formen zu besorgen.

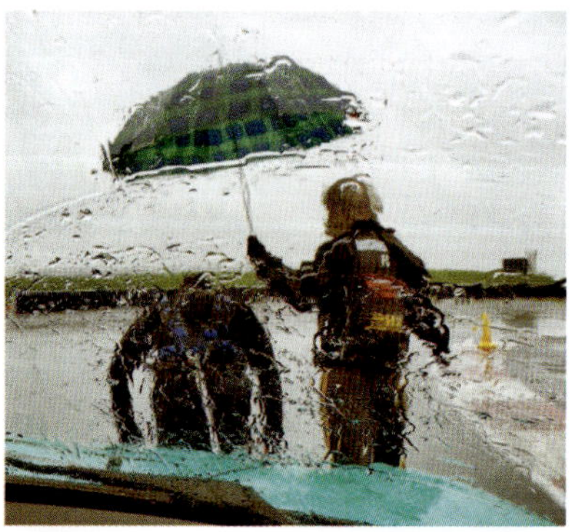

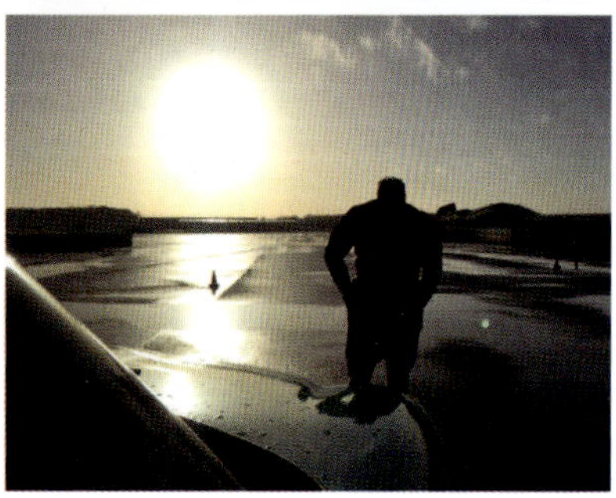

Schließlich war da noch mein heldenhafter Fahrer James. Eigentlich hätte er zu Hause bleiben und sich auf seine Medizinprüfung vorbereiten sollen. Stattdessen hatte er die 480 Kilometer lange Fahrt nach Silverstone auf sich genommen – mit einer Tasche voller Bücher, Koffein und Kuchen – und saß nun auf dem Fahrersitz, um zu lernen, zu essen und gelegentlich zu lenken, wenn es um eine Kurve ging.

Um halb zwei Uhr morgens stehe ich auf der Rennstrecke. Der Kaffee war getrunken, die Kekse waren gegessen. Zwölf Wochen waren vergangen, seit Geoff Capes meinen Körper als »zu schmächtig« kritisiert hatte. Zugegeben, man würde mich immer noch nicht mit einem Strongman verwechseln, aber ich hatte es geschafft, mehr zu essen und mehr zu trainieren, um einen muskulöseren, kräftigeren und schwereren Körper zu entwickeln.

Als Folge dessen testeten meine dickeren Beine nun die Reißfestigkeit meines Hosenstoffs aus. Meine neuen, breiteren Schultern wirkten wie ein Polster für das Gurtzeug, das sich unlängst noch in die Knochen meiner Schulterblätter geschnitten hatte. Und meine Brust diente als Gegengewicht zum Wagen, der sich absolut nicht bewegen wollte.

Die Handbremse war gelöst und ich lief los. Die ersten fünf Stunden waren eigentlich okay. Mit jeder Runde kam ich besser rein. Meine Schritte wurden zwar kürzer, waren aber dennoch kräftig und effizient. Wir begannen, uns jede Unebenheit und jede Bodenwelle zu merken. Daher wussten wir, wann wir es locker angehen konnten und wann wir das Tempo erhöhen mussten, um den Wagen ständig in Bewegung zu halten und meine Beine vor Krämpfen zu schützen.

Dann war es fast acht Uhr morgens. Die Sonne ging auf, und die Probleme begannen.

Der Stowe Circuit ist 1,281 Kilometer lang und hat insgesamt fünf Kurven, ist aber auch gänzlich dem Wetter ausgesetzt: nirgendwo ein Regenschutz und kein Gebäude, das den Wind abfängt. Der Regen fällt also praktisch horizontal und bläst einem direkt ins Gesicht.

Außerdem ist der Boden unglaublich glatt und eben, was natürlich beabsichtigt ist. Das mag ja optimal für einen Formel-1-Wagen sein, der über 320 Kilometer pro Stunde fährt, ist aber definitiv nicht ideal, wenn deine Füße keinen Grip haben und gegen Wind und Regen ankämpfen müssen.

8:48 Uhr – nur 6,5 Kilometer gelaufen – und meine dunkelste Stunde beginnt.

MEINE DUNKELSTE (MARATHON-)STUNDE

Wie wenig Halt meine Füße hatten, ist heute nicht mehr nachzuverfolgen. Aus lauter Verzweiflung kroch ich auf Händen und Füßen und versuchte, mich wie mit Krallen um den Circuit zu bewegen. Ob es an der Kälte lag, der Müdigkeit oder an einer Mischung aus beidem: Klar war, ich konnte nicht mehr richtig denken. Ich versuchte sogar, mir die Handschuhe auszuziehen, um zu testen, ob ich dadurch mehr Halt mit meinen Händen hatte.

Wer's wissen will: Nein, es hat nicht funktioniert. Das Einzige, was ich davon hatte, waren sehr schmerzende und taube Finger.

Zu diesem Zeitpunkt zog das Team die Handbremse und berief eine Notfallsitzung ein. Noch heute bin ich froh darüber, denn ich hatte keinen Zweifel: Hätten sie es nicht getan, würde ich noch heute in dieser vierten Kurve stecken.

Sie überredeten mich, zu essen, mich auszuruhen und das Wetter abzuwarten. Leider war das ein Geduldspiel, das wir nie gewinnen konnten, da es Januar war und wir uns mitten in einem britischen Winter befanden. Doch in diesem Moment war ich heilfroh, mich hinzulegen, meine Beine von Christie massieren und mich von Karina mit Getreide füttern zu lassen.

9:45 Uhr: Die Laktatsäure begann endlich, aus meinen Beinen zu verschwinden.

Ich stand auf, ging zum Fenster, nur um nachzuschauen, ob der Regen immer noch unablässig auf die Strecke fiel. Noch schlimmer war: Der Himmel war eine einzige graue Soße und zeigte kein einziges Wolkenloch. Die Zeit lief uns davon, die Medien würden bald eintreffen, und es sah insgesamt alles nicht gut aus für uns. Der ganze Marathon war gefährdet.

Aber Helden tauchen in vielen Formen auf. Und meiner erschien um 10:05 Uhr am Horizont. Er kam nicht auf einem Schimmel angeritten. Er trug auch kein Cape. Stattdessen erschien mein in glänzender Rüstung steckender Ritter diesmal bekleidet mit einem riesigen Wollhut, drei Mänteln und einer großen, dicken Hose, die seinen Gang sehr lustig aussehen ließ. Er führte auch keinen Schutzschild mit sich, sondern einen riesigen Schirm und zwei Paar Handschuhe, die ihm ein komisch wirkendes, großes Aussehen verliehen.

Dieser Held entpuppte sich als mein älterer Bruder. »Was macht du hier drin? Das Auto wird sich nicht von allein ziehen, oder?«

An dieser Stelle sollte ich erwähnen, dass Scott oft brutal ehrlich und offen ist, aber in diesem Punkt hatte er auch absolut recht. Ich grinste. Er nickte. Das Team stimmte zu.

Ich legte das Gurtzeug wieder um, und wir gingen zurück in den Regen. Doch diesmal ging Scott im Abstand von einem Meter vor mir her und trug seinen riesigen Schirm, um mich vor Wind und Regen zu schützen. Das war der merkwürdigste Windschatten, den Silverstone je gesehen hat, aber wir bewegten uns, und es funktionierte.

15 Uhr. Es hatte aufgehört zu regnen. Mit den Wolken verflog auch die schlechte Stimmung im Team, und alle waren wieder bester Laune. Wir hatten das Schlimmste durchgemacht, das Silverstone – und der britische Winter – uns bescheren konnte, aber wir bewegten uns immer noch.

Ich löste das Gurtzeug und stopfte weiterhin alles Essbare in mich hinein, das Karina mir gab. Dann schaute ich hinüber zu Scott, der eine GPS-Trackinguhr trug, um die Meilen zu zählen.

»Wie weit war das?«, fragte ich erschöpft.

»Das waren genau 18«, sagte er und schaute auf seine Uhr.

»18 Meilen ist gar nicht so schlecht«, sagte ich mit einem großen Seufzer der Erleichterung und war schon etwas stolz auf mich. Ich hatte das Schlimmste hinter mir.

»Nein, 18 Meilen sind nicht schlecht, Kollege…« Er legte eine Pause ein. »Aber du bist 18 Kilometer gelaufen.« Danach brach er in Lachen aus, und ich konnte nur einstimmen.

Ich arbeitete darauf hin, 26,2 Meilen zu schaffen, und Scott machte das Gleiche, aber nur in Kilometern (42,19 Kilometer, um genau zu sein). Jedes Mal sagte er: »Wieder Meter gemacht!« Ich dachte: »Wow, 'ne weitere Meile. Ich bin ja fast so schnell wie ein Auto.«

Wie sich herausstellte, war ich doch nicht ganz so schnell. Aber ich machte mir nichts daraus. Wir hatten eine gute Moral, und auch die Sonne schien ein wenig.

Jetzt kamen auch Mitglieder des Silverstone Racing Club hinunter zur Strecke, um das Spektakel zu sehen und Fotos zu schießen. Ich sollte vielleicht erwähnen, dass Silverstone in Hinblick auf Motorsport eine ereignisreiche Geschichte hat, die bis zurück in die 1940er-Jahre datiert. Und jetzt, nach 18 Kilometern – und fast der Hälfte geschafft –, war ich froh, dass ich nicht in die Geschichte von Silverstone als der Mann eingehen würde, der auf dem Stowe Circuit in Gurte verwickelt zusammengebrochen war, wo er doch vorher getönt hatte, er könne hier über eine Marathondistanz einen Wagen hinter sich herziehen.

Das will keiner!

DAS ENDE

Stunden und Meilen verstrichen.

Medienleute und Mitglieder des Racing Club kamen, schossen ihre Fotos und verschwanden schnell wieder. Denn ihnen wurde klar, dass mit einer Höchstgeschwindigkeit von knapp fünf Kilometer pro Stunde auf dem etwas abschüssigen Streckenabschnitt der Marathonlauf mit Auto kein Zuschauerspektakel war. Die einzigen Menschen, die noch da waren, gehörten meinem Support-Team an.

Dunkelheit senkte sich über den Tag, und um halb sechs wurde es auf der Silverstone-Strecke merkwürdig ruhig. Es war absolut still, und die Strecke wurde nur noch von den Lichtern des Fahrerlagers des Hauptgebäudes beleuchtet. Mein mit Milchsäure verseuchter Körper hatte fast seinen Frieden mit sich gefunden, als mein Gehirn die noch übrig gebliebenen Endorphine ausschüttete, um mit der aufkeimenden Müdigkeit fertigzuwerden. Es war fast so, als würde ich in einen meditativen Zustand hinübergleiten: Ich schlief nicht, war aber auch nicht mehr hellwach.

Nach 37 Kilometern verdoppelte sich mein Support-Team. Genau in dem Moment, als ich sie brauchte, tauchten meine Mutter, meine Freundin, meine Tante und deren Freundin auf, um die letzten 5,19 Kilometer mit mir zu gehen.

Unnötig zu erwähnen, dass ich nicht schnell und dass es nicht angenehm war. Aber nach 19 Stunden, 36 Minuten und 43 Sekunden – und extremen Wunden vom starken Scheuern durch die Gurte – hatte ich es geschafft, einen 1,4 Tonnen schweren Wagen 42,19 Kilometer um die Rennstrecke von Silverstone zu ziehen. Was als merkwürdige, gleichwohl wohlgemeinte Idee begann, um Gelder für Wohltätigkeitszwecke zu sammeln, stellte sich als noch viel mehr heraus.

Weil dieses Event im Internet weltweit für 18 Stunden auf Interesse stieß, wurden meine Social-Media-Plattformen, auf denen wissbegierige Marathonläufer und Strongmen Fitnesstheorien austauschten, zu einem Schmelztiegel für weitere Ideen. Auf unsere ganz eigene Weise hatten wir erforscht, wie wir große Muskeln und viel Kraft aufbauen können.

KAPITEL 8
WIE MAN SCHNELLIGKEIT UND SCHNELLKRAFT ENTWICKELT

»GESCHWINDIGKEIT SPIELT KEINE ROLLE, WENN MAN IN DIE FALSCHE RICHTUNG GEHT.«

MAHATMA GANDHI

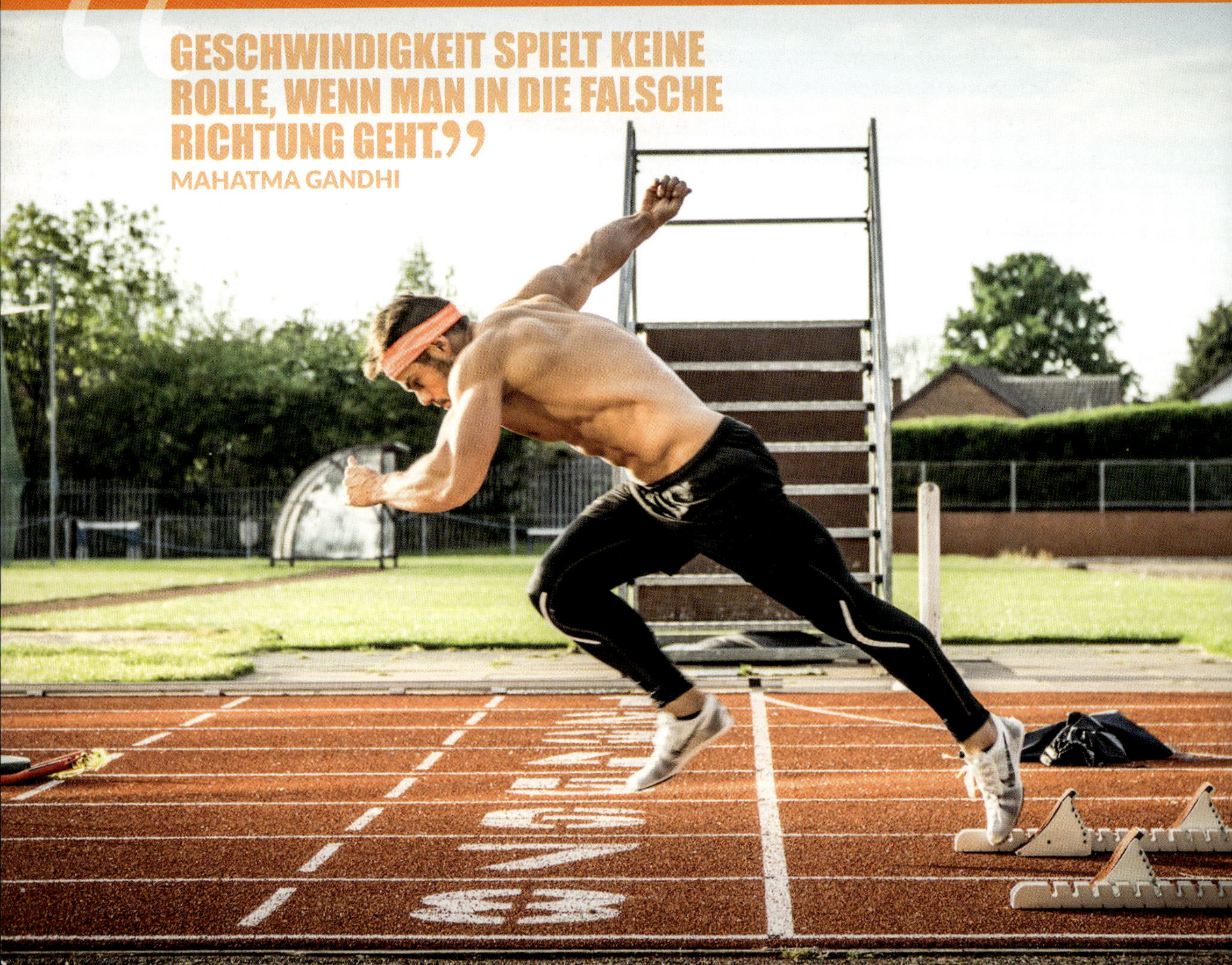

DAS SCHNELLSTE WORKOUT DER WELT AUF EINER LAUFBAHN

Das schnellste Workout, an dem ich je teilnahm, fand am 14. Oktober 2015 an der Brunel University in London statt. Ich muss allerdings betonen, dass es nicht nur schnell war. Nein, die Schnelligkeit war im wahrsten Sinne des Wortes olympiareif.

Bis heute habe ich nicht mehr so viele schnelle Menschen auf einem Haufen auf einer Tartanbahn gesehen: von 100-Meter-Spezialisten wie James Ellington bis zu den mit nationalen Titeln ausgezeichneten 400-Meter-Champions Margaret Adeoye und Nigel Levine. Ich war im Grunde der Einzige, der nicht zur Weltmeisterschaftsauswahl gehörte und der nicht für die Olympischen Sommerspiele in Rio de Janeiro 2016 trainierte.

Wer mein Trainer war? Kein Geringerer als der in Sprinterkreisen berühmte Linford Christie.

Er ist heute 58 Jahre alt, 1,85 Meter groß und hat einen Körper, der praktisch kein Gramm Fett aufweist. Seine mächtigen Schultern und seine breite Brust sind Nebenprodukte eines auf spezielle Bedürfnisse zugeschnittenen Körpers, mit dem er alle vier Wettkämpfe gewann, die ein britischer Sportler gewinnen konnte: die Olympischen Spiele, die Weltmeisterschaft, die Europameisterschaft und die Commonwealth-Games. Ein Meisterstück, das er bis heute als Einziger geschafft hat.

War ich nervös? Ja. War ich der Langsamste in diesem Kreis? Ja, sehr wahrscheinlich.

Was mir an Tempo fehlte, machte ich jedoch durch ungebremsten Enthusiasmus wett. Mir war klar, dass es ein Privileg war, unter einem der schnellsten Männer der Geschichte zu trainieren. Also warf ich mir meine Spikeschuhe über die eine und einen Sack voller Befürchtungen über die andere Schulter und ging zur Laufbahn, um mit dem Team mit dem Stretching zu beginnen.

Alles in allem hatte ich zehn neue Trainingspartner. Alle waren von unterschiedlicher Figur und Größe, aber jeden zeichnete eine herausragende Schnelligkeit aus, die sie auf dem heiligen Boden der Universität verfeinert hatten. Die Brunel University am Rand von London blickt auf eine reiche sportliche Geschichte zurück. Man kann nicht einfach hierherkommen und trainieren: Man muss eingeladen werden. Alles wirkt elitär, und es wird auch das Gefühl vermittelt, dass man es hier mit Spitzensportlern zu tun hat. In der Trainingshalle liegt dieser eigentümliche Geruch des synthetischen Laufbahnbelags in der Luft, der sich am besten als penetrant beschreiben lässt. Das Geräusch von beladenen Gewichtsschlitten, das von den Wänden widerhallt, ist einschüchternd. Und die Ansicht der Weitspringer, die in einer Ecke knapp 130 Zentimeter hohe Box-Jumps machen, kann nur als demütigend empfunden werden.

In diesem Moment fand ich mich damit ab, dass ich beim Sprinten als Letzter über die Ziellinie laufen würde. Doch das war mir egal. Denn die Trainingseinheit begann im Fitnessstudio. Mit einer (etwas) beeindruckenden Leistung beim Kniebeugen, Bankdrücken und Kreuzheben wusste ich – aufgrund der Zeit, die ich unter dem Eisen in Leeds verbracht hatte –, dass hier für mich die Möglichkeit bestand, einen (halbwegs) guten Eindruck zu hinterlassen.

Auch wenn meine Sprints weit entfernt von jeglichem Olympia-Standard waren.

Die Prioritätenpyramide für Stärke, Tempo und Schnellkraft

Du hast jetzt eine starke Grundlage für deine Prioritätenpyramide hinsichtlich Kraft, Tempo und Schnellkraft entwickelt. Jetzt ist es an der Zeit, der Pyramide eine Spitze für Schnelligkeit aufzusetzen! Um es noch einmal zu wiederholen: Stärke, Tempo und Schnellkraft sind eng miteinander verbunden. Das muss dir klar sein, wenn du mehr Muskeln, Stärke und Schnellkraft aufbauen willst, denn:

- Stärke ist die Fähigkeit des Körpers, Kraft zu entwickeln.
- Tempo ist die Geschwindigkeit, mit der sich jemand bewegt.
- Schnellkraft ist das Ergebnis aus Kraft und Tempo.

Du kannst allerdings keine Schnellkraft entwickeln, wenn du nicht schnell bist. Deswegen müssen diejenigen, die von Natur aus stark sind, daran arbeiten, schneller zu werden. Genau das werden wir in diesem Kapitel tun.

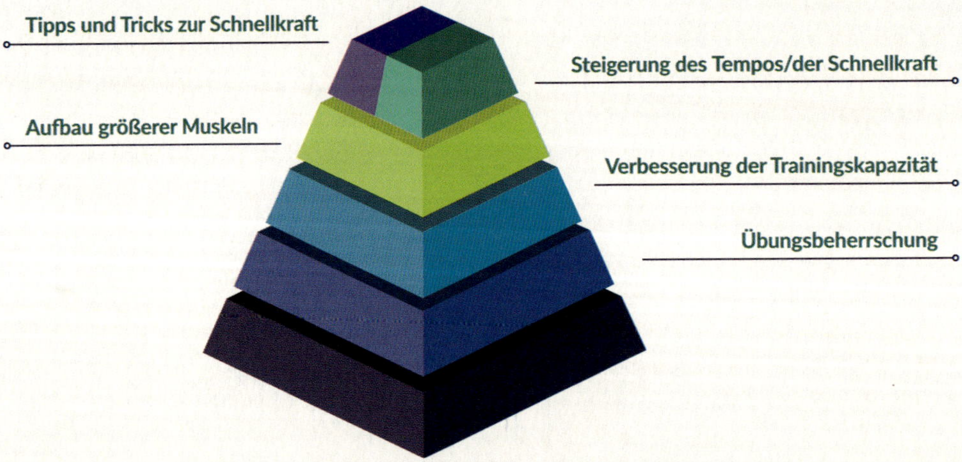

WEGE ZUR VERBESSERUNG VON TEMPO UND SCHNELLKRAFT

DIE RATE DER KRAFTENTWICKLUNG

Um mehr Schnellkraft aufzubauen, musst du die **Rate der Kraftentwicklung** (RDK) verstehen. Dies ist vielleicht eines der meist unterschätzten Gebiete der angewandten Wissenschaft hinsichtlich deines Trainingsprogramms im Studio. Definiert als die Fähigkeit des Körpers, in möglichst kurzer Zeit die größte Kraft zu entwickeln, gilt: Je größer deine RDK, desto schneller und explosiver werden du und deine Bewegungen.

Betrachten wir beispielsweise die Sportler, die Kreuzheben mit einem Trainingsgewicht von 200 Kilo absolvieren. Sportler A und Sportler B sind beide in der Lage, 200 Kilo Kraft zu erzeugen, aber Sportler A hat eine erheblich schnellere Rate der Kraftentwicklung. Das bedeutet, Sportler A braucht vielleicht nur zwei Sekunden für die Entwicklung der erforderlichen Kraft, um die Hantel vom Boden zu heben, und vier Sekunden, um sie im oberen Bewegungsbereich über den Knackpunkt zu bringen, sodass er mit durchgedrückten Knien gerade steht.

Sportler B weist eine langsamere Rate der Kraftentwicklung auf; er braucht vier Sekunden, um die Hantel vom Boden zu heben, und weitere vier, sich gerade hinzustellen. Das bedeutet letzten Endes: Sportler B braucht für die Übung mehr Zeit und kann bereits ermüden, bevor er den Knackpunkt überwunden hat und mit durchgedrückten Knien steht.

Wie aber verbessern wir unsere RDK? Indem wir unter der Leitung von Linford Christie trainieren. Denn das Team an der Brunel University war **schnell**. Was jedoch wenige Menschen wissen, ist, dass die Teammitglieder auch beim Bankdrücken und bei Kniebeugen Schnellkraft bewiesen. Sie wussten, wie man herkömmliches Krafttraining absolviert und es so verändert, dass man damit ein rasantes Tempo auf der Laufbahn entwickelt.

Die Fitnessstudios auf der ganzen Welt sind voll mit Sportlern, die ihre Kraftmetrik vergleichen: das Gewicht beim Bankdrücken, die Tiefe ihrer Hocke beim Kniebeugen und das Wiederholungspensum beim Kreuzheben,

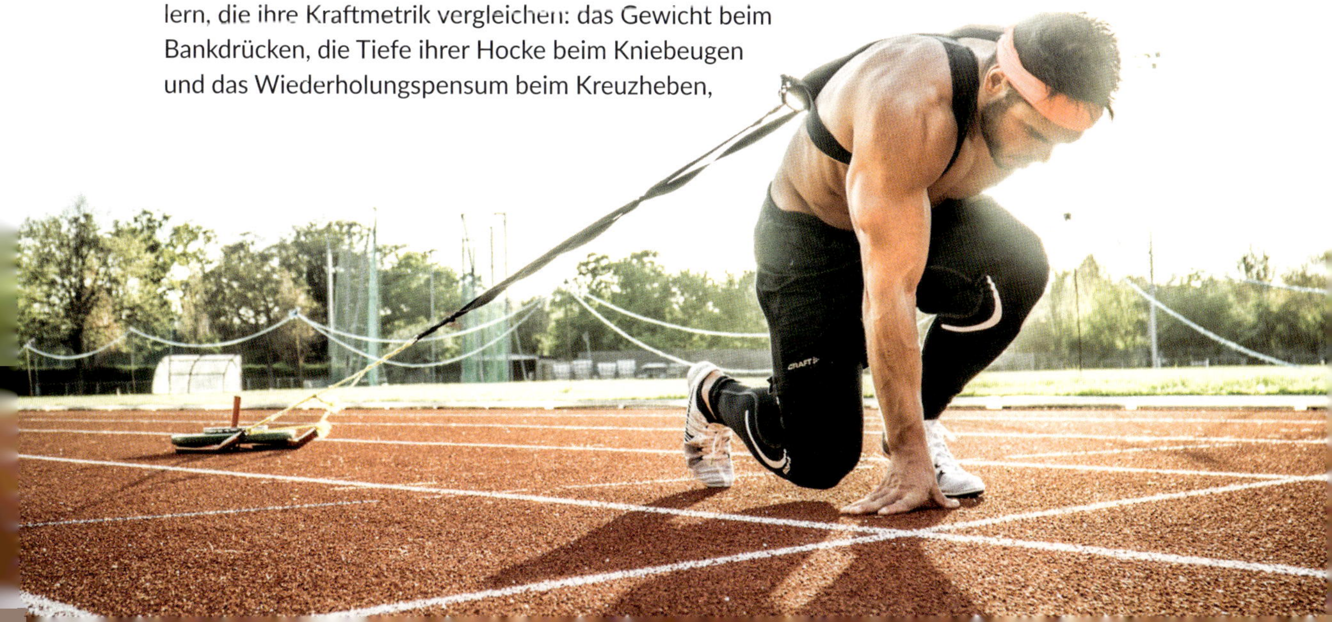

das sie gerade hinter sich gebracht haben. Alles dient als Diskussionsthema für die Sportler in der Umkleidekabine und wird stolz bis ins Detail besprochen.

Warum aber spricht man so wenig über die Leistungen, die auf Schnelligkeit und Schnellkraft beruhen? Wieso sind die Studios nicht voll mit Männern und Frauen, die ihre Übungen in Metern pro Sekunde vergleichen? Oder sich stolz an die erstaunliche RDK erinnern, die sie vergangene Woche beim Bankdrücken entwickelten? Die Antwort ist, dass leider nicht genug Menschen die Prinzipien des Schnelligkeitstrainings verstehen. Studien zeigen jedoch: Hast du diese Theorie erst einmal verinnerlicht, könnte das dein Programm um eine weitere wichtige Komponente erweitern.

(KURZE) GESCHICHTE DES SCHNELLIGKEITSTRAININGS

Schnelligkeitstraining gibt es, solange es Menschen gibt. Große Fortschritte machte man jedoch in den 1950er-Jahren in der ehemaligen Sowjetunion, zu einer Zeit, als die sportlichen Bemühungen der Sowjetrussen konkurrenzlos waren und als das Nonplusultra der Sportwissenschaft galten. In jener Zeit fiel den amerikanischen Trainern auf, dass die sowjetischen Sportler kurz vor dem Wettkampf Sprungübungen absolvierten.

Das alles erschien recht seltsam und unterschied sich völlig vom herkömmlichen statischen Stretching, das alle anderen Sportler aus dem Rest der Welt an der Seitenlinie machten: Sie beugten sich so weit vor, dass sie ihre Zehen berühren konnten, und beugten ihre Knie.[1]

Was also machten die sowjetischen Sportler da? Nun, abgesehen davon, dass sie letzten Endes als Sieger aus den Wettbewerben hervorgingen, hielten sie sich an die Pionierarbeit des Kraftgenies Dr. Yuri Verkhoshansky und an ein Trainingsprotokoll, das er mit **Tiefsprüngen** betitelte.

In Sekundenschnelle zu einer besseren Schnelligkeit

Mit Tiefsprüngen kannst du deine Schnelligkeit innerhalb von Sekunden verbessern. Verkhoshansky ließ seine Sportler von einer Kiste springen, auf dem Boden landen – wo sie das Aufsetzen abfingen – und sie dann sofort so hoch springen, wie sie konnten. Das wurde später als Schocktraining bezeichnet, weil der Körper den Aufprall – den »Schock« – abfedert. Man glaubte, dass eine kurzfristige Anpassung an den Tiefsprung ein höherer vertikaler Sprung war als ein statischer Sprung aus dem Stand.

Die Forschung ergab später, dass Verkhoshansky mit der Elastizität der Muskeln und Sehnen spielen konnte, indem er den Dehnungs-Verkürzungs-Zyklus des Körpers positiv manipulierte. Der Dehnungs-Verkürzungs-Zyklus findet im Wesentlichen dort statt, wo die Muskeln sich exzentrisch kontrahieren (die Muskeln verlängern sich), gefolgt von einer unmittelbaren konzentrischen Kontraktion (die Muskeln verkürzen sich).

Dadurch bewirkt man erwiesenermaßen eine bessere konzentrische Kontraktion – wie Forschungen der Kinesiologie-Schule in Zagreb, Kroatien, gezeigt haben –, was zu einer größeren Kraftentwicklung und einem größeren Kraftausstoß führt.

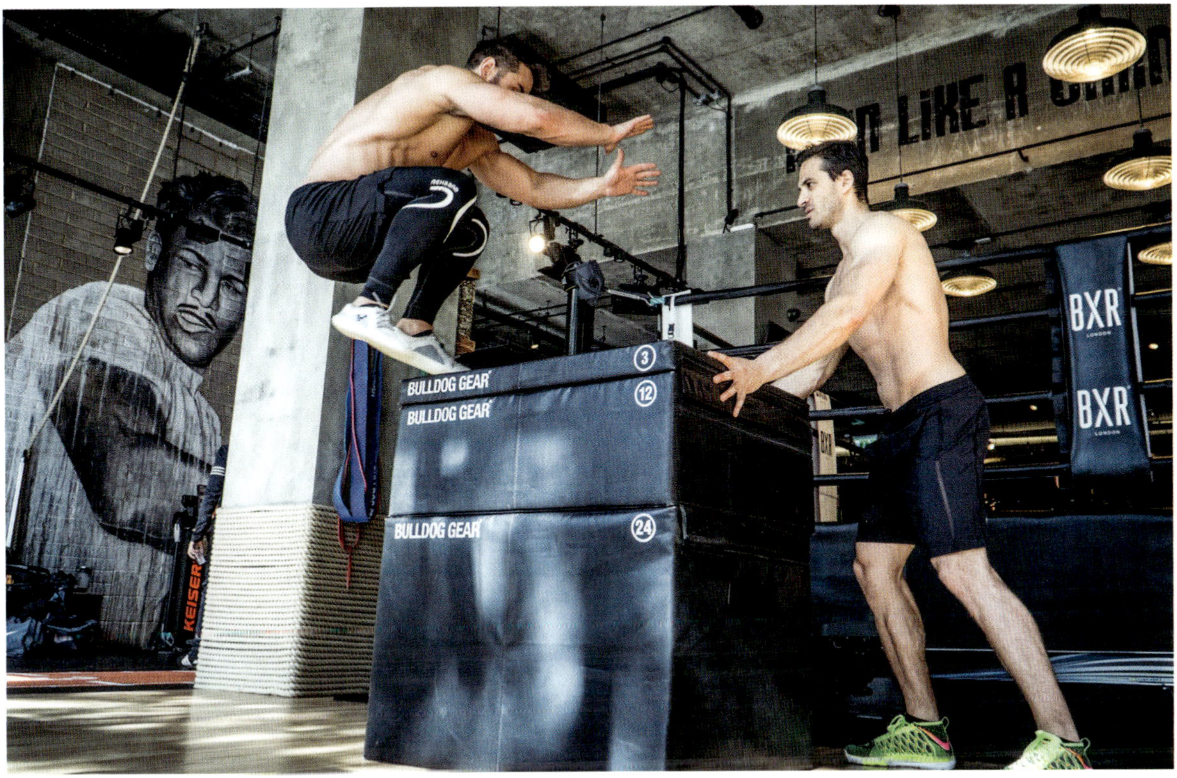

Es erklärt auch, warum Sportler nach einem Tiefsprung in der Lage waren, höher zu springen. Sie nutzen die »elastische Energie«, die sich während der exzentrischen Phase (beim Aufsetzen) aufbaute, um sie während der konzentrischen Phase (beim Sprung selbst) als Unterstützung einzusetzen.[2]

Interessanterweise fand Verkhoshansky auch heraus, dass die Anpassungen an diese Art des Trainings nicht nur von kurzer Dauer waren. In einer Studie, die 1989 im *National Strength and Conditioning Journal* publiziert wurde, entdeckte er, dass Spitzensportler, die sich einem Programm mit Tiefsprüngen unterzogen hatten, ihre Maximalkraft um 15 Prozent steigerten, was den Weg für weitere Forschungen auf diesem Gebiet bereitete.[3]

Jetzt denkst du bestimmt: Super, hört sich alles klasse an! Es muss jedoch darauf hingewiesen werden, dass zwar viele von Verkhoshanskys Lehren auch heute noch gültig sind, es aber heutzutage einen Unterschied zwischen den älteren plyometrischen Prinzipien und deren moderner Anwendung in der Sportwissenschaft gibt. Denn Verkhoshanskys Schocktraining beschränkte sich anfangs darauf, die Sprungleistung zu verbessern, während die heutige Sportwissenschaft die plyometrischen Prinzipien dazu nutzt, die muskuläre Schnelligkeit und Schnellkraft insgesamt zu erhöhen.[4]

Diese Prinzipien dienen also nicht mehr nur dazu, die Sprunghöhe eines Sportlers zu verbessern, sondern gehen grundsätzlich darüber hinaus.[5]

DAS GEHEIMNIS DER SCHNELLKRAFT | Der Dehnungs-Verkürzungs-Zyklus

Der Dehnungs-Verkürzungs-Zyklus für das Schocktraining ist nur ein kleiner Teil des ballistischen Widerstandstrainings. Ballistisches Training ist eine Art des Gewichtstrainings, bei dem der Sportler Übungen macht und versucht, das Gewicht mit seiner Maximalkraft zu heben, zu bewegen oder es so schnell auf und ab zu schieben, wie er kann. Die Möglichkeiten gehen weit darüber hinaus, als nur den vertikalen Sprung in die Höhe zu verbessern (mit dem größten Respekt vor Verkhoshansky), und hier beginnt es, wirklich interessant zu werden. Jedes Mal, wenn man eine normale Kniebeuge oder herkömmliches Bankdrücken macht, wird der Körper im oberen Bewegungsbereich langsamer. Es wird tatsächlich angenommen, dass bei einer Übung mit dem Einer-Maximum ganze 24 Prozent der Zeit der Übungsausführung für die Verlangsamung beansprucht werden.[6]

Bei einer Übung mit 80 Prozent des Einer-Maximums kann sich die Verlangsamung bis auf 52 Prozent erhöhen. Selbst wenn du schnelle Wiederholungen absolvierst, drosselt sich das Tempo am Ende der konzentrischen Bewegung. Dies ist ein Schutzmechanismus der Gelenke, der dafür sorgt, dass sich unsere Schultern beim schnellen Bankdrücken nicht vom Körper lösen. Durch ballistisches Training wird diese Verlangsamung praktisch vermieden.

Vergleicht man das Bankdrücken mit einem plyometrischen Liegestütz, bei dem du dich in die Luft wirfst, stellt man fest, dass der gleiche Schutzmechanismus nicht mehr wirkt. Vielmehr geht es hier darum, eine maximale Beschleunigung, eine optimale Schnellkraft, ein in vollem Umfang feuerndes Nervensystem und eine optimale Aktivierung der schnell zuckenden FT-Muskelfasern zu erreichen. Deswegen solltest du dich mit ballistischem Training vertraut machen.

MIT SCHNELLIGKEIT ZU MEHR KRAFT

Mithilfe von Schnelligkeit kannst du Kraft aufbauen!

Das mag seltsam klingen, aber Forschungen, publiziert im *Journal of Strength and Conditioning Research*, untersuchten »die zusätzlichen Auswirkungen eines herkömmlichen schweren Gewichtstrainingsprogramms auf die Oberkörperkraft«. Dabei wurden 17 mit Gewichtstraining vertraute Männer in zwei Gruppen aufgeteilt.

Die eine Gruppe befolgte über acht Wochen ein normales Gewichtstrainingsprogramm, während die andere Gruppe eine Kombination aus herkömmlichem Gewichtstraining und ballistischem Training absolvierte. Dies bestand aus Bankdrücken und plyometrischen Liegestützen (bei denen sich die Hände des Sportlers während der konzentrischen Aufwärtsbewegung vom Boden lösen).

Nach acht Wochen wurde das Einer-Maximum der Sportler beim Bankdrücken gemessen, und die Ergebnisse zeigten, dass – obwohl sich beide Gruppen verbessert hatten – sich das Einer-Maximum bei der Gruppe, die das herkömmliche Gewichtstraining absolviert hatte, im Schnitt nur um 7,1 Prozent erhöht hatte, aber um 11,6 Prozent in der Gruppe mit dem kombinierten Training. Die Wissenschaftler kamen zu dem Schluss: »Die Einbindung des ballistischen Trainings in ein schweres Gewichtstrainingsprogramm erhöhte das Einer-Maximum beim Bankdrücken und die Schnellkraft.«[7]

Wenn du daher dein Trainingsgewicht beim Bankdrücken erhöhen willst, solltest du dich auf die Turnmatten begeben, um deine plyometrischen Liegestütze zu perfektionieren. Wie die Wissenschaft zeigt, entwickelt deine Brust dadurch mehr Schnellkraft.

MIT SCHNELLIGKEIT ZU UNMITTELBARER KRAFT

Durch Schnelligkeit lassen sich sofortige Kraftverbesserungen erzielen.

Du glaubst mir nicht? Dann lass mich das mit einem der besten – und unwahrscheinlichsten – Beispiele erklären, bei dem du mithilfe von Schnelligkeit und dem Dehnungs-Verkürzungs-Zyklus für mehr Kraft sorgen kannst. Das alles nur (wieder einmal) dank meines alten Freundes Andy Bolton.

Wenn du dir das Video anschaust, in dem er zum ersten Mal 455 Kilogramm beim Kreuzheben bewältigt – bei den WPO-Halbfinals in Lake George, New York, am 4. November 2006 –, siehst du, wie er die Hantel umfasst, dreimal seine Beinbizepse dehnt und bei der dritten Dehnung mit dem Heben beginnt. Denn er weiß, dass zwei kurze, gedehnte exzentrische Kontraktionen hilfreich sein können, die folgende konzentrische Kontraktion zu verbessern.

Für Andy bedeutete das, 455 Kilogramm vom Boden gehoben und sich im Buch der Rekorde als einer der stärksten Männer der Welt, die jemals lebten, unsterblich gemacht zu haben.

SIND SCHNELLERE MUSKELN AUCH BESSERE MUSKELN?

Die Sportwissenschaft lehrt uns, dass es zwei Arten von Muskelfasern im menschlichen Körper gibt: Typ-I-Fasern und Typ-II-Fasern, wobei Letztere sich wieder in Typ-IIa und Typ-IIb unterteilen.

Typ-I-Fasern sind besser bekannt als die »langsam zuckenden« Muskelfasern; sie werden für langes Ausdauertraining benötigt. Sie kontrahieren wesentlich langsamer und haben eine kleinere Querschnittsfläche, das heißt, sie sind nicht gut geeignet, um dein T-Shirt auszufüllen oder Eisen im Studio zu stemmen. Allerdings sind sie wesentlich widerstandsfähiger gegenüber Ermüdungserscheinungen.

Typ-II-Fasern sind eher unter dem Namen »schnell zuckende Muskelfasern« bekannt; sie kontrahieren schneller und haben eine größere Querschnittsfläche. Wenn du im Studio schwere Gewichte stemmen willst, wünschst du dir möglichst viele davon, denn sie sind für die Erzeugung der Schnellkraft zuständig. Und ihre größere Querschnittsfläche macht sich auch besser am Strand.

Dies erklärt zum Teil, warum olympische Sprinter an der Startlinie mit ihren riesigen Quadrizepsen ihr Lycra bis an die Grenzen dehnen, während Marathonläufer damit zu kämpfen haben, ihre Sportkleidung auszufüllen. Wenn du also Größe und Aussehen deiner Muskeln verbessern willst, solltest du dir die Ergebnisse zu Herzen nehmen, zu denen Wissenschaftler in der Abteilung für Kinesiologie an der McMaster University in Hamilton, Kanada, gekommen sind.

Mithilfe der Elektromyografie wurde dort die Muskelaktivierung während einzelner Phasen eines ballistischen Trainings gemessen. Die Forscher fanden Folgendes heraus: »Eine selektive Aktivierung der schnell zuckenden motorischen Einheiten könnte bei ballistischen Kontraktionen unter bestimmten Bewegungsbedingungen auftreten.«[8]

Das bedeutet, beruhend auf diesen Forschungen und denen, die im *Journal of Strength and Conditioning* publiziert wurden, dass ballistisches Training dich zu einem Sportler mit mehr Schnellkraft macht, der das Sportshirt im Studio etwas besser ausfüllt.

DAS SCHNELLSTE SPRINT-WORKOUT DER WELT | Loughborough University, Großbritannien

WIE MAN MEHR SCHNELLIGKEIT AUFBAUT

Ein paar Wochen nach meiner Jungfernfahrt zur Brunel University entwickelte ich mich zu einem halbwegs respektablen Sprinter. Ich sage »halbwegs«, da ich noch an meiner Technik auf der Bahn arbeiten musste, aber meine Rate der Kraftentwicklung verbesserte sich von Woche zu Woche. Daher schickte Linford mich zurück zur Loughborough University, wo ich meinen neuen Trainingspartner treffen sollte, um mein Laufen weiter zu verfeinern.

Zurück auf heimischem Boden, ging ich in die Laufbahnhalle des High Performance Athletics Centre, wo ich mich mit einem Experten in Sachen Schnelligkeit traf: Ashley Bryant.

Das Trainingszentrum, kurz nur HiPAC genannt, ist schwer zu beschreiben, da es mit unbegreiflich viel sportwissenschaftlichem Know-how auf dem neuesten Stand gefüllt ist. Diese Sportstätte im Wert von fünf Millionen britischen Pfund ist mit glänzendem, silbernem Equipment, mit Hochsprung-, Weitsprung- und Stabhochsprunganlagen sowie einer Laufbahn ausgestattet, die aus dem gleichen Material gemacht ist wie die im Londoner Olympiastadion aus dem Jahr 2012.

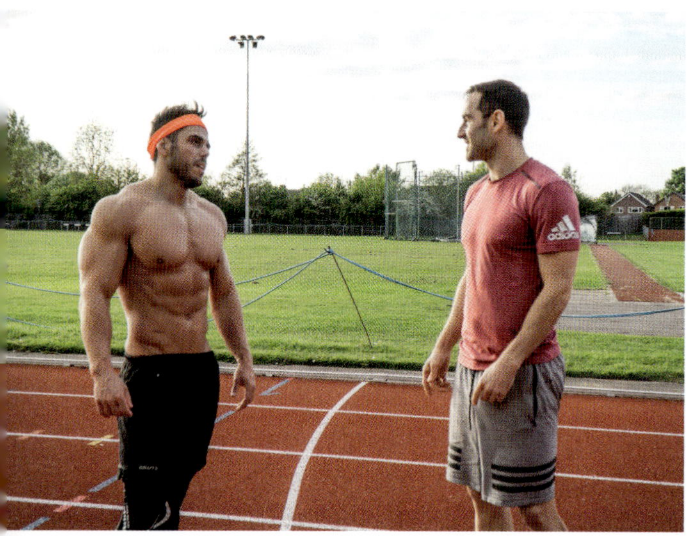

Es ist die Heimstätte vieler der besten britischen Athleten. Ashley verkörperte im Grunde mehrere von ihnen, komprimiert in einer Person. Als ehemaliger Schüler Linfords hat er gelernt, mithilfe vieler Sportarten und noch mehr Übungen sehr schnell zu werden und große Schnellkraft aufzubauen. Mit 22 Jahren war er sowohl der beste Zehnkämpfer des Landes als auch unter den Top-Ten im Weitsprung und mehrerer anderer Einzeldisziplinen.

Er war eine »sportliche Waffe«, und obwohl er mich herzlich begrüßte und sehr freundlich war, konnte er es sich nicht verkneifen, seine körperliche Überlegenheit in den Vordergrund zu stellen. Im Grunde war er der Junge, den man zuerst auswählte, bei jedem Sport, in jeder Schule, auf jedem Spielplatz.

»Also, Ross, wie viel Sprinttraining hast du absolviert?«

Ich war dabei, mir meine Spikeschuhe zu schnüren und wartete ein wenig mit der Antwort ab. Ich wusste, dass er an der Brunel University trainiert hatte. Und ich wusste auch, dass er die 60 Meter in 7,12 Sekunden lief, die 100 Meter in 11,02 Sekunden und die 400 Meter in 48,10 Sekunden. Ich musste meine Worte sorgfältig wählen, schließlich wollte ich nicht zu viel versprechen und ihn nicht enttäuschen. Allerdings wollte ich mich auch nicht unter Wert verkaufen.

»Ein bisschen, nicht so viel …«

»Ich bin nicht langsam, aber nicht gerade schnell …«

»Du wirst vielleicht beeindruckt sein, aber nicht überwältigt.«

Lachend sagte er: »Ah, okay, verstehe. Dann lass uns auf die Bahn gehen und etwas ›überwältigende Schnelligkeit‹ aufbauen.«

Ich nickte, und wir trainierten.

WIE MAN »ÜBERWÄLTIGENDE SCHNELLIGKEIT« AUFBAUT

Ashley war, wie das Team an der Brunel University, **schnell**.

Doch nur wenige Menschen wissen, dass er auch ein Genie in Sachen Schnellkrafttraining und Konditionierung ist. Er kennt so viele Mittel, Tipps und Tricks, mit denen er die Schnelligkeit seiner Körperbewegungen beeinflussen kann, dass er die Trainingssession – jenseits von Kniebeugen – mit einer altbewährten sowjetischen Methode des Schnelligkeitstrainings begann: mit Resistance-Bändern.

Resistance-Bänder, die schon seit den 1970er-Jahren für das Kraft- und Konditionstraining zum Einsatz kommen, finden auch in Yuri Verkhoshanskys Buch *Fundamentals of Special Strength-Training in Sport* (1997) Erwähnung. Das Buch wird heute noch oft von Fitnessexperten verwendet, und die Frage ist: Welches sind diese fundamentalen Methoden und Praktiken, und inwiefern helfen sie uns, Höchstgeschwindigkeit zu erreichen?

Nützlicher Widerstand

Resistance-Bänder sind einfache Elastikbänder, mit denen man bei den Übungen Widerstand ausübt. Wichtig ist jedoch, dass es sich hier um »zunehmenden« Widerstand handelt: Je stärker sich das Band dehnt, desto größer ist der Widerstand. Dies ist ein entscheidendes

Merkmal im Unterschied zu Freigewichten, denn hier bleibt der Gewichtswiderstand infolge der Schwerkraft praktisch immer derselbe.

Dieses einzigartige Merkmal der Resistance-Bänder ist vielleicht der Hauptgrund dafür, dass sie im Kraft- und Konditionstraining so weit verbreitet sind. Experten glauben, der von den Bändern ausgehende lineare, variable Widerstand – das Band lässt sich schwerer ziehen, je mehr es sich dehnt – imitiere die sogenannte Kraftkurve der meisten Muskeln.

Der Begriff »Kraftkurve« wird in der Kinetik verwendet. Die Kinetik untersucht die Bewegungen des Körpers und beschreibt ausführlich, wie sich die Kraft eines Muskels über einen bestimmten Bewegungsradius verändert. Nehmen wir den allseits bekannten Bizeps-Curl als Beispiel: Du spürst, wie die Kraft besonders im unteren Bewegungsbereich der Übung nachlässt; bewegst du Hand und Hantel jedoch in Richtung Schulter, steigert sich die Kraft des Bizeps.

Wenn man nun einen Bizeps-Curl mit Freigewicht absolviert, stellt man fest, dass man hinsichtlich der Höhe des Gewichts an der schwächsten Stelle im untersten Bewegungsabschnitt eingeschränkt ist. Fügt man jetzt aber etwas zunehmenden Widerstand in Form eines an der Hantelstange befestigten Resistance-Bandes hinzu, versieht man dadurch den stärksten Punkt des Bewegungsradius mit mehr Widerstand und stimuliert durch diesen Widerstand auch die Kraftanpassungen besser.[9]

Mit einfachen Worten: Du lässt den Bizeps über den gesamten Bewegungsradius hinweg härter arbeiten.

Besser und härter trainieren?

Zunächst einmal muss gesagt werden, dass diese Idee von Geschichten gestützt wird, die im Studio verbreitet werden, wenn man sich am Wasserspender trifft. Viele Menschen, mit denen ich trainiert habe, reden von einem stärkeren »Brennen« und einer größeren Muskelermüdung, was darauf hindeutet, dass eine größere Anzahl von Muskelfasern während des gesamten Bewegungsradius trainiert wurde. Aber die »Studiowissenschaft« mal beiseitegelassen, wird dieses subjektive Gefühl für größere Kraftanpassungen auch von objektiven Studien untermauert.

Das College of Exercise and Sport Sciences des Ithaca College in New York beispielsweise wollte herausfinden, ob ein Gewichtswiderstand zusammen mit Resistance-Bändern zu anderen Kraft- und Schnellkraftanpassungen führt als durch Freigewichte allein. Zu diesem Zweck wurden 44 trainierte Sportler aus Basketball-, Ringer- und Hockeyteams nach dem Zufallsprinzip in eine Kontrollgruppe und in eine Experimentgruppe aufgeteilt. Beide Gruppen absolvierten ein identisches Trainingsprogramm, wobei die Kontrollgruppe normale Freigewichte und die Experimentgruppe eine Kombination aus Freigewichten und Resistance-Bändern benutzte.

Nach sieben Wochen Training mussten die Teilnehmer eine Reihe von Tests durchlaufen. Man wollte feststellen, ob sie ihr Einer-Maximum bei Standard-Kniebeugen und beim Bank-

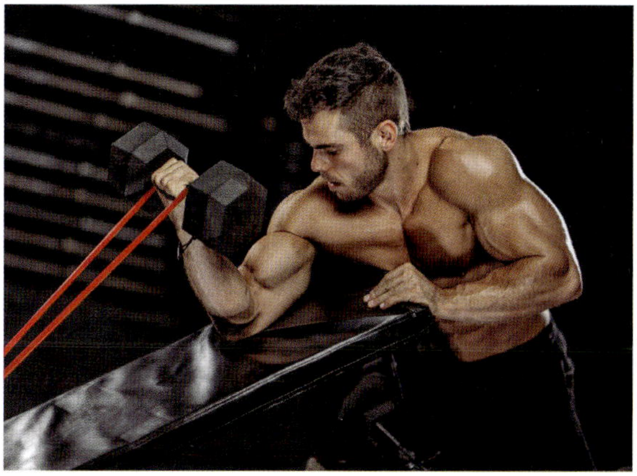

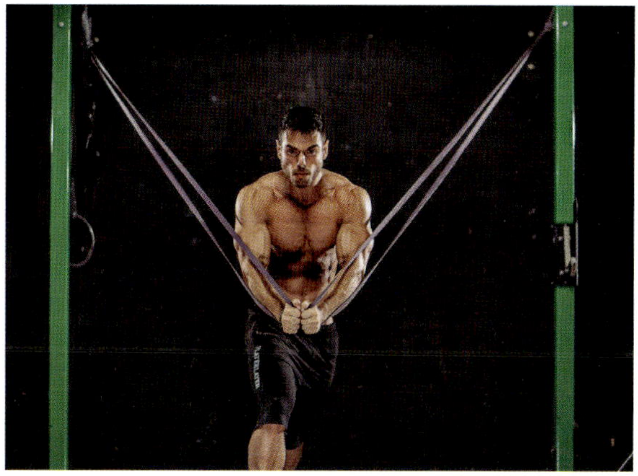

drücken verbessert und ob sie Verbesserungen hinsichtlich ihrer Spitzen- und durchschnittlichen Schnellkraft gemacht hatten.[10]

Dies führte die Forscher zu der Schlussfolgerung: »Das Training mit Resistance-Bändern mag für die Entwicklung der Unter- und Oberkörperkraft und für die Schnellkraft der Beine bei Sportlern, die an Widerstandstraining gewöhnt sind, besser sein als die Verwendung von Freigewichten allein.« Sie fügten hinzu: »Die langfristigen Auswirkungen sind unklar, aber das Training mit Resistance-Bändern leistet kurzfristig einen wesentlichen Beitrag zur Leistungsanpassung routinierter Sportler.«

Auch wenn diese Forschungen dir nicht nahelegen, überall Bänder anzubringen, so unterstützen sie doch die Idee, für kurze Zeit diese Bänder zu benutzen, um dein Training aufzumischen und Plateaus zu überwinden.[11]

Bewegungsradius

Ein weiterer Vorteil der Resistance-Bänder ist ihre Funktionalität. Anders als Gewichte unterliegen sie nicht der Schwerkraft, um für Widerstand zu sorgen, und können stattdessen über verschiedene Bewegungsradien benutzt werden. Das ist für Sportler besonders wichtig, denn es ermöglicht ihnen, unter Widerstand bestimmte Bewegungen über mehr funktionale Bewegungsradien zu trainieren, die diejenigen Radien besser imitieren, die bei sportspezifischen Aktivitäten zum Einsatz kommen.

Wie wichtig diese sportspezifischen Bewegungsradien sind, veranschaulicht eine Studie, die 1998 in einer Ausgabe des *American Journal of Sports Medicine* publiziert wurde. Die Studie berichtet von einer erheblich verbesserten Schulterkraft und höheren Geschwindigkeit beim Aufschlag bei College-Tennisspielern, die mit Elastikbändern trainierten.[12]

Wie du dir vorstellen kannst, wäre es ziemlich schwierig, wenn nicht sogar unmöglich, diese Bewegungen in Kombination mit dem Widerstand nur mit einer Kurzhantel nachahmen zu wollen, und das würde sicherlich nicht die gleichen Resultate liefern. Zudem fanden Forscher der Louisiana State University heraus, dass ein Trainingsprogramm mit Resistance-

Bändern die Muskeln der Rotatorenmanschette bei Baseball-Werfern besser kräftigte als ein Programm mit Freigewichten. Ein Resistance-Band ist auch hier weitaus besser geeignet, den typischen Bewegungsradius des Werfers nachzuahmen, als im Kraftraum mit Kurzhanteln um sich zu werfen.[13]

Im Klartext: Freigewichte können echten Widerstand aufgrund ihrer Schwerkraft nur in der Vertikalen erzeugen. Mit Resistance-Bändern kann man jedoch auch auf horizontaler Ebene trainieren, wodurch man das Schwingen eines Schlägers oder das Werfen eines Balls besser nachahmen kann.

Die Rate der Kraftentwicklung

Die mithilfe von Resistance-Bändern wichtigste Trainingsanpassung ist jedoch die verbesserte Rate der Kraftentwicklung (RDK). Eine Studie des Department of Mechanical Engineering der University of Minnesota, USA, untersuchte, wie Elastikbänder beim Gewichtstraining leistungsbezogene Parameter wie die RDK verbessern konnten.

Die Forscher ließen 20 trainierte Männer Kniebeugen mit Freigewicht – mit oder ohne Elastikbändern – absolvieren. Wie sich herausstellte, hatte sich die RDK unter Verwendung des Elastikbands deutlich erhöht, und die Forscher schlussfolgerten: »Die Ergebnisse legen nahe, dass es vorteilhaft sein kann, Kniebeugen mit Elastikbändern hinsichtlich der Rate der Kraftentwicklung zu absolvieren. Wer als Sportler Probleme mit der Steigerung seiner Rate der Kraftentwicklung hat, sollte diese einfach zu implementierende Trainingsvariante vielleicht in Betracht ziehen.«[14]

Kompensatorische Beschleunigung (bei Kniebeugen)

So wie Andy Bolton hat auch Dr. Fred Hatfield sich die Wissenschaft von der Schnelligkeit für den Kraftaufbau zunutze gemacht. Er war einer der Ersten, der bei Kniebeugen 450 Kilogramm bewältigte, und plädierte dafür, das Tempo bei der Übung zu erhöhen, etwas, das er als »kompensatorisches Beschleunigungstraining« bezeichnete. Bei dieser Trainingsmethode versucht man, das Gewicht während der ganzen Übung so schnell wie möglich zu bewegen. Gemäß der einfachen Gleichung **Kraft = Masse × Geschwindigkeit** bedeutet das: Je mehr man die Übung beschleunigt, desto mehr Kraft kann man in die Bewegung investieren.

Wir müssen also ein leichteres Gewicht schneller bewegen, um die gleiche Kraftleistung zu erreichen, mit der wir ein schweres Gewicht bewegen. Hier die Beschreibung von Dr. Hatfield: »Wenn Sie im unteren Bewegungsbereich einer Übung Kraft für das Heben von eintausend Pfund aufbringen und, wenn sich die Hebelwirkung verbessert, Sie weiterhin mit eintausend Pfund oder weniger trainieren, erreichen Sie nicht so viel, wie Sie eigentlich können. Vielmehr werden Sie feststellen, dass Sie, wenn sich die Hebelkraft verbessert, 1200 Pfund aufbringen können und sogar 1400 Pfund nahe dem oberen Bewegungsbereich. Das Geheimnis besteht jedoch darin, dass Sie so viel Kraft aufbringen, wie Sie möglicherweise für die ganze Übung ausüben können. Das bedeutet, Sie verbringen mehr

Zeit unter maximaler Spannung. Und das bedeutet auch, dass Sie wesentlich schnellere Fortschritte machen werden als sonst.«[15]

Es gibt jedoch ein Problem. Nehmen wir das Kniebeugen als Beispiel. Die meisten Trainierenden lassen die Bewegung aus der Hocke – wo die Hebelkraft nicht so gut ist – langsam angehen. Danach, wenn sie sich dem oberen Bewegungsbereich nähern, beschleunigen sie die Aufwärtsbewegung. Ist das Gewicht leicht genug, fliegt die Hantel infolge des Tempos oben durch die Luft – Verletzungen sind dabei vorprogrammiert.

Deswegen ist die Arbeit des legendären Krafttrainers Louie Simmons im Westside Barbell Gym so wertvoll, weil er den Weg für das Training mit an der Hantel befestigten Elastikbändern bereitete.

Da man beim Training mit einem Band die meiste Kraft am Ende der Übung aufbringt, muss der Sportler seine Bewegung über die ganze Übung beschleunigen. Man kann nicht durch die Übung »wie im Leerlauf gleiten«, dafür ist kein Raum. Vielmehr muss die ganze Zeit mit maximaler Kraft trainiert werden, um die Hantel in Bewegung zu halten. Wenn man also schweres Training mithilfe von Resistance-Bändern absolviert, kann man nicht pausieren, nicht durch die Übung gleiten und sich nicht vor der Übung drücken.

DAS SCHNELLSTE WORKOUT DER WELT (FORTSETZUNG)

WIE MAN EIN GEWICHT 1,3 METER PRO SEKUNDE HEBT

Die Monate vergingen, und ich war jetzt schnell. Zwar nicht so teuflisch schnell wie ein Olympionike, aber schnell genug, um im High Performance Athletics Centre der Loughborough University für eine kleine Überraschung zu sorgen. Aber ich wollte noch mehr Schnelligkeit aufbauen, also riet mir Ashley in das Powerbase Gym auf dem Campus zu gehen und nach Tommy Yule zu fragen.

Tommy ist schwierig zu beschreiben, aber stelle dir einen Hybridmenschen vor, der Genialität, akademisches Wissen und sportliches Training vereinigt. Als er Wettkämpfe im olympischen Gewichtheben bestritt, gewann er fünf Medaillen bei den Commonwealth Games, war britischer Rekordhalter, sechsmaliger britischer Champion und vertrat Großbritannien bei den Olympischen Spielen 2000. Danach trainierte er als Kraft- und Konditionscoach britische Medaillengewinner bei den Olympischen Spielen, den Weltmeisterschaften und den Commonwealth Games. Er hat außerdem einen Magisterabschluss in Ingenieurwissenschaft der University of Oxford.

Aber wie könnte olympisches Gewichtheben meine Schnelligkeit steigern? Gewichtheben gilt eigentlich als ein Sport, der Eisenmonstern vorbehalten ist, die in speziellen Fitnessstudios der ehemaligen Sowjetunion, in China oder in Bulgarien wohnen. Es ist eine ganz be-

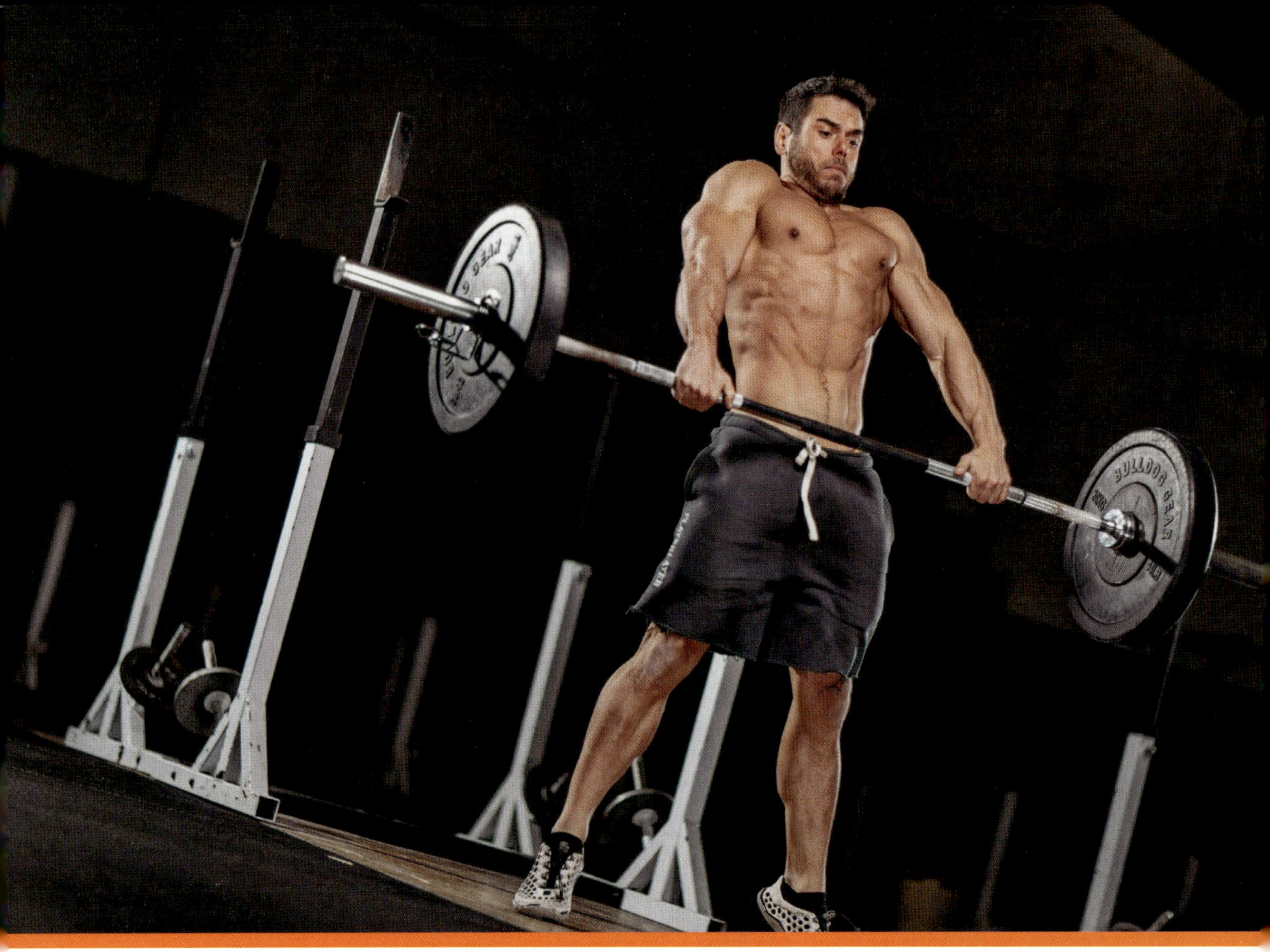

sondere Sportart, die nur wenige praktizieren. Aber wer sich darauf einlässt, den erwarten jede Menge Vorteile. Das jedenfalls habe ich von Tommy gelernt, als er übermenschliche Gewichte über seinen Kopf stemmte.

OLYMPISCHES GEWICHTHEBEN | Ein Überblick

Olympisches Gewichtheben ist einfach zu erklären, aber schwierig zu absolvieren.

Es ist eine Disziplin des Gewichtstrainings, bei der man versucht, das schwerstmögliche Gewicht – mit einer Langhantel und Gewichtsscheiben – über den Kopf zu heben. Man sagt, dass die heutige Variante bis zurück ins Europa des 19. Jahrhunderts reicht. Der erste Champion, Edward Lawrence Levy, gewann 1891 den Weltmeistertitel im Gewichtheben.

Danach war es in verschiedenen Formen Bestandteil der frühen Olympischen Spiele, unter anderem auch als das oft vergessene einarmige Gewichtheben, aber schließlich entschied sich das IOC für die aktuelle Variante. Diese umfasst zwei Wettkampfarten: das Reißen und das Stoßen.

Jeder Sportler hat bei jeder Disziplin drei Versuche; im Anschluss addieren die Punktrichter die Werte aus dem Reißen und dem Stoßen zu einer Gesamtwertung. All das geschieht innerhalb einer bestimmten Gewichtsklasse, was weit entfernt ist vom einarmigen Gewichtheben früher Olympiaden.

Soweit also zur Entstehungsgeschichte dieser uralten Disziplin. Wie aber sieht es mit der Technik aus?

An dieser Stelle sollte ich erwähnen, dass ich das olympische Gewichtheben zwar eifrig betreibe, aber kein Experte bin. Ich nutze es lediglich als Trainingsmittel zur Kraftentwicklung. Um den Bewegungsablauf selbst zu analysieren, wandte ich mich an Sonny Webster, Tommys Schützling im Olympischen Gewichtheben.

Sonny, geboren 1994, ist eine jüngere, stärkere und beweglichere Version meiner selbst. Seine Quadrizepse sind so groß wie Panzerabwehrraketen und 2016 qualifizierte er sich für die Olympischen Spiele. Seine Art des Gewichthebens kann nur als »poetisch kraftvoll« beschrieben werden; deswegen habe ich ihn gebeten, mir zu zeigen, wie man das Reißen und das Stoßen perfekt absolviert.

Das Stoßen

Das Stoßen (eigentlich: das Umsetzen und Stoßen) beginnt mit der ruhenden Langhantel auf dem Boden. Der Athlet muss das Gewicht in zwei Teilabläufen über seinen Kopf bringen. Zuerst muss er die Hantel zu seinen Schultern (das sogenannte Umsetzen) und anschließend zur Hochstrecke (über seinen Kopf, das sogenannte Stoßen) bringen, sodass die Arme ganz durchgestreckt sind. Der gesamte Bewegungsablauf, von dem man annimmt, dass er der beste für die Entwicklung von Kraft, Schnelligkeit und Schnellkraft ist, erfordert einen kräftigen Zug für das Umsetzen: eine mächtige Frontkniebeuge, um aus der Hocke zu kommen. Schließlich folgt das herkulische Stoßen, um die Hantel am Ende über dem Kopf zu halten.

Ausgangsposition

- Füße hüftbreit auseinander und direkt unter die Hantelstange stellen.
- Mit geradem Rücken vorbeugen und die Hantel mit schulterbreitem Griff umfassen.
- Mit den Hüften in Kniebeuge-Position gehen. Rücken gerade halten, die Hüften befinden sich über den Knien, die Arme sind gerade.
- Geradeaus schauen.

Das Hochziehen der Hantel

- Die Bewegung beginnen, indem du die Hantel mithilfe der Beine, der Hüften und des Rückens vom Boden ziehst.
- Hantelstange nah an den Schienbeinen lassen, aber darauf achten, dass sie beim Heben Schienbeine und Knie nicht berührt.
- Passiert die Hantel die Oberschenkel, kann sie diese streifen und leicht berühren.
- Das Hochziehen über die Dreifachstreckung von Knöcheln, Knien und Hüften abschließen, wenn du dich auf die Zehen stellst.

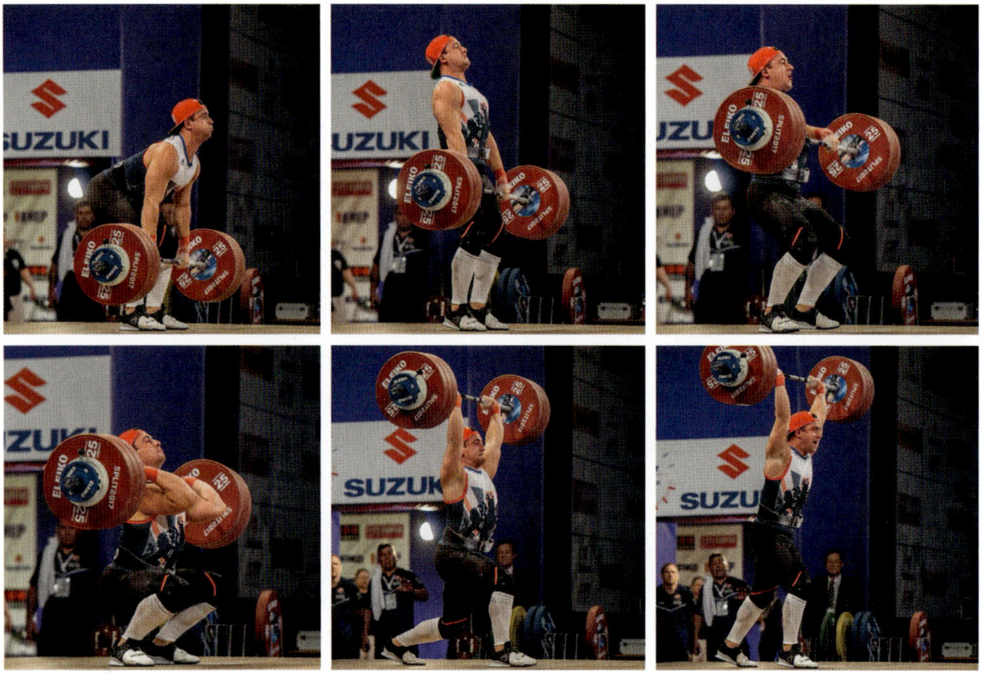

Das Sichern der Hantel

- Der Körper ist jetzt ganz gestreckt.
- Sofort die Schultern hochziehen und unter die Stange »tauchen«. Ziel ist, möglichst schnell unter die Hantel zu kommen.
- So schnell wie möglich ganz in die Hocke gehen, wenn die Stange die Brust passiert.
- Ellenbogen nach vorn stoßen und die Handgelenke drehen.
- Darauf achten, dass die Hantel oben auf den Schlüsselbeinen und den Deltamuskeln zum Liegen kommt.

Der Stand

- Du kannst erst stehen, wenn du die Hantel unter Kontrolle hast.
- Um in den Stand zu kommen, drückst du dich mit den Fersen in den Boden. Viele Sportler gestalten diesen Ablauf zu kompliziert, aber es ist einfach nur eine Front-Kniebeuge. Du musst beachten, dass der Oberkörper sich eventuell leicht nach vorn beugt und die Hüften sich nach hinten verlagern. Wichtig ist jedoch, dass sich die Hantel stets über den Knöcheln befindet, wenn du in den Stand gehst.

Das (Aus)stoßen

- Die Bewegung jetzt zum Abschluss bringen, indem du die Knie und Hüften um fünf bis zehn Zentimeter beugst.

- Als Nächstes so viel Kraft erzeugen wie möglich, indem du kräftig Knie, Hüften und Ellenbogen streckst.
- Die Hantel über den Kopf stoßen und dabei nicht vergessen, den Kopf nach hinten zu neigen, wenn du die Hantel über die Schultern hebst.
- Während die Hantel den Kopf passiert, »spaltest« du die Beine (eins nach vorn, das andere nach hinten).
- Arme (und Hantel) strecken, wenn beide Füße gleichzeitig aufsetzen.
- Wieder eine natürliche Kopfhaltung einnehmen, sodass sich die Hantel direkt über den Ohren (oder etwas dahinter) befindet.
- Füße wieder in eine Linie bringen und hüft- bis schulterbreit stehen.
- Einen aufrechten, kontrollierten und bewegungslosen Stand einnehmen.
- Diese Abfolge ist eine Wiederholung.

Das Reißen

Im Gegensatz zum Stoßen wird das Reißen in einer einzigen Bewegung absolviert. Es gilt als die explosivste und kräftigste Übung, die man im Studio trainieren kann, aber lass dich durch Sonnys riesige Quadrizepse nicht täuschen. Das Reißen ist nicht nur rohe Kraft, sondern erfordert auch Geschick. Und wenn man es perfekt absolviert, sollte die schwere Hantel so leicht aussehen, als würde man nur eine Feder anheben.

Erwähnenswert ist, dass die vermeintliche Leichtigkeit, mit der ein Sportler die Hantel stößt, ein guter Hinweis für sein Geschick beim olympischen Gewichtheben ist. Denk daran: Kraft ist eine bestimmte Fähigkeit, und wie beim Powerlifting gilt auch hier: Es geht nicht darum, was du hebst, sondern wie du es hebst.

Ausgangsposition

- Füße hüft- bis schulterbreit auseinander und unter die Hantelstange stellen.
- Mit geradem Rücken vorbeugen und die Stange mit weitem Griff umfassen. Die Hände sollten etwa 75 Zentimeter und mehr auseinander sein, aber das hängt von deiner Größe und der Beweglichkeit deiner Schultern ab, denn einige Sportler umfassen die Stange an beiden inneren Enden.
- Jetzt in die Hocke gehen; der Rücken ist gerade, die Arme sind gestreckt und die Hüften befinden sich über den Knien. Geradeaus schauen.

Das Hochziehen der Hantel

- Die Bewegung beginnen, indem du mit den Beinen, den Gesäßmuskeln und dem Rücken hebst.
- Hantelstange nah an den Schienbeinen lassen, aber darauf achten, dass sie diese beim Heben nicht berührt.
- Knie meiden, aber auf dem Weg nach oben kann die Hantel die Oberschenkel streifen.

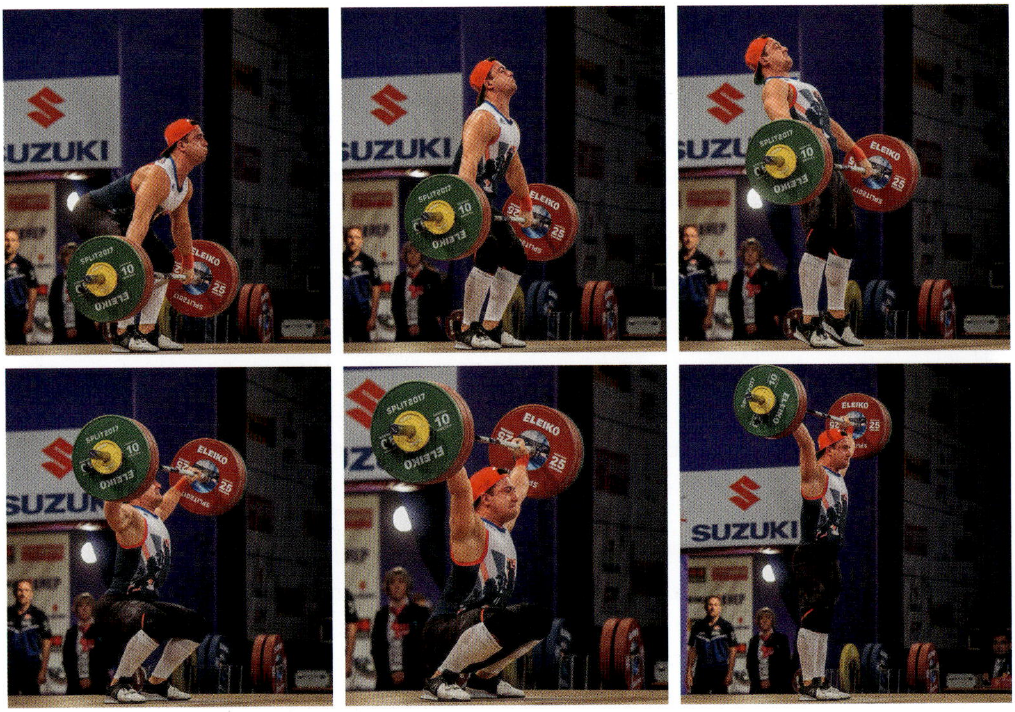

- Das Hochziehen über die Dreifachstreckung von Knöcheln, Knien und Hüften abschließen, wenn du dich auf die Zehen stellst.

Sichern der Hantel

- Da der Rücken jetzt gestreckt ist, ziehst du die Schultern hoch und »tauchst« unter die Stange.
- Ganz in die Hocke begeben.
- Sobald die Hantel den Kopf passiert, drehst du die Handgelenke und drückst die Hantel ganz nach oben. Dies geschieht, indem du mit den Schultern und Trizepsen kräftig drückst – und keine Sorge, wenn die Füße schulterbreit auseinanderspringen.
- Du befindest dich jetzt ganz in der Hocke, mit gestrecktem Oberkörper, gestreckten Armen und der Hantel direkt über oder etwas hinter den Ohren.

Der Stand

- Du kannst erst stehen, wenn die Hantel völlig unter Kontrolle ist.
- Knie und Hüften strecken und darauf achten, dass sich die Hantel stets direkt über Knöcheln und Hüften befindet.
- Einen aufrechten, kontrollierten und bewegungslosen Stand einnehmen.
- Diese Abfolge ist eine Wiederholung.

STÄRKERE MUSKELN

Es gibt in der Skelettmuskulatur zwei Arten von Muskelfasern. Um es noch einmal zu wiederholen: Einmal die Typ-I-Fasern (die langsam zuckenden ST-Fasern) und die Typ-II-Fasern (die schnell zuckenden FT-Fasern), die weiter in Typ-IIa und Typ-IIb unterteilt werden. Letztere kontrahieren schneller und haben eine wesentlich größere Querschnittsfläche. Von diesen Fasern will man, wenn man im Studio mit schweren Gewichten trainiert, viele haben, denn sie sind für die Krafterzeugung zuständig. Wie also entwickelt man diese Fasern? Die Antwort ist einfach: durch olympisches Gewichtheben. Denn Forschungen der University of Memphis in Tennessee, USA, ergaben: »Der Vergleich Wettkampf betreibender Kraftsportler zeigte, dass bei denjenigen, die die schwersten Gewichte heben (90 Prozent ihres Einer-Maximums oder mehr), nämlich Gewichtheber und Powerlifter, vorrangig – anders als bei Bodybuildern – die Typ-II-Fasern wachsen. Diese Daten deuten darauf hin, dass eine maximale Hypertrophie bei Trainingsgewichten auftritt, die zwischen 80 und 95 Prozent des Einer-Maximums liegen.«[16]

Im Hinblick auf die Muskelhypertrophie – eine Zunahme der Größe und des Wachstums der Muskelzellen – stehen Bodybuilder zugegebenermaßen an erster Stelle. Dieselbe Studie konstatierte auch, dass bei Bodybuildern die Hypertrophie »in beiden Muskelfasertypen I und II gleichermaßen« auftrat. Das ist allerdings ein interessanter Aspekt, denn wenn man größere und stärkere Muskeln entwickeln will, indem man die größeren Typ-II-Fasern gezielt strapaziert, könnte das Gewichtheben im olympischen Stil einen wesentlichen Teil des Programms bilden.[17] Das heißt jedoch nicht, dass man den herkömmlichen Trainingsarten für das Muskelwachstum den Laufpass geben sollte, um sich allein auf Reißen und Stoßen zu konzentrieren. Wie Studien zeigen, wird der Körper dadurch nämlich stark belastet, wenn man nicht gerade speziell für Wettkämpfe im olympischen Gewichtheben trainiert.[18] Theoretisch ist es allerdings sinnvoll, diese Technik zu üben und dann diese Übungen ein- oder zweimal ins Training einzubauen.

Anabole (»muskelaufbauende«) Hormone

Das olympische Gewichtheben sorgt für die Produktion von mehr anabolen, »muskelaufbauenden« Hormonen. Laut Wissenschaftlern des Department of Sport and Exercise Science der University of Auckland in Neuseeland führt das kräftige und intensive olympische Gewichtheben zu ähnlichen Höchstkonzentrationen von Testosteron und des Wachstumshormons, wie sie durch starkes Bodybuilding-Training erreicht werden.[19]

Dies wird von Forschungen gestützt, die am Institute of Biomedical Engineering des Imperial College in London durchgeführt wurden. Es wird berichtet, dass es einen direkten Zusammenhang zwischen starken Konzentrationssteigerungen bei anabolen Hormonen und dem Einer-Maximum bei Olympia-Gewichthebern gibt.[20] Aber noch einmal: Das soll nicht heißen, dass, wenn du Woche für Woche das Stoßen mit 100 Kilo und mehr praktizierst, du ständig wie ein anabol vollgetankter Muskelmann mit erhöhtem Testosteronspiegel durch die Gegend läufst. Erinnerst du dich an das Gesetz der progressiven Leistungssteigerung? Das könnte dann die Erschöpfungsphase sein, die nur darauf wartet, endlich aufzutreten.[21] Aber die gelegentliche Einbindung von Übungen im olympischen Stil – ein- oder zweimal in der Woche – hat gezeigt, dass der Körper dadurch einen natürlichen anabolen Hormonschub bekommt.

ZWÖLFWÖCHIGES WORKOUT FÜR SCHNELLIGKEIT UND SCHNELLKRAFT

DIE BEDEUTUNG VON WIEDERHOLUNGEN UND GEWICHTEN

Wenn du auf Schnelligkeit trainierst, verändert sich alles: Gewichte, Wiederholungen, Pausen und Sätze. Dies ist ein wichtiger feiner Unterschied, denn Kraft und Schnelligkeit stehen im umgekehrten Verhältnis zueinander: Wenn du die Hantel mit mehr Gewicht belädst, erhöht sich die Kraftentwicklung, aber die Geschwindigkeit, mit der du das Gewicht hebst, verringert sich (siehe die Grafik auf der gegenüberliegenden Seite).

Maximales Krafttraining

Das Training in diesem Bereich bedeutet schweres Training! Denn wie wir wissen, bezeichnet Maximalkraft die Höhe des Kraftausstoßes, die durch eine bestimmte Übung erzeugt wird, beispielsweise durch Kniebeugen, Bankdrücken und Kreuzheben mit 90 bis 100 Prozent deines Einer-Maximums.

Kraft-Schnelligkeitstraining

In diesem Bereich trainiert der Sportler mit weniger Gewicht als beim Training auf Maximalkraft, bewegt es aber in einem höheren Tempo, zum Beispiel beim Reißen und Stoßen mit 80 bis 100 Prozent des Einer-Maximums.

Training für höchste Schnellkraft

Hier trainieren wir schwer und schnell! Die Übungen dienen dazu, größtmögliche Schnellkraft zu generieren: die meiste Kraft in kürzester Zeit. Dazu gehören Übungen wie das Hochziehen der Hantel beim Stoßen, Sprungkniebeugen und das Werfen von Medizinbällen mit 30 bis 80 Prozent des Einer-Maximums.

Schnelligkeits-Krafttraining

In diesem Bereich trainieren wir auf Schnelligkeit, aber mit Gewicht! Ziel ist es, das Gewicht schneller zu bewegen als beim Kraft-Schnelligkeitstraining, etwa bei plyometrischen Übungen wie hohen Hürdensprüngen und Sprungkniebeugen mit leichtem Gewicht mit 30 bis 80 Prozent des Einer-Maximums.

Training für maximales Tempo

Jetzt wollen wir Körper, Muskeln und Gelenke so schnell bewegen wie möglich. Diese Art des Trainings kann sehr sportspezifisch sein, aber nehmen wir das Sprinten als Beispiel. Wenn du 100 Meter so schnell wie möglich läufst, tust du das mit hundertprozentiger Höchstgeschwindigkeit. Absolvierst du den gleichen 100-Meter-Sprint aber bergab und daher mit »äußerer« Unterstützung (bekannt als »supramaximale Sprints«), läufst du ober-

DIE KRAFT-GESCHWINDIGKEITSKURVE

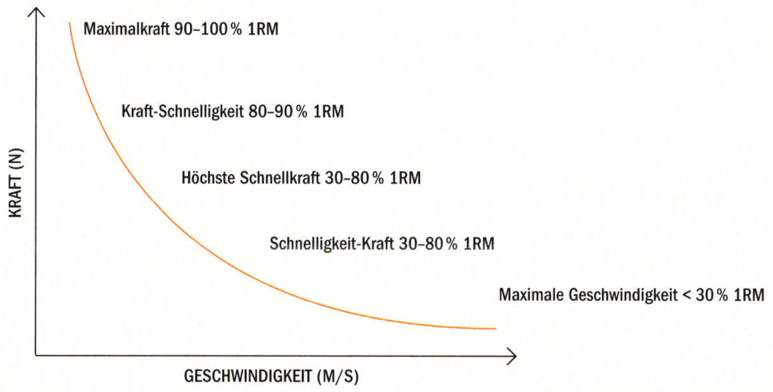

halb deiner hundertprozentigen Maximalgeschwindigkeit. In diesem Bereich trainierst du mit weniger als 30 Prozent des Einer-Maximums.

DIE BEDEUTUNG VON SCHNELLIGKEIT, KRAFT UND GEWICHT

In welchem Bereich der Grafik solltest du also trainieren?

Die Antwort lautet: in allen. Diese verschiedenen Trainingsbereiche sind nur Richtlinien für unterschiedliche Intensitäten und können auf die Bedürfnisse des jeweiligen Sportlers angeglichen werden. Sie wurden von Coaches für Schulungszwecke entwickelt, um die Auswirkung verschiedener Übungen und Intensitätsgrade auf die sportliche Leistung zu zeigen.

Wie lange Sportler auf jeder Trainingsstufe bleiben, hängt von drei Faktoren ab:

- **Das Level bei Trainingsbeginn:** Wenn du Trainingsanfänger bist, musst du mehr Zeit für den Aufbau besserer Kraft investieren, bevor du dein Tempo steigerst. Denn Kraft ist eng mit Schnellkraft verbunden, und Kraftverbesserungen können bei einem Anfänger ebenfalls seine Schnelligkeit verbessern.
- **Bestimmte Sportarten:** Deine Sportart bestimmt, welche Kraft- oder Schnelligkeitsqualitäten du benötigst. Das ist eigentlich selbstverständlich, aber ein Rugbyspieler braucht mehr Krafttraining als ein Fußballspieler. Das bedeutet jedoch nicht, dass ein Fußballspieler nicht auch seine Kraft verbessern sollte. Die Aufgabe eines Kraft- und Konditionstrainers besteht auch darin, das Training eines Sportlers zu analysieren und ein entsprechendes Programm zu erstellen.
- **Vor und während der Saison:** Das hängt wieder von der jeweiligen Sportart und dem jeweiligen Sportler ab. In der Vorbereitungsphase sollte man allgemein mehr Wert auf den Kraftaufbau legen. Während der Saison sollte ein spezifischerer Ansatz gewählt werden und die Schnelligkeit im Vordergrund stehen.

Es gilt: Alle Sportler sollten entlang der Kraft-Geschwindigkeitskurve trainieren.

Trainingsnotizen

- Die Trainingseinheiten dieses Workouts sind gemäß der Biomechanik unterteilt. Das heißt, du absolvierst deine Drück-, Zieh- und Unterkörperübungen in verschiedenen Sessions.
- Jedes Workout beinhaltet die grundlegenden Powerlifting-Übungen; diese bilden das »Rückgrat« des Programms.
- Die Wiederholungszahl ist niedrig gehalten, mit jeweils langer Pause zwischen den Sätzen.
- Dies gewährleistet genug Erholungszeit, also wird jede Übung so schnell und so kräftig wie möglich absolviert.

Über den Trainingsplan:

- Das 3-Tage-Hybridprogramm mit Powerlifting und ballistischem Training
  - wird von der 1. bis zur 4. Woche absolviert
  - und kombiniert normales Krafttraining mit ballistischen Würfen und Sprüngen.
- Das 3-Tage-Hybridprogramm mit Powerlifting und Resistance-Bändern
  - wird von der 5. bis zur 8. Woche absolviert
  - und kombiniert normales Krafttraining mit Resistance-Bändern.
- Das 3-Tage-Hybridprogramm mit Powerlifting und olympischem Gewichtheben
  - wird von der 9. bis zur 12. Woche absolviert
  - und kombiniert normales Krafttraining mit olympischem Gewichtheben.

Dieses Workout eignet sich optimal für jeden Sportler, der ein solides Programm zur Kraft- und Schnelligkeitskonditionierung absolvieren möchte.

	3-TAGE-PROGRAMM	3-TAGE-PROGRAMM	3-TAGE-PROGRAMM
	WOCHE 1–4	**WOCHE 5–8**	**WOCHE 9–12**
SCHWERPUNKT	Üben der Technik Kombiniere normales Krafttraining mit ballistischen Würfen und Sprüngen.	Üben der Technik Kombiniere normales Krafttraining mit Resistance-Bändern.	Üben der Technik Kombiniere normales Krafttraining mit olympischem Gewichtheben.
WORKOUT	**Montag:** Drückübungen **Dienstag:** Ruhetag **Mittwoch:** Unterkörper **Donnerstag:** Ruhetag **Freitag:** Ziehübungen **Samstag:** Ruhetag **Sonntag:** Ruhetag	**Montag:** Drückübungen **Dienstag:** Kreuzheben **Mittwoch:** Unterkörper **Donnerstag:** Ruhetag **Freitag:** Ziehübungen **Samstag:** Ruhetag **Sonntag:** Ruhetag	**Montag:** Drückübungen **Dienstag:** Kreuzheben **Mittwoch:** Unterkörper **Donnerstag:** Ruhetag **Freitag:** Ziehübungen **Samstag:** Ruhetag **Sonntag:** Ruhetag
HAUPTZIEL	Verbesserung und Verfeinerung der Technik sowie Steigerung der Rate der Kraftentwicklung (RDK) durch das Hybridprogramm mit Powerlifting- und ballistischen Übungen.	Verbesserung und Verfeinerung der Technik sowie Steigerung der RDK durch das Hybridprogramm mit Powerlifting-Übungen und Resistance-Band mit zunehmendem Widerstand.	Verbesserung und Verfeinerung der Technik sowie Steigerung der RDK durch das Hybridprogramm mit Powerlifting-Übungen und olympischem Gewichtheben.

3-TAGE-HYBRIDPROGRAMM MIT POWERLIFTING UND BALLISTISCHEM TRAINING

Dieses Workout verbindet Kraft- und Schnelligkeitstraining.

Es wurde durch die weiter oben genannten Forschungen angeregt und verschmilzt sie mit meinen Trainingserfahrungen, die ich an der Brunel University und an der Loughborough University, aber auch im Kraftraum in Leeds mit Andy Bolton gesammelt habe. Es kombiniert herkömmliches Krafttraining mit Schnelligkeitstraining und umfasst maximales Krafttraining, Kraft-Schnelligkeitstraining, Training für höchste Schnellkraft, Schnelligkeits-Krafttraining und Training für maximales Tempo.

Es dient dazu, neuro-muskuloskelettale Anpassungen herbeizuführen, um dich zu einem schnelleren und kräftigeren Sportler zu machen.

WOCHE 1–4 | MONTAG: DRÜCKÜBUNGEN

Übung	Wiederh.	Sätze	Pause	Einer-Maximum in %	Focus
Medizinball-Würfe	5	3	120 Sekunden	30–60 %	Schnelligkeit/Kraft
Plyometrischer Liegestütz	8	5	120 Sekunden	30–80 %	Höchste Schnellkraft
Bankdrücken	5	5	120 Sekunden	90 %	Kraft
Umsetzen, gefolgt von Schulterdrücken mit Schwung	8	3	120 Sekunden	80–90 %	Schnelligkeit/Kraft

WOCHE 1–4 | MITTWOCH: UNTERKÖRPER

Übung	Wiederh.	Sätze	Pause	Einer-Maximum in %	Focus
Tiefsprung	5	3	120 Sekunden	30–60 %	Schnelligkeit/Kraft
Sprungkniebeuge mit Zusatzgewicht	8	5	120 Sekunden	30–80 %	Höchste Schnellkraft
Kniebeugen	5	5	120 Sekunden	90 %	Kraft
Gewichtsschlitten schieben	8	3	120 Sekunden	80–90 %	Schnelligkeit/Kraft

WOCHE 1–4 | FREITAG: ZIEHÜBUNGEN

Übung	Wiederh.	Sätze	Pause	Einer-Maximum in %	Focus
Reifenkippen	5	3	120 Sekunden	30–60 %	Schnelligkeit/Kraft
Medizinballwürfe über Kopf nach hinten	8	5	120 Sekunden	30–80 %	Höchste Schnellkraft
Kreuzheben	5	5	120 Sekunden	90 %	Kraft
Dynamisches, vorgebeugtes Rudern	8	3	120 Sekunden	80–90 %	Schnelligkeit/Kraft

DAS 3-TAGE-HYBRIDPROGRAMM MIT POWERLIFTING UND RESISTANCE-BÄNDERN

Wir sind jetzt bereit, die Kraft der Resistance-Bänder zu nutzen.

Dieses Workout, basierend auf Fachkenntnissen und der Verwendung von elastischen Gummibändern, wurde erstellt, um für eine andere Art zunehmenden Widerstands in deinem Training zu sorgen. Es soll dir helfen, Trainingsplateaus hinsichtlich deiner Schnellkraft, Kraft und Schnelligkeit zu überwinden, um schließlich deine RDK zu steigern, indem du deine Muskeln auf neue Weise stärker als üblich belastest.

Mit den Bändern lässt sich auch wesentlich funktionsgerechter trainieren als mit herkömmlichem Gewichtstraining allein.

WOCHE 5–8 | MONTAG: DRÜCKÜBUNGEN

Übung	Wiederh.	Sätze	Pause	Einer-Maximum in %	Focus
Liegestütz mit Resistance-Band	8	3	120 Sekunden	80–90 %	Schnelligkeit/Kraft
Bankdrücken	5	5	120 Sekunden	90 %	Kraft
Fliegen mit Resistance-Band	12	3	120 Sekunden	80 %	Kraft*
Frontheben mit Resistance-Band	12	3	120 Sekunden	80 %	Kraft*
Trizepsdrücken mit Resistance-Band	8	3	120 Sekunden	80–90 %	Kraft/Schnelligkeit*

WOCHE 5–8 | MITTWOCH: UNTERKÖRPER

Übung	Wiederh.	Sätze	Pause	Einer-Maximum in %	Focus
Box-Jumps mit Gewichtsweste	8	5	120 Sekunden	30–80 %	Höchste Schnellkraft
Beinpresse	5	5	120 Sekunden	90 %	Kraft
Ausfallschritte mit Zusatzgewicht	10	5	120 Sekunden	80 %	Kraft
Standard-Kniebeugen mit Resistance-Band	8	3	120 Sekunden	80–90 %	Kraft*

WOCHE 5–8 | FREITAG: ZIEHÜBUNGEN

Übung	Wiederh.	Sätze	Pause	Einer-Maximum in %	Focus
Klimmziehen mit Resistance-Band	5	3	120 Sekunden	30–60 %	Kraft*
Kreuzheben	5	5	120 Sekunden	90 %	Kraft
Langhantel-Curl mit Resistance-Band	12	3	120 Sekunden	80 %	Kraft*
Einarmiger Bizeps-Curl mit Resistance-Band	12	3	120 Sekunden	80 %	Kraft*

* Zunehmender Widerstand

3-TAGE-HYBRIDPROGRAMM MIT POWERLIFTING UND OLYMPISCHEM GEWICHTHEBEN

Das olympische Gewichtheben ist aus zwei Gründen in dieses Workout aufgenommen worden:

1. Um schwache Glieder in der kinetischen Kette aufzuzeigen

Nehmen wir mal an, du beherrschst das Kreuzheben und sogar das Kniebeugen ganz gut, nicht aber das Reißen, denn hier müssen alle Gelenke und Muskeln optimal Feuer geben, um eine Wiederholung zu meistern.

2. Um den Körper auf die Rekrutierung/Aktivierung der motorischen Einheiten vorzubereiten

Die starke Rekrutierung der motorischen Einheiten eines Muskels, die für olympisches Gewichtheben erforderlich ist, bereitet den Körper, die Muskeln und die Gelenke darauf vor, schweres Kreuzheben oder schwere Kniebeugen zu absolvieren.

Du kannst dir natürlich ein Programm zusammenstellen, das ausschließlich darauf abzielt, das Stoßen und Reißen zu verbessern. Aber das Gute an diesem Workout ist, dass das Gewicht weniger wichtig ist als die körperliche Reaktion, die wir von diesem Training erwarten, nämlich, dass du schneller und kräftiger wirst.

WOCHE 9–12 | MONTAG: DRÜCKÜBUNGEN

Übung	Wiederh.	Sätze	Pause	Einer-Maximum in %	Focus
Stoßen mit Ausfallschritt	5	3	120 Sekunden	30–60 %	Schnelligkeit/Kraft
Bankdrücken	5	5	120 Sekunden	90 %	Kraft
Langhantel-Drücken im Stehen	12	3	120 Sekunden	80 %	Kraft
Trizepsdrücken mit Resistance-Band	12	3	120 Sekunden	80 %	Kraft*

WOCHE 9–12 | MITTWOCH: UNTERKÖRPER

Übung	Wiederh.	Sätze	Pause	Einer-Maximum in %	Focus
Tiefsprung	5	3	120 Sekunden	30–60 %	Schnelligkeit/Kraft
Front-Kniebeugen	5	5	120 Sekunden	90 %	Kraft
Sprungkniebeuge mit Zusatzgewicht	8	5	120 Sekunden	30–80 %	Höchste Schnellkraft
Ausfallschritte mit Gewicht über dem Kopf	12	3	120 Sekunden	80 %	Kraft

WOCHE 9–12 | FREITAG: ZIEHÜBUNGEN

Übung	Wiederh.	Sätze	Pause	Einer-Maximum in %	Focus
Reißen	5	3	120 Sekunden	30–60 %	Schnelligkeit/Kraft
Kreuzheben	5	5	120 Sekunden	90 %	Kraft
Schulterheben mit Langhantel im Sprung	5	3	120 Sekunden	30–60 %	Schnelligkeit/Kraft
Klimmziehen mit Resistance-Band	5	3	120 Sekunden	30–60 %	Kraft*
Langhantel-Curl mit Resistance-Band	12	3	120 Sekunden	80 %	Kraft*

* Zunehmender Widerstand

KAPITEL 9
VERBESSERUNG DER AUSDAUER

> »AUSDAUER IST EINE DER SCHWIERIGSTEN DISZIPLINEN, DOCH WER ÜBER SIE VERFÜGT, WIRD LETZTLICH DEN SIEG DAVONTRAGEN.«
>
> BUDDHA

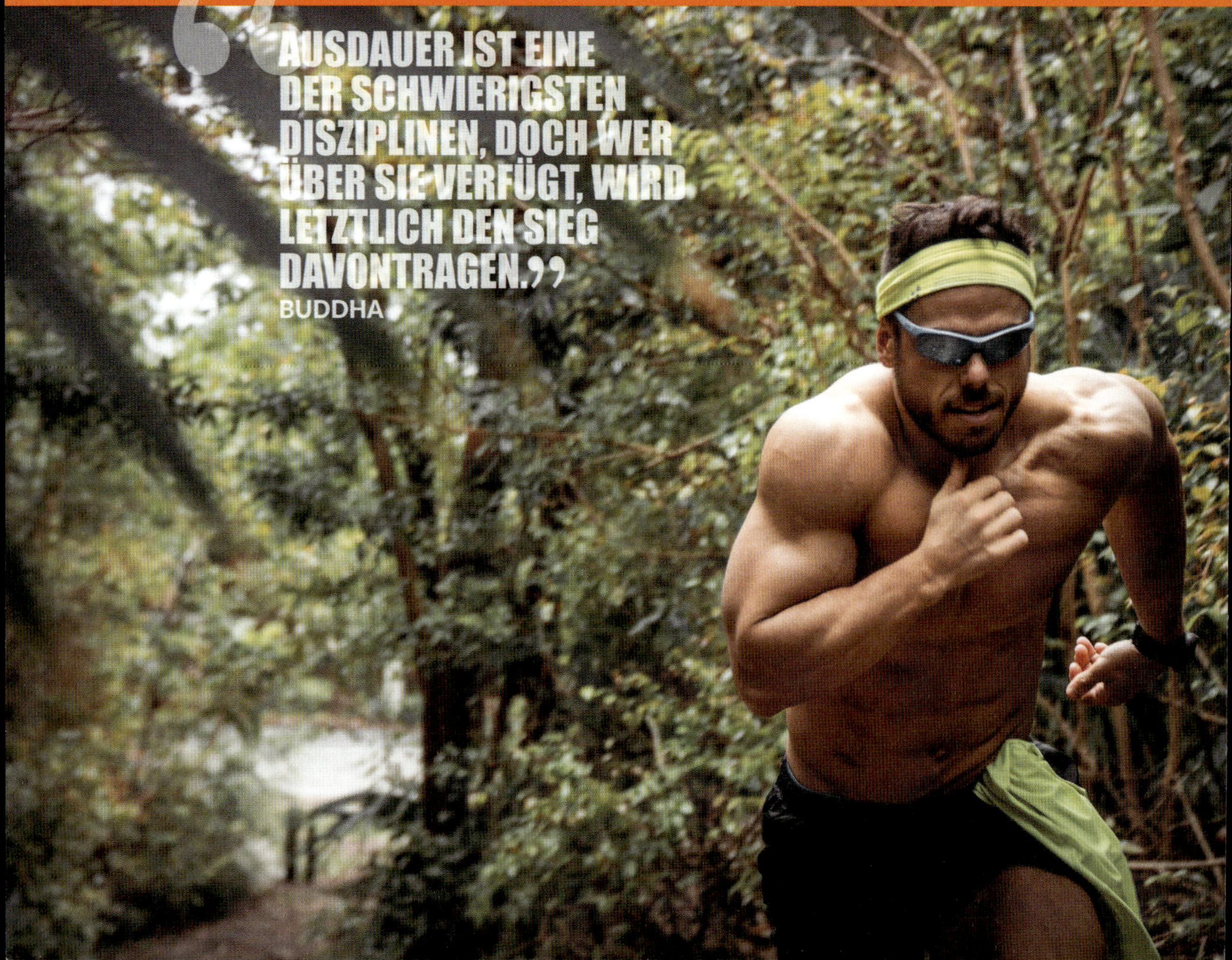

DIE KUNST DES DURCHHALTENS

»Morgen ist ein neuer Tag, und es wird einen weiteren Kampf geben.«

SEBASTIAN COE

Mit meinen 1,78 Metern und meinen kurzen Gliedmaßen war ich nicht dazu bestimmt, olympisches Gold im Rudern zu gewinnen. Und das Verhältnis meiner 95 Kilo zur Schwerkraft würde auch nicht dazu beitragen, bei der Tour de France im Gelben Trikot zu fahren oder beim London-Marathon unter die ersten zehn Plätze zu kommen. Was mir jedoch an natürlichem Talent fehlte, machte ich durch grenzenlosen Enthusiasmus wett.

Warum ist das von Bedeutung? Weil ich all das, was du in diesem Kapitel lesen wirst, gelernt habe. Es bedarf keinerlei genetischen Vorteils oder einer bestimmten physiologischen Veranlagung, um gut in Ausdaueraktivitäten zu sein. Wenn ich also mit meinem stattlichen kleinen Körper die Kunst des Durchhaltens erlernen kann, kannst du das auch.

Unter Anwendung der hier vorgestellten Prinzipien kannst du länger laufen, rudern, schwimmen und Rad fahren, als du es je für möglich gehalten hast. Beginnen wir also damit, zunächst die Fakten von den Märchen über die Ausdauer zu trennen.

AUSDAUER | Fakten contra Fiktion

Es gibt keine ultimative Methode, Ausdauer zu trainieren.

Deswegen haben auch Wissenschaftler des Department of Sport, Health and Exercise Science der University of Hull, England – nachdem sie Tausende Studien aus jahrelanger Forschung analysiert hatten – konstatiert, dass es keinen allgemein anerkannten Konsens über die beste Trainingsweise für Ausdauer gibt. Sie schlussfolgerten: »Es gibt nicht genügend direkte wissenschaftliche Beweise, um Trainingsempfehlungen aufgrund der begrenzten Forschungslage zu formulieren.«[1]

Ausdauer ist im Grunde eine Kunstform und keine exakte Wissenschaft. Die Fähigkeiten und das Durchhaltevermögen der weltbesten Athleten bleiben im Dunkeln. Natürlich gibt es Allgemeinplätze und Geheimnisse, die man miteinander teilt, aber es gibt keinen festgelegten Plan. Deshalb unternahm ich ein achtjähriges Experiment, um diese »begrenzte Forschungslage« genauer zu untersuchen; ich lebte und lernte von jenen Männern und Frauen, die diese Kunst perfektioniert hatten. Dieses Kapitel schildert Reisen von den afrikanischen Ebenen Namibias bis zu den schroffen Bergen von Keswick im englischen Lake District, und es endet im kultigen Ruderclub der Cambridge University.

Waren die zurückgelegten Kilometer eine harte Angelegenheit? Ja! Habe ich unheimlich viel gegessen? Absolut! Doch ich habe meine Lungenkapazität, mein Basislaktat und meine Bewegungseffizienz enorm verbessert. Ich konzipierte die Prioritätenpyramide für Ausdauer, um an Marathons, Triathlons und Hindernisrennen auf der ganzen Welt teilzunehmen – manchmal auch mit Bäumen und Autos im Schlepptau.

Die Prioritätenpyramide der Ausdauer

Der Aufbau immerwährender Ausdauer ist einfach in der Theorie, aber schwierig in der Praxis.

Für die meisten Ausdauersportarten geschieht das in fünf Schritten: Verbesserung der körperlichen Bewegungsmechanik, Versorgung mit Energie, Aufbau der Trainingsbeständigkeit, Steigerung des Trainingspensums und der -intensität. Diese fünf Punkte stehen in einem komplexen Zusammenhang zueinander, und man kann sein Ausdauerpotenzial nicht erreichen, wenn man nicht jeden einzelnen Punkt realisiert und nicht versteht, wie er mit den anderen zusammenhängt.

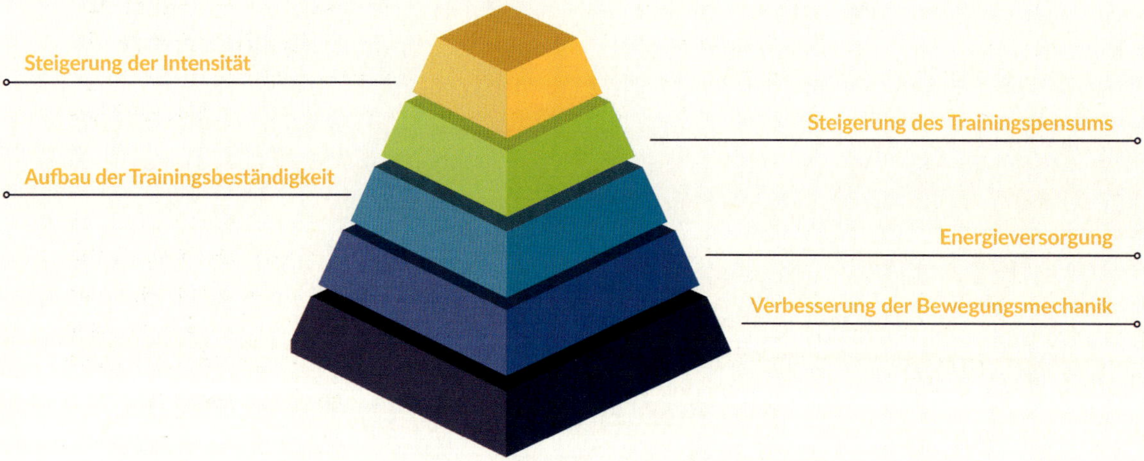

Wie ist die Pyramide zu nutzen?

Die Pyramide zeigt einen hierarchischen (stufenweisen) Weg auf, um zu veranschaulichen, auf was du dich einzustellen hast.

- Die unteren Elemente machen den größten Unterschied zu deiner Ausdauer aus.
- Die oberen Elemente leisten einen bedeutenden Beitrag zu deiner Ausdauer.

Der oberste Teil der Pyramide (und überhaupt aller Pyramiden) ist eigentlich unendlich und entwickelt sich immer weiter. Deswegen sind sie nach oben hin alle offen und werden vielleicht nie eine Spitze haben, denn das Verständnis und die Erforschung unseres Körpers sollten nie eine Obergrenze haben oder abgeschlossen werden.

Verbesserung der Bewegungsmechanik

Mechanik meint eigentlich die Technik und Fähigkeit, sich allgemein richtig zu bewegen. Ob Laufen, Rudern, Schwimmen oder Radfahren: Man muss lernen, sich bei diesen Sportarten – beruhend auf den Erkenntnissen in Wissenschaft und Forschung – möglichst effizient und effektiv zu bewegen. Außerdem sollte man von Experten und Champions lernen und diese Erkenntnisse in Relation zur eigenen Größe, zum eigenen Gewicht, zur Länge der Gliedmaßen und der biologischen Individualität setzen.

Energieversorgung

Ausdauer und »Treibstoff« hängen sehr eng miteinander zusammen. Du kannst vielleicht aufgrund einer guten Bewegungsmechanik ausgezeichnet laufen, schwimmen oder Rad fahren. Aber du wirst nicht gut laufen, schwimmen oder Rad fahren, wenn dir nicht eine gute »Treibstoffauswahl« zur Verfügung steht. Daher stellt die Fakultät für Ernährung der University of California infolge der dort durchgeführten Forschungen fest: »Die Ernährungsweise in den vier Stunden vor einem Wettkampf kann einen großen Einfluss auf die Leistung haben.«[2]

Aufbau der Trainingsbeständigkeit

Der Aufbau der Trainingsbeständigkeit funktioniert wie das Festhalten an einer Ernährungsweise in Kapitel 6. Die Ausübung der Bewegungsmechanik muss konsequent verfolgt werden. Wenn du nur ein paarmal im Monat schwimmst, ruderst oder Rad fährst oder ganz damit aufhörst, ist es mit deiner aufgebauten Effizienz vorbei. Unterschätze daher nie – wie bei einem Ernährungsplan –, wie wichtig es ist, einfach nur an etwas dranzubleiben.

Steigerung des Pensums

Deine Bewegungsmechanik verbesserst du, indem du dich viel bewegst – so einfach ist das. Kurzes und intensives Explosivtraining (wir werden darüber im Abschnitt »Polarisiertes Training: 80/20« sprechen) ist eine gute Sache. Du entwickelst allerdings nur dann eine spritzige und effiziente Technik, wenn du die Distanz oder die Dauer deines Workouts verlängerst.

Steigerung der Intensität

Das Gesetz der progressiven Leistungssteigerung lehrt uns, dass Stress und Stimuli entscheidend für die körperlichen Anpassungen sind. Deshalb musst du, sobald du deine Bewegungsmechanismen beständig und mit erhöhtem Pensum trainierst und dich ausreichend mit Energie versorgst, als Nächstes die Intensität deines Workouts erhöhen, damit die Belastung und die Anreize Beine, Lunge, Herz und Körper als Ganzes dazu veranlassen, sich an das Ausdauertraining anzupassen.

DAS ÄLTESTE RENNEN DER WELT | Namibia

LAUFEN, UM ZU ESSEN

»Jeden Morgen wacht in Afrika eine Gazelle auf … Sie weiß, dass sie schneller als der schnellste Löwe laufen muss, sonst wird sie getötet. Jeden Morgen wacht in Afrika auch ein Löwe auf. Er weiß, dass er schneller laufen muss als die langsamste Gazelle, sonst wird er verhungern. Es spielt keine Rolle, ob du ein Löwe oder eine Gazelle bist: Wenn die Sonne aufgeht, fängst du am besten an zu laufen.«[3]

CHRISTOPHER McDOUGALL

Der Stamm der Ju-Wasi hat ein übermenschliches Durchhaltevermögen entwickelt. Wie? Die Menschen dieses Stammes leben seit Tausenden von Jahren als Jäger und Sammler, und die bis heute gründlichste Analyse afrikanischer DNA zeigt, dass sie wahrscheinlich zur ältesten Bevölkerung der Erde gehören. Daher haben sie die Kunst der Ausdauer länger perfektioniert als jede andere Zivilisation:[4] nicht um Medaillen zu gewinnen, nicht um Rekorde aufzustellen, sondern um ihr Überleben in einem der rauesten Klimata der Erde sicherzustellen. Einen Marathon am Tag bei 39 Grad auf Sand zu laufen, mit kaum Verpflegung oder Wasser, und dabei Tiere bis zu deren Erschöpfung zu verfolgen und zu jagen, ist legendär.

So etwas nennt man »Ausdauerjagd«. Dabei jagt man ein Tier so lange, bis es zusammenbricht und dann zum Abendessen auf dem Teller landet. Waffen sind nicht nötig. Man braucht lediglich Geduld, jahrelange Erfahrung in Sachen Spurensuche im afrikanischen Busch und ein tiefes Verständnis für den Kampf zwischen menschlicher und tierischer Ausdauer.

Bei mir war nichts von alldem vorhanden, aber als mein Körper sich unter der glühenden Sonne Afrikas einer Ernährung mit Wildschwein, Beeren und faserigem Knollengemüse anpasste, lernte ich Lektionen, die ich seitdem bei jedem Marathon, jedem Triathlon und jedem Hindernisrennen angewendet habe. Tag für Tag, Meile für Meile und Schritt für Schritt.

DER SCHLECHTESTE BUSCHMANN DER WELT

Der 1. August 2008 war ein Tag, den mein Magen und meine Füße nie vergessen werden.

Ich war mal wieder auf Reisen. Diesmal damit beauftragt, das Leben der San-Buschmänner in den von der Sonne versengten Ebenen im afrikanischen Namibia zu dokumentieren. Die Mitglieder der San, eine der besten Zivilisationen von Jägern und Sammlern, die je gelebt hat, saßen gerade um ein Lagerfeuer, brühten Tee und besprachen die heutige Jagd.

Sie unterhielten sich in einer alten Sprache, die aus Klicklauten besteht, und zeichneten mit einem Stock Karten in den Sand, sodass ich keine Ahnung hatte, was sie sagten. Aber die gelegentlichen Gesten in meine Richtung gaben mir zu verstehen, dass sie wohl planten, was denn mit dem kleinen, untersetzten und übergewichtigen Praktikanten der San-Buschmänner anzustellen sei, den sie gerade aufgenommen hatten.

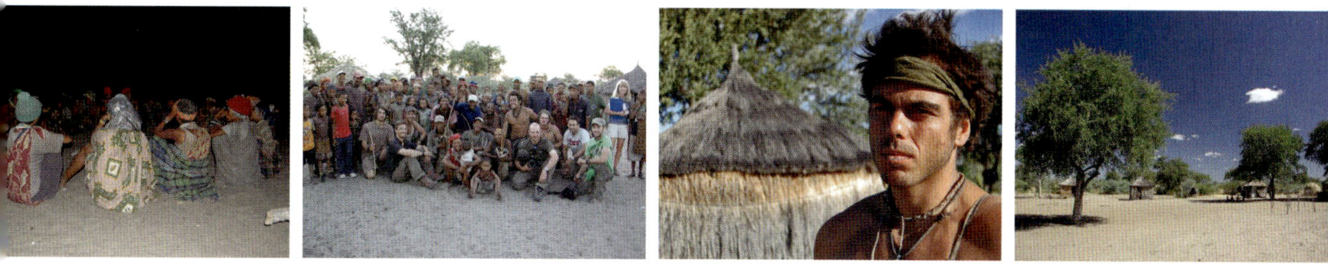

Meine neue Familie der San-Buschleute

Das konnte ich ihnen auch nicht übelnehmen. Ich muss wirklich befremdlich ausgesehen haben. Ich hatte mir seit sieben Monaten die Haare nicht geschnitten, sprach kein Wort Afrikaans und wog 30 Kilo mehr als ihre schwersten Stammesmänner. Gut möglich, dass ich der schlechteste Möchtegern-Buschmann war, den sie je gesehen hatten.

Was mir jedoch an Fähigkeiten und Fertigkeiten fehlte, die für das Leben im Busch notwendig sind, machte ich dadurch wett, dass ich bereit war, mich ganz diesem Leben anzupassen, um akzeptiert zu werden. Daher tauchte ich, kurz nach meinem Eintreffen, aus der mit Schlamm gebauten Hütte auf und trug nicht mehr als ein Paar selbst gemachte Flipflops und einen traditionellen stammestypischen »Tanga«, der so gerade eben meinen Penis bedeckte.

Erpicht darauf, mich zu integrieren, schien es, wie ich fand, halbwegs zu funktionieren. Das sprichwörtliche Eis war gebrochen. Nie zuvor hatten meine Genitalien einen solchen stürmischen Applaus bekommen. Ich wurde eingeladen, mich zu den Stammesmännern zu setzen. Ich nahm dankend an und ließ mich vorsichtig auf dem heißen Sand nieder.

Mein Erfolg war jedoch nur von kurzer Dauer. Die Sprachbarriere erwies sich als sehr nachteilig, denn sobald das Erstaunen über meinen hellen weißen Hodensack, der für die San etwas völlig Neues war, zum Erliegen kam, gab es kaum etwas zu tun. Die einzige andere Möglichkeit, den Respekt – ohne jegliche Kommunikationsmittel – meiner Gastgeber zu bekommen, war das Jagen.

Jage schnell. Jage zügig. Jage weit.

Einige Momente später hatte ich meine Chance. Es war Essenszeit, und als man mir ein Messer und eine Wasserflasche in die Hände drückte, war mir klar, dass ich mit zum »Einkaufen« musste. Angeleitet, »gemächlich so viel Wasser zu trinken, wie gewünscht«, tat ich, was man mir sagte und füllte danach meine 800-Milliliter-Flasche wieder randvoll auf. Es war sieben Uhr morgens, es wurde wärmer und ich hatte keine Ahnung, wann ich wieder frisches Wasser bekommen würde.

Um jedoch meine Bereitschaft zu zeigen – und, ehrlich gesagt, um auch nicht nervös zu wirken –, sprang ich auf die Füße. Ich begann, auf meinen Zehen zu hüpfen wie ein Boxer vor dem Kampf. Aber »meine« Stammesleute blieben entspannt sitzen; keiner zeigte Interesse, an irgendeiner Art von Aufwärmübungen. Warum? Weil sie wussten, dass ein langer Tag vor uns lag.

Kennst du den Spruch: »Es ist ein Marathon, kein Sprint«? Nun, wenn man in Afrika ist und mit den Buschmännern der San lebt, wäre es passender zu sagen, »Es ist eine Jagd, kein Marathon.« Ich konnte ja nicht ahnen, dass es über 15 Stunden dauern würde, bevor ich wieder etwas essen und meine Haut den Schatten spüren konnte.

»DER DICKE«

Das Oberhaupt der Ju-Wasi war ein Mann namens Duee. Er war 1,68 Meter groß, schlank und hatte die größten Haut- und Lachfalten, die ich je gesehen habe. Sie waren von all den Jahren auf der Jagd und den knochentrockenen Jahreszeiten in sein Gesicht geschnitten und verliefen von seinen Augen zu seinem Mund. Es schien, als könnten sich seine Fähigkeiten als großer afrikanischer Jäger nur mit seinem Sinn für Humor messen.

Als er mich sah, amüsierte er sich sofort über meinen merkwürdig geformten Körper. Er knuffte meine Männerbrüste und fand, wie auch der Rest des Stammes, diese besonders witzig. Ich konnte ihnen nicht erklären, dass mein üppiger »Busen« ein Nebenprodukt von jahrelangem Powerlifting war. Da die Ernährung für die täglichen Marathonläufe nur aus Wurzelgemüse, Beeren und sehr wenig Fleisch bestand, galt jeder, der mehr als 60 Kilo wog, in der Wildnis Namibias als fettleibig. Fortan wurde ich liebevoll »der Dicke« genannt.

Das machte mir jedoch nichts aus. Außerdem gefiel mir, dass jeder einzelne Stammesmann der Ju-Wasi wirklich glücklich war, obwohl sie an einem der feindseligsten Orte der Erde lebten. Wenn meine Männerbrüste also zu dieser Freude beitrugen, wollte ich ihnen gerne den Gefallen tun.

Es war 7:15 Uhr, und das Witzeln über meinen »Busen« hatte ein Ende.

Ein unheimliches Gefühl der Vorahnung lag über dem Dorf in der Luft. Frauen und Kinder kamen aus ihren Hütten, um sich von der Jägertruppe zu verabschieden, und ihr ernster und düsterer Blick ließ mich erahnen, dass ich – »der Dicke« – das weitaus ernster nehmen sollte als bisher. Die Jagd hatte begonnen und damit auch meine Einweihung in die Kunst der Ausdauer.

DIE KUNST DER AUSDAUER | Die Technik

Wir waren auf der Jagd bereits 16 Kilometer gelaufen. Ich hatte keine Ahnung, wohin wir liefen oder was auf der Speisekarte stand. Das Einzige, was ich wusste, war – während ich mich der Gruppe hinterherschleppte –, dass sich meine Technik in großem Maße von der der erfahrenen San-Buschmänner unterschied. Jeder hatte die Art und Weise perfektioniert, sich mit Tempo und Eleganz über den Sand zu bewegen. Es hatte schon fast etwas Poetisches.

Sie glitten durch den afrikanischen Busch. Ich grub Löcher hinein.

Ihre Schritte machten keinen Laut. Meine konnte man kilometerweit hören.

Sie atmeten kaum. Ich hörte mich an wie eine asthmatische Antilope.

Zu Hause in England machte das alles nicht viel aus. In meiner Jugend gewann ich mit diesem schwerfälligen Laufen sogar ein paar Titel bei Querfeldeinrennen. Aber hier draußen sah das ganz anders aus. Mein Getrampel verriet den Tieren, die wir zu jagen versuchten, unsere Ankunft. Das bedeutete, mit leeren Händen ins Dorf zurückzukehren war alles andere als abwegig.

Ich war eine einzige dicke Belastung.

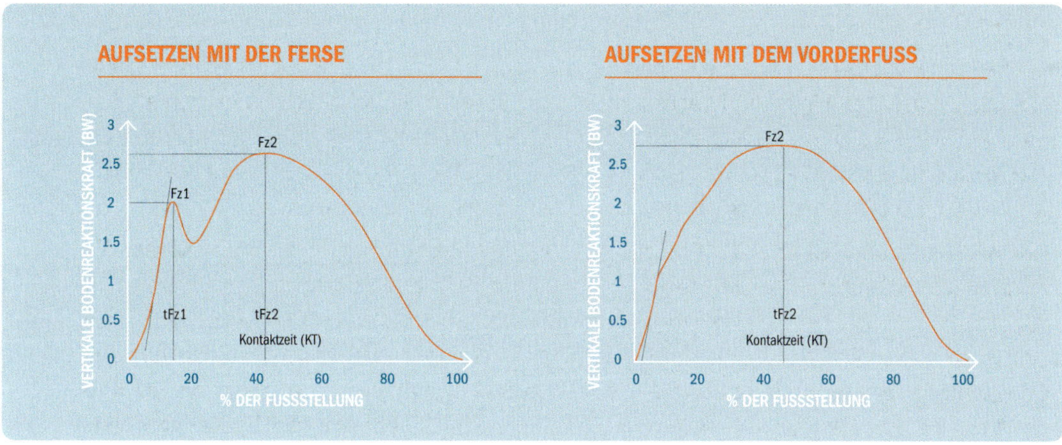

Noch schlimmer: Duee hatte es bemerkt. Er bemerkte alles. Er bedeutete der Gruppe, stehen zu bleiben und kam nach hinten ans Ende unseres Trupps gelaufen. Er musterte mich von oben bis unten, und jetzt waren es nicht nur meine Brüste, die ihm Sorgen bereiteten. Er zeigte auf meine Fußabdrücke und ahmte die Laute eines Elefanten nach, um mir zu zeigen, dass sie eine beklagenswerte Ähnlichkeit mit dessen Spuren hatten.

Anschließend zeigte er auf die einzelnen Fußabdrücke der San-Buschmänner. Sie waren kleiner, nicht so tief, rasanter und kürzer.

Was also machte ich falsch? Wieso hatte ich »Elefantenfüße«?

DIE KUNST DER AUSDAUER | Der Fußabdruck

Die Antwort liegt im Fußabdruck. Wir Menschen walken, joggen, springen und laufen alle unterschiedlich. Diese Bewegungen nennt man die »menschlichen Gangarten« und sie bezeichnen die verschiedenen Möglichkeiten, uns entweder auf natürliche Weise oder durch spezielles Training zu bewegen. Eine wichtige Variable bei der Laufanalyse ist, wie wir unsere Füße auf dem Boden aufsetzen.

Diese Varianten lassen sich in drei Kategorien einteilen:

- **Aufsetzen mit der Ferse:** Hier berührt zuerst die Ferse den Boden.
- **Aufsetzen mit dem Mittelfuß:** Hier setzen Ferse und Fußballen gleichzeitig auf.
- **Aufsetzen mit dem Vorderfuß:** Hier berührt zuerst der Ballen den Boden.

Diese unterschiedlichen Möglichkeiten des Fußaufsetzens üben unterschiedliche Kräfte – und Belastungen – auf den Körper aus. Wenn du dir die erste Grafik von oben anschaust, siehst du einen ersten Höhepunkt, der die vertikale Bodenreaktionskraft (GRF) zeigt. Dies bezeichnet den Punkt, an dem ein Läufer mit der äußeren Ferse aufsetzt und seinen Fuß mit einem plötzlichen Aufprall in den Boden »stößt«.

Autsch! Denn die Ferse dämpft keinen Aufprall ab. Sie ist einfach nur Knochen.

Läufer jedoch, die mit dem Vorderfuß aufsetzen – wie in der zweiten Grafik auf Seite 261 gezeigt –, weisen eine relativ geringe Aufprallkraft der Füße auf. Der Spitzenwert der ersten Grafik, bei der die Ferse in den Boden »gestoßen« wird, taucht hier gar nicht auf. Kein Autsch! Denn das Fußgelenk biegt sich und dämpft den Aufprall ab. Hier kommen nun Bänder, Sehnen, Sprunggelenk und der Aufbau des Fußes, wie er von Mutter Natur vorgesehen wurde, zum Einsatz.

Eine Studie der Harvard University aus dem Jahr 2012 fand heraus: »Wettkampf betreibende Querfeldeinläufer haben eine hohe Verletzungsrate, aber Läufer, die regelmäßig zuerst mit der Ferse aufsetzen, haben erheblich höhere Verletzungsraten durch wiederholte Belastungen als die meisten Läufer, die zuerst mit dem Vorderfuß aufsetzen.«[5]

Duee brauchte keine Grafik oder eine Harvard-Studie, um all das zu verstehen. Er wusste das, wie seine Vorfahren, seit Jahren aus reiner Intuition. Und so war er der perfekte schnelle Vorderfußläufer, der sich leichtfüßig wie ein Tänzer seinen Weg durch den Busch bahnte. Ich hingegen war der archetypische schwere Fersenläufer, der durch die afrikanische Wildnis trampelte und stolperte.

Warum aber setzte ich mit der Ferse zuerst auf, wenn es schädlicher für meine Knie, Fußgelenke, Bänder und Sehnen war? Um noch einmal dieselbe Forschungsstudie der Harvard University zu zitieren: »Der Mensch betreibt den Ausdauerlauf seit Millionen Jahren, aber der moderne Laufschuh wurde erst in den 1970er-Jahren erfunden.« Als diese Schuhe in den Handel kamen, waren sie sofort mit einer erhöhten und gepolsterten Ferse versehen, was wiederum das Fersenlaufen begünstigte.

Bevor sie jedoch auf den Markt kamen, liefen die Läufer – und zwar die meiste Zeit in der menschlichen Evolutionsgeschichte – entweder barfuß oder trugen nur minimale Fußbekleidung. Das bedeutet, wir setzten zuerst mit dem Vorder- oder Mittelfuß auf. Ohne die erhöhte, gepolsterte Ferse beim heutigen modernen Laufschuh war das Laufen einfach nur schmerzhaft, was wir nicht über lange Strecken ertragen konnten.

LERNEN, MIT »SCHNELLEREN FÜSSEN« ZU LAUFEN

Das erklärt, warum die Ju-Wasi einen weicheren Lauf hatten. Wieso aber liefen sie schneller?

Weil das Laufen ein bestimmtes Geschick ist. Das klingt merkwürdig, aber es ist ein Bewegungsmuster. Mehr Effizienz bedeutet ein höheres Tempo und einen geringeren Energieverbrauch. Deswegen befand ich mich immer am Ende der Gruppe und gab dort mein Bestes, meine Erschöpfung zu kaschieren, während die anderen mit einwandfreiem Vorderfußlaufen und ohne einen einzigen Tropfen Schweiß über den Sand schwebten.

Im Grunde muss jeder, der ein schnellerer Läufer werden möchte, zuerst seine Technik verbessern. Die Technik variiert natürlich von Läufer zu Läufer, abhängig von Größe, Gewicht, Knochenbau und Muskelmasse der Person (wieder einmal haben wir es hier mit dem Gesetz der biologischen Individualität zu tun). Daher gibt es – trotz aller Expertenmeinungen – das perfekte Laufen nicht.

Allerdings gibt es eine schlechteste Art des Laufens. Ich weiß das, seit ich es perfektioniert habe. Hier einige der vielen Fehler bei der Lauftechnik, die ich über Jahre gemacht habe. Du solltest unter keinen Umständen irgendeinen davon zu Hause nachmachen.

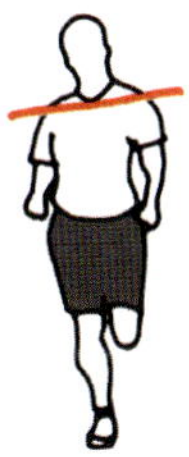
1. Hängende Schultern

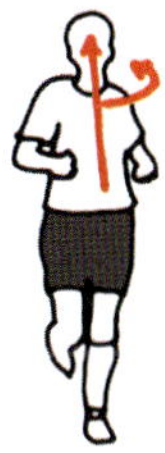
2. Sich drehender Körper (zeigt eine Drehung nach links)

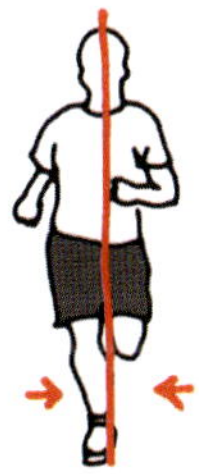
3. Enge Schrittbreite

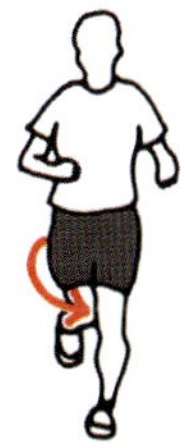
4. Nach innen drehender Oberschenkel

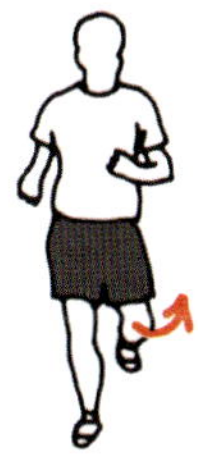
5. Nach außen zeigendes Spielbein

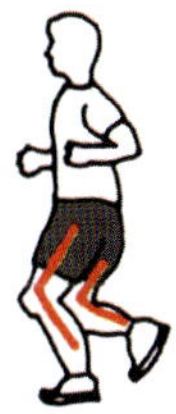
6. Tief gebeugte Knie

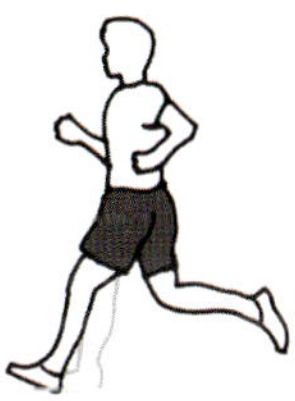
7. Zu weit vorn aufsetzende Füße

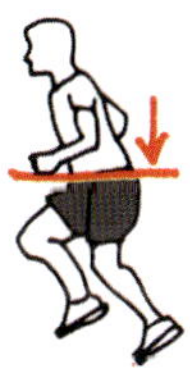
8. Taille und unterer Rücken in tiefer Haltung

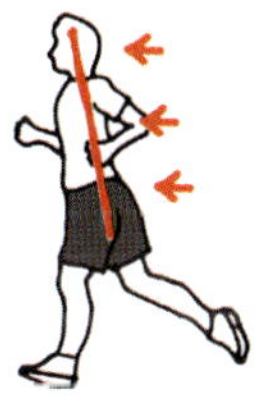
9. Nach vorn gebeugter Körper

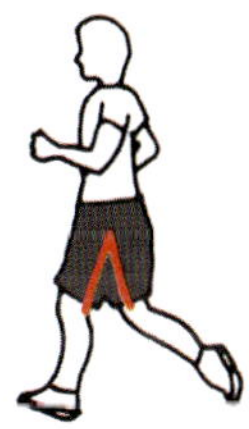
10. Eingeschränkter Bewegungsbereich in den Hüftgelenken

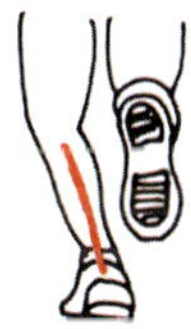
11. Deutlich zur Seite gekippte Wade

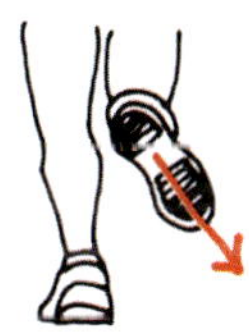
12. Nach dem Abdrücken nach außen zeigende Zehen

TREIBSTOFF FINDEN

Erinnerst du dich an den Abschnitt »Den richtigen Brennstoff finden« (siehe Seite 152)? In Afrika muss man seinen »Treibstoff« überall finden.

Es spielt keine Rolle, von woher er kommt: ob vom Fett aus Tierhäuten, aus Nüssen oder ob es Kohlenhydrate aus Beeren und Wurzelgemüse sind. Der Körper ist äußerst erfindungsreich, und nach 32 Kilometern auf meiner ersten Jagd lernte ich aus erster Hand, dass ich Energie und Hydration in allem finden kann (und werde).

Und mit »allem« meine ich wirklich alles!

Drinks an der »Bar«

Denn bevor wir uns die Speisekarte ansahen, wurde mir gesagt, wir müssten erst in die Bar gehen.

Einfacher gesagt als getan. Denn der August liegt mitten in der namibischen Trockenperiode, und unsere Wasserflaschen gingen auf den vergangenen zehn Kilometern zur Neige. Wir brauchten Treibstoff, aber Hydration war notwendig.

Duee gab mir durch Handzeichen zu verstehen, dass wir etwas trinken würden. Ich nickte mit Begeisterung. In meinem Kopf malte ich mir Bilder einer grünen und saftigen Oase aus, die sich der afrikanischen Savanne öffnet, wo ich meine Flasche mit glasklarem Wasser auffüllen konnte. Wie im Film.

Doch die Wirklichkeit sah ganz anders aus. Die Filme waren eine Lüge.

Das Wasserloch der Elefanten war zehn Meter breit, etwa 20 Zentimeter tief, und das Wasser hatte eine merkwürdige Farbe aus Braun, Orange und Grün. Es war zu klein für einen Teich und zu groß für eine Pfütze. Umstehende Gräser und Blätter waren entweder verwelkt, von der Sonne ausgeblichen, oder es kauten alle möglichen Tiere, die hier vorbeizogen, auf ihnen herum. Ebenso war der Geruch anders als alles andere, das mir sonst so vor die Nase kam.

Denn jedes heimische Tier in einem Umkreis von 150 Kilometern, das hier auftauchte, nutzte das Wasserloch als Trinkstation sowie als Toilette. Meistens fanden sich hier große Haufen Elefantenmist, schaute man jedoch genauer hin, konnte man auch sehen, was die Hyänen, Vögel und Kudus gefrühstückt hatten. Viel schlimmer war überdies, dass jede tierische Hinterlassenschaft unter der afrikanischen Sonne noch gedünstet und geschmort wurde. Das alles zusammen ergab einen Gestank, der so einzigartig wie verdorben und unvergesslich war. Noch heute steckt er in meiner Nase.

Bevor ich jedoch meine Möglichkeiten abwägen konnte, lagen Duee und meine Laufkollegen mit dem Gesicht nach unten auf dem Boden und tranken, nicht einmal daran interessiert, ihre Flaschen zu füllen. Ich besaß natürlich nicht den gleichen robusten Magen mit den entsprechenden Bakterien. Also tat ich mein Bestes, meine Flasche zu füllen, ohne dass Fäkalien mit hineinflossen. Anschließend gab ich noch – um das Wasser zu reinigen – einen großen Schuss Jod dazu und wartete darauf, bis der Zauber Wirkung zeigte.

Zehn Minuten später war mein empfindlicher englischer Magen bereit, diese afrikanische Köstlichkeit zu probieren. Das Jod hatte die Bakterien abgetötet, doch mein Würgreflex war alles andere als glücklich. Ich hatte mit einem großen Klumpen zu kämpfen, der hinten in meinem Hals steckte, und ich wollte ihn keinesfalls wieder ausspeien. Ich war bereits für meine Männerbrüste und Elefantenfüße allseits bekannt und wollte jetzt nicht noch durch unablässiges Übergeben auffallen.

Zum Glück – und durch welche unbekannte Verdauungsphysiologie auch immer – gelang es mir, den Klumpen im Magen zu behalten. Mit zusammengebissenen Zähnen lächelte ich und toastete Duee dankend zu. Er lachte und wusste genau, was in meinem Kopf und in meinem Magen vor sich ging.

DIE ENERGIEVERSORGUNG

Wieder hydriert, wurde es Zeit, nach dem Essen Ausschau zu halten. Wieder hatte ich (falsche) Bilder im Kopf, diesmal von einem Zebrasteak, das über einem offenen Feuer gegrillt wurde, oder von einer Straußensuppe, perfekt gedämpft mit einer Auswahl gerösteten Gemüses. Ich sollte mich irren. Mit einem Magen, in dem immer noch fermentierte Elefantenfäkalien rumorten, waren wir einem Stachelschwein auf der Spur, das uns kommen hörte und sich tief in die Erde vergrub.

»Was nun?«, fragte ich, indem ich mit den Schultern zuckte, um anzuzeigen, dass ich nicht viel Hoffnung hatte. Ich schaute mich um, und alles, was ich sah, war karges Brachland. Alles war braun und von der Sonne verbrannt, und das war das einzige »Buffet«, das wir auf den vergangenen 80 Kilometern gesehen hatten.

Aber Duee gab nicht auf. Mit einem Ohr auf dem Boden liegend, zeigte er auf fünf verschiedene Stellen, die das Loch umgaben, durch das das Stachelschwein in der Erde verschwunden war. Im Abstand von jeweils zwei Metern knieten meine Jagdgefährten sich nieder und begannen, mit bloßen Händen zu graben. Eine altertümliche Variante des afrikanischen Tier-Schachs hatte begonnen. Ich machte mit bei der »Shoppingtour« und setzte mich ans fünfte Loch.

Die Stunden verstrichen, und wir hatten jetzt mit der Sonne, unserem Essen und unserer Müdigkeit zu kämpfen. Jedes Mal, wenn wir gruben, bewegte sich das Stachelschwein. Der einzige Grund, weshalb ich meinem stets grummelnden Magen keine Beachtung schenkte, war, weil Duee die ganze Zeit über Zuversicht zeigte, dass die Essensglocke jederzeit läuten würde.

Er hatte (wie immer) recht. Schachmatt!

Ein letztes Loch wurde gegraben, und dann lag der Tunnel des Stachelschweins frei. Es wusste nicht, wohin es sich wenden sollte, bemüht, die Freiheit zu erlangen. Es stellte seine Stacheln auf und schoss wie eine Kanonenkugel aus dem Loch hervor. Ich erstarrte, doch zum Glück rannte es nicht aus meinem Loch heraus, sondern aus Duees. Sein Speer traf das Schwein genau zwischen den Schulterblättern. Wir waren nun gut 50 Kilometer vom Dorf entfernt, aber immerhin würden wir mit Essen heimkehren.

Mit dem festen Wissen, dass es nun eine »Ziellinie« gab, zog Duee einen kleinen Beutel mit Nüssen, Beeren und Wurzeln hervor und gab zu verstehen, dass diese mit Schale gegessen wurden. Das Fett aus der Tierhaut und die Nüsse, zusammen mit den Kohlenhydraten in den Beeren und dem Wurzelgemüse, würden uns als doppelte Energiequelle dienen, um zurück ins Dorf zu kommen.

Das Fleisch würden wir für den Rest des Stammes aufbewahren.

Wie es schmeckte? Wie glibberiges, pelziges Leder, und die Beeren blieben mir in den Zähnen stecken. Gleichwohl war es eine der meistsättigenden und nährstoffreichsten Mahlzeiten, die ich je gegessen hatte. So viele dringend benötigte Kalorien wurden durch meinen Körper zu meinen Beinen und Gliedern geschickt, die sich so lange abgerackert hatten.

Mit meinen geschärften Sinnen konnte ich buchstäblich spüren, wie mein Körper die Energie aus der Nahrung synthetisierte. Ich erlebte etwas, das Läufer schon seit Jahren wissen und die moderne Wissenschaft seit Jahrzehnten weiß. Die Buschmänner der San wissen das jedoch bereits seit Jahrhunderten. Ich spürte die Grundlagen der Bioenergetik.

Die Grundlagen der Bioenergetik

Die Bioenergetik untersucht, wie der Körper Nahrungsmittel in Energie umwandelt. Daher bekundet die Fakultät für Ernährung der University of California: »Die richtige Ernährung bei übermäßigen Ausdauerrennen ist entscheidend für den Erhalt des Energiehaushaltes.«[6] Ich nahm zwar nicht an einem Ultra-Ausdauerrennen teil, aber mir war bewusst, dass diese Jagd ohne Nahrung nicht lange dauern würde.

Denn sämtliche Nahrung, die wir aufnehmen, ist – wie wir in Kapitel 6 gesehen haben – im Grunde chemische Energie, die unser Körper bei Bedarf verwertet (wenn man beispielsweise einen Hirsch verfolgt). Dabei wandelt der Körper die Nahrung in Adenosintriphosphat (ATP) um, ein hochenergetisches Molekül, mit dem wir unseren Körper und unsere Muskeln anheizen (zusammen mit einigen anderen metabolischen und lebenserhaltenden Funktionen unseres Körpers).

Wie aber haben wir die dünnen Zweige, die Nüsse und die Beeren, die wir unterwegs aßen, in chemische Energie (ATP) umgewandelt, um unsere Körper in der afrikanischen Wildnis mit Energie zu versorgen?

Nun, das hängt von unserem Tempo und dem Jagdabschnitt ab. Denn es gibt drei wichtige Energiesysteme für die ATP-Produktion: das phosphagene, das glykolitische (anaerob) und das oxidative System. Jedes dieser Systeme kann durch die Dauer und/oder durch die Intensität der Aufgabe, die man gerade absolviert, beschrieben werden.

ENERGIESYSTEM	DAUER
Phosphagenes System (PC)	0–10 Sekunden
PC und glykolitisches System (langsam)	10–30 Sekunden
Glykolitisches System (schnell)	30 Sekunden bis 2 Minuten
Glykolitisches und oxidatives System	2–3 Minuten
Oxidatives System	3+ Minuten (und beim Pausieren)

Aus dieser Tabelle sollten einige Aspekte ersichtlich werden:

- Eine körperliche Aktivität mit kürzerer Dauer, aber höherer Intensität wird vom phosphagenen und glykolitischen System angetrieben. Das träfe ein, wenn wir unser Abendessen erspähten und gezwungen wären, zu sprinten.
- Bewegungen, die länger andauern, die man aber weniger intensiv durchführt, werden vom oxidativen System angetrieben (einschließlich der Pause). Dies ist das Energiesystem, auf das wir uns für 98 Prozent der Jagd verlassen, wenn wir kilometerweit in langsamem und gleichmäßigem Tempo laufen.

- Bei einer Jagd (wie auch beim Training, beim Sport oder im richtigen Leben) leistet der Körper gute Arbeit, indem er die Ressourcen all dieser Systeme miteinander vermischt, um zu gewährleisten, dass man das ATP bekommt, das man für Wettkämpfe, das Training oder zum Überleben benötigt.

Fette Kohlenhydrate

Waren Fett und die Kohlenhydrate aus der Tierhaut und die Mischung aus Beeren und Nüssen wirklich so ergiebig? Das ist schwer zu sagen.

Wissenschaftler im Bereich Sporternährung diskutieren heute noch darüber, welches die besten Nahrungsmittel sind, um sich für ein Rennen mit Energie zu versorgen. Bezieht man dann noch das relativ neue Forschungsgebiet der Nutrigenomik mit ein – hier wird untersucht, wie unsere Gene mit unserer Ernährung interagieren –, wirft das ganz neue Probleme auf.

Forscher vom Centre for Human Nutrition der University of Colorado behaupten: »Die Kapazität der Glykogenspeicherung (Kohlenhydratspeicherung) liegt bei etwa 15 Gramm pro Kilo Körpergewicht.«[7] Um bei einem Beispiel aus dem Sport zu bleiben: Ein 67 Kilo wiegender Marathonläufer könnte bestenfalls 1005 Gramm Kohlenhydrate speichern. Das bedeutet, sein Muskelglykogenspeicher – und damit sein Treibstoff – wäre nach 20 Kilometern erschöpft.

Und genau das ist der Grund, weshalb die Forschung nahelegt, wie wir in Kapitel 6 (siehe Seite 152) gesehen haben, Fett in die Ernährung mit einzubeziehen. Dafür gibt es gute Gründe, denn während Kohlenhydrate vier Kalorien pro Gramm enthalten, liefert Fett neun Kalorien pro Gramm. Das soll nicht bedeuten, dass das eine besser ist als das andere, denn der Körper verarbeitet jedes auf andere Art und Weise. Aber hat man die Hälfte eines Marathons hinter sich, kann – und das weiß ich aus Erfahrung – eine doppelte Energieversorgung aus beiden Nährstoffen nur gut sein.

Diese Verhältnisse werden am besten in dem Buch *Human Muscle Fatigue: Physiological Mechanisms* beschrieben. Forscher des Department of Biochemistry der University of Oxford behaupten hier, dass die benötigte Energie, um sportliche Belastungen lange aushalten zu können, von der Oxidation zweier Energienährstoffe kommt: von Kohlenhydraten und Fett.

Interessanterweise bemerken sie, dass Fett eine nachhaltigere Energiequelle ist und die »größten Energiereserven im Körper«[8] bereitstellt, und zwar so viel Energie, dass sie etwa fünf Tage reicht. Dagegen sind die Reserven des Muskelglykogens (Kohlenhydrate) begrenzt, und die meisten bieten nur Brennstoff für 90 Minuten Sport.

Mit Elefantenkot in meinem Magen und Stachelschweinfell zwischen meinen Zähnen hatte ich das damals begriffen.

DIE JU-WASI-PRÜFUNG

Wir kamen zurück ins Dorf, wo man uns wie Helden willkommen hieß. Man reichte uns Essen, und ich nahm dankend das klare Wasser an, in dem keine Elefantenfäkalien schwammen. Anschließend saßen wir am Lagerfeuer, und Duee sorgte für Unterhaltung, indem er den anderen von meinen Füßen und meinem Würgreflex erzählte. Mir machte das nichts aus. Ich war froh, meinen (kleinen) Beitrag zur Jagd geleistet zu haben, auch wenn er nur der Unterhaltung diente.

So vergingen die Stunden, und das Feuer begann zu erlöschen. Ich bedankte mich bei Duee und den anderen Stammesmännern für diesen unvergesslichen Tag und zog mich für die Nacht zurück.

Als ich mich in meiner Hütte auf den Boden fallen ließ, pulsierten meine Beine vor Schmerz, in meinem Kopf drehte sich alles, und ich hatte immer noch Beeren und Fell zwischen den Zähnen. Aber trotz Dehydration und einem leichten Sonnenstich hatte »der Dicke« das älteste Ausdauerrennen der Welt überlebt. Nicht durch Technik, sondern weil ich einfach nur fest entschlossen und stolz auf meine Männerbrüste war. Das war der Ausgangspunkt für mein acht Jahre währendes Streben, die Kunst der Ausdauer beherrschen zu wollen. Daher machte ich mich gleich nach meiner Heimkehr auf den Weg in die Berge von Keswick im englischen Lake District. Ich machte mich vertraut mit einem Sport, dessen Anfänge bis ins 19. Jahrhundert zurückreichen, und hoffte, dass die Geschichte und Tradition des Fell-Runnings mir Antworten auf die Fragen liefern würde, die ich mir seit meinem Aufenthalt in Afrika gestellt hatte.

Mein Lehrer war James Appleton, ein guter Freund und World Team Champion im Hindernisrennen. Er ist das menschliche Pendant zu einer Bergziege der Spitzenklasse. Der Versuch, mit ihm mitzuhalten, hätte mich fast umgebracht. Ich kehrte jedoch als ein anderer Mensch, besserer Sportler und halbwegs fähiger Fell-Runner von den Gletscherrandseen und den zerklüfteten Bergen Nordenglands zurück.

DIE BESTEN UND UNBEKANNTESTEN LÄUFER | Lake District, Großbritannien

BERGLÄUFER

Will man James Appleton verstehen, muss man das Fell-Running verstehen.

Ein geheimnisvoller Nimbus umgibt diesen Sport, der manchmal als Berglaufen bezeichnet wird. Mir ist das jedoch zu einfach. Ich beschreibe es als das Laufen über Nordenglands abgelegenstes und schroffstes Gelände in einem Rennen, das einem Querfeldeinlauf mit Speed und Steroiden ähnelt. Am Ende spreche ich noch eine Warnung aus: Nichts kann dich auf die Wirklichkeit vorbereiten.

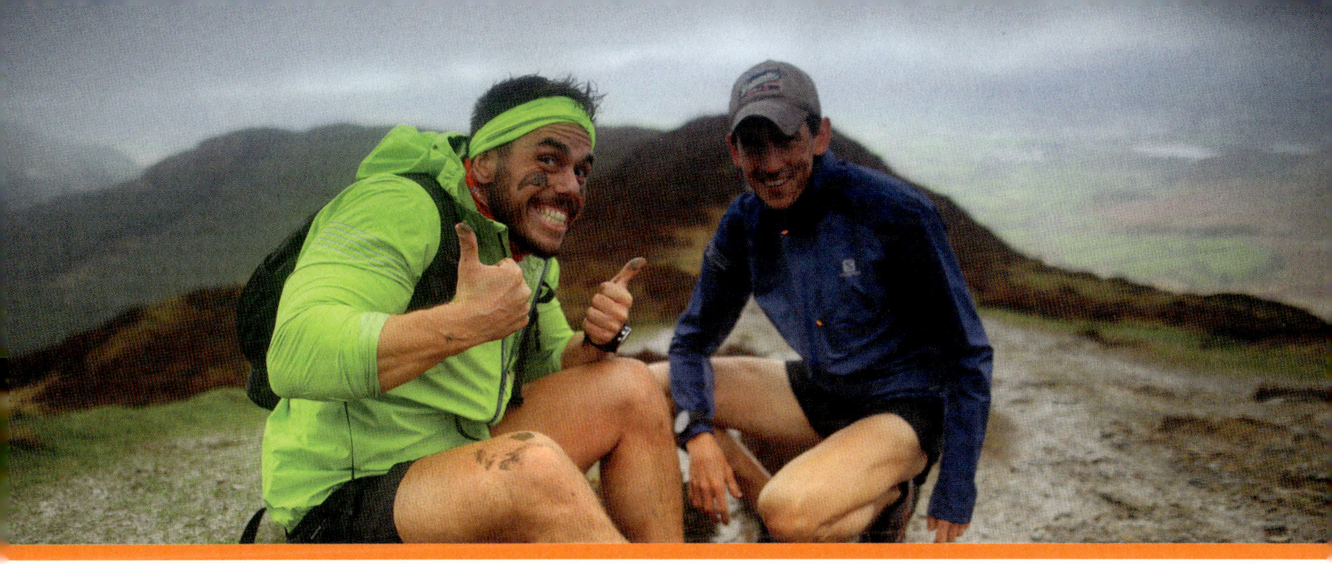

Die Kultur dieses Sports unterscheidet sich völlig von dem, was ich bislang kannte. Fell-Running führt durch ein völlig anderes Gelände. Es schreibt auch eine ganz andere Bekleidung vor, als du je gesehen hast. Aber über allem steht, dass es einige der besten Läufer hervorgebracht hat, von denen du noch nie gehört hast. Denn es ist einzigartig, allein auf den Lake District in Nordengland begrenzt.

Fell-Running, dessen Ursprünge auf Gemeindefeste und -spiele des 19. Jahrhunderts zurückgehen, fand neben anderen Sportarten wie Ringen und Hammerwerfen statt. Es war eine der vielen Möglichkeiten für Schäfergemeinden und Landarbeiter, sich in Schnelligkeit, Kraft und Durchhaltevermögen zu messen und entweder Ehre oder traurige Berühmtheit zu erlangen. Das ist für viele tatsächlich heute noch der Beweggrund.

Über die übermenschlichen Meisterleitungen hinsichtlich der Ausdauer wird lediglich im vereinseigenen Newsletter berichtet; das Wissen über Rekorde beschränkt sich auf das tradierte Überliefern – in welcher Form auch immer – innerhalb der Region des Lake District, und über manch einen wirklich unglaublichen Läufer wird erst gar nicht berichtet; sie bleiben unbekannt und sind bald vergessen.

Wenn du das verstehst, verstehst du auch James Appleton. Denn er ist nicht nur ein äußerst begabter Läufer, sondern auch ein preisgekrönter Fotograf, der sehr zurückhaltend ist und es vorzieht, hinter der Kamera zu stehen. Wie alle Fell-Runner läuft der äußerst begabte James aus Liebe zu seinem Sport, wegen des Nervenkitzels bei lokalen Wettrennen und wegen des Kameradschaftsgeists. Dem Starruhm, dem Geld und dem Sponsoring gehen persönlicher Stolz, der Kuchen an der Ziellinie und (bestenfalls) ein Foto im *Fellrunner*-Magazin sowie eine im örtlichen Pub überreichte Trophäe voraus.

Das ist Fell-Running in seiner reinsten Form, zusammen mit einer gehörigen Portion Exzentrik, Belastbarkeit und Durchhaltevermögen. Starke Sprunggelenke, Haare im Gesicht und ein wildes Aussehen sind zwar optional, aber bevorzugt erwünscht. Um jedoch wirklich die Kultur dieses Sports zu leben, sollte ich mir, wie James sagte, meine Schnürsenkel zu einer Doppelschleife binden, die kürzesten Shorts einpacken, die ich habe, und mich nach Keswick begeben, um alles aus erster Hand zu erleben. All das machte ich also während der strapaziösesten 10 Kilometer, die ich je lief.

10-KILOMETER-LAUF | Bergauf, bergab, schnell und langsam

»Laufe oft. Laufe lange.
Aber lass dir nie deinen Spaß am Laufen davonlaufen.«

JULIE ISPHORDING, OLYMPIA-LANGSTRECKENLÄUFERIN

Wir schreiben den 21. April 2015, 13 Uhr, vor einem Coffee-Shop in Keswick.

James und ich tranken Kaffee und aßen getoastete Käse-Panini, bevor wir uns für die beste Strecke meines Jungfernlaufs im Fell-Running entschieden. Das Wetter meinte es gut mit uns. Obwohl die Sonne schien, blies ein leichter Wind, den wir nach der Hälfte des Laufes bestimmt begrüßen würden. Großartige Laufbedingungen, dachte ich und biss in mein Panino.

Einige Minuten später gesellte sich einer von James' Trainingspartnern zu uns: die lebende Legende des Lake Districts, denn jeder schien den Namen Rupert Bonington zu kennen. Er ist der Sohn des britischen Bergsteigers Sir Chris Bonington und wuchs in Nether Row, 24 Kilometer hinter den kargen Bergen, auf, vor deren Kulisse wir gerade saßen. Rupert begann mit zehn Jahren mit seinem Vater zu laufen, und zwar einen Fjell namens High Pike hinauf. Mit 23 Jahren zog er nach Keswick; heute ist er 48, das bedeutet, er läuft diese Berge schon seit Jahren auf und ab, und es gibt keine Laufstrecke, die er nicht kennt. Unnötig zu sagen, dass mir Rupert sofort sympathisch war.

Unser kleiner »Club« bestand nun aus drei Läufern, und das Thema wechselte von getoasteten Sandwiches zu den Fjells, über die sich Rupert und James in einer Sprache unterhielten, die ich kaum verstand. Gleichwohl lernte ich an diesem Tag ein paar Dinge:

- Für einen Lauf ist es nie zu warm oder zu kalt. Je stürmischer, desto besser.
- Ein *fell* ist ein Hügel oder das Gebiet eines hohen Heidelandes, insbesondere in Nordengland.
- Ein *crag* ist ein schroffer Felsblock oder eine zerklüftete Felswand.
- Ein *bog* ist ein Sumpfgebiet, das zu weich ist, um einen schweren Körper auszuhalten.
- *Scree* ist das Geröll auf dem Hang eines Berges.
- Meine Erfahrung im Laufen war im Vergleich zu ihrer eher peinlich.

Und wie peinlich? Lass mich das mit einigen Berechnungen erklären, die ich auf meiner Panini-Serviette notierte. Rupert läuft, laut seiner GPS-Uhr, gut über 2500 Kilometer im Jahr, davon etwa 122000 Meter bergauf, mit einer durchschnittlichen Steigung von 76 Metern pro Meile (1609 Meter). Das bedeutet umgerechnet, dass er jeden Monat mehr als fünf Marathons und eine größere Höhe bergauf läuft als die des Mount Everest.

Dabei ist das Gelände noch nicht mit einkalkuliert. Meine gelaufenen Kilometer wurden oft auf der makellosen, synthetischen Tartanbahn der Loughborough University gezählt, was die Knochen und Bänder meiner Füße zu schätzen wussten. Aber James und Ruperts Füße bestanden aus irgendetwas anderem. Sie wurden durch Bogs, Crags und Scree geformt. Kurz, es wäre ein Wunder, wenn ich den Tag mit intakten Sehnen beenden würde.

Ich war jedoch fest entschlossen, erfolgreich ins Stadtzentrum von Keswick zurückzukehren, auch wenn ich Schmerzen haben sollte. Also bat ich die Kellnerin, mir ein paar von den frisch gebackenen Scones und etwas Eis aus der lokalen Produktion für meine triumphale Rückkehr zurückzuhalten.

Feuer- und Felltaufe

Meine erste Erfahrung beim Fell-Running lässt sich nicht anders als brutal schön beschreiben. Nach 68 Minuten, 10 Kilometern und 600 Metern bergauf stand ich auf der Bergspitze, wenn auch völlig gedemütigt durch die Art und Weise, wie ich dort heraufgekommen war. Ich ließ mich auf einem Flecken Moos nieder, doch James und Rupert waren unheimlich stolz auf ihren »Garten« und bestanden darauf, dass ich auf die Füße kam und den Ausblick genoss. Ich war froh, dass sie das taten. Ja, das waren die härtesten zehn Kilometer, die ich je gelaufen war, aber auch die mit dem landschaftlich schönsten Ausblick.

»Willkommen im Lake District«, sagte James mit einem Lächeln auf den Lippen.

Ich stand dort mit weit geöffnetem Mund, und was ich sah, lässt sich am besten als ein malerischer Flickenteppich aus Seen, Tälern, Wäldern und Fjells beschreiben. Ich zählte zwanzig verschiedene Grüntöne und sah sofort, warum diese Landschaft jeden englischen Dichter und Maler, der hier im späten 18. Jahrhundert durchreiste, inspiriert hatte.

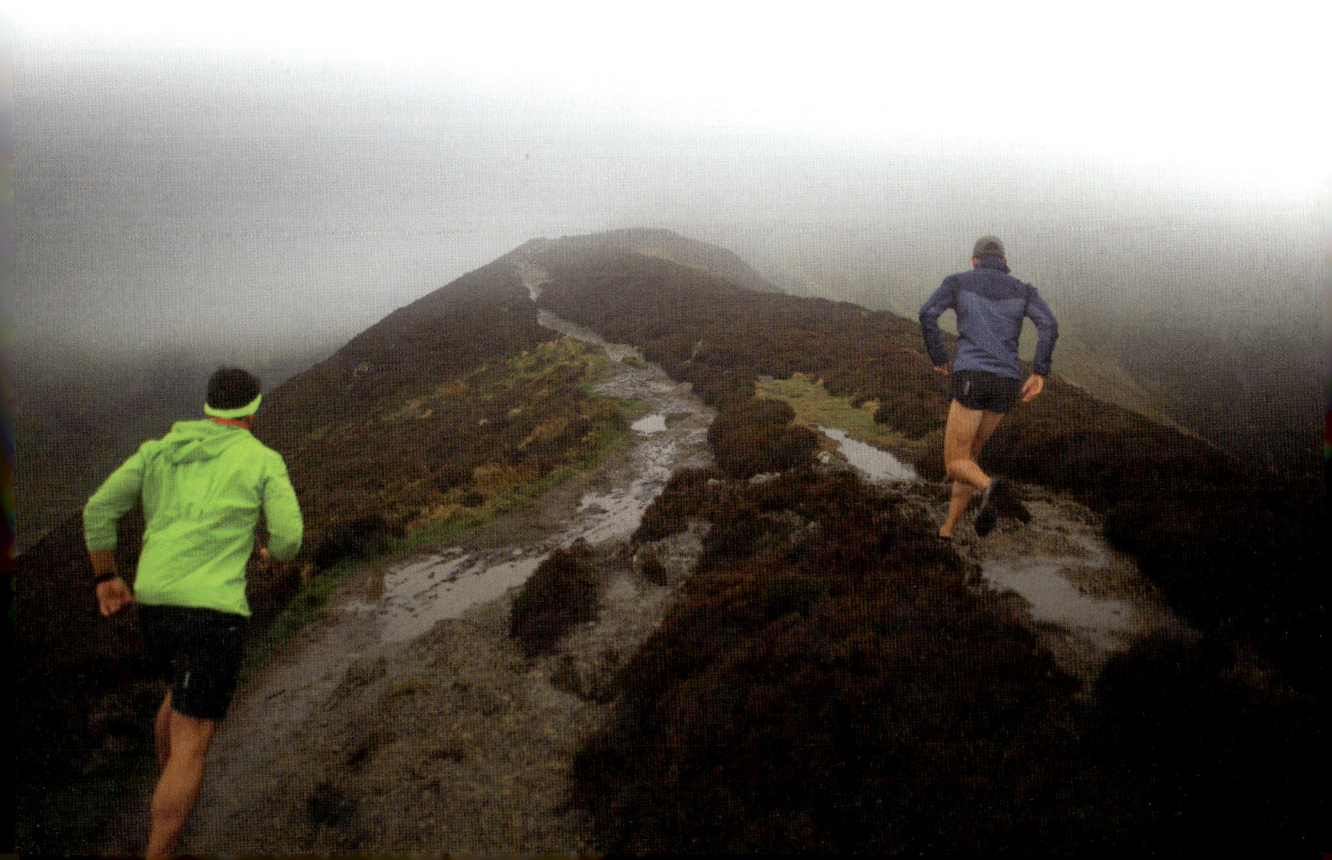

In diesem Augenblick taten mir auch Beine und Lungen nicht mehr weh. Meine Sinnesorgane waren absolut überzeugt. Da standen wir also in der Stille. Kein Wort musste gesagt werden. Stattdessen ließ ich die vergangenen zehn Kilometer noch einmal Revue passieren und war verblüfft, wie sehr doch James und Ruperts Technik derjenigen der San-Buschmänner ähnelte. Sie schwebten über jeden Pfad, jede Steigung und jedes Gelände hinweg, kamen nie ins Straucheln und verschwendeten keine Energie. Daher fühlte ich mich gezwungen, die Stille zu brechen und fragte: »Wie lange brauche ich, um einen Fell gewissermaßen mit einem Mal hinaufspringen zu können?«

»Dreißig Tage.« James unmittelbare und resolute Antwort überraschte mich.

»Was? Ich trainiere 30 Tage in den Fells und, zack, dann hab ich's geschafft?«, fragte ich.

Er lachte und erklärte mir, warum die großen, u-förmigen Täler des Lake Districts die besten Trainingshilfen sind, die je geschaffen wurden. Auch das grobe Gras, die holprigen Wege und die am Hang gelegenen Pfade sowie die rasanten Abstiege, die unsere Quadrizepse und unsere Zuversicht strapazierten, wären die besten Trainingspartner, die ich je gehabt hätte.

In den nächsten 30 Tagen tat ich also genau das: Ich lernte so viel wie möglich über den Lake District und über die Geheimnisse, die sich in den Waden der Fell-Runner verbargen.

BERGAUFLAUFEN LERNEN

»Berge werden nie einfacher, du wirst stärker.«

GREG LeMOND, DREIMALIGER TOUR-DE-FRANCE-SIEGER

Einige Tage später lagen bereits 20 Minuten meines ersten Trainings im Bergauflaufen hinter mir. Meine Knie jammerten. Meine Beine brannten. Meine Lungen schrien nach Sauerstoff. Denn James und Rupert versäumten es, mich darauf hinzuweisen, dass »Berg-Sprints« im Lake District etwas völlig anderes bedeuten als im Rest der Welt. Sie sind länger, steiler und stellen jeden Knochen in den Füßen und jede Muskelfaser in den Beinen auf den Prüfstand.

Fell-Runners halten sich im Allgemeinen nicht an dieselben Regeln wie alle anderen Läufer.

Während ich stärker schwitzte und atmete als jeder andere Mensch in der Geschichte des Fell-Running, lief Rupert neben mir, gab mir einige kleine Tipps und ermutigte mich, während er selbst mühelos die Klippenwand hinaufsprang.

»Stelle dir vor, du wirst von dem Berg an einem imaginären Seil hinaufgezogen, das um deine Brust befestigt ist. Halte dein Kinn oben, denn dadurch öffnest du deine Brust, was dir beim Atmen hilft. Außerdem begünstigt das eine starke Lauftechnik, die an den Hüften beginnt und sich nach oben fortsetzt, sodass du deine Schultern nicht hängen lässt. Das wirkt sich darauf aus, wie problemlos du laufen kannst«, sagte er, während er noch stärker in den Tip-Tap-Lauf verfiel, mit dem er ohne Anstrengung den Berg erklomm.

> ***»Die stärkere Bewegung der Hüften beim Bergauflaufen ermöglicht die Krafterzeugung, die erforderlich ist, um den Körper aufzurichten.«*** [9]
>
> ***JOURNAL OF EXPERIMENTAL BIOLOGY***

Ich nickte ... dankbar ... unfähig zu sprechen!

»Mache kleine Schritte und setze zuerst mit dem Vorderfuß auf, um die Federkraft deiner Waden zu nutzen«, sagte er und zeigte auf James, der jetzt 100 Meter vor uns war und über jeden Stein, jeden Hügel oder jeden Fluss sprang, der ihm in den Weg kam. Wieder brachte ich nicht mehr als ein Nicken hervor.

»Und was, wenn ich eine Strecke vor mir habe, die ich zu steil zum Hinauflaufen finde?«, fragte ich vorsichtig, angesichts der Tatsache, dass hier alles steil war.

»Dann schalten wir ins Power-Walking um. Wir drücken die Hände in kolbenähnlichen Bewegungen auf die unteren Oberschenkel und legen zusammen mit den Beinen mehr Kraft in Arme und Schultern«, erwiderte Rupert, indem er mir kurz demonstrierte, was er meinte.

Eine Ewigkeit später, so jedenfalls kam es mir vor, traf ich James und Rupert oben auf dem Berg. Ich hechelte nach Luft, zeigte auf meine Waden und Quadrizepse und gab ihnen mit Gesten zu verstehen, dass meine Beine am Ende waren. Ich ließ mich auf einen kleinen, weichen Erdhügel fallen, der wie ein Lehmkissen aus dem Boden herausragte, auf das meine rückseitige Oberschenkelmuskulatur hineinsank.

»Das ist kein Lehm, auf dem du sitzt«, sagte James, während er versuchte, sich ein Lachen zu verkneifen.

»Ich habe mich schon gewundert, warum es so warm ist«, erwiderte ich. Viel zu müde, um mir Sorgen zu machen oder mich zu bewegen, fragte ich aus reiner Neugier: »Schaf- oder Kuhmist?«

James beugte sich vor, um sein Urteil abzugeben. »Du, mein Freund, linderst die Schmerzen deiner Beine zurzeit in Schafskacke.«

»Jetzt ergibt es einen Sinn«, sagte ich, als ich mich zurücklegte, entspannte und meinen Frieden mit meiner misslichen Lage machte.

Währenddessen sagte James etwas, das meinen Laktat verseuchten und mit Schafsmist ummantelten Beinen Hoffnung machte. »Wenn auch nicht im Kot von Tieren, so lag ich dort, wo du jetzt liegst, im Jahr 2013.«

> ***»Bergauflaufen erfordert eine stärkere Muskelaktivität als das Laufen auf flacher Ebene oder bergab.«*** [10]
>
> ***SPORTS MEDICINE***

»Es waren die Spartan World Championships, und ein Teil des Parcours war das Hinauf- und Herunterlaufen von Skihängen. Ich war im Grunde besessen von den Hügeln, da man das Gelände selbst als Hindernis nutzte. Deshalb beschloss ich, London zu verlassen und hierher zu ziehen. Denn du kannst nicht darauf trainieren, ein guter Bergaufläufer zu werden, ohne bergauf zu laufen. Dadurch werden ganz andere Muskelgruppen bearbeitet.«

»Die Muskeln, die beim Bergauflaufen am meisten beansprucht wurden, waren die Adduktoren (Hüften und Oberschenkel), der Musculus biceps femoris (an der hinteren Oberschenkelseite), die Gesäßmuskeln, der Musculus gastrocnemius (Waden) und die Vastus-Muskeln des Quadrizepses. Im Vergleich zum Laufen auf gerader Strecke erforderte das Bergauflaufen eine deutlich größere Muskelaktivierung.«[11]

JOURNAL OF APPLIED PHYSIOLOGY

»Wie hoch muss man bergauf laufen?«, schaffte ich es zu fragen, als wieder etwas Sauerstoff in der Lunge ankam.

»Ungefähr rund 1500 Meter bergauf pro Woche«, lautete sein Rezept. »Ich kann mich an den ersten Monat erinnern, als ich hier die Berge hinauflief. Für meine Quadrizepse (die vorderen Oberschenkel) war das Quälerei. Bei jedem Lauf brannten sie wie Feuer. Aber nach 30 Tagen wachten meine Muskeln der Oberschenkelrückseite irgendwie auf und sagten: Oh, wir werden dich unterstützen. Als ich dann bergauf lief, fühlte es sich an, als hätte ich hinten in meinen Beinen diese Dieselmotoren.«

»Nach diesem extremen Ultramarathon in den Bergen veränderten die Testpersonen nur ihre Bewegungsmuster beim Bergauflaufen zugunsten einer sparsameren Schrittmechanik.«[12]

EUROPEAN JOURNAL OF APPLIED PHYSIOLOGY

Könnten meine Beinbizepse sprechen, würden sie garantiert nicht sagen: »Wir werden dich unterstützen.« Sie würden wohl eher fragen: »Warum saßen wir in Scheiße?«

Aber ich vertraute James und den Lektionen, die ich zwischen Fels und Farnkraut gelernt hatte. Also stand ich auf, machte etwas Stretching und bereitete mich auf eine andere harte Trainingseinheit vor, das Bergablaufen.

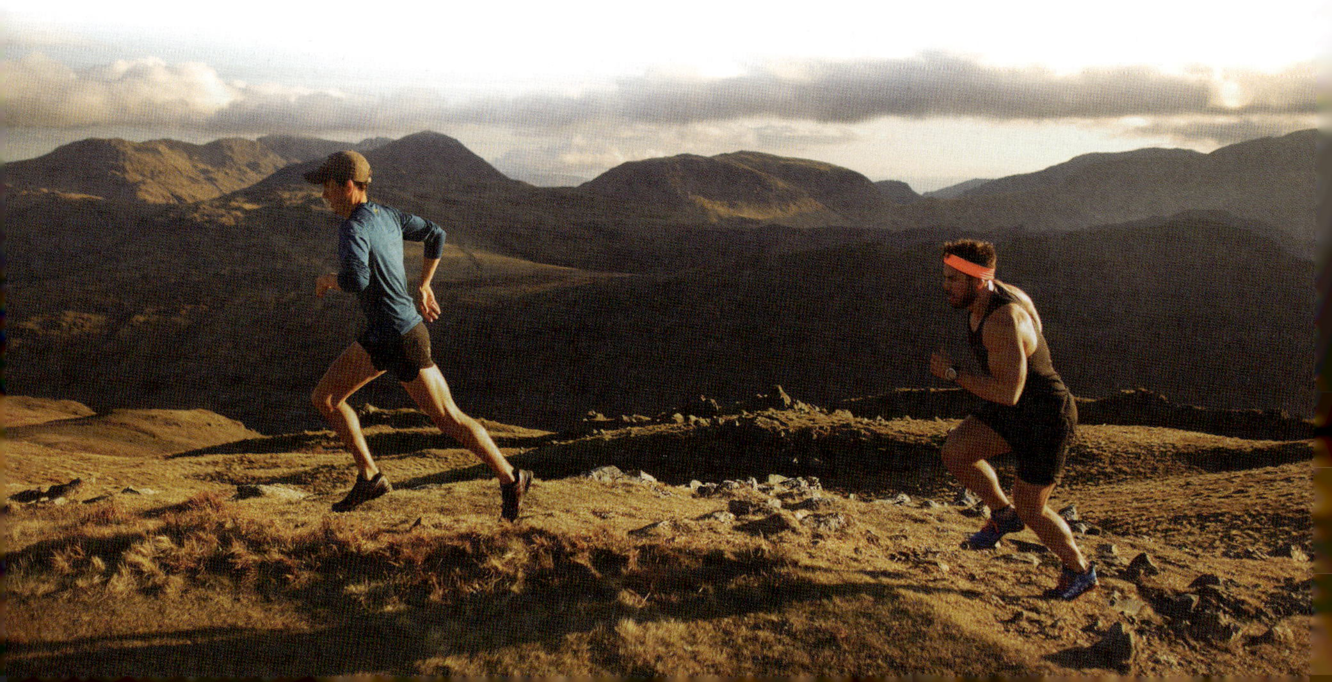

BERGABLAUFEN LERNEN

Was aufsteigt, muss auch wieder herunterkommen. Deswegen sagte mir Rupert, als wir oben auf dem Gipfel standen, dass ich kein guter Fell-Runner werden könne, wenn ich nicht auch die Kunst des Bergablaufens beherrsche. James nickte zustimmend und ergänzte, dass dies eine Kunst für sich sei, die er erst entwickeln musste, als er hier in den Lake District zog.

»Heute bin ich besser als früher«, räumte James ein. »Wenn ich aber den Jungs hier aus der Gegend hinterherlaufe, liegen bei einem Rennen, wenn es bergab geht, Minuten zwischen uns. Bergauf habe ich mehr Kondition und kann sie schlagen, aber bergab sind sie eine Liga für sich. Sie machen das einfach schon jahrelang."

»Bezieht man das Bergablaufen in die Trainingsprogramme von Ultraläufern mit ein, kann das die leistungsabhängigen physiologischen und biomechanischen Parameter verbessern.« [13]

JOURNAL OF SPORTS SCIENCE

Das erfüllte mich nicht gerade mit Zuversicht, als ich auf den steil abfallenden Weg schaute, den ich zu meiner Einweihung ins Bergablaufen meistern sollte. »Habt ihr ein paar Tipps oder Tricks?«, fragte ich, sehnsüchtig auf Hilfe wartend.

Rupert erwiderte: »Er gibt zwei unterschiedliche Lehrmeinungen für das Bergablaufen. Letzten Endes haben sie jedoch eines gemeinsam: Zuversicht. Du musst deshalb zuversichtlich sein, weil es in vielen Fällen folgendermaßen aussieht: Je schneller du läufst, desto unwahrscheinlicher ist es, dass du ausrutschst oder stürzt, denn es ist ja so: Je schneller du dich bewegst, desto weniger bist du mit den Füßen am Boden und kannst daher auch nicht ausrutschen.«

Das klang für mich absolut nicht einleuchtend, aber meistenteils ist es beim Fell-Running tatsächlich so. Ich spitzte die Ohren und machte mir im Geiste ein paar Notizen. Dann vergewisserte ich mich, dass die Doppelschleife in meinen Joggingschuhen stramm gebunden war.

»Ob du dich nun dafür entscheidest, in kleinen, schnellen Schritten oder mit großen Sprüngen hinabzulaufen – du musst es einfach ausprobieren und machen. Lass dein Kinn stets oben, sodass du geradeaus schaust. Neige dich nach vorn, entspanne dich und lass dich von der Dynamik des Berges antreiben. Versuche auch, deine Knöchel locker zu lassen und trete so sachte wie möglich auf, am besten zuerst mit dem Mittelfuß, denn dadurch katapultiert dein Schwung dich mit nach unten.«

Ich lüge nicht: Von diesem Punkt an verwandelte sich mein Zögern in Schrecken, aber es kam noch schlimmer.

»Setze auch nicht zuerst mit der Ferse auf, denn das bekommen deine Quadrizepse hammerartig zu spüren, und dadurch wirst du langsamer. Mach das nicht, solange der Boden nicht steiler abfällt. Ich meine wirklich steil, sodass das Gefälle ausreicht, dass du auf deinem Hosenboden hinunterrutschen könntest. Dann musst du natürlich mit den Fersen aufsetzen, aber lass Knöchel und Knie locker; beuge dich einfach vor und lass dich treiben. Du kannst entweder schnell deine Knie anheben, um das Laufen mit schnellen, kurzen Schritten zu begünstigen, oder du bewegst dich mit wirklich großen Schritten, was dich schnell nach unten bringt, aber auch zu einigen Stürzen führen kann.«

»Warte mal, was?« Meine Schnürsenkel waren jetzt meine kleinste Sorge. »Können wir noch mal kurz warten? Du willst mir erzählen, das hier ist nicht steil?«, fragte ich und schaute den schaurigsten Abhang hinab, den ich je gesehen hatte. »Und damit ich das auch richtig verstehe: Mit ›steil‹ meinst du, wenn man nicht mehr läuft, sondern auf dem Hintern rutscht, um hinabzukommen? Richtig? Außerdem, was meinst du mit ›schnellen Stürzen‹, und was bedeutet ›einige‹ im Fell-Running?«

Die beiden lachten nur. »Denke einfach nur daran, nicht zu viel zu bremsen, und zeige Entschlossenheit.« Mit diesen Worten liefen sie los.

Ohne Zeit zu haben, meine Möglichkeiten zu überdenken, begann ich ebenfalls zu laufen. Ich tat mein Bestes, die gleichen Schritte wie sie zu machen, und nahm, wie sie gesagt hatten, meinen Fuß von der Bremse. Mit jedem Schritt flackerte mein Leben vor meinen Augen auf.

Ich wusste nicht, ob ich wirklich fest entschlossen lief oder mich einfach nur unkontrolliert den Berg hinunterfallen ließ. Aber was auch immer ich tat, meine Quadrizepse waren definitiv nicht begeistert. Da ich riesige Löcher in den Fells hinterließ, war mir klar, dass meine Knöchel alles andere als locker und meine Schritte durchaus nicht federnd waren. James und Rupert hinterließen dagegen kaum Fußabdrücke. Meine »Elefantenfüße« aus Namibia waren zurück, und ich verlor gerade in einem Sport, den man Fell-Running nennt.

»Das Bergablaufen verursacht gravierende Gewebeschäden in den unteren Gliedmaßen.« [14]

EUROPEAN JOURNAL OF APPLIED PHYSIOLOGY

»Laufe locker, gleichmäßig und mit Tempo«, riefen sie den Berg zurück hinauf.

Ich konnte nichts erwidern. War ich doch zu beschäftigt damit, meine Fußgelenke vom Umknicken auf den unebenen Felsen abzuhalten, die noch etwas feucht waren, obwohl sich der Morgennebel aufgelöst hatte. Mit jedem Schritt wog ich ab, das Risiko eines Sturzes oder die aufgewendete Energie fürs Bremsen zu verringern.

»Beim Bergablaufen erhöht sich der Stoffwechselaufwand in steilen Winkeln.« [15]

JOURNAL OF BIOMECHANICS

Letzten Endes lief ich weder locker noch gleichmäßig noch schnell, aber zum Glück kam ich unten an. Meine Beine waren total ausgepowert. Ich würde eher ein Kniebeugen-Training mit Andy Bolton überleben, als noch einmal mit James Appleton und Rupert Bonington einen solchen Bergablauf zu machen. Ich konnte buchstäblich fühlen, wie die winzigen Muskelfasern in meinen Beinen mit jedem Schritt rissen.

»Du bist zu langsam gelaufen«, sagte James. Er war nicht unhöflich: Es stimmte. »Das Laufen kann die dreifache Belastung deines Körpergewichts auf ein einzelnes Bein ausüben, wenn es Bodenkontakt bekommt. Beim Bergablaufen wird das noch verstärkt, da du gegen die Schwerkraft ankämpfst. Die Menschen verstehen nicht, wie ermüdend ein Bremsmechanismus sein kann.«

> *»Beim Bergablaufen erhöht sich die exzentrische Aktivität der ›Anti-Schwerkraft‹-Muskeln.«*[16]
>
> *BRITISH JOURNAL OF SPORTS MEDICINE*

Meine Feuer- und Felltaufe hatte ein Ende, aber mein Training hatte gerade erst begonnen.

SMARTES LAUFEN

Einige Tage später befand ich mich wieder auf Höhe des Meeresspiegels.

Nach dieser Einführung in die Kunst des Berglaufens taten mir die Beine weh. Und zwar nicht nur ein bisschen, ich hatte einen verdammten Muskelkater, als ich über Keswicks Kopfsteinpflasterstraßen hinkte, um mich mit James und Rupert zu treffen. Als die beiden mich humpeln sahen, während sie ihre Thunfischtoasts mit geschmolzenem Käse aßen, konnten sie sich das Lachen nicht verkneifen. Ich muss ausgesehen haben wie ein betrunkenes Reh, das auf Eis läuft.

Muskelkater ist eine normale Reaktion des Körpers auf körperliche Anstrengungen wie Training, bei dem die Muskeln einer hohen exzentrischen Belastung ausgesetzt werden. Die Symptome des Muskelkaters sind sehr unterschiedlicher Natur und können eine verminderte Kapazität der Krafterzeugung, starke Veränderungen hinsichtlich der Gesundheit des Muskel- und Bindegewebes, der neuromuskulären Funktion sowie der mechanischen Leistung mit sich bringen.[17]

»Meine Beine bringen mich um«, sagte ich, zog einen Stuhl heran und bestellte zwei weitere Thunfischtoasts. »Außerdem sind meine Füße voller Blasen. Ich sorge ständig für Löcher in der Gegend von Keswick, da ich nicht richtig einen Berg hinunterlaufen kann, und muss wohl einen Rekord für die meisten ›schnellen Stürze‹ aufgestellt haben, die ein Fell je gesehen hat.«

»Ich habe insgesamt 17 zwischen Steel Fell und Helm Crag gezählt«, sagte James, immer noch lächelnd.

Für alle, die den Lake District nicht kennen: Steel Fell und Helm Crag sind zwei extrem steile Fells, die schon fast Kultcharakter haben und die fantastische Landschaft von Grasmere überragen. Der Ausblick von beiden Bergen ist – wie man mir sagte – absolut atemberaubend. Das konnte ich natürlich nicht wissen, weil ich die meiste Zeit damit verbracht hatte, an ihren Flanken hinunterzupurzeln.

Doch Spaß beiseite. James und Rupert wussten, dass ich schon bald eine sprechende, manifestierte Erschöpfungsphase auf zwei Beinen wäre, die nur darauf wartete, endlich einzusetzen. Daher sagten sie etwas, das Musik für meine Ohren (und meine Quadrizepse) war: »Mache dir keine Sorgen! Für die restliche Woche besteht unser Training zu 80 Prozent aus langsamem und zu 20 Prozent aus schnellem Laufen.« Damals wusste ich zwar nicht, was sie meinten, aber die Prozentsätze gefielen mir.

Polarisiertes Training: 80/20

Um das Trainingsprinzip 80/20 zu verstehen, musst du deine anaerobe Schwelle verstehen. Dies ist der Punkt, an dem du mit einer Intensität und in einem Tempo läufst, sodass du deine Sauerstoffaufnahme nicht aufrechterhalten kannst. Dies führt zu einer Konzentration überschüssiger Milchsäure, die sich im Körper ansammelt (das ist dieses Brennen in den Beinen, das du spürst, wenn du einen steilen Berg heraufsprintest). Für den Körper ist es dann wiederum schwierig, die benötigte Energie zu produzieren, um mit dieser Intensität und in diesem Tempo weiterzulaufen.

Hört sich kompliziert an, ist es aber (wieder einmal) nicht. Die anaerobe Schwelle ist einer der Hauptgründe dafür, warum du bei einem Marathon nicht die ganze Zeit sprinten kannst.

So einfach ist das. Läufst du hingegen mit einer Intensität und in einem Tempo unterhalb deiner anaeroben Schwelle, wird sich keine überschüssige Milchsäure in deinem Körper ansammeln; der Körper kann die Muskeln mit ausreichend Sauerstoff versorgen und daher auch die erforderliche Energie aufbringen, um mit dieser Intensität und in diesem Tempo weiterzulaufen.

Wenn du in einem Tempo läufst, das du bei einem Marathon beibehalten kannst, dann liegt diese Geschwindigkeit unterhalb deiner anaeroben Schwelle. Mithilfe der Technik kannst du deine anaerobe Schwelle genau austesten. Ich lasse meine regelmäßig an der Loughborough University oder im ASICS Lauflabor überprüfen. Eine der einfachsten Möglichkeiten, die James mir beibrachte, ist jedoch: Wenn man gleichzeitig laufen und normal sprechen kann, läuft man wahrscheinlich unter seiner anaeroben Schwelle. Läuft man jedoch in einem Tempo, bei dem man keine ganzen Sätze mehr hervorbringt, befindet man sich oberhalb der anaeroben Schwelle.

Die Anwendung des polarisierten Trainingsprinzips 80/20:

- Du läufst zu 80 Prozent deiner Zeit langsam und unterhalb der anaeroben Schwelle, um die Bewegungsmechanik, die Trainingsbeständigkeit und das Trainingsvolumen zu trainieren.
- Du läufst zu 20 Prozent deiner Zeit schnell und oberhalb der anaeroben Schwelle, um deine Intensität zu trainieren.

LANGSAMES LAUFEN LERNEN

Langsames Langstreckenlaufen bedeutet gleichmäßiges Laufen in einem angenehmen Tempo. Das hilft Läufern, ihre aerobe Stoffwechselkapazität in der Beinmuskulatur zu verbessern (indem sie mit Sauerstoff versorgt wird) und ihre grundlegende Körperkraft zu entwickeln, die für die Bewältigung eines 10- oder 20-Kilometer-Laufs oder für einen Marathon benötigt wird.

Außerdem verschafft es einem viel Zeit, das Laufen richtig zu erlernen. Und da ich heute weit unter meiner anaeroben Schwelle durch die (flachen) Straßen von Keswick lief, konnte ich auch sprechen, als James und Rupert dazu ansetzten, meine Lauftechnik einer kompletten wissenschaftlichen Kritik zu unterziehen. Zu meiner Überraschung hatte ich alles, was sie beschrieben, bereits Jahre zuvor in den Ebenen Afrikas miterlebt. Meile für Meile hörte ich sie Folgendes rufen:

»Entspanne deine Arme.«

Mit erhöhter Geschwindigkeit neigen Läufer dazu, die Arme zu versteifen. Das lässt sich vermeiden, indem man die Spannung aus den Schultern nimmt und sich ein Paar entspannt schwingender Arme vorstellt, beginnend bei den Ellenbogen.

»Bewege dich in den Hüften.«

Bei einem effizienten Laufstil kommt der ganze Körper zum Einsatz, beispielsweise die großen Muskeln um das Hüftgelenk, die sich nahe dem Massezentrum des Körpers befinden, damit die Beine sich entspannt hin und her bewegen können. Die Beine nach oben zu schwingen (als wollte man auf etwas aufgrätschen) sorgt dafür, dass Läufer ihre Hüftmuskulatur einsetzen können. Wenn man dazu die Vorstellung verdrängt, dass man sich beim Laufen abstößt, wird auch die Belastung kleinerer Muskeln wie der Wadenmuskulatur verringert.

»Setze den Fuß nahe zum Körper auf.«

Setzt man den Fuß weit entfernt vom Körper auf, bekommt das Bein mehr Bremskraft, also sollte man das vermeiden. Versuche, das Schwungbein in einer sanften, entspannten Bewegung zurückzubringen, während du darauf achtest, dass der Fuß nahe dem Körper aufsetzt.

»Taille oben halten.«

Der Drang, das Bein vom Boden abzustoßen, führt dazu, dass einige Läufer ihre Knie zu sehr beugen, wodurch der untere Rücken und die Taille zusammensacken und die Beine hinterhergezogen werden. Achte beim Aufsetzen darauf, das Knie nicht zu sehr zu beugen. Du solltest auch versuchen, sehr sachte aufzusetzen, wobei du deine Taille oben lässt. Dadurch drückst du dich effizient vom Boden ab. Alles, was du bei deinen langsamen Läufen übst, basiert auf der Arbeit Dr. Arthur Steindlers. Vielleicht erinnerst du dich an das längste Seilklettern der Welt (Kapitel 5); dort wurde erwähnt, dass seine Arbeit die kinetische Kette definiert als »eine Kombination von mehreren hintereinander angeordneten Gelenken, die eine komplexe motorische Einheit bilden«. Im Klartext: Es geht darum, wie gut all deine Gelenke und Bewegungen bei bestimmten körperlichen Betätigungen zusammenarbeiten.

SCHNELLES LAUFEN LERNEN

Sprinten. Pausieren. Wiederholen.

Bei dieser Trainingsmethode wiederholt man eine Reihe von Laufintervallen in langsamem und schnellem Tempo, damit der Körper überschüssige Milchsäure (dieses Brennen in den Beinen, das du spürst, wenn du einen Berg hinaufläufst) los wird. Während viele Läufer ihr Tempo beim Schnelllaufen variieren, ist es wichtig, ein langsames, erholungsförderndes Joggingtempo beizubehalten. Das nächste Sprintintervall sollte stattfinden, bevor die Herzfrequenz zu sehr abfällt, weil dieses Training sowohl die aerobe als auch die anaerobe Fitness verbessert.

Grundsätzlich bedeutet das nichts anderes, als dass jede körperliche Aktivität (wie zum Beispiel ein Marathonlauf) als aerob oder anaerob eingestuft werden kann. Aerob bedeutet »mit Sauerstoff« und bezieht sich auf alle Aktivitäten, bei denen wir atmen müssen, um sie zu absolvieren, beispielsweise ein Lauf über 800 Meter, fünf oder zehn Kilometer. Es ist unmöglich, diese Strecken ohne die Aufnahme von Sauerstoff zu laufen.

Anaerobes Training bezieht sich auf kürzere, schnellere Aktivitäten, bei denen nicht viel Sauerstoff erforderlich ist, wie etwa einen 100-Meter-Sprint, der ohne (schwere) Atmung gemeistert werden kann. Ein Marathonlauf jedoch – und Ausdauer im Allgemeinen – erfordert sowohl aerobe als auch anaerobe Fitness. Deswegen wollten Forscher die »Auswirkungen eines moderaten Ausdauertrainings und eines hochintensiven periodischen Trainings auf die aerobe und anaerobe Fitness untersuchen«. Gegenüber der landläufigen Meinung stellten sie fest: »Aerobes Training mit moderater Intensität, das die aerobe Fitness fördert, verändert nicht die anaerobe Kapazität, und entsprechendes, hochintensives periodisches Training kann sowohl die anaeroben als auch die aeroben Energieversorgungssysteme deutlich erhöhen.«[18] Einfach ausgedrückt: Ein lockerer 5-Kilometer-Lauf verbessert zwar deine aerobe Fitness, ist aber nicht besonders geeignet, deine anaerobe Fitness zu steigern. Ein in Intervallen absolviertes Workout – bei dem man versucht, zehn 100-Meter-Sprints mit jeweils 40 Sekunden Pause zwischen den Sprints zu laufen – könnte möglicherweise beides verbessern.

LAUFEN MIT »SCHNELLEREN (ELEFANTEN-)FÜSSEN«

Nachdem ich 30 Tage bergauf, bergab von einem zum anderen Fell gelaufen war, hatte ich meine Prüfung bestanden. Meine achtjährige Reise zur Erforschung des Ausdaueraufbaus, die an einem Wasserloch für Elefanten begonnen hatte, war beendet. Jetzt wollte ich unbedingt wissen, ob ich meine »Elefantenfüße« geheilt hatte. Also schnürte ich meine Laufschuhe und begab mich ins Sportlabor, um das herauszufinden.

Der Stamm der Ju-Wasi sowie James und Rupert gehörten zweifelsohne zu den besten Laufpartnern, die ich je hatte. Sie liefen mit einwandfreier Technik und unbestreitbarer Ausdauer. Doch nach acht Jahren kam ich zu dem Schluss, dass das Laufen eine sehr individuelle Fähigkeit ist und dass es so etwas wie eine Technik aus dem Lehrbuch nicht gibt. Natürlich, jeder kann sein Laufen verfeinern, um effizienter und schneller zu sein (ich weiß, dass ich viele dieser Verfeinerungen gemacht habe), aber selbst drei der größten Athleten der Welt – deren Schränke pickepacke voll mit Trophäen sind – hatten ihre Fehler.

Paula Radcliffe ist die derzeitige Weltrekordhalterin im Marathon bei den Frauen. Ihre gelaufene Zeit von 2 Stunden, 15 Minuten und 25 Sekunden ist unglaublich und hauptsächlich der Grund, warum sie den London-Marathon (2002, 2003 und 2005) und den New-York-Marathon (2004, 2007 und 2008) jeweils dreimal gewonnen hat.

Sie repräsentierte Großbritannien viermal in Folge bei den Olympischen Spielen und gilt bei vielen Menschen als die beste Langstreckenläuferin unserer Zeit. Erstaunlich ist, dass sie all das erreichte, obwohl viele »Experten« meinen, ihr Kopf hüpfe auf und ab, als sei er losgelöst vom Körper, und sie laufe, als hätte sie »Schluckauf« in ihrem Laufschritt.

Haile Gebrselassie, eine äthiopische Läuferlegende, gewann zwei Olympia-Goldmedaillen und vier Weltmeistertitel über 10 000 Meter. Den Berlin-Marathon beendete er viermal, den Dubai-Marathon dreimal hintereinander als Erster. Darüber hinaus ging er bei vier Hallenweltmeisterschaften als Sieger hervor und war 2001 Weltmeister im Halbmarathon.

All das gelang ihm trotz der »krummen« Haltung seines linken Arms beim Laufen. Aufgewachsen auf einer Farm, musste er jeden Morgen zehn Kilometer zur Schule und abends dieselbe

Strecke zurücklaufen, und zwar mit seinen Büchern unter dem linken Arm, was zu dieser eigentümlichen Haltung beim Laufen führte, als trüge er immer noch seine Bücher.

Emil Zátopek gilt als der größte Läufer des 20. Jahrhunderts. Bestens bekannt ist er für seine drei Goldmedaillen, die er 1952 bei den Olympischen Sommerspielen in Helsinki – er siegte über 5000 und 10000 Meter – und im ersten Marathon seines Lebens gewann, wobei er erst in letzter Minute beschlossen hatte, daran teilzunehmen. Die »tschechische Lokomotive«, so sein Spitzname, war 1954 der erste Läufer, der beim 10000-Meter-Lauf die 29-Minuten-Marke durchbrach. Drei Jahre zuvor (1951) war er 20 Kilometer unter einer Stunde gelaufen.

Sein Laufstil war allerdings bekannt dafür, unansehnlich zu sein. Vielleicht lag es an seinem militärischen Hintergrund und daran, dass er jahrelang in Armeestiefeln laufen musste, aber er lief wie jemand, dem in beide Beine geschossen worden war, und sein Kopf wackelte unkontrolliert hin und her.

Ross Edgley ist der schlechteste San-Buschmann und Fell-Runner der Welt. Mit seinen 1,78 Metern und (manchmal) über 100 Kilo Körpergewicht würde die Sportwissenschaft behaupten, dass es für ihn unmöglich sei, mit seinen Männerbrüsten und »Elefantenfüßen« einen Marathon zu laufen, geschweige denn einen Triathlon mit einem Baum. Er gilt als zu schwer und zu klobig.

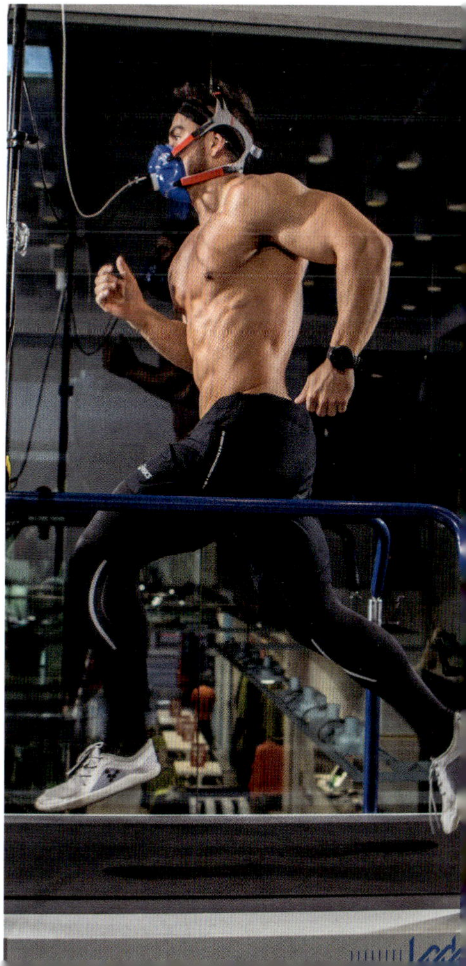

Das Bild zeigt mich beim Laufen. Mein Körperwinkel ist gut, neigt sich nach vorn; ich setze mit dem Vorderfuß auf, um den Aufprall abzudämpfen und die Vorwärtsbewegung fortzusetzen. Meine Hüfte zeigt einen (halbwegs) guten Bewegungsradius (könnte allerdings besser sein, denn du wirst feststellen, dass sich mein Antriebsbein nicht über meine Körpermitte hinaus nach hinten bewegt). Ich laufe auch in einer leicht vertikalen Bewegung (abermals infolge des geringen Bewegungsradius meiner Hüfte), was meinen Oberkörper dazu zwingt, sich mehr zu drehen, die Ellenbogen zu heben, und was im Wesentlichen bedeutet, dass ich mich nicht so effizient wie möglich nach vorn bewege (etwas verschwendete Energie). Ich würde mich nie als guten Läufer einstufen, und nach acht Jahren war ich auch nicht wirklich weitergekommen, einen definitiven Plan für Erfolge in Ausdauersportarten zu finden. Aber:

- Meine Grenzen zu kennen und mir meiner Bewegungen (und Elefantenfüße) bewusst zu sein, ist ein großer Vorteil.
- Das Erlernen des effizienten Laufens kann genauso belohnend sein wie schnelles Laufen.
- Die Feinheiten der Ausdauer zu entdecken ist faszinierend und etwas, das ich weiter verfolgen werde.

20-WÖCHIGES TRAININGSPROGRAMM FÜR EINEN MARATHON

Trainingsnotizen

Das 20-wöchige Trainingsprogramm für einen Marathon setzt die gesamte Theorie in die Praxis um.

Denk daran: Basierend auf den Forschungen des Department of Sport, Health and Exercise Science der University of Hull gibt es keinen allgemeinen Konsens über die beste Trainingsweise für Ausdauersportarten (siehe Seite 255). Das Programm ist jedoch so gestaltet, dass alle Prinzipien, die von Afrika bis zum Lake District beschrieben wurden, zur Anwendung kommen, um einen relativen Anfänger nach 20 Wochen Training über die Ziellinie eines Marathons zu bringen, und zwar unter fünf Stunden. Entscheidend für dieses Programm ist:

- Alle Angaben sind in Kilometern.
- Die härteste und intensivste Trainingsphase liegt zwischen der 12. und 17. Woche.
- Die Zahlen in Klammern weisen darauf hin, dass der Lauf in einem höheren Tempo absolviert werden sollte als im Tempo deiner anaeroben Schwelle.
- Die roten Zahlen geben an, dass du im Wettkampftempo laufen solltest.
- Der letzte Langstreckenlauf sollte zwei Wochen vor dem Rennen absolviert werden.
- Jogge zwei Tage vor dem Rennen zwei bis drei Kilometer, und erhöhe über einen Kilometer das Tempo, um das Rennen zu simulieren und deine Beine anzuregen.

WOCHE		MO	DI	MI	DO	FR	SA	SO	Distanz pro Woche (km)
1	30-Minuten-Lauf (Walke, falls nötig, um den Körper an die Distanz zu gewöhnen.)		10		10		10		entfällt
2	Langsam joggen in angenehmem Schritt.		3	3	3		3		12
3			3	3	3		5		14
4	Einmal pro Woche oberhalb deiner anaeroben Schwelle laufen.		5		5		5		15
5			5	5	5		5		20
6	Zweimal pro Woche schneller laufen als im Tempo deiner anaeroben Schwelle. Absolviere am Samstag/Sonntag einen Langstreckenlauf, aber langsamer als im Tempo deiner anaeroben Schwelle.		(5)		(5)		7		17
7			(5)		(5)		10		20
8			(7)		(7)		10		24
9			(7)		(7)		12		26
10			(7)		(7)		15		29
11			(7)		(5)		15		27
12	Einmal pro Woche schneller laufen als im Tempo deiner anaeroben Schwelle. Absolviere am Samstag/Sonntag einen Langstreckenlauf, aber langsamer als im Tempo deiner anaeroben Schwelle. An den anderen Tagen langsam joggen in angenehmem Schritt.		5	(10)			20		35
13			5	(10)			25		40
14			5	(10)			15		30
15			5	(10)		5	**25**		45
16			5	(10)			15		30
17			5	(10)		5	**30**		50
18	Im Wettkampftempo laufen, aber auf keinen Fall die Erschöpfungsphase erreichen.			5	10		15		30
19			7		5		5		17
20			5		3	(1)		Rennen	9

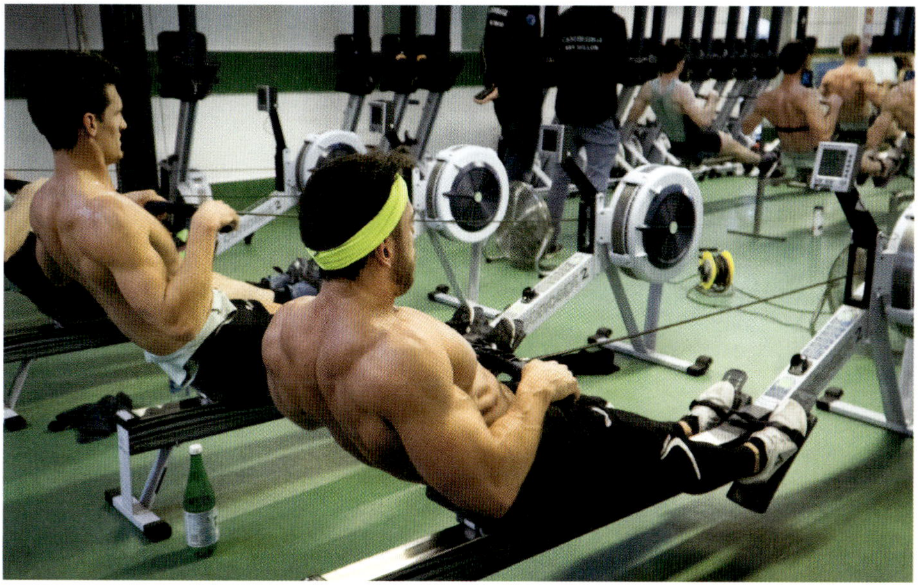

Ich werde zum Ruderer mit der seltsamsten Körperfigur in der Geschichte des Cambridge Ruderclubs.

MUSKELAUFBAU MIT CARDIO-TRAINING

TRAINING IM BOOT

»Wer noch nie bei einem wirklich knappen Bootsrennen mitgerudert ist, kann den Schmerzpegel nicht nachvollziehen.«[19]

DAN TOPOLSKI

Am 11. März 2015 befinde ich mich mitten in einem der ältesten sportlichen Wettkämpfe.

Diese uralte Ruderregatta, die auf der ganzen Welt so bekannt ist, wird einfach nur als »The Boat Race« bezeichnet. Sie findet jedes Jahr an den Ufern der Themse statt. Hier treffen die dunkelblauen Boote der Oxford University auf die hellblauen Boote von Cambridge, um sich Seite an Seite ein Rennen über 6779 Meter (4 Meilen und 374 Yards) von Putney nach Mortlake zu liefern.

Warum? Weil es »Tradition« ist.

Vor vielen Jahren beschlossen zwei Freunde von der Harrow School – Charles Wordsworth (ein Neffe des Dichters William Wordsworth) vom Christ Church College in Oxford und Charles Merrivale vom St John's College in Cambridge – eine Ruderchallenge ins Leben zu rufen. Während eines Meetings am 10. Februar 1829 wurde Mr Snow vom St John's College gebeten, unverzüglich ein Schreiben an Mr Stanisforth vom Christ Church College aufzusetzen, in dem es hieß: »Die University of Cambridge fordert hiermit die University of Oxford heraus, sich in den anstehenden Osterferien in einem Ruderwettbewerb bei oder in der Nähe von London zu messen, und zwar jeweils ich einem Achter.« Über 100 Jahre später ist die Rivalität noch genauso erbittert wie damals.

DAS CAMBRIDGE-BOOTSHAUS

Um 6:45 Uhr treffe ich schon früh am Bootshaus in Cambridge ein.

Hier zu trainieren, nur einige Wochen vor dem großen Rennen, ist ein Privileg. Es liegt Aufregung und gespannte Erwartung in der Luft, die schwierig zu fassen ist. Jede Minute ist mit militärischer Präzision geplant. Und wenn etwas nicht hilft, das »Boat Race« zu gewinnen, hat es hier im Bootshaus nichts zu suchen.

Deswegen nehme ich jedes Jahr, ganz gleich, wo ich mich auf der Welt befinde, dankend die Einladung des Cheftrainers Steve Trapmore an, bei einer Trainingssession mitzumachen. Und jedes Mal, wenn ich das Bootshaus verlasse, habe ich eine Beinkraft und eine Lungenkapazität in mir entdeckt, derer ich mir vorher nicht bewusst war. Ich komme eigentlich nicht nur hierher, um ein besserer Ruderer, sondern um ein besserer Athlet zu werden.

»Das Rudern, vor allem mit zwei Rudern in den Händen, fügt dem Einzelnen bei jedem Rennen einen Schmerzpegel zu, wie er nur bei wenigen anderen Sportarten auftritt. Im Fußball führt ein Frontalzusammenstoß sicherlich zu Schmerzen, und anlässlich einer Verletzung treten Schmerzen in anderen Sportarten auf. Hierbei handelt es sich jedoch eher um einen drohenden Schmerz, während man beim Rudern absolut sicher sein kann, dass er die ganze Zeit über präsent ist.«[20]

DAVID HALBERSTAM

Als ich durch die Tür hineintrat, hatte ich das Gefühl, mich verbeugen zu müssen, ganz so als beträte ich einen Tempel. Es fühlte sich elitär an, roch nach Geschichte und sah prestigeträchtig aus.

Das mit großen Falttüren abgetrennte Studio im Parterre beherbergt dreißig Rudermaschinen, aufgehängt an jeder freien Wandfläche, während die Ruder und das andere Equipment von großen unter der Decke verlaufenden Holzbalken herabhängen. Zudem ist das Studio in einem merkwürdigen, dicken Türkisgrün gestrichen, was, wie ich später erfahren sollte, das Aufwischen der Unmengen Schweiß erleichtert.

Neben der größeren Halle befindet sich ein kleiner Kraftraum. Das Equipment besteht aus gehärtetem Stahl und fühlt sich an wie alte Industrieprodukte; als wären die Langhanteln und ledernen Medizinbälle für das allererste Cambridge-Team gefertigt worden, aber dermaßen strapazierfähig, dass sie versehentlich zu verwertbaren Ruder-Reliquien wurden.

Im Obergeschoss treten an die Stelle von sportlicher Leistung und Funktionellem Würde und Erbe, was jede Menge Plaketten, Wappen und Boat-Race-Sammlerstücke, die die Wände zieren, voller Stolz verkünden.

Unvorstellbar, dass sich ein Sportler davon nicht inspirieren lässt. Die Motivation, die einen befällt, wenn man dort steht, ist weitaus wirksamer als jede koffeinhaltige Vorbereitung auf das Workout.

Doch meine Wertschätzung wurde genau in dem Moment unterbrochen, als Steves Stimme von unten widerhallte. Trainingszeit! Ich eilte die Treppe hinab, um mich in die Session einzureihen und die Trainingsgeheimnisse aufzudecken, die im Cambridge-Bootshaus unter Verschluss lagen.

Der falsche Start

Ich absolvierte ein effizientes Warm-up und wurde kurz dem Team vorgestellt. Das hier war kein Gesellschaftstrip, und ich wollte auch nicht bevorzugt behandelt werden, trotzdem ich den Anspruch hätte erheben können, der kleinste Teilnehmer eines Rudertrainings im Cambridge-Bootshaus zu sein. Mit meinen 1,78 Metern war ich über 30 Zentimeter kleiner als das größte Teammitglied (ein 2,11-Meter-Riese von Harvard).

Aber trotz meiner kurzen Gliedmaßen fühlte ich mich so willkommen, dass ich mich als Zwerg nahtlos in die Ruderclique einreihte.

»Wie fühlen wir uns?«, fragte Steve, als er mich mit diesen riesigen Dingern begrüßte, die er als Hände bezeichnet.

»Ich warte immer noch auf einen Wachstumsschub, aber im Ganzen ist alles okay«, antwortete ich. Steve lachte und versicherte mir, dass alles klappen werde.

Das war typisch für ihn. Nichts schien ihn zu beunruhigen, teilweise deshalb, weil er im Rudern alles erlebt hatte. Er begann mit 15 Jahren, mit 17 war er im Great Britain Junior Team. Parallel zum Älterwerden vergrößerte sich auch seine Medaillensammlung, und später gewann er bei den Weltmeisterschaften die Gold-, Silber und Bronzemedaille sowie olympisches Gold im Achter mit Steuermann bei der Sommer-Olympiade 2000 in Sydney. Es gibt im Grunde genommen keinen kompetenteren Rudertrainer als Steve.

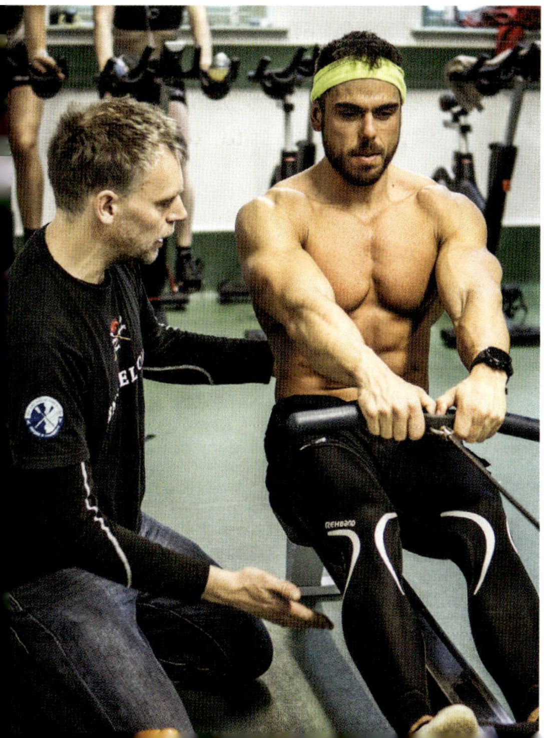

Also gehorchte ich ihm, als er mich anwies, eine Rudermaschine von der Wand zu nehmen. Ich reihte die Maschine in die Formation des restlichen Teams ein und sollte neben Luke (dem Kapitän) sitzen. Er hatte eine einwandfreie Technik und man sagte mir, das werde mir helfen, mit dem Team »im Takt zu bleiben«, ganz so als sollte ich durch Osmose rudern lernen.

»Bereit! 3, 2, 1…« Los ging's.

Aus meinem Augenwinkel beobachtete ich Luke. Er ruderte mit gleichmäßiger und entspannter Technik, aber doch kräftig und präzise. Es war, als beobachtete ich meine Lauflehrer: Er verschwendete kein Gramm Energie. Meine Technik war dagegen eher zerfahren und erzwungen, und ich verließ mich zu sehr auf meine Bizepse, die sich schnell mit Milchsäure füllten.

Obwohl ich sagte, dass ich nicht bevorzugt behandelt werden wollte, konnte der Trainer in Steve nicht anders, als mir zu Hilfe zu kommen. »Wie ehrlich soll ich sein?«, fragte er mich lachend.

Errötet und mit einem Körper voller Milchsäure war mir klar, dass mich mein Ego nicht mehr schmerzen könnte als gerade meine Arme. Daher bat ich ihn, absolut ehrlich zu sein.

»Du bringst deine stärksten Beinmuskeln nicht zum Einsatz. Du ziehst zu sehr mit den Armen, aber das ist völlig ineffizient. Stell dir vor, du würdest das Kreuzheben in Rudern verwandeln und nicht einen Bizeps-Curl!«

Ich setzte mich in eine Rudermaschine und er begann, mich wie ein kleines Kind zu wiegen. Er bewegte meine Beine, meine Arme und meinen Rücken in ähnlichen Bewegungen, die denen des restlichen Teams ähnelten. Auch wenn es komisch aussah: Mir machte das nichts aus. Mit jedem Ruderzug wurde es zunehmend einfacher. Schließlich erlöste Steve mich wie ein stolzer Papa, der seinem Sohn zum ersten Mal beim Radfahren zugesehen hatte. Ich war beeindruckt. Als ich mit meinen Blicken seine Zustimmung suchte, nickte er.

Jetzt absolvierte ich richtiges Rudern (zumindest in gewisser Weise).

DAS PERFEKTE RUDERN

Wie also sieht biomechanisch effizientes Rudern aus? Das *National Strength and Conditioning Association Journal* erklärt: »Der Ruderschlag ist eine koordinierte Muskelaktion, welche eine wiederholte und maximale, aber doch gleichmäßige Kraftanwendung erfordert«, die erreicht werden kann, indem man »den Schlag in die folgende Abfolge unterteilt«:[21]

Das Einholen des Ruders: »Die Muskeln entlang der Wirbelsäule entspannen, das macht den Rumpfbereich beweglicher, sodass man beim Einholen des Ruders möglichst weit nach vorn greifen kann.«

Der Beinschub: »Die Beinkraft sollte, wie in den meisten Sportarten, auch beim Rudern nicht unterschätzt werden. Sie ist ein wichtiges Glied der kinetischen Kette, daher sollte jeder Schlag mit einem kräftigen ›Beinschub‹ beginnen.«

Der Körperschub: »Sobald die Beine ganz gestreckt sind, den Schwung der Bewegung fortsetzen und den ganzen Körper einsetzen. Immer darauf achten, dass das Becken nach hinten verlagert und der Rücken ganz gestreckt wird.«

Der Armschub: »Diese letzte Phase sollte erst dann ausgeführt werden, wenn alle anderen Abschnitte des Ruderschlags effizient absolviert wurden. Wenn man den ›Körperschub‹ abschließt, beendet man danach die Bewegung mit einem ›Armschub‹. Der Bizeps (und die Arme) sind eine sehr kleine Muskelgruppe innerhalb dieser kinetischen Kette, daher sollte jeder Schlag mit einem ›Armschub‹ abgeschlossen werden. Zu viele Sportler machen diese Bewegung am Anfang, was aber biomechanisch ineffizient ist, und man ermüdet sehr schnell.«

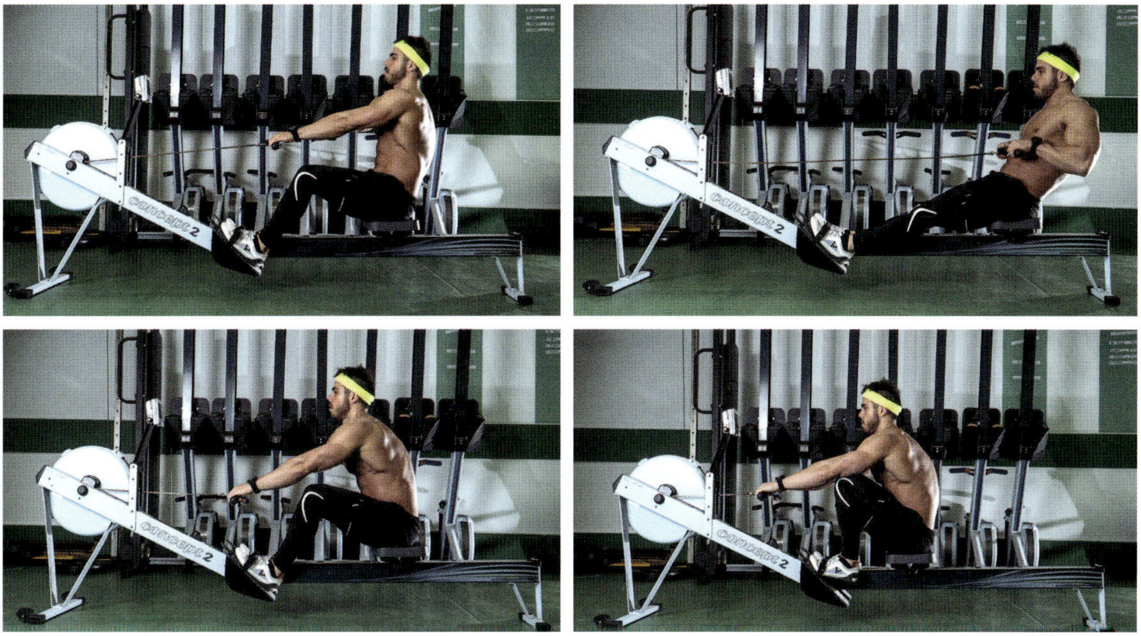

Kraft und Durchhaltevermögen

Wir ruderten insgesamt 60 Minuten, währenddessen regulierte sich meine Atmung, meine Arme schmerzten nicht mehr und die größeren Muskeln in meinen Beinen übernahmen (zum Glück) die meiste Arbeit. Ich war halbwegs im Takt mit dem Rest des Teams, und gegen Ende des Trainings kam ich mir nicht nur wie der kleinste Ruderer in der Geschichte des Cambridge-Bootshauses vor, sondern auch wie derjenige, der sich am meisten verbessert hatte.

Trotz dieses Eindrucks eines persönlichen Erfolges machte ich mir nichts vor: Meine Ruderfertigkeiten lagen weit unter denen eines Spitzenruderers beim Boat Race. Bei Luke war jeder einzelne Schlag länger, stärker und schlagkräftiger. In diesem Moment ergaben die starken Beine, der breite Rücken und die große Lunge eines jeden Ruderers im Bootshaus für mich einen Sinn.

Hinsichtlich des physiologischen Aufbaus eines Ruderers behaupten Sportwissenschaftler: »Ruderer und Ruderinnen der Spitzenklasse zeichnen sich durch große Körpermaße und hervorragende aerobe und anaerobe Eigenschaften aus.« Sie fügen hinzu, dass Ruderer außerdem »außerordentliche Kraft und Schnellkraft im Vergleich zu anderen Sportlern aufweisen«.[22]

Hinsichtlich des Körperfettanteils heißt es in der Studie, dass ein Ruderer Kalorien verbrennt wie ein Ofen: »Der Kalorienverbrauch beim Rudern lag bei einem sechsminütigen Test auf einem Ruderergometer schätzungsweise bei 36 Kilokalorien pro Minute. Das ist einer der größten Energieverbräuche, die bislang für eine überwiegend aerobe Sportart berichtet wurden.«

Warum war das so wichtig? Weil entgegen der landläufigen Meinung ein Ruderer der lebende Beweis dafür ist, dass Kraft und Ausdauer zusammen existieren können.

WIE »VERBRENNT« CARDIO-TRAINING MUSKELMASSE?

Zunächst muss darauf hingewiesen werden, dass Cardio-Training unter gewissen Umständen Muskelmasse »verheizen« kann.

Wir beschäftigten uns mit diesem Thema in Kapitel 7, als wir über Robert Hicksons Theorie des gleichzeitigen Kraft- und Ausdauertrainings sprachen, und Tausende Studien untermauern dies. Jede Studie beschreibt die Bedingungen, unter denen Kraft- und Ausdauertraining nicht optimal miteinander existieren.

»In den vergangenen Jahrzehnten haben viele Forscher von einem störenden Effekt auf die Entwicklung der Muskelkraft berichtet, wenn Kraft und Ausdauer zusammen trainiert wurden. Der Großteil dieser Studien ergab, dass das Ausmaß der gesteigerten Maximalkraft in jener Gruppe höher war, die nur Krafttraining absolviert hatte, als in der Gruppe, die Kraft- und Ausdauertraining zusammen betrieb, was im Allgemeinen als ›Interferenzphänomen‹ bezeichnet wird.«[23]

Woher kommen also diese Bedenken hinsichtlich eines Muskelverlustes, wenn man Cardio-Training betreibt? Nun, es wird behauptet, dass man mehr Kalorien aufnehmen muss, als man verbraucht, wenn man Muskeln aufbauen will, und dass jegliche Form von Cardio-Training diese wertvollen Kalorien und damit auch die Muskelmasse verbrennt. Ich persönlich (und das ist auch die Ansicht der World Champions in Kraftsportarten) halte das für eine sehr, sehr schlichte Meinung mit Blick auf den menschlichen Körper.

Denn wir sind, um es noch einmal zu wiederholen, keine kaloriengesteuerten Maschinen. Es ist nicht damit getan, ständig nur Kalorien zu zählen und dann zu beobachten, ob die Muskeln im Verhältnis dazu wachsen oder schrumpfen. Wie wir sehen werden, gibt es noch Tausende anderer Vorgänge und Zustände innerhalb des menschlichen Körpers, die Einfluss darauf haben (die Kapillardichte ist nur einer davon, den wir besprechen werden).

Während das auf einem ganz anderen Blatt steht und ein Thema für sich ist, reicht es hier, Folgendes zu wissen: Wenn du deinen Bedarf an Makronährstoffen (Protein, Kohlenhydrate und Fett) mit einer nährstoffreichen Ernährungsweise und mit ausreichend Kalorien abdeckst (wichtig ist hier der Begriff »ausreichend« und nicht »übermäßig«, wie so viele Menschen meinen), wirst du keine Muskeln verlieren, wenn du ein paarmal in der Woche Joggen gehst.

Ferner wird in vielen Fachzeitschriften zum Thema Kraft und Konditionierung behauptet, dass Cardio-Training den Körper dazu veranlasse, langsame ST-Fasern zu entwickeln. Diese sind besser für Ausdauertraining geeignet und weniger ermüdungsanfällig, aber auch kleiner als die schnellen FT-Fasern, die für Kraft, Tempo und Schnellkraft benötigt werden.

Diese erkannten Unterschiede werden zur Veranschaulichung oft von einem in die Irre führenden Bild begleitet, das einen dünnen und leichten kenianischen Olympia-Langstreckenläufer zeigt, der neben einem Sprinter steht. Du musst jedoch verstehen, dass diese Art der

Muskelanpassung erst nach monatelangem, wenn nicht jahrelangem Ausdauertraining in Erscheinung tritt. Wie Wissenschaftler der Ohio University in Athens, USA, nachgewiesen haben, haben Langstreckenläufer nach lebenslangem Training einen höheren Anteil an langsamen ST-Fasern als Kraftsportler.[24]

Das waren jedoch Athleten (Powerlifter und Langläufer), die über Jahre konditioniert wurden. Wenn du Anfänger bist und das Training Neuland für dich ist, kann fast jede Art des Trainings deine Kraft und Ausdauer verbessern. Verrenne dich also nicht in Einzelheiten und habe einfach nur Spaß am Training.

»Die Ergebnisse deuten darauf hin, dass kombiniertes Training übereinstimmende und kompatible Anstiege in VO2-Spitzen (Lungenkapazität) und der Kraftleistung herbeiführen kann.«[25]

MEDICINE AND SCIENCE IN SPORTS AND EXERCISE

Wenn du einige Male in der Woche 40 Minuten Cardio neben deinem Gewichtstraining absolvierst, wirst du nicht plötzlich aussehen wie ein Langstreckenläufer aus Kenia.

Schließlich gibt es noch das Argument, Cardio-Training senke den Testosteronspiegel – ein Hormon, das insbesondere für Kraftsportler von Bedeutung ist. Doch Wissenschaftler der University of Carolina in den USA wiesen sofort darauf hin, dass diese gesunkenen Testosteronwerte nur dann auftraten, wenn man zuvor »chronisch einem länger andauernden Ausdauertraining ausgesetzt war«. Ein 30 bis 45 Minuten langes Cardio-Training gilt sicherlich nicht als »chronisch«. Mach dir daher keine Sorgen, nach einer kurzen Session auf dem Cross-Trainer aufzuwachen und dich schwach wie ein kleines Kätzchen mit niedrigem Testosteronspiegel zu fühlen.[26]

»Die Ergebnisse legen nahe, dass Fortschritte im Kraftaufbau durch Gewichtstraining, das ein- oder zweimal pro Woche absolviert wird, beibehalten werden können, während man sich darauf konzentriert, die Ausdauer zu verbessern, ohne Letztere zu beeinträchtigen.«[27]

CANADIAN JOURNAL OF APPLIED PHYSIOLOGY

Um also auf die ursprüngliche Frage, die Kraftsportlern Kopfzerbrechen bereitet, zurückzukommen: Unter welchen Bedingungen können Kraft und Ausdauer harmonisch koexistieren? Die Antwort (gestützt von schwedischen Wissenschaftlern) ist: durch Rudern, Radfahren, Strongman-Sport und vieles mehr.

GRÖSSERE MUSKELN DURCH RUDERN UND LAUFEN?

Lange trieb man den Muskelaufbau dadurch voran, dass man Berge von Essen verschlang und schwere Gewichte stemmte. Cardio-Training – beziehungsweise alles, was die Herzfrequenz auf über 100 Schläge pro Minute bringt – wurde vermieden, weil man befürchtete, die Muskeln fielen in einen katabolen Zustand und würden dadurch aufgezehrt werden.

Doch Forschungen wie etwa diejenigen der Fakultät für Gesundheitswissenschaften der Mittuniversitetet in Östersund, Schweden (und auch Erfahrungen aller Ruderer weltweit) scheinen diesem etablierten Gesetz, das in den Gerüchteküchen der Studios brodelt, zu widersprechen.

»In dem Bestreben, die durchschnittlichen vorwärtstreibenden Schlagimpulse bei einem 2000-Meter-Rennen zu maximieren, wurden Tests und das Training der verschiedenen Kraftparameter in die Konditionierungspläne der Ruderer mit einbezogen.«[28]

Die schwedischen Forscher haben jedoch nicht nur den Mythos entzaubert, sondern auch nachgewiesen, dass Cardio-Training tatsächlich »eine größere Muskelhypertrophie auslösen kann als Gewichtstraining allein«. Das bedeutet, die Kombination aus Cardio- und Gewichtstraining kann in der Tat zu größeren Muskeln führen.[29]

Zur Verifizierung dieser Theorie ließen die Forscher besagter schwedischer Studie zehn gesunde Männer zwischen 25 und 30 Jahren fünf Wochen lang unilaterales Kniestrecken absolvieren. Ein Bein wurde in ähnlicher Weise wie bei den meisten herkömmlichen Krafttrainingsprogrammen trainiert: mit vier Sätzen à sieben Wiederholungen und mit 75 bis 80 Prozent des jeweiligen Einer-Maximums der Testpersonen. Das andere Bein wurde nach genau dem gleichen Kraftprogramm trainiert, jedoch in Kombination mit 45 Minuten Radfahren während jeder Session.

Nach fünf Wochen machten sich die Forscher daran, mithilfe eines Kernspintomografen und Muskelbiopsien Veränderungen in der Querschnittfläche und im Umfang der Beinmuskeln zu bestimmen. Vor allem der *Musculus vastus lateralis* (der äußere Muskel des Beins) und der *Musculus quadriceps femoris* (der vierköpfige Schenkelstrecker vorn am Bein) wurden genauer analysiert.

Was fand man heraus?

Das Bein, das sowohl Cardio- als auch Krafttraining absolvieren musste, war merklich größer als das Bein, das nur auf Kraft trainiert wurde. Die Ergebnisse zeigten, dass die Größe des *Musculus vastus lateralis* des cardiotrainierten Beins um 17 Prozent zugenommen hatte, während der gleiche Muskel im krafttrainierten Bein sich nur um neun Prozent vergrößert hatte. Zudem hatte sich der Umfang des *Musculus quadriceps femoris* im »Cardio-Bein« um 14 Prozent und im »Kraft-Bein« nur um acht Prozent vergrößert.

> ***»Diese Ergebnisse liefern neue Erkenntnisse für die menschliche Muskelanpassung … und bilden die erste genomische Basis, die erklärt, wie aerobes Training das durch Gewichtstraining ausgelöste Muskelwachstum eher vergrößert (verbessert) als beeinträchtigt.«***[30]
>
> ***AMERICAN JOURNAL OF PHYSIOLOGY***

Woher also kommt all diese Magie im Studio? Schwer zu sagen, aber es ist allgemein bekannt, dass jede Art des Cardio-Trainings zu einer deutlichen Verbesserung der Kapillardichte führt. Kapillaren sind die kleinen Blutgefäße, die sich wie ein Netzwerk durch die Muskeln ziehen. Indem man ihre Dichte erhöht, versorgt der Körper die arbeitenden Muskeln auch besser mit Blut, Sauerstoff und Nährstoffen während des Trainings.

Dies ist einer der am meisten übersehenen Aspekte im Krafttraining, da Kraftsportler wohl zu viel Gewicht darauf legen, im Studio Eisen zu Lasten ihrer Kapillaren zu heben. Nimmt man jedoch den Sport des Strongman (ein Sport, der einige der muskulösesten und stärksten Athleten der Welt umfasst) als Beispiel, so könnte man meinen, dass die meisten Champions der vergangenen Jahre sich dessen bewusst waren.

Mariusz Pudzianowski, der fünfmalige World's Strongest Man, war zunächst Boxer, bevor er den Sport des Strongman für sich entdeckte, und vor den meisten Workouts im Kraftraum absolvierte er insbesondere intensives Seilspringen. Und die Strongman-Legende Geoff Capes lief die 200 Meter trotz seiner 150 Kilo in beeindruckenden 23,7 Sekunden. Auch der dreimalige World's Strongest Man Bill Kazmaier war ein großer Befürworter des Cardio-Trainings und praktizierte es während seiner gesamten Karriere ausgiebig.

Lassen wir diese Beweise jedoch kurz beiseite.

Auch die Forschung scheint zu bestätigen, dass man die Kapillaren nicht außer Acht lassen sollte. Eine Studie, publiziert in *The Journal of Applied Physiology*, untersuchte die adaptiven Veränderungen, die in den Muskeln während eines intensiven Ausdauertrainings auftauchen. Die Wissenschaftler ließen sieben Sportler ein 24-wöchiges Trainingsprogramm absolvieren, das viel Cardio-Training beinhaltete. Nach diesen 24 Wochen wurden Muskelbiopsien entnommen, und man stellte fest, dass die Sportler »eine größere Versorgung seitens der Kapillaren aller Muskelfasertypen«[31] zeigten. Die Forscher kamen zu dem Schluss, dass dies die Effizienz des gesamten kardiorespiratorischen Systems verbessert.

Für Kraftsportler würde das bedeuten, dass sie sich zwischen den Sätzen schneller erholen und daher ihre Trainingskapazität steigern, wobei Letztere, wie wir in Kapitel 7 gesehen haben, von unschätzbarem Wert sein könnte. Vor allem aber hat sich gezeigt, dass ein gut konzipiertes Cardio-Programm sehr gut zusammen mit dem deutschen Volumentraining (kurz GVT für *German Volume Training*) für den Aufbau von mehr Muskelmasse funktioniert.

Oft auch »Zehn-Satz-Methode« genannt, ist es eine der ältesten und effektivsten Trainingsarten, bei der man zehn Sätze mit je zehn Wiederholungen absolviert. Wohl ursprünglich in den 1970er-Jahren in Deutschland entstanden, wurde es von Rolf Freser, dem Nationaltrainer der deutschen Gewichtheber, populär gemacht, der es für Gewichtheber befürwortete, die in der Off-Saison eine Gewichtsklasse höher aufsteigen wollten. Der kanadische Gewichtheber Jacques Demers – Silbermedaillengewinner bei den Olympischen Spielen in Los Angeles – trainierte nach dieser Methode, der er seiner Meinung nach seine berühmten großen Oberschenkel verdankte.

Das gesamte Programm funktioniert unter der Voraussetzung, die Muskeln einem ausgiebigen Volumen wiederholter Anstrengungen bei einer einzigen Übung zu unterziehen. Die Muskeln werden dann gezwungen, sich anzupassen und zu wachsen, da der Körper über sein normales Pensum, an das er gewöhnt ist, hinaus belastet wird. In der Regel absolviert man eine große Verbundübung wie Kniebeugen, Bankdrücken oder Kreuzheben mit einem Gewicht, das in etwa 60 Prozent dem Einer-Maximum entspricht (oder einem Gewicht, mit dem dir 20 Wiederholungen gelingen). Du machst dann zehn Sätze à zehn Wiederholungen mit jeweils 60 bis 90 Sekunden Pause zwischen den Sätzen.

Man glaubt, dass es nur wenige Workouts gibt, die so viel Unterstützung von Experten finden wie das GVT als Trainingsprogramm für den Muskelaufbau. Aber es ist leicht nachzuvollziehen, wie Cardio-Training und eine bessere Kapillardichte dir bei den letzten Sätzen helfen können. Selbst die stärksten Sportler hätten ohne Ausdauervermögen mit sich zu kämpfen und wären folglich nicht in der Lage, das Trainingspensum, wie es das GVT für den Aufbau von mehr Muskelmasse empfiehlt, zu bewältigen.

Aber die Vorteile des Kraft- und Ausdauertrainings hören hier nicht auf.

STÄRKER DURCH RADFAHREN?

Wenn du ein guter Radsportler sein willst, dann schwing dich aufs Fahrrad. Willst du jedoch ein hervorragender Radsportler sein, dann schwing dich aufs Fahrrad und gehe in den Kraftraum. Ernsthaft!

> ***»Wurde herkömmliches Ausdauertraining noch durch Krafttraining ergänzt, verbesserten sich die Bestimmungsfaktoren des Radfahrens sowie die Leistung bei gut trainierten Radsportlern.«*** [32]
>
> ***EUROPEAN JOURNAL OF APPLIED PHYSIOLOGY***

Nach den Olympischen Spielen in Rio de Janeiro 2016 dominierte der britische Radsport drei aufeinanderfolgende Olympiaden. Außerhalb der Olympischen Spiele bestimmen britische Teams immer noch den Radsport.

Team Sky – ein Team britischer Radprofis, das Rennen im Rahmen der UCI World Tour bestreitet – hat seinen Sitz im National Cycling Centre in Manchester, England, und wird von dem ehemaligen Performance-Direktor von British Cycling, Dave Brailsford, geleitet. Es wurde ausführlich berichtet, dass das erste Ziel des Teams im Jahr 2010 darin bestand, »innerhalb von fünf Jahren den ersten britischen Gewinner der Tour de France hervorzubringen«.

Obwohl man später etwas bescheidener sagte, das Ziel sei lediglich, »die Tour de France innerhalb von fünf Jahren zu gewinnen«, erreichte das Team Sky sein erstes Ziel in nur drei Jahren, als Bradley Wiggins 2012 die Tour de France gewann. Damit war er der erste britische Sieger in der Geschichte des schwersten Radsportrennens der Welt.

Wie? Durch harte Arbeit, technische Innovationen, eine wahnsinnige Arbeitsmoral in Sachen Ausdauertraining und das Verständnis dafür, wie Krafttraining das Durchhaltevermögen verbessert, sagen die beiden Trainer Scott Pearson und Joe Hewitt vom English Institute of Sport: »Krafttraining sorgt dafür, dass man auf dem Rad stärker ist, aber es bringt noch viele andere Vorteile mit sich. Es verlangsamt den Verlust der Muskelmasse und kehrt den

Prozess sogar ins Gegenteil um, zudem ermöglicht es, das Körpergewicht zu steuern, und es verbessert die Gesundheit der Knochen, was selbst für Radsportler der Grand Tour ein Thema ist.« Sie fügten hinzu: »Wenn man robuster und belastbarer ist, ist man auch weniger verletzungsanfällig, und das wiederum bedeutet mehr Zeit auf dem Rad.«[33]

Ein Gedanke, der auch im Jahr 2010 vom *Scandinavian Journal of Medicine and Science in Sport* gestützt wird: »Die Schlussfolgerung ist, dass Krafttraining bei hochtrainierten Ausdauersportlern der Spitzenklasse zu einer besseren längerfristigen (länger als 30 Minuten) und kurzfristigen (kürzer als 15 Minuten) Ausdauerkapazität führen kann.«[34]

Und 2011 heißt es in derselben Fachzeitschrift: »Zusammenfassend kann man sagen: Ergänzt man normales Ausdauertraining mit Krafttraining, verbessert sich bei gut trainierten Radsportlern die Beinkraft und die 5-minütige Maximalleistung nach 185 Minuten Radfahren.«

Wie kommt diese wundersame Beziehung zwischen Kraft und Ausdauer beim Radfahren zustande?[35]

MEHR MUSKELFASERN

Erinnerst du dich: Die Sportwissenschaft lehrt uns, dass es zwei Arten von Muskelfasern gibt. Es gibt die Typ-I-Fasern und die Typ-II-Fasern, die wiederum in Typ-IIa und Typ-IIb unterteilt werden. Typ-I-Fasern, besser bekannt als langsam zuckende ST Fasern, sind bestens für Ausdauersport geeignet und werden bei allen Etappen der Tour de France benötigt. Sie sind wesentlich widerstandsfähiger gegen Ermüdung.

Typ-II-Muskelfasern, eher bezeichnet als die schnell zuckenden FT-Fasern, werden gebraucht, um bei Bergetappen die nötige Kraft für steile Anstiege zu haben, da sie schneller kontrahieren. Wie kann man mehr davon fürs Radfahren entwickeln? Richtig, durch Krafttraining. »Gleichzeitiges Kraft- und Ausdauertraining bei jungen Radsportlern der Eliteklasse führte zu einer besseren Ausdauerkapazität bei einem 45-Minuten-Zeitfahren, das von einem erhöhten Anteil der Typ-IIa-Muskelfasern begleitet wurde.«[36]

Bessere Muskelbewegung

Denke daran: Wenn du dich besser bewegst, kommst du auch weiter voran.

Das musste ich in den Ebenen Afrikas und in den Fells des Lake Districts feststellen. Aber es scheint, dass Krafttraining auch hilfreich sein kann, wenn du das nächste Mal aufs Rad steigst.

»Zusätzlich absolviertes schweres Krafttraining verbesserte die Leistung beim Radfahren, erhöhte die anteilige Nutzung der VO2max (Lungenkapazität) und verbesserte das wirtschaftliche Haushalten beim Radfahren (Bewegung und Effizienz).«[37]

RUDER-WORKOUT MIT 1300 WIEDERHOLUNGEN

Dieses Workout mit 1300 Wiederholungen entstand unter dem Dach des Cambridge-Bootshauses. Entworfen, um Ausdauerkraft zu entwickeln, ist es auch im Ruderclub bekannt. Von Anfang bis zum Ende gibt es keine einzige Pause, und die großen Ganzkörperverbundübungen werden mit hoher Wiederholungszahl, die eine Nachahmung der körperlichen Anforderungen bei einem Rennen darstellt, absolviert.

LANGHANTEL-RUDERN AUF DER BANK

Wiederholungen: **150**

Einer-Maximum in %: **50 %**

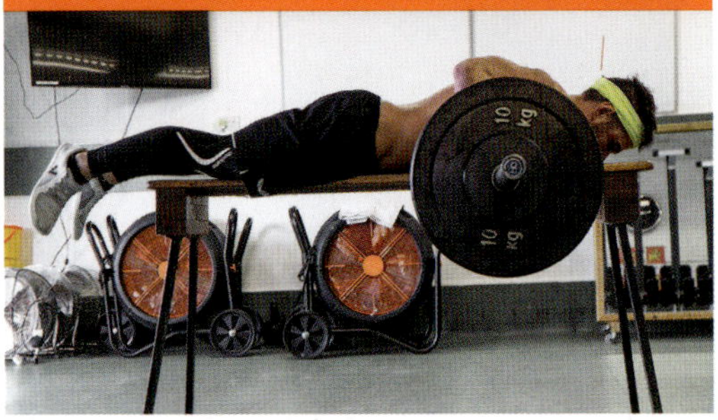

RUDERN IM SITZEN

Wiederholungen: **100**

Einer-Maximum in %: **50 %**

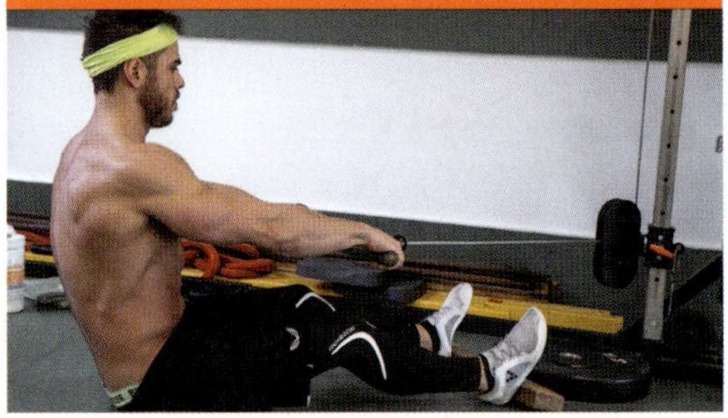

KNIEBEUGEN

Wiederholungen: **200**

Einer-Maximum in %: **50 %**

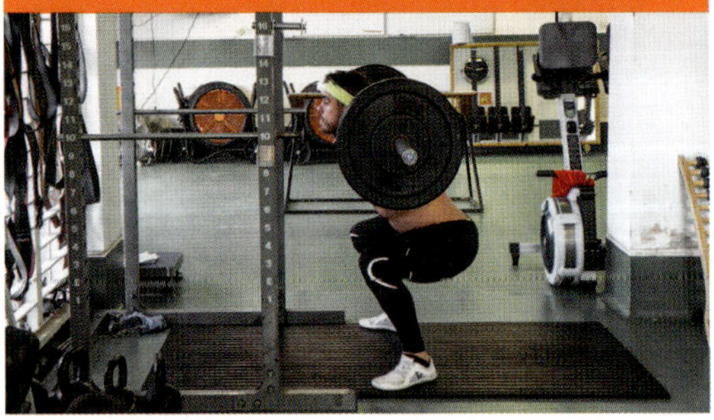

KNIEBEUGEN MIT KURZHANTEL

Wiederholungen: **100**

Einer-Maximum in %: **50 %**

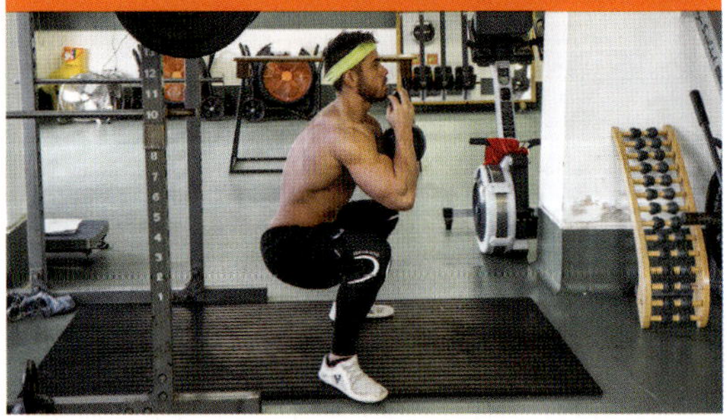

STEP-UPS

Wiederholungen: **200**

Einer-Maximum in %: **50 %**

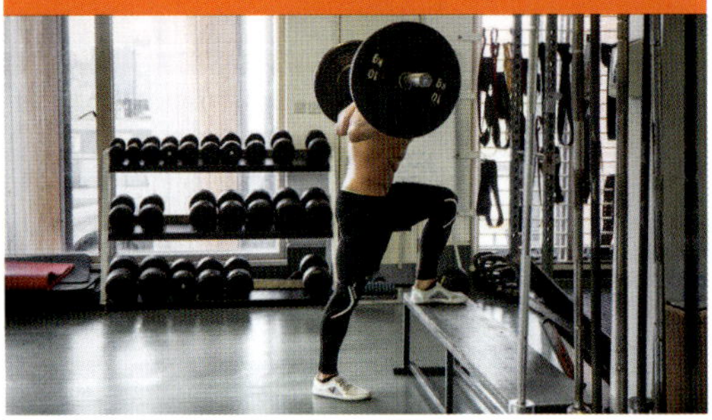

RUSSISCHE DREHUNG

Wiederholungen: **50**

Einer-Maximum in %: **50 %**

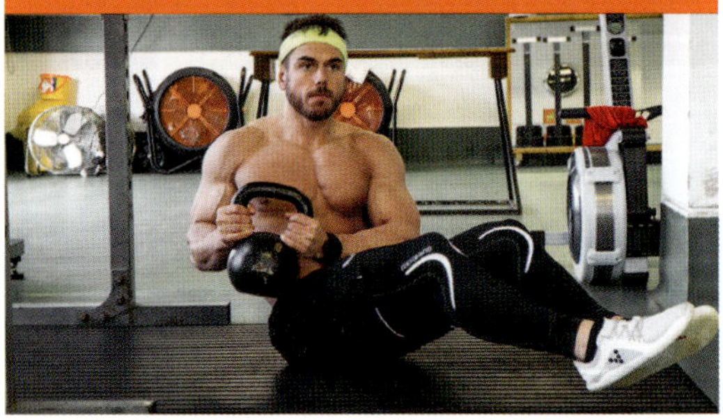

SIT-UPS MIT ZUSATZGEWICHT
Wiederholungen: 50
Einer-Maximum in %: 50 %

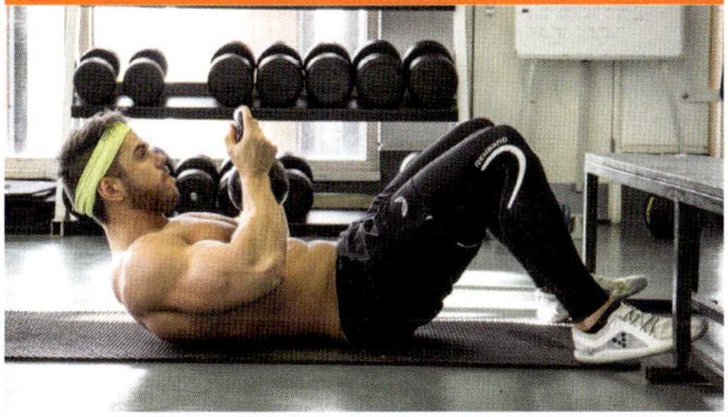

RUMPFHEBEN
Wiederholungen: 50
Einer-Maximum in %: 50 %

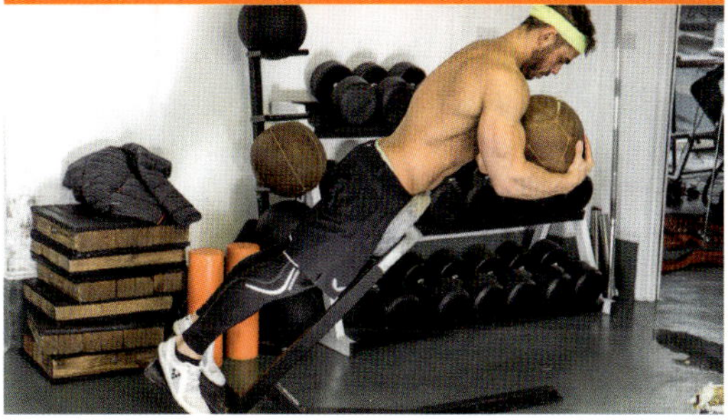

BANKDRÜCKEN
Wiederholungen: 100
Einer-Maximum in %: 50 %

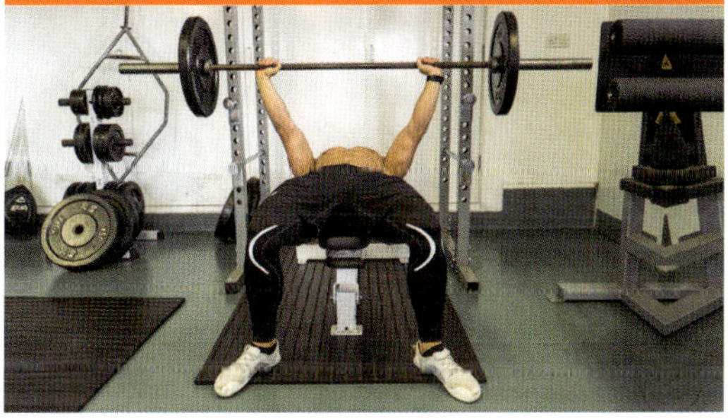

AUFRECHTES RUDERN
Wiederholungen: 100
Einer-Maximum in %: 50 %

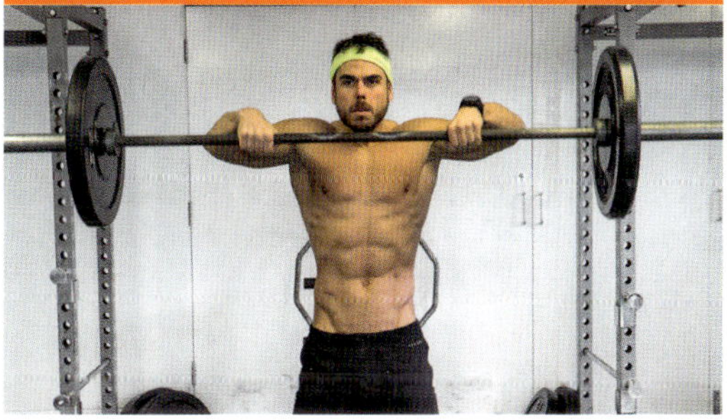

EINARMIGES VORGEBEUGTES RUDERN
Wiederholungen: 150
Einer-Maximum in %: 50 %

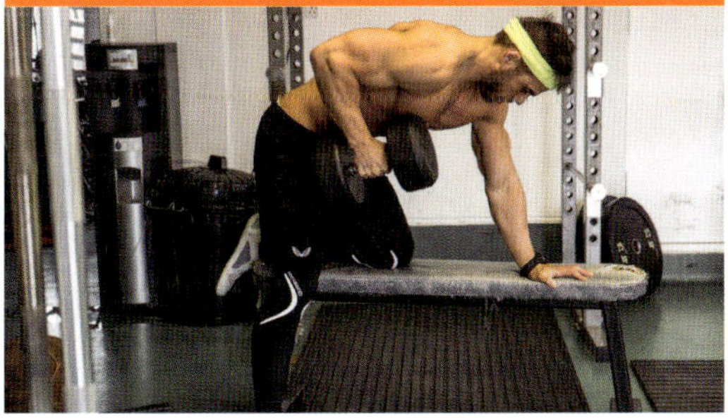

KURZHANTEL-ÜBERZÜGE
Wiederholungen: 50
Einer-Maximum in %: 50 %

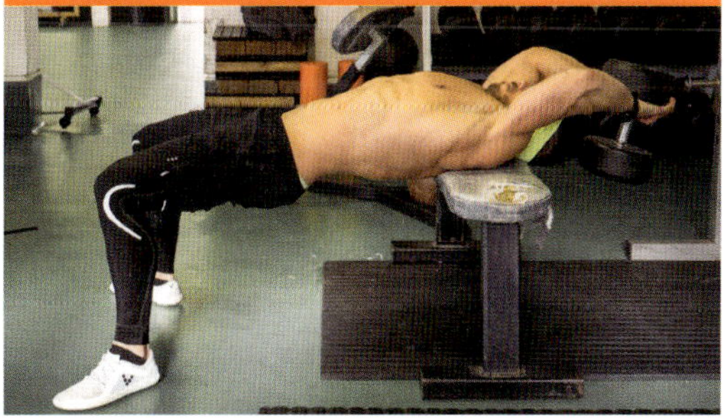

WIEDERHOLUNGEN INSGESAMT: 1300

»Stellen Sie sich Aerobic plus Gewichtstraining vor, ohne Musik oder Kameradschaft. Kombinieren Sie reine Ausdauer mit direkter Kraft, behalten Sie die richtige Körperhaltung, das richtige Timing und die eingeübte Technik bei. Denken Sie an reinen Schmerz: Das ist der Ergometer.«[38]

BARRY STRAUSS

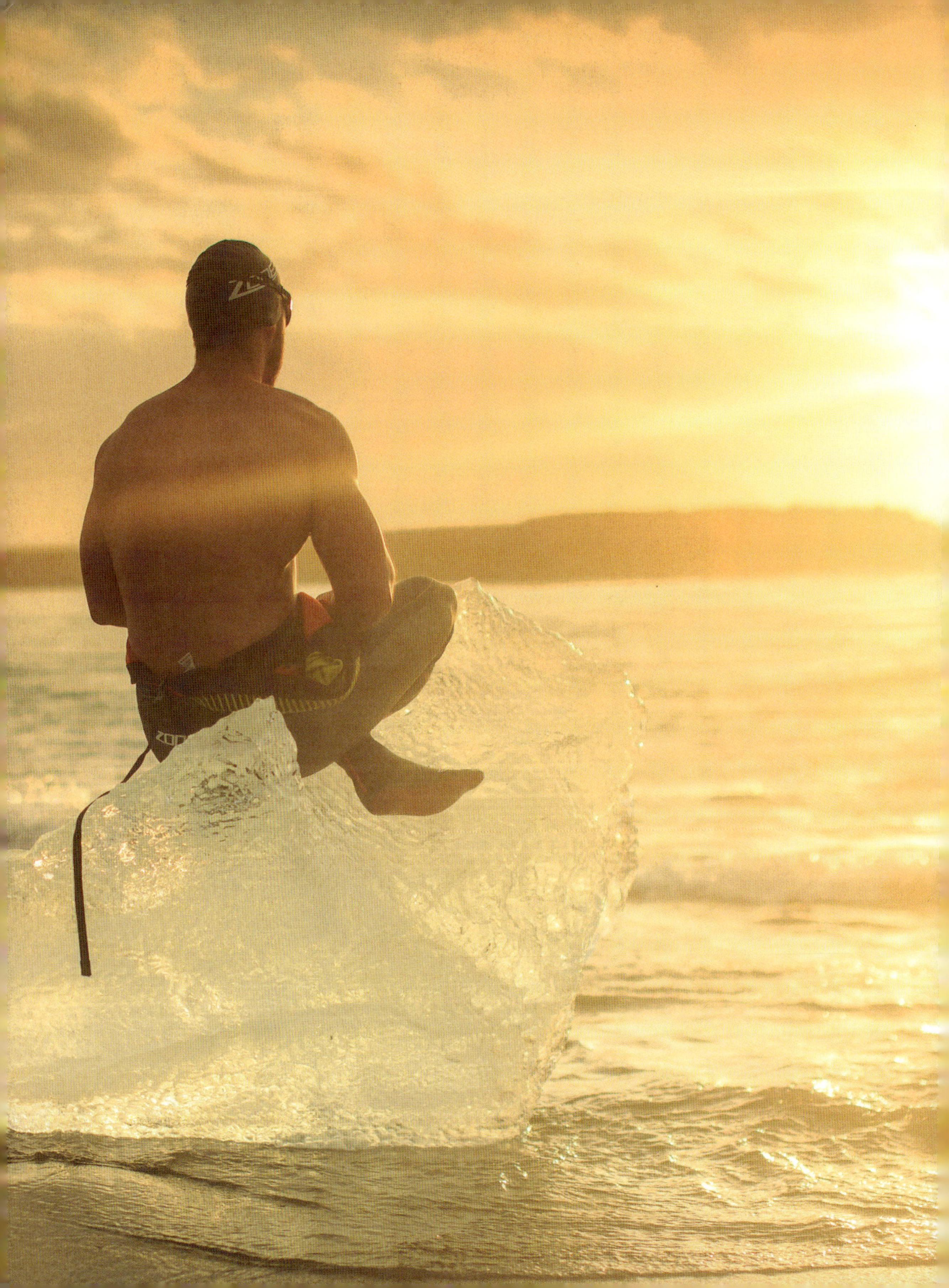

> „DER MENSCH BRAUCHT EIN WERTESYSTEM, EINE LEBENSPHILOSOPHIE, NACH DER ER LEBEN UND SICH RICHTEN KANN, UND ZWAR IM GLEICHEN SINNE, WIE ER SONNENLICHT, KALZIUM ODER LIEBE BENÖTIGT."
>
> ABRAHAM MASLOW, *Hierarchy of Needs*

TEIL IV: DEIN ANFANG

DER HÄRTESTE PILGERWEG DER WELT | Japan

AUF DEN PFADEN DES OKUGAKE

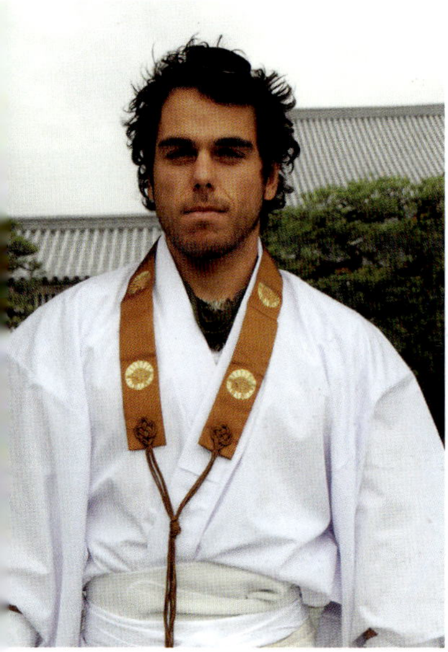

Es ist der 11. März 2008, und ich befinde mich auf einem Berg namens Sanjogatake in Japan.

Ich habe mich mit anderen Teilnehmern einem Team der Yamabushi-Kriegermönche angeschlossen. Jedes Jahr treten sie eine auf Ausdauer basierende Pilgerreise der Selbstdisziplin und der Erleuchtung an, die als Okugake bezeichnet wird. Es gibt jedoch ein kleines Problem. Da ich mit meinen neuen Gastgebern nicht kommunizieren kann, bin ich mit Blick auf den vor mir liegenden Monat etwas ratlos.

Wieder einmal kommt mir in den Sinn, dass ich völlig aufgeschmissen bin. Doch da die Yamabushi mir ab und an ein zustimmendes Nicken signalisieren, gehe ich davon aus, dass ich alles richtig mache. Hier bin ich also, seit fünf Tagen unterwegs und zur Hälfte einen Berg hinaufgewandert, bekleidet mit den unbequemsten Sandalen der Welt, einem Frotteemantel und mit etwas, das sich nur als riesige Windel beschreiben lässt.

Was habe ich gelernt? Nun, das ist weit entfernt von der offiziellen Beschreibung eines Okugake, da es im Grunde so willkürlich ist, wie gleichermaßen schwer zu erklären. Aber als eine Reihe spiritueller Aufgaben ist es wie eine monatelange mit Extremsportarten gemischte Kirchenpredigt.

Mein Morgenprogramm begann um vier Uhr mit einem Weckruf. Danach musste ich grünen Tee trinken, so viel wie ich konnte, und viel meditieren. Sobald ich berauscht von den grünen Teeblättern und innerlich zur Genüge gereinigt war, trat ich eine 20-Kilometer-Wanderung an, die mit einer Glaubensprüfung – bezeichnet als Nishino Nozoki – endete: Ich hing kopfüber an einem steilen Abhang, nur mit einem Seil an meinen Knöcheln gesichert, während man mir einige Fragen stellte. Auch das lässt sich nur schwer beschreiben, aber stelle dir einen Bungee-Sprung zusammen mit einem Quiz vor.

Historisch betrachtet diente es dazu, Spione auszumachen, die das Kloster der Mönche unterwandern wollten. Zögerte man mit der Antwort oder konnte man die Frage nicht beantworten, lag es auf der Hand, dass man kein Mönch war, und wurde prompt den Abhang hinab fallen gelassen und damit auch von der Klosterschule verwiesen. Ich habe zum Glück den Nishino Nozoki – und die anschließenden Verbrennungen durch das Seil – überlebt, und so wurde mir der Zutritt in das benachbarte Kloster gewährt.

Bei unserer Ankunft bekamen wir das Mittagessen serviert; noch mehr grüner Tee wurde eingeschenkt, und zum Nachtisch skandierten wir alte Mantras. Doch diese Zeremonien waren lediglich ein Warm-up. Nach dem Mittagessen sollte das Training noch einen Gang höher geschaltet werden.

Es war an der Zeit, eiskalte Wasserfälle zu finden und unter ihnen zu meditieren.

SPIRITUELLE ERLEUCHTUNG IST KALT

Es ist Tag 7 des Okugake, und wir wandern von einem Kloster zum anderen.

Das Gelände hier oben ist brutal. Die Felsen sind zerklüftet, die Luft dünn, und der stets instabile Stand testet die Strapazierfähigkeit der Sprunggelenke und die Grenzen der Geduld aus. Doch nach 18 Kilometern der heutigen Wanderung – bei der meine Lunge die Höhe von 1542 Metern zu spüren bekam – trafen wir mit dem Oberhaupt der Yamabushi-Mönche, Miyagi-San, zusammen.

Mit seinen 1,68 Metern und nahezu 90 Kilo Körpergewicht ist er wesentlich flinker als seine Statur vermuten lässt, und die Klippenwand, die seine kurzen Beine nicht bewältigen, muss erst noch gefunden werden. Es hat schon fast etwas Beruhigendes, ihn beim Erklimmen des Berges zu beobachten, da sein Gesichtsausdruck von einem inneren Frieden zu leichter Heiterkeit wechselt.

Der Hauptgrund jedoch, dass ich so froh war, Miyagi-San zu sehen, war, dass er ein wenig Englisch sprach. Zwar nicht viel, aber genug für mich, die sieben Tage der Stille, die ich ausgehalten hatte, zu durchbrechen und etwas mehr über die heilige Pilgerreise zu erfahren, die ich nun zu einem Viertel gemeistert hatte. Vor allem wollte ich mehr über meine bevorstehende Begegnung mit einem eiskalten Wasserfall wissen.

Doch nur einige Augenblicke später bedurfte es keiner Erklärungen mehr. Unter einem zehn Meter hohen Wasserfall stürzte das Wasser mit einer derartigen Kraft auf die darunter liegenden Steine, dass sich ein 20 Meter breiter See geformt hatte.

»Das wird nicht gerade angenehm, oder?«, fragte ich, als ich meinen Frotteemantel ablegte.

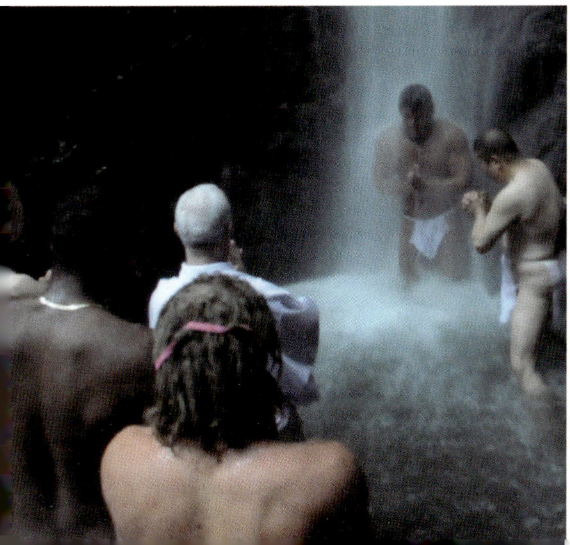

Miyagi-San bemerkte mein besorgtes Gesicht, lachte nur und schüttelte den Kopf. Ohne auch nur einen Augenblick zu zögern, rieb er sich den Bauch, sprang ins Wasser und stellte sich unter den Wasserfall. Dann, immer noch mit einem stoischen Lächeln im Gesicht, versetzte er sich sofort in einen tranceähnlichen Zustand und begann zu meditieren.

Ich wollte natürlich keinen Moment der spirituellen Erleuchtung verpassen, also folgte ich ihm, doch mein Einstieg ins Wasser war weniger anmutig. Ich sprang an der tiefsten Stelle herein, und mir kam sowohl der Atem als auch meine Unterhose abhanden.

Die Kraft des Wasserfalls hatte meine Schulter getroffen, entlud sich auf meinen Rücken hinab und riss mir glatt meine Windel vom Leib (ich hatte vergessen, sie stramm zu ziehen). Nach Luft ringend, wollte ich nicht um Hilfe bitten, also stand ich dort, unter den irritierten Blicken der Yamabushi-Kriegermönche, splitternackt im heiligen See und suchte meine Unterhose und meine Selbstachtung.

Beim dritten Versuch – meine weißen Pobacken tanzten auf der Wasserfläche auf und ab – fand ich sie, angespült an einen Felsen.

Schnell zog ich die Windel mit dem bisschen Würde, das mir geblieben war, wieder an, entschuldigte mich bei allen anwesenden Yamabushi und stellte mich dann zu Miyagi-San, um mit ihm unter dem Wasserfall zu meditieren.

Es war kalt, und es war schmerzhaft. Jedes Tröpfchen Wasser stürzte mir krachend auf den Kopf, und es fühlte sich an, als schlüge mich eine gewaltige Faust aus Eis immer und immer wieder. Nach dem Missgeschick mit meiner Unterwäsche war es nur mein Ego gewesen, das schmerzte. Jetzt waren es mein Kopf, mein Nacken und meine Schultern.

30 Minuten vergingen. Meine erste Meditation unter einem Wasserfall war beendet. Im Anschluss machten wir uns auf den Weg zu einem anderen Kloster, das 20 Kilometer entfernt lag. Aber während dieser Zeit wurde mir etwas klar; nicht etwa durch die mit Meditation verbrachten Stunden und auch nicht durch die Suche nach meiner Unterhose auf dem Grund des kleinen Sees. Sondern: Am Tag dieser Wanderung gelang es mir nicht, Miyagi-San die Idee meiner Dissertation zu erläutern und zu erklären. Für ihn war – aus welchen Gründen auch immer – die Vorstellung unbegreiflich, die eigene Gesundheit vollends in die Hände anderer zu legen. Ob es sich dabei um einen Personal-Trainer oder um ein Fitnessmagazin handelt: Die Kontrolle über die eigene Fitness und Ernährung jemand anderem zu überlassen, schien ihm befremdlich.

»Du bist für dich selbst der beste Experte«, sagte er mir. Und dann – plötzlich – hatte ich das Gefühl, dass mein persönlicher Okugake beendet war.

»Jeder Mensch ist der Urheber seiner eigenen Gesundheit oder Krankheit.«

BUDDHA

KEIN OUTSOURCING DER EIGENEN GESUNDHEIT

»Man kann vieles outsourcen, aber die Gesundheit sollte nicht dazugehören. Sei fest von deiner Ernährung und deiner Fitness überzeugt.«

ROSS EDGLEY

Japan war für mich wie ein Monat der Erleuchtung.

Heutzutage ist Fitness im Allgemeinen von Regeln und Restriktionen ummantelt. Es gibt zu viele Trainingspläne, zu viele Ernährungsweisen und vor allem zu viele selbst ernannte Experten. Im Grunde bleibt uns nichts anderes übrig, als uns den Weg blindlings über ein Fitness-Minenfeld zu bahnen, das sich in einem Labyrinth falscher Ratschläge befindet.

»Das Füttern mit dem Löffel lehrt uns auf lange Sicht gar nichts außer die Form des Löffels.«

E. M. FORSTER

Die Lösung? Nimm deine Ernährung und Fitness selbst in die Hand. Höre auf, dies gänzlich anderen zu überlassen.

Von diesem Gedanken bin ich seit Japan besessen. Und er zieht sich durch unsere ganze Geschichte und wurde von einigen der größten Geister, die je gelebt haben, aufgegriffen: von Jiddu Krishnamurti bis zu Isaac Asimov. Sogar Steve Jobs, eines der größten Unternehmergenies des 21. Jahrhunderts, wies darauf hin:

»Alles um dich herum, das du Leben nennst, wurde von Menschen gemacht, die nicht smarter sind als du.«

STEVE JOBS

Und um das noch näher zu beleuchten: Der Schriftsteller und Nobelpreisträger für Literatur, Hermann Hesse, sagte, wir sollten »dorthin unterwegs sein, wo das Vollkommene ist«. Dieses Zitat stammt aus seinem preisgekrönten Roman *Das Glasperlenspiel*, das die Idee der Selbstbestimmung und der wahren Weisheit verkörpert:

»Aber die ›Lehre‹, die du begehrst, die absolute, vollkommen und allein weise machende, die gibt es nicht. Du sollst dich auch gar nicht nach einer vollkommenen Lehre sehnen, Freund, sondern nach Vervollkommnung deiner selbst.«

HERMANN HESSE

Auch viele führende Psychologen stimmen dem zu. Nehmen wir beispielsweise die Arbeit von Anders Ericsson, der als einer der weltweit führenden theoretischen und experimentellen Forscher zum Thema Kompetenz gilt.[1] Er meint, dass es keine Experten, sondern nur gut eingespielte Individuen gebe und behauptet: »Der Begriff Experte wird verwendet, um sehr erfahrene Fachkräfte zu beschreiben. Wenn Experten ihre überragende Leistung öffentlich zur Schau stellen, wirkt ihr Verhalten so leichtgängig und natürlich, dass wir versucht sind, dies besonderen Talenten zuzuschreiben.«

Doch er fügt hinzu: »Als Wissenschaftler begannen, die vermeintlich überragenden Leistungen der Experten mit psychometrischen Tests zu messen, konnte keine allgemeine Überlegenheit festgestellt werden.[2] Sogar kein besonderer IQ.[3] Die Unterschiede zwischen Experten und weniger bewanderten Menschen spiegeln fast immer Eigenschaften wider, die sich die Experten durch sehr lange Übung angeeignet haben.«

Im Grunde haben diese »Experten« nur mehr geübt und länger gelernt. Das ist alles.

Überträgt man dies auf die Bereiche Ernährung und Fitness, kann man daher mit Sicherheit behaupten, dass Experten und Autoren – mich eingeschlossen – geistig nicht weiter entwickelt sind als du. In Wirklichkeit sind sie nur ein bisschen routinierter auf diesem Gebiet.

Suche also die Antworten nicht mehr bei den Experten! Werde stattdessen dein eigener Experte. Wenn du das erst einmal angenommen hast, ist es erstaunlich, was du alles erreichen kannst.

Betrachte nur einmal die Supersportler aus den Tagen der ehemaligen Sowjetunion. Klar, es wird oft behauptet, dass die Chemie und auch Anabolika eine Rolle spielten. Aber ein nicht wegzuleugnender Faktor ist die mentale Einstellung der Sportler und Sportlerinnen der ehemaligen UdSSR.

Auf den Weg gebracht von Avksenty Tcezarevich Puni, einem der Väter der russischen Sportpsychologie, sieht die russische Vorgehensweise vor, dass die Athleten die grundlegenden physiologischen und psychologischen Prozesse nachvollziehen können, die während des Trainings im Körper vor sich gehen.[4] Puni bezeichnete dies als »boevaya gotovnost«, die eigene Bereitschaft zu kämpfen.

Das ist ein ganz anderer Ansatz, als in Hochglanz-Fitnessmagazinen die einzelnen Aufzählungspunkte zu befolgen.

»Ich kann niemandem etwas beibringen, ich kann sie nur zum Nachdenken bringen.«

SOKRATES

Wir können sogar noch weiter in die Geschichte zurückgehen: Der große Strongman des 19. Jahrhunderts, Eugen Sandow, hob ebenfalls die Bedeutung der Selbstbildung hervor. Geboren 1867 in Deutschland, gilt er als der »Vater des modernen Bodybuildings«, und lange vor den Erfolgen Punis und der sowjetrussischen Sportler betonte sein Buch *Kraft und wie man sie erlangt*, dass es unbedingt erforderlich ist, die Fitness zuerst zu verstehen und zu studieren.

»Sie müssen lernen, Ihren Geist zu trainieren. Die erste aller Lektionen beim Körpertraining ist von höchster Bedeutung. Training ohne Einsatz des Geistes nützt nichts. Es ist das Gehirn, das die Muskeln entwickelt. Lassen Sie mich jedem Schüler dringend raten, die anatomische Tafel zu studieren.« Das war die perfekte Verbindung von Selbstermächtigung und Fitness, aber ein Ansatz, der mit der Zeit in Vergessenheit geriet.

»Der Körper möchte tatsächlich wie ein Kind erzogen werden, und nur durch eine Reihe von Übungen kann diese Erziehung gegeben werden.«

EUGEN SANDOW

DAS BUSHIDŌ DES BUCHES

PRINZIPIEN DER FITNESS

»Wenn man keine festen Überzeugungen hat, kann man kein stabiles Leben aufbauen. Überzeugungen sind wie das Fundament eines Gebäudes, und sie sind das Fundament, auf dem man das Leben aufbaut.«

ALFRED A. MONTAPERT

Japan wird für mich stets ein ganz besonderer Ort sein.

Ich lernte so viel während meiner Zeit dort. Die eiskalten Arten der Meditation praktiziere ich noch heute und habe sie seitdem mit den Methoden Wim Hofs kombiniert. Ich habe ein ganz anderes Verständnis fürs Essen bekommen, das sich von allem unterscheidet, was ich je woanders erlebt habe. Natürlich sind auch die lebenslangen Freundschaften nicht zu vergessen, die ich im Kloster gemacht habe.

Eines der wichtigsten Dinge jedoch, die ich aus Japan mitgebracht habe, war ein Verhaltenskodex, den ich der Philosophie der Samurai entlehnte. Kodex und Philosophie gehen zurück auf ihren krassen alten Militäradel. Auf der ganzen Welt verehrt und gefürchtet, richteten sie ihr Leben nach acht Tugenden aus, die sie Bushidō nannten, was übersetzt »der Weg des Kriegers« bedeutet. Ich erinnere mich daran, dass ich damals dachte, dies höre sich nach einer recht guten Idee an.

Deswegen hat dieses Buch jetzt auch sein eigenes »Bushidō«; eine Reihe von Prinzipien, die, so hoffe ich, dich noch lange begleiten werden, nachdem du dieses Buch zu Ende gelesen hast. Es handelt sich dabei nicht um feste Regeln, und sie sind auch nicht narrensicher. Tue dir also keinen Zwang an: Suche dir die für dich passenden Prinzipien heraus und füge deine eigenen hinzu. Meiner Erfahrung nach kann bereits die Übernahme einiger weniger Prinzipien zu positiven und bedeutsamen Veränderungen in deiner Ernährung, deiner Fitness und deinem Leben führen.

»Wenn du deine Überzeugungen nicht änderst, wird dein Leben ewig so weitergehen. Ist das eine gute Nachricht?«

WILLIAM SOMERSET MAUGHAM

Prinzip 1: Sei ausgeglichen

Das Leben ist zum Leben da, und viele von uns tun das nicht.

In der Tat: Wenn man so untüchtig[5] ist, dass man noch nicht einmal Spaß an einem Barfußlauf an einem sonnenverwöhnten Strand haben kann, dann ist das ein Verbrechen.[6] Aber so streng Diät zu halten, dass man niemals in den Genuss von Schweinerippchen mit Schokolade- und Balsamico-Glasur kommt, ist ebenfalls eine Sünde.[7] Finde also die Mitte, in der du gesund und glücklich bist.

Prinzip 2: Lerne von der Vergangenheit

Biologisch gesehen haben wir uns seit 200 000 Jahren kaum verändert. Natürlich haben wir infolge der fortwährenden Bemühungen der Wissenschaften, Fitness, Fett, Fleisch und mehr zu verstehen, erstaunliche Entdeckungen gemacht, um unser Verständnis des menschlichen Körpers zu erweitern. Das möchte ich auf keinen Fall schmälern, aber insgesamt sind uns die Grundprinzipien, die unser Essen und unsere Fitness prägen, seit Langem bewusst.

Lerne das Wesentliche aus der Vergangenheit, und du wirst nicht viel falsch machen.

Prinzip 3: Mache es nicht zu kompliziert

Allzu oft machen »Experten« die Welt des Trainings und der Ernährung viel komplizierter, als sie sein muss. Albert Einstein hat es am besten ausgedrückt, als er sagte: »Wenn du es einem Sechsjährigen nicht erklären kannst, dann hast du es selbst nicht verstanden.« Im Klartext: Mache dir die Welt deiner Ernährung und Fitness nur so kompliziert, wie sie sein muss, aber nicht, wie sie sein kann.

Prinzip 4: Stelle alles infrage

Hinterfrage alles Mögliche.

Dazu gehört auch der Inhalt dieses Buches. Betrachte es nicht als Evangelium, nur weil ich es geschrieben habe. Der berühmte griechische Philosoph Sokrates sagte einst: »Ich weiß, dass ich nichts weiß.« Sokrates war ein kluger Mann, also lässt sich mit Sicherheit behaupten, dass ich, du und andere Menschen wahrscheinlich auch nicht allwissend und allsehend sind.

In diesem Sinne sage ich immer, dass wir Menschen durch unsere fünf Sinne begrenzt sind. Wir wissen, dass es Licht und Töne gibt, die wir nicht sehen beziehungsweise nicht hören können, aber wir wissen, dass sie existieren. Seien wir daher nicht so überheblich zu glauben, wir wüssten, sähen und hörten alles. Wir tun es nicht, können es nicht und werden es nie.

Prinzip 5: Strebe stets nach Glück

Ein glückliches Leben resultiert aus Essen, Wasser und Schlaf.[8]

Ich weiß, das steht im Widerspruch zu vielen »fortschrittlichen« Ratgebern und Sitzungen auf der Psychiater-Couch. Lässt man sich jedoch von der Psychologie – und Maslows Hierarchie der menschlichen Bedürfnisse – inspirieren, dann ist klar: Je besser wir unseren Kühlschrank sortieren und unsere Trainingspläne organisieren, desto besser planen wir auch unser Glück.

Prinzip 6: Individualität

Biologisch gesehen sind wir alle einzigartig.

Niemand ist wie der andere, keiner hat die gleichen Gliedmaßen, und jede Hormonantwort auf das Training fällt anders aus. Das relativ neue Forschungsgebiet der Nutrigenomik – hier wird untersucht, wie die Gene mit unserer Ernährung interagieren – lehrt uns, dass selbst unsere Ernährungsweise nie einheitlich ist. Aus genau diesen Gründen gibt es nicht das perfekte Workout oder den perfekten Ernährungsplan!

Daher konstatierte das *National Strength and Conditioning Journal* im Jahr 1991: »Gibt es das eine, das perfekte Workout? Ein Workout mit dem besten Gewichtstraining, den besten plyometrischen Bewegungen und den besten Ausdauerübungen? Ein Workout mit der exakten Anzahl von Sätzen und Wiederholungen? Ein Workout, das dem Sportler genau sagt, wie viel Gewicht er benutzen muss? Die Antwort ist Nein.«[9]

Die Vorstellung eines perfekten Workouts, das an die Massen weitergegeben wird, verstößt gegen das Gesetz der biologischen Individualität. Ich weiß, das steht im Widerspruch zu den Ratschlägen, die man in den Hochglanzmagazinen über Fitness findet. Es mag auch ein wenig erschreckend sein für jemanden, der Recht und Ordnung liebt. Aber so funktioniert der menschliche Körper nun einmal nicht. Stelle dir daher bei jedem Trainings- oder Essensplan die Frage: »Passt das zu meinem individuellen biologischen Aufbau?«

Prinzip 7: Du bist dir selbst der beste Experte

Keiner kennt deinen Körper besser als du selbst.

Wie kommt das? Nun, wir haben festgestellt, dass wir in biologischer Hinsicht alle verschieden sind. Die Reaktion auf das Training oder die Ernährung ist bei jedem anders, wie also kann irgendein »Guru« einen Essens- oder Trainingsplan für dich aufstellen? Klar, er kann dich an die Hand nehmen und anleiten, und ich kenne viele gute Coaches und Personal-Trainer, die das tun. Du hast jedoch das Potenzial, dein eigener bester Experte zu sein.

Nimm also deine Fitness selbst in die Hand, oder spiele wenigstens eine große Rolle dabei.

Prinzip 8: Gehe über die Theorie hinaus

Ich bin Autor, also liebe ich natürlich Bücher.

Ich gestehe jedoch, dass sie auch ihre Grenzen haben. Denn sie lehren uns, was wir bereits wissen, aber nicht, was noch entdeckt werden muss. Deshalb sind Kreativität und Einbildungskraft in vielerlei Hinsicht stärker. Bücher können als Zündschnur dienen, das Entdeckungsfeuer zu entfachen. Um es mit den Worten Albert Einsteins zu sagen: »Fantasie ist wichtiger als Wissen, denn Wissen ist begrenzt. Fantasie aber umfasst die ganze Welt.«

Prinzip 9: Forschung kennt keine Grenzen

Dies ist nur ein Buch, keine Bibel.

Begrenze die Erforschung des menschlichen Körpers und deinen Wissensdurst nicht auf diese Seiten. Das Studium der Fitness und der Ernährung entwickelt sich exponentiell, und so sollte es sich auch mit deiner eigenen Erforschung dieser beiden Bereiche verhalten.

LISTE DER WORKOUTS UND REZEPTE

WORKOUTS

REZEPTE

QUELLEN

VORWORT

1 Paulo Freire: *Pedagogy of the Oppressed*, New York: Continuum, 2007

2 Robert Greene: *Perfekt! Der überlegene Weg zum Erfolg*. Carl Hanser Verlag, München 2013, S. 222

MEINE ANFÄNGE

1 Yuri V. Verkhoshansky und Mel Siff: *Supertraining*, Supertraining Institute, 2009

2 T.R. Baechle und R.W. Earle (Herausgeber): *Essentials of Strength and Conditioning*, Champaign, IL: Human Kinetics, 2009

3 American College of Sports Medicine: *ACSM's guidelines for exercise testing and prescription*, Baltimore, Lippinncott, Willians und Wilkins, 2006

4 Ross Edgley: *An Analysis of the Editorial Policy of selected Commercial Health and Fitness Publications and an examination of the extent to which they promote »Body Dissatisfaction«, Disempowerment and Dependence*, 2007

5 John Kiely: »Periodization Paradigms in the 21st Century: Evidence-Led or Tradition-Driven?« *International Journal of Sports Physiology and Performance*, 7, 242–250, 2012

6 »10 Facts About Obesity«, The World Health Organization, Februar 2014, siehe http://www.who.int/features/factfiles/obesity/en/

7 S.C. Lucan und J.J. Di Nicolantonio: »How calorie-focused thinking about obesity and related diseases may mislead and harm public health. An alternative«, *Public Health Nutrition*, 18(4), 571–581, 2015

KAPITEL 1

1 Dan Wathen und Thomas Baechle: *Periodization: Essentials of Strength Training and Conditioning*, 3. Auflage, Human Kinetics and NSCA, 2008

KAPITEL 2

1 J. Walleczek (Hrsg.): *Self-Organized Biological Dynamics and Nonlinear Control: Toward Understanding Complexity, Chaos and Emergent Function in Living Systems*. Cambridge, Cambridge University Press, 2000

2 Hans Selye: »A syndrome produced by diverce nocuous agents«, *Nature*, Band 138, 1936

3 Mark Rippetoe und Andy Barker: *Programmgestaltung im Krafttraining*, Riva Verlag, München 2016

4 F. Carlile: »The Athlete and Adaptation to Stress«, *Track Tech*, 156–158, 1961

5 J.S. Todd, J.P. Shurley und T.C. Todd: »Thomas L. DeLorme and the science of progressive resistance exercise«, *Journal of Strength and Conditioning Research*, 11, 2913–2923, 2012

6 Natalia Verkhoshansky: »General Adaptation Syndrome and its Application in Sport Training«, Verkhoshansky Special Strength Training Methodology, 2012

KAPITEL 3

1 Wortspiel aus *Triathlon* und *tree* (»Baum«), da Ross Edgley den Nevis-Triathlon mit einem Baumstamm auf seinen Schultern absolvierte; Anm. d. Red.

2 Y. Epstein, J. Rosenblum, R. Burstein und M.N. Sawka: »External load can alter the energy cost of prolonged exercise«, *European Journal of Applied Physiology and Occupational Physiology*, 57/2, 243–247, 1988

3 H. M. Toussaint und A. P. Hollander: »Energetics of competitive swimming. Implications for training programmes«, *Sports Medicine*, 18(6), 384–405, 1994

4 Sami P. Tarnanen, Dr. Dr. med. Jari J. Ylinen; Kirsti M. Siekkinen (PT), Dr. Esko A. Mälkiä, Hannu J. Kautiainen, BA und Dr. Arja Häkkinen: »Effect of Isometric Upper-Extremity Exercises on the Activation of Core Stabilizing Muscels«, *Archives of Physical Medicine and Rehabilitation*, 89(3), 513–521, 2008

5 S. Duc, W. Bertucci und F. Grappe: »Muscular Activity during uphill cycling: Effect of slope, posture, hand grip position and constrained bicycle lateral sways«, *Journal of Electromyography and Kinesiology*, 18(1), 116–127, 2008

6 Everett Harman, Ki-Hoon Han und Peter Fryman: »Load-Speed Interaction Effects on the Biomechanics of Backpack Load Carriage«, Army Research, Institute of Environmental Medicine, Natick, MA: Defense Technical Information Center, 2001

KAPITEL 4

1 R. J. Shephard: »Development of the discipline of exercise immunology«, *Exercise Immunology Review* 16, 194–222, 2010

2 N. P. Walsh et al.: »Position Statement Part one: Immune function and exercise«, *Exercise Immunology Review*, 17, 6–63, 2011

3 L. M. Castell: »Exercise-Induced Immunodepression in Endurance Athletes and Nutritional Intervention with Carbohydrate, Protein and Fat – What Is Possible, What Is Not?«, *Nutrition*, 18(5), 371–375, 2002

4 Carolina Chamorro-Viña, Maria Fernandez-del-Valle und Anna M. Tacón: »Excessive Exercise and Immunity: The J-Shaped Curve«, *The Active Female*, 357–372, 2013

5 R. J. Shephard, »The history of exercise immunology«, in C. Tipton (Hrsg.): *The history of exercise physiology*, Champaign, IL: Human Kinetics, 2010

6 R. J. Shephard: *Physical activity, training and the immune response*, Carmel, IN: Cooper Publishing Group, 1997

7 I. K. Brenner, P. N. Shek und R. J. Shephard: »Infections in athletes«, *Sports Medicine* 17, 86–107, 1994

8 S. J. Oliver, S. J. Laing, S. Wilson, J. L. Bilzon, R. Walters und N. P. Walsh: »Salivary immunoglobin: A response at rest and after exercise following a 48 h period of fluid and/or energy restriction«, *British Journal of Nutrition*, 97, 1109–1116, 2007

9 D. C. Nieman, S. L. Nehlsen-Cannarella, P. A. Markoff, A. J. Balk-Lamberton, H. Yang, D. B. Chritton, J. W. Lee und K. Arabatzis: »The effects of moderate exercise training on natural killer cells and acute upper respiratory tract infections«, *International Journal of Sports Medicine*, 11, 467–473, 1990

10 »Immune function and Exercise«: Loughborough University Institutional Repository.

11 Matthijs Kox, Lucas T. van Eijk, Jelle Zwaag, Joanne van den Wildenberg, Fred C.G.J. Sweep, Johannes G. van der Hoeven und Peter Pickkersa: »Voluntary activation of the sympathetic nervous system and attenuation of the innate immune response in humans«, *Proceedings of the National Academy of Science of the United States of America*, 20. Mai 2014, 111, (20), 7379–7384, 2014

12 Ebd.

13 L. Janský, D. Pospíšilová, S. Honzová, B. Uli⊠ný, P. Šrámek, V. Zeman und J. Kamínková: »Immune system of cold-exposed and cold-adapted humans«, *European Journal of Applied Physiology and Occupational Physiology*, Band 72, Ausgabe 5, 445-450, 1996

KAPITEL 5

1 Dan Wathen und Thomas Baechle: »*Periodization: Essentials of Strength Training and Conditioning*«, 3. Auflage, Human Kinetics and NSCA, 2008

2 A. E. Hardman und A. Hudson: »Brisk walking and serum lipid and lipoprotein variables in previously sedentary women – effect of 12 weeks of regular brisk walking followed by 12 weeks of detraining«, *British Journal of Sports Medicine*, 28, 261-266, 1994

3 D. J. Stensel, K. Brooke-Wavell, A. E. Hardman, P. R. M. Jones und N. G. Norgan: »The influence of a 1-year programme of brisk walking on endurance fitness and body composition in previously sedentary men aged 42-59 years«, *European Journal of Applied Physiology and Occupational Physiology*, Volume 68, Issue 6, 531-537, 1994

4 A. W. Midgley, L. R. McNaughton und A. M. Jones: »Training to enhance the physiological determinants of long-distance running performance: can valid recommendations be given to runners and coaches based on current scientific knowledge?«, *Sports Medicine*, 37(10), 857-880, 2007

5 T. D. Koukoubis, L. W. Cooper, R. R. Glisson, A. V. Seaber und J. A. Feagin Jr: »An electromyographic study of arm muscles during climbing«, *Knee Surgery, Sports, Traumatology, Arthroscopy*, 3(2), 121-124, 1995

6 Michael D. Rooks: »Rock Climbing Injuries«, *Sports Medicine*, 23(4), 261-270, 2012

7 Patricia A. Deuster: »*The Navy Seal Physical Fitness Guide*«, Department of Military and Emergency Medicine Uniformed Services University of Health Science, 1997.

8 Everett A. Harman, David J. Gutekunst, Peter N. Fryman, Bradley C. Nindl, Joseph A. Alemany, Robert P. Mello und Marilyn A. Sharp: »Effects of Two Different Eight-Week Training Programs on Military Physical Performance«, *Journal of Strength and Conditioning Research*, 22, (2), 524-534, 2008

9 Mark Juergensmeyer et al.: *The Oxford Handbook of Religion and Violence*, Oxford University Press, *2005*

10 Dennis J. Caine, Keith Russell und Liesbeth Lim: »Handbook of Sports Medicine and Science: Gymnastics«, *Olympic Handbook of Sports Medicine*, 2013

11 Shane Schwanbeck, Philip D. Chilibeck und Gordon Binsted: »A Comparison of Free Weight Squat to Smith Machine Squat Using Electromyography«, *Journal of Strength and Conditioning Research*, 23(9), 2588-2591, 2009

12 D. G. Behm, A. M. Leonard, W. B. Young, W. A. Bonsey und S. N. MacKinnon: »Trunk muscle electromyographic activity with unstable and unilateral exercises«, *Journal of Strength and Conditioning*, 19(1), 193-201, 2005

13 R. L. Snarr und M. R. Esco: »Electromyographic Comparison of Traditional and Suspension Push-Ups«, *Journal of Human Kinetics*, 39, 75-83, 2013

14 R. L. Snarr, M. R. Esco, E. V. Witte, C. T. Jenkins und R. M. Brannan: »Electromyographic activity of rectus abdominis during a suspension push-up compared to traditional exercises«, *Journal of Exercise Physiology*, 16(3), 1-8, 2013

15 Daniel Hubbard: »Is Unstable Surface Training Advisable for Healthy Adults?«, *Strength and Conditioning Journal*, 32, 64-66, 2010

16 M. Marilyn Flint und Janet Gudgell: »Electromyographic Study of Abdominal Muscular Activity during Exercise«, *Research Quaterly, American Association for Health, Physical Education and Recreation*, 36(1), 2013

17 Sami P. Tarnanen et al.: »Effect of Isometric Upper-Extremity Exercises on the Activation of Core Stabilizing Muscles«, *Archives of Physical Medicine and Rehabilitation*, 89(3), 513-521, 2008

18 B. Gutin und S. Lipetz: »An Electromyographic Investigation of the Rectus Abdominis in Abdominal Exercises«, *Research Quarterly, American Association for Health, Physical Education and Recreation*, 42(3), 1971

19 Ebd.

20 M. Vogt und H.H. Hoppeler: "Eccentric exercise: mechanisms and effects when used as training regime or training adjunct", *Journal of Applied Physiology*, 116(11), 1446-1454, 1985

KAPITEL 6

1 S. Alhassan, S. Kim, A. Bersamin, A. C. King und C. D. Gardner: »Dietary adherence and weight loss success among overweight women: results from the A to Z weight loss study«, *International Journal of Obesity*, 32(6), 985-991, 2008

2 T. M. Stewart; D. A. Williamson und M. A. White: »Rigid vs. flexible dieting: association with eating disorder symptoms in nonobese women«, *Appetite*, 38(1), 39-44, 2002

3 James L. Hargove: »Does the history of food energy units suggest a solution to ›Calorie confusion‹?«, *Nutrition Journal*, 6, 44, 2007

4 G.R. Beecher, K.K. Stewart, J.M. Holden, J.M. Harnly und W.R. Wolf: »Legacy of Wilbur O. Atwater: human nutrition research expansion at the USDA – interagency development of food composition research«, *The Journal of Nutrition*, 139(1), 178-184, 2009

5 D. A. Schoeller: »The energy balance equation: looking back and looking forward are two very different views«, *Nutrition Reviews*, 67(5), 249-254, 2009

6 Kevin D. Hall: »What is the Required Energy Deficit per unit Weight Loss?«, *International Journal of Obesity*, 32(3), 573-576, 2008

7 Elliot et al.: »Sustained depression of the resting metabolic rate after massive weight loss«, *American Journal of Clinical Nutrition*, 49(1), 93-96, 1989

8 E. Cavallo, F. Armellini, M. Zamboni, R. Vicentini, M.P. Milani und O. Bosello: »Resting metabolic rate, body composition and thyroid hormones. Short term affects of very low calorie diet«, *Hormone and Metabolic Research*, 22(12), 632-635, 1990

9 Janet Polivy: »Psychological Consequences of Food Restriction«, *Nutrition Research Newsletter*, FindArticles.com, 2012, 1996

10 W. H. Saris: »Very-low calorie diets and sustained weight loss«, *Obesity Review*, 9(4), 295-301, 2001

11 T. A. Wadden, A. J. Stunkard, S. C. Day, R. A. Gould und C. J. Rubin: »Less food, less hunger: reports of appetite and symptoms in a controlled study of a protein-sparing modified fast«, *International Journal of Obesity*, 11(3), 239-249, 1987

12 T. A. Wadden, A. J. Stunkard, K. D. Brownell und S. C. Day: »A comparison of two very-low-calorie diets: protein-sparing-modified fast versus protein-formula-liquid diet«, *American Journal of Clinical Nutrition*, 41(3), 533-539, 1985

13 A. Astrup und S. Rossner: »Lessons from obesity mangement programmes: greater initial weight loss improves long-term maintenance«, *Obesity Reviews*, 1(1), 17-19, 2001

14 N. R. Rodriguez; N. M. Di Marco und S. Langley: »American College of Sports Medicine position stand, Nutrition and athletic performance«, *Medicine and Science in Sport and Exercise*, 41(3), 709-731, 2009

15 C. D. Economos, S. S. Bortz und M. E. Nelson: »Nutritional practices of elite athletes. Practical recommendations«, *Sports Medicine*, 16(6), 381-399, 1993

16 K. C. Zalesin, B. A. Franklin und M. A. Lillystone: »Differential loss of fat and lean mass in morbidly obese after bariatric surgery«, *Metabolic Syndrome and Related Disorders*, 8(1), 15-20, 2010

17 C. K. Martin, S. K. Das, L. Lindblad et al.: »Effect of calorie restriction on the free-living physical

activity levels of nonobese humans: results of three randomized trials«, *Journal of Applied Physiology*, 110(4), 956–963, 2011

18 R. T. Withers, C. J. Noell, N. O. Whittingham, B. E. Chatterton, C. G. Schultz und J. P. Keeves: »Body composition changes in elite male bodybuilders during preparation for competition«, *Australian Journal of Science and Medicine in Sport*, 29(1), 11–16, 1997

19 G. E. van der Ploeg, A. G. Brooks, R. T. Withers, J. Dollman, F. Leaney und B. E. Chatterton: »Body composition changes in female bodybuilders during preparation for competition«, *European Journal of Clinical Nutrition*, 55(4), 268–277, 2001

20 M. J. Muller und A. Bosy-Westphal: »Adpative thermogenesis with weight loss in humans«, *Obesity* 21(2), 218–228, 2013

21 A. G. Dulloo, J. Jacquet, J.-P. Montani und Y. Schutz: »Adaptive thermogenesis in human body weight regulation: more of a concept than a measurable entity?«, *Obesity Review*, 13(2), 105–121, 2012

22 A. H. Manninen: »Is a calorie really a calorie? Metabolic advantage of low-carbohydrate diets«, *Journal of the International Society of Nutrition*, 1(2), 21–26, 2004

23 S. C. Lucan und Di Nicolantonio: »How calorie-focused thinking about obesity and related diseases may mislead and harm public health. An alternative.« *Public Health Nutrition*, 18(4), 571–581

24 J. O. Hill, J. C. Peters, D. Yang, T. Sharp, M. Kaler, M. M. Abumrad und H. L. Greene: »Thermogenesis in humans during overfeeding with medium-chain triglycerides«, *Metabolism*, 38(7), 641–648, 1989

25 M. P. St-Onge und P. J. Jones: »Physiological effects of medium-chained triglycerides: potential agents in the prevention of obesity«, *The Journal of Nutrition*, 132(3), 329–323, 2002

26 Richard D. Feinman und Eugene J. Fine: »›A calorie is a calorie‹ violates the second law of thermodynamics«, *Nutrition Journal*, 3, 9, 2004

27 Kristin Vandewater und Zata Vickers: »Higher-protein foods produce greater sensory-specific satiety«, *Phyisology & Behaviour*, 59(3), 579–583, 1996

28 C.S. Johnston, C.S. Day und P.D. Swan: »Postprandial thermogenesis in increased 100 % on a high-protein, low-fat diet in healthy, young women«, *Journal of American College Nutrition*, 21(1), 55–61, 2002

29 Lauren Cordain et al.: »Origins and evolution of the Western diet: health implications for the 21st century«, *American Journal of Clinical Nutrition*, 81(2), 341–354, 2005

30 M. A. Tarnopolsky, J. D. MacDougall und S. A. Atkinson: »Influence of protein intake and training status on nitrogen balance and lean body mass«, *Journal of Applied Physiology*, (64)1, 187–193, 1988

31 R. K. Chandra: »Nutrition and the immune system: an introduction«, *American Journal of Clinical Nutrition*, 66(2), 460–463, 1997

32 D. A. Schoeller und A. C. Buchholz: »Energetics of obesity and weight control: does diet composition matter?« *Journal of the American Dietetic Association*, 105(5 Suppl. 1), 24–28, 2005

33 Douglas Paddon-Jones, Eric Westman, Richard D. Mattes, Robert R. Wolfe, Arne Astrup und Margriet Westerterp-Plantenga: »Protein, weight management, and satiety«, *Journal of the American Dietetic Association*, 87(5), 1558–1561, 2008

34 J. E. Kim, L. E. O'Connor, L. P. Sands, M. B. Siebodnik und W. W. Campbell: »Effects of dietary protein intake on body composition changes after weight loss on older adults: a systematic review ad meta-analysis«, *Nutrition Reviews*, 74(3), 210–224, 2016

35 C. Williams, J. Brewer und M. Walker: »The effect of a high carbohydrate diet on running performance during a 30-km treadmill time trial«, *European Journal of Applied Physiology and Occupational Physiology*, 65(1), 18–24, 1992

36 P. D. Balsom, G. C. Gaitanos, K. Söderlund und B. Ekblom: »High-intensity exercise and muscle glycogen availability in humans«, *Acta Physioligca Scandinavia*, 165(4), 337–345, 1999

37 L. M. Burke, G. R. Cox, N. K. Cummings und B. Desbrow: »Guidelines for daily carbohydrate intake: do athletes achieve them?« *Sports Medicine*, 31(4), 267–299, 2001

38 Ebd.

39 K. D. Gifford: »Dietary fats, eating guides and public policy: history, critique, and recommendations«, *The American Journal of Medicine*, 30, 11, 2002

40 Ebd.

41 Estelle V. Lambert, David P. Speechly, Steven C. Dennis und Timothy D. Noakes: »Enhanced endurance in trained cyclists during moderate intensity exercise following 2 weeks adaptation to a high fat diet«, *European Journal of Applied Physiology and Occupational Physiology*, 69(4), 287–293, 1994

42 R. C. Brown: »Nutrition for oprtimal performance during exercise: carbohydrate and fat«, *Current Sports Medicine Reports*, 1(4), 222–229, 2002

43 Richard C. Davis: »Arctic Profiles: Frederick Schwatka (1849–1892)«, *Arctic*, 37(3), 302, September 1984

44 Olga Pivoarova et al.: »Changes of Dietary Fat and Carbohydrate Content Alter Central and Peripheral Clock in Humans«, *The Journal of Clinical Endocrinology & Metabolism*, 100(6), 2014

45 Stephen H. Boutcher: »High-Intensity Intermittent Exercise and Fat Loss«, *Journal of Obesity*, 2011: 868305, 2011

46 Abby C. King und Diane L. Tribble: »The Role of Exercise in Weight Regulation in Nonathletes«, *Sports Medicine*, 11(5), 331–349, 1991

47 A. Tremblay, J. A. Simoneau und C. Bouchard: »Impact of exercise intensity on body fatness and skeletal muscle metabolism«, *Metabolism*, 43(7), 814–818, 1994

48 M. S. Treuth et al.: »Effects of strength training on total and regional body composition in older men«, *Journal of Applied Physiology*, 77(2), 614–662, 1994

49 C. Melby, C. Scholl, G. Edwards und R. Bullough: »Effects of acute resistance exercise on postexercise energy expenditure and resisting metabolic rate«, *Journal of Applied Physiology*, 75(4), 1847–1853, 1993

50 D. L. Ballor, V. L. Katch, M. D. Becque und C. R. Marks: »Resistance weight training during caloric restriction enhances lean body weight maintenance«, *American Journal of Clinical Nutrition*, 47(1), 19–25, 1988

51 Dwight Scala, Jim McMillan, Danny Blessing, Ralph Rozenek und Mike Stone: »Metabolic Cost of Preparatory Phase of Training in Weight Lifting: A Practical Observation«, *Journal of Strength & Conditioning Research*, 1(3), 1987

52 C. R. Bruce et al.: »Endurance Training in Obese Humans Improves Glucose Tolerance and Mitochondrial Fatty Acid Oxidation and Alters Muscle Lipid Content«, *American Journal of Physiology: Endocrinology and Metabolism*, 291, E99–E107, 2006

53 Davide Grassi, Christina Lippi, Stefano Necozione, Giovambattista Desideri und Claudio Ferri: »Short-term administration of dark chocolate is followed by a significant increase in insulin sensitivity and decrease in blood pressure in healthy persons«, *American Journal of Clinical Nutrition*, 81(3), 611–614, 2005

54 C. H. Halsted: »Alcoholism and malnutrition. Introduction to the symposium«, *American Journal of Clinical Nutrition*, 33(12), 2705–2708, 1980

55 Y. Schultz: »Role of substrate utilization and thermogenesis on body-weight control with particular reference to alcohol«, *The Proceedings of the Nutrition Society*, 59(4), 511–517, 2000

56 Caroline M. Apovian: »Sugar-Sweetened Soft Drinks, Obesity, and Type 2 Diabetes«, *The Journal of American Medical Association*, 292(8), 978–979, 2004

57 H. Arima et al.: »Alcohol reduces insulin-hypertension relationship in a general population: the Hisayama study«, *The Journal of Clinical Epidemology*, 55(9), 863–839, 2002

58 Lucie Frémont: »Biological effects of resveratrol«, *Life Sciences*, 66(8), 663-673, 2000

59 Karine Spiegel, Esra Tasali, Plamen Penev und Eve Van Cauter: »Brief Communication: Sleep Curtailment in Healthy Young Men Is Associated with Decreased Leptin Levels. Elevated Ghrelin Levels, and Increased Hunger and Appetite«, *Annals of International Medicine*, (11), 846-850, 2004

60 J. R. Davidson, H. Moldofsky und F. A. Lue: »Growth hormone and cortisol secretion in relation to sleep and wakefulness«, *Journal of Psychiatry and Neuroscience*, 16(2), 96-102, 1991

61 J. Born, T. Lange, K. Hansen, M. Mölle und H. L. Fehm: »Effects of sleep and circadian rhythm on human circulating immune cells«, *The Journal of Immunology*, 158(9), 4454-4464, 1997

62 A. P. Signore, F. Zhang, Z. Wenig, Y. Gao und J. Chen: »Leptin neuroprotection in the CNS: mechanisms and therapeutic potentials«, *Journal of Neurochemistry*, 106(5), 1977-1990, 2008

63 »Summaries for patients. Sleep duration and levels of hormones that influence hunger«, *Annals of Internal Medicine*, 141(11), 152, 2004

64 Arlet V. Nedeltcheva, Jennifer M. Kilkus, Jacqueline Imperial, Dale A. Schoeller und Plamen D. Penev: »Insufficient sleep undermines dietary efforts to reduce adiposity«, *Annals of Internal Medicine*, 153(7), 435-441, 2010

65 James Arthur Harris und Francis Gano Benedict: »A Biometric Study Of Basal Metabolism In Man«, Carnegie Institution of Washington, 1919

66 S. Alhassan, S. Kim, A. Bersamin, A. C. King und C. D. Gardner: »Dietary adherence and weight loss success among overweight women: results from the A to Z weight loss study«, *International Journal of Obesity*, 32(6), 985-991, 2008

67 L. M. Burke, G. R. Cox, N. K. Cummings und B. Desbrow: »Guidelines for daily carbohydrate intake: do athletes achieve them?«, *Sports Medicine*, 31(4), 267-299, 2001

68 D. A. Schoeller und A. C. Buchholz: »Energetics of obesity and weight control: does diet composition matter?«, *The Journal of the American Dietetic Association*, 105 (5 Suppl. 1), S24-28, 2005

69 Estelle V. Lambert, David P. Speechly, Steven C. Dennis, Timothy D. Noakes: »Enhanced endurance in trained cyclists during moderate intensity exercise following 2 weeks adaptation to a high fat diet«, *European Journal of Applied Physiology and Occupational Physiology*, 69(4), 287-293, 1994

70 J. C. Brand, P. L. Nicholson, A. W. Thorburn und A. S. Truswell: »Food processing and the glycemic index«, *The American Journal of Clinical Nutrition*, 42(6), 1192-1196, 1985

71 M. Macari, M. J. Dauncey und D. L. Ingram: »Changes in food intake in response to alterations in the ambient temperature: modifications by previous thermal and nutritional experience«, *European Journal of Physiology*, 396(3), 231-237, 1983

72 L. M. Burke, G. R. Cox, N. K. Cummings and B. Desbrow: »Guidlines for daily carbohydrate intake: do athletes achieve them?«, *Sports Medicine*, 31(4), 267-299, 2001

73 D. A. Schoeller und A. C. Buchholz: »Energetics of obesity and weight control: does diet composition matter?«, *The Journal of the American Dietetic Association*, 105 (5 Suppl. 1), S24-28, 2005

74 Estelle V. Lambert, David P. Speechly, Steven C. Dennis und Timothy D. Noakes: »Enhanced endurance in trained cyclists during moderate intensity exercise following 2 weeks adaptation to a high fat diet«, *European Journal of Applied Physiology and Occupational Physiology*, 69(4), 287-293, 1994

KAPITEL 7

1 R. Tucker und M. Collins: »What makes Champions? A review of the relative contribution of genes and training to sporting success«, *British Journal of Sports Medicine*, 46(8), 555-561, 2012

2 Keith Baar: »Using Molecular Biology to Maximize Concurrent Training«, *Sports Medicine*, 44 (Suppl. 2), 117-125, 2014

3 Robert C. Hickson: »Interference of strength development by simultaneously training for strength and endurance«, *European Journal of Appied Physiology and Occupational Physiology*, 45(2-3), 255-263, 1980

4 Fred Hatfield: *Powerlifting: A Scientific Approach*, CreateSpace Independent Publishing, 2015

5 Vladimir M. Zatsiorsky: *Science and Practice of Strength Training*, Champaign, IL: Human Kinetics Publishers, 1995

6 P. W. Winwood, P. A. Hume, J. B. Cronin und J. W. Keogh: »Retrospective injury epidemiology of strongman athletes«, *Journal of Strength and Conditioning*, 28(1), 26-42, 2014

7 J. Siewe et al.: »Injuries and overuse syndromes in competitive and elite bodybuilding«, *International Journal of Sports Medicine*, 35 (11), 943-948, 2014

8 J. Keogh, P. A. Hume und S. Pearson: »Retrospective injury epidemiology of one hundred competitive Oceania power lifters: the effects of age, body mass, competitive standard, and gender«, *Journal of Strength and Conditioning Research*, 20(3), 672-681, 2006

9 A. Raske und R. Norlin: »Injury incidence and prevalence among elite weight and power lifters«, *American Journal of Sports Medicine*, 30(2), 248-256, 2002

10 G. Calhoon und A. C. Fry: »Injury rates and profiles of elite competitive weightlifters«, *Journal of Athletic Training*, 34(3), 232-238, 1999

11 Mark J. Haykowsky, D. Warburton und E. R. Darren: "Pain and Injury Associated with Powerlifting Training in Visually Impaired Athletes", *Journal of Visual Impairment & Blindness*, 93(4), 236-241, 1999

12 E. W. Brown und R. G. Kimball: »Medical history associated with adolescent powerlifting«, *Pediatrics*, 72(5), 636-644, 1983

13 P. T. Hak, E. Hodzovic und B. Hickey: »The nature and prevalence of injury during CrossFit training«, *Journal of Strength and Conditioning Research*, 2013

14 W. F. Brechue und T. Abe: »The role of FFM accumulation and skeletal muscles architecture in powerlifting performance«, *European Journal of Applied Physiology*, 86(4), 327-336, 2002

15 M. Lovera und J. Keogh: »Anthropometric profile of Powerlifters: differences as a function of bodyweight class and competitive success«, *The Journal of Sports Medicine and Physical Fitness*, 55(5), 478-487, 2015

16 T. W. Kaminski, C. V. Wabbersen und R. M. Murphy: »Concentric versus enhanced eccentric hamstring strength training: clinical implications«, *Journal of Athletic Training*, 33(3), 216-221, 1998

17 Vogt, Michael und Hans. H. Hoppeler: »Eccentric exercise: mechanisms and effects when used as training regime or training adjunct«, *Journal of Applied Physiology*, 116(11), 1146-1454, 2014

18 M. Wernbom, M. J. Augustsson und R. Thomeé: »The influence of frequency, intensity, volume and mode of strength training on whole muscle cross-sectional area in humans«, *Sports Medicine*, 37(3), 225-264, 2007

19 Nicholas A. Burd et al.: »Muscle time under tension during resistance exercise stimulates different muscle protein sub-fractional synthetic responses in men«, *The Journal of Physiology*, 590(2), 351-362, 2012

20 Nathaniel D. M. Jenkins und Ty Palmer: »Implement Training for Concentric-based Muscle-Actions«, *Strength and Conditioning Journal*, 34(2), 1-7, 2012

21 D. J. Housh, T. J. Housh, J. P. Weir, L. L. Weir, T. K. Evetovich und P. E. Donlin: »Effects of unilateral concentric-only dynamic constant external resistance training on quadriceps femoris cross-sectional area«, *Journal of Strength & Conditioning Research*, 1998

22 T. K. Evetovich, T. J. Housh, D. J. Housh, G. O. Johnson, D. B. Smith und K. T. Ebersole: »The effect of concentric isokinetic strength training of the quadriceps femoris on electromyography and muscle strength in the trained and untrained limb«, *Journal of Strength and Conditioning*, 15(4), 439-445, 2001

23 O. Kaidar-Person, B. Person, S. Szomstein und R.J. Rosenthal: »Nutritional deficiencies in morbidly obese patients: a new form of malnutrition? Part A: vitamins«, *Obesity Surgery*, 18(7), 870–876, 2008

24 J. Fuhrman und D. M. Ferreri: »Fueling the vegetarian (vegan) athlete«, *Current Sports Medicine Reports*, 9(4), 233–241, 2010

25 Wade L. Knez und Jonathan M. Peake: »The Prevalence of Vitamin Supplementation in Ultraendurance Triathletes«, *International Journal of Sports Nutrition and Exercise Metabolism*, 20(6), 2010

26 E. A. Applegate: »Nutritional considerations for ultra-endurance performance«, *International Journal of Sport Nutrition*, 1(2), 118–126, 1991

27 M. Leveritt und P. J. Abernethy: »Effects of Carbohydrate Restriction on Strength Performance«, *Journal of Strength & Conditioning Research*, 1999

28 P. J. Cribb und A. Hayes: »Effects of supplement timing and resistance exercise on skeletal muscle hypertrophy«, *Medicine and Science in Sports Exercise*, 38(11), 1918–1925, 2006

29 B. Esmarck et al.: »Timing of postexercise protein intake is important for muscle hypertrophy with resistance training in elderly humans«, *The Journal of Physiology*, 535(1), 301–311, 2001

30 R. Jentjens und A. Jeukendrup: »Determinants of post-exercise glycogen synthesis during short-term recovery«, *Sports Medicine*, 33(2), 117–144, 2003

KAPITEL 8

1 M. Yessies: »Kinesiological Research in the Sovjet Union«, *Journal of Health, Physical Education, Recreation*, 43(1), 93–98, 1972

2 M. Santello: »Review of Motor Control Mechanisms Underlying Impact Absorption from Falls«, *Gait & Posture*, 21(1), 85–94, 2005

3 Yuri V. Verkhoshansky und V. V. Lazarev: »Principles of planning speed and strength/speed endurance training in sports«, *National Strength and Conditioning Journal*, 11(2), 58–61, 1989

4 G. Markovic und P. Mikulic: »Neuro-musculoskeletal and performance adaptations to lower-extremity plyometric training«, *Sports Medicine*, 40(10), 859–95, 2010

5 M. Rouis, E. Attiogbé, H. Vandewalle, H. Jaafar, T. D. Noakes und T. Driss: »Relationship between vertical jump and maximal power output of legs and arms: Effects of ethnicity and sport«, *Scandinavian Journal of Medicine & Science in Sports*, 25(2), 197–207, 2014

6 E. Paul Zehr und Digby S. Sale: »Ballistic Movement: Muscle Activation and Neuromuscular Adaptation«, *Canadian Journal of Applied Physiology*, 19(4), 363–378, 1994

7 Geralt T. Mangine et al.: »The Effects of Combined Ballistic and Heavy Resistance Training on Maximal Lower- and Upper-Body Strength in Recreationally Trained Men«, *Journal of Strength & Conditioning Research*, 22(1), 132–139, 2008

8 E. Paul Zehr und Digby S. Sale: »Ballistic Movement: Muscle Activation and Neuromuscular Adaptation«, *Canadian Journal of Applied Physiology*, 19(4), 363–378, 1994

9 C. E. Anderson, G. A. Sforzo und J. A. Sigg: »The effects of combining elastic and free weight resistance on strength and power in athletes«, *The Journal of Strength & Conditioning Research*, 22(2), 567–574, 2008

10 Ebd.

11 J. J. Ghigiarelli, E. F. Nagle, F. L. Gross, R. J. Robertson, J. J. Irrgang und T. Myslinski: »The effects of 7-week heavy elastic band and weight chain program on upper-body strength and upper-body power in a sample of division 1-AA football players«, *Journal of Strength and Conditioning Research*, 23(3), 756–764, 2009

12 F. A. Treiber et al.: »Effects of Theraband and lightweight dumbbell training on shoulder rotation torque and serve performance in college tennis players«, *American Journal of Sports Medicine*, 26(4), 510–515, 1998

13 P. A. Page, J. Lamberth, B. Abadie, R. Boling, R. Collins und R. Linton: »Posterior Rotator Cuff Strengthening Using Theraband® in a Functional Diagonal Pattern in Collegiate Baseball Pitchers«, *Journal of Athletic Training*, 28(4), 346–364, 1993

14 M. W. Stevenson, J. M. Warpeha, C. C. Dietz, R. M. Giveans und A. G. Erdman: »Acute effects of elastic bands during the free-weight barbell back squat exercise on velocity, power, and force production«, *Journal of Strength & Conditioning Research*, 24(11), 2944–2954, 2010

15 Fred Hatfield: *Power: A scientific approach*, McGraw Hill, 1989

16 A. C. Fry: »The role of resistance intensity of muscle fibre adaptation«, *Sports Medicine*, 10, 663–679, 2012

17 C. Fry: »The role of resistance exercise intensity on muscle fibre adaptations«, *Sports Medicine*, 10, 663–679, 2004

18 B. T. Crewther, T. Heke und J. W. Keogh: »The effects of training volume and competition on the salivary cortisol concentrations on Olympic weightlifters«, *Journal of Strength & Conditioning Research*, 25(1), 10–15, 2011

19 A. Storey und H. K. Smith: »Unique aspects of competitive weightlifting: performance, training and physiology«, *Sports Medicine*, 42(9), 769–790, 2012

20 B. T. Crewther, T. Heke und J. W. Keogh: »The effects of training volume and competition on the salivary cortisol concentrations on Olympic weightlifters«, *Journal of Strength & Conditioning Research*, 25(1), 10–15, 2011

21 I. Mujika, S. Padilla, D. Pyn und T. Busso: »Physiological changes associated with pre-event taper in athletes«, *Sports Medicine*, 34(13), 891–927, 2004

KAPITEL 9

1 A. W. Midgley, L. R. McNaughton und A. M. Jones: »Training to enhance the physiological determinants of long distance running performance: can valid recommendations be given to runners and coaches based on current scientific knowledge?«, *Sports Medicine*, 37(10), 857–80, 2007

2 E. Applegate: »Nutritional concerns of the ultra-endurance triathlete«, *Medicine and Science in Sports and Exercise*, 21 (5. Suppl.), S205–208, 1989

3 Christopher McDougall: *Born to Run*, München: Heyne, 2015

4 Rasmus Nielsen, Joshua M. Akey, Mattias Jakobsson, Jonathan K. Pritchard, Sarah Tishkoff und Eske Willerslev: »Tracing the peopling of the world through genomics«, *Nature* 541, 302–310, 2017

5 A. I. Daoud, G. J. Geissler, F. Wang, J. Saretsky, Y.A. Daoud und D.E. Lieberman: »Foot strike and injury rates in endurance runners: a retrospective study«, *Medicine and Science in Sport and Exercise*, 44(7), 1325–1343, 2012

6 E. Applegate: »Nutritional concerns of the ultra-endurance triathlete«, *Medicine and Science in Sports and Exercise*, 21 (5. Suppl.), S205–208, 1989

7 R. H. Eckel et al.: »Carbohydrate Balance predicts weight and fat gain in adults«, *American Journal of Clinical Nutrition*, 83(4), 803–808, 2006

8 Ruth Porter und Julie Whelan (Hrsg.): »*Human Muscle Fatigue: Physiological Mechanisms*«, Ciba Foundation Symposium 82, 2008

9 Thomas J. Roberts und Richard A. Belliveau: »Sources of mechanical power for uphill running in humans«, *Journal of Experimental Biology*, 208, 1963–1970, 2005

10 G. Vernillo, M. Giandolini. W. B. Edwards, J. Morin, P. Samozino, N. Horvais und G. Y. Millet: »Biomechanics and Physiology of Uphill and Downhill Running«, *Sports Medicine*, 47(4), 615–629, 2017

11 Mark A. Sloniger, Kirk J. Cureton, Barry M. Prior und Ellen M. Evans: »Lower extremity muscle activation during horizontal and uphill running«, *Journal of Applied Physiology*, 83(6), 2073–2079, 1997

12 G. Vernillo, A. Savoldelli, A. Zignoli, P. Trabucchi, B. Pellegrini, G.P. Millet und F. Schena: »Influence of the world's most challenging mountain

ultra-marathon on energy cost and running mechanics«, *European Journal of Applied Physiology*, 114(5), 929-939, 2014

13 G. Vernillo, A. Savoldelli, A. Zignoli, S. Skafidas. A. Fornasiero, A. la Torre, L. Bortolan, B. Pellegrini und F. Schena: »Energy cost and kinematics of level, uphill and downhill running: fatigue-induced changes after a mountain ultramarathon«, *Journal of Sports Science*, 33(19), 1998-2000, 2015

14 M. Giandolini, G. Vernillo, P. Samozino, N. Horvais, W. B. Edwards, J. B. Morin und G. Y. Millet: »Fatigue associated with prolonged graded running«, *European Journal of Applied Physiology*, 116(10), 1859-1873, 2016

15 S. Gottschall Jinger und Rodger Kram: »Ground reaction forces during downhill and uphill running«, *Journal of Biomechanics*, 38(3), 445-452, 2005

16 R. G. Eston, J. Mickleborough und V. Baltzopoulos: »Eccentric activation and muscle damage: biomechanical and physiological considerations during downhill running«, *British Journal of Sports Medicine*, 29, 89-94, 1995

17 William A. Braun und Darren J. Dutto: »The effects of a single bout of downhill running and ensuing delayed onset of muscle soreness on running economy performed 48 h later«, *European Journal of Applied Physiology*, 90(1), 29-34, 2003

18 I. Tabata, K. Nishimura, M. Kouzaki, Y. Hirai, F. Ogita, M. Miyachi und K. Yamamoto: »Effects of moderate-intensity endurance and high-intensity intermittent training on anaerobic capacity and VO2max«, *Medicine and Science in Sport and Exercise*, 28(10), 1327-1330, 1996

19 Dan Topolski: *True Blue*, New York: Doubleday, 1989

20 David Halberstam: *The Amateurs*, New York: William Morrow & Co, 1985

21 Thomas Mazzone, M. D.:»Kinesiology of the rowing stroke«, *National Strength & Conditioning Association Journal*, 10(2), 4-13,1988

22 Fredrick C. Hagerman: »Applied Physiology of Rowing«, *Sports Medicine*, 1(4), 303-326, 1984

23 Jesús García-Pallarés und Mikel Izquierdo: »Strategies to Optimize Concurrent Training of Strength and Aerobic Fitness for Rowing and Canoeing«, *Sports Medicine*, 41(4), 329-343, 2011

24 Frederick P. Prince, Robert S. Hikida und Fredrick C. Hagerman: »Human muscle fiber types in power lifters, distance runners and untrained subjects«, *Pflügers Archive*, 363(1), 19-26, 1976

25 J. P. McCarthy, J. C. Agre, B. K. Graf, M. A. Pozniak und A. C. Vailas: »Compatibility of adaptive responses with combining strength and endurance training«, *Medicine and Science in Sport and Exercise*, 27(3), 429-436, 1995

26 Anthony C. Hackney: »Endurance Training and Testosterone Levels«, *Sports Medicine*, 8(2), 117-127, 1989

27 G. J. Bell, D. G. Syrotuik, K. Attwood und H. A. Quinney: »Maintenance of Strength Gains While Performing Endurance Training in Oarswomen«, *Canadian Journal of Applied Physiology*, 18(1), 104-115, 1993

28 T. W. Lawton, J. B. Cronin und M. R. Mcguigan: »Strength testing and training of rowers: a review«, *Sports Medicine*, 41(5), 413-432, 2011

29 Tommy R. Lundburg, Rodrigo Fernandez-Gonzalo, Thomas Gustafsson und Per A. Tesch: »Aerobic exercise does not compromise muscle hypertrophy response to short-term resistance training«, *Journal of Applied Physiology*, 114(1), 81-89, 2012

30 T. R. Lundburg, R. Fernandez-Gonzalo, P. A. Tesch, E. Rullman und T. Gustafsson: »Aerobic exercise augments muscle transcriptome profile of resistance exercise«, *American Journal of Physiology*, 310(11), R1279-1289, 2016

31 F. Ingjer: »Effects of endurance training on muscle fibre ATP-ase activity, capillary supply and mitochondrial content in man«, *The Journal of Physiology*, 294, 419-432, 1979

32 B. R. Rønnestad, E. A. Hansen und T. Raastad: »Effect of heavy strength training on thigh muscle cross-sectional area, performance determinants, and performance in well-trained cyclists«, *European Journal of Applied Physiology*, 108(5), 965-975, 2010

33 www.britishcycling.org.uk/knowledge/bike-kit/article/izn20160113-Ask-the-experts-how-to-Beginner-strength-exercises-for-cyclists-0; www.britishcycling.org.uk/knowledge/bike-kit/set-up/article/20161103-Do-I-need-a-professional-bike-kit-0

34 P. Aagaard und J. L. Andersen: »Effects of strength training on endurance capacity in top-level endurance athletes«, *Scandinavian Journal of Medicine and Science in Sport*, 20(Supp. 2), 39-47, 2010

35 B. R. Rønnestadt, E. A. Hansen und T. Raastad: »Strength training improves 5-min all-out performance following 185 min of cycling«, *Scandinavian Journal of Medicine and Science in Sport*, 21(2), 250-259, 2011

36 O. Vikmoen, S. Ellefsen, Ø. Trøen, I. Hollan, M. Hanestadhaugen, T. Raastad und B. R. Rønnestad: »Strength training improves cycling performance, fractional utilization of VO2max & cycling economy in female cyclists«, *Scandinavian Journal of Medicine and Science in Sport*, 26(4), 384-396, 2016

37 Ebd.

38 Barry Strauss: Rowing against the Current, New York: Touchstone, 2001

KAPITEL 10

1 K. Anders Ericsson, Ralf T. Krampe und Clemens Tesch-Romer: »The Role of Deliberate Practice in the Acquisition of Expert Performance«, *Psychological Review*, 100(3), 363-406, 1993

2 I. A. Taylor: »A retrospective view of creativity investigation«, in: I.A. Taylor und J.W. Getzels (Hg.): *Perspectives in Creativity*. Chicago, IL, Aldine Publishing Co., 1-36, 1975

3 J. Doll und U. Mayr: »Intelligenz und Schachleistung - eine Untersuchung an Schachexperten«, *Psychologische Beiträge*, 29, 270-89, 1987

4 Natalia B. Stambulova, Craig A. Wrisberg und Tatjana V. Ryba: »A Tale of Two Traditions in Applied Sport Psychology: The Heyday of Soviet Sport and Wake-Up Calls for North America«, *Journal of Applied Sport Psychology*, 18(3), 2006

5 »Worldwide obesity has doubled since 1980«, The World Health Organization, Februar 2014: www.who.int/gho/ncd/risk_factors/obesity_text/en/

6 »Physical inactivity is the fourth leading risk factor for global mortality«, The World Health Organization, Februar 2014: www.who.int/mediacentre/factsheets/fs385/en/

7 T. M. Stewart, D. A. Williamson und M. A. White: »Rigid vs. flexible dieting: association with eating disorder symptoms in nonobese women«, *Appetite*, 38(1), 39-44, 2002

8 S. A. McNaughton, D. Crawford, K. Ball und J. Salmon: »Understanding Determinants of nutrition, physical activity and quality of life among older adults: the Wellbeing, Eating and Exercise for a Long Life (WELL) study«, *Health Quality of Life Outcomes*, 10, 109, 2012

9 T. Curtis: »Strength Training Modalities: The Perfect Workout?«, *National Strength & Conditioning Association Journal*, 13(6), 83-85, o. J.

STICHWORTVERZEICHNIS

Kursiv **gesetzte Begriffe und Seitenzahlen beziehen sich auf Übungen und die entsprechenden Trainingstipps.**

A

B

C

D

L

M

T

U

V

W

Y

Z

ÜBER DEN AUTOR

Ross Edgley ist Sportler, Abenteurer und Autor, dessen jahrzehntelange Karriere sich über jeden vorstellbaren Bereich des Sports, der Fitness und der Ernährung erstreckt. Er hat auf der ganzen Welt Rekorde aufgestellt und wird als »The World's Most Travelled Fitness Expert« (*GQ*, 2016) bezeichnet: als der am weitesten gereiste Fitnessexperte der Welt. Ross wurde 2016 von Askmen.com in der Liste der World's 50 Top Fittest Men aufgeführt, nachdem er

- einen Marathon gelaufen war, bei dem er ein 1,4 Tonnen schweres Auto hinter sich her gezogen hatte (von den Medien als »der härteste Marathon der Welt« bezeichnet);
- 8848 Meter, die Höhe des Mount Everest, an einem Seil hochgeklettert war (»das längste Seilklettern der Welt«);
- 1600 Kilometer in einem Monat barfuß gewandert war, mit einem 50 Kilo schweren Rucksack;
- einen Triathlon mit olympischer Distanz absolviert hatte, wobei er einen 45 Kilo schweren Baumstamm getragen hatte;
- 31 Marathons in 31 Tagen auf einem Laufband in seiner Küche gelaufen war und dabei verschiedene Rezepte probiert hatte;
- über 100 Kilometer mit einem 45 Kilo schweren Baumstamm durch die Karibische See geschwommen war;
- ohne Unterbrechung 48 Stunden im Commando Training Centre der Royal Marines geschwommen war.

Er ist Begründer der Training-App *Primal 9* bei Menshealth.com, die 2017 die meisten Downloads verzeichnete, sowie Mitbegründer von Europas innovativster Sporternährungsmarke (THE PROTEIN WORKS™). Außerdem ist er stolzer Absolvent der weltbekannten School of Sport and Exercise Science der Loughborough University in London, England. Ross hat ein »Gräuel gegen den Durschnitt« und will mit seiner gesamten Arbeit Millionen Mitmenschen beibringen, dass der menschliche Körper weitaus stärker und mächtiger ist, als uns oftmals glauben gemacht wird.

DANKSAGUNG

Der Titel der Originalausgabe dieses Buches, *The World's Fittest Book*, ist sehr gewagt, aber er bezieht sich nicht auf mich oder auf das, was ich geleistet habe. Vielmehr ist er eine Würdigung an die Olympioniken, die World Champions, die Royal Marines und an die Genies der Kochkunst, die alle so wohlwollend zu den Erkenntnissen dieses Buches beigetragen haben. Jeder von ihnen nährte meine Vision, etwas zu erschaffen, das Millionen Menschen weiterbilden und kräftigen würde, und ohne ihre Hilfe gäbe es dieses Buch nicht. Deshalb werde ich jedem einzelnen Menschen, den du hier kennengelernt hast, ewig dankbar sein.

Das Buch wurde nur durch die fantastischen Menschen möglich, die ich kennenlernen, mit denen ich trainieren oder auf Reisen gehen durfte. Im Grunde ist es ein Nebenprodukt aus all dem Fachwissen, das sie mir in selbstloser Weise überlassen haben, und dieses Fachwissen beginnt mit dem immens talentierten Team von Fotografen der hier gezeigten Bilder. Mein Dank geht an James Appleton, Simon Howard, Harvey Gibson, Chris Bailey und Richard Hunter. Ich danke euch, dass ihr mir mit euren Kameras über Berge, durch Seen und in die Fitnessstudios dieser Welt gefolgt seid, um dieses Buch ins Leben zu rufen.

Meine Familie und meine Freunde halfen mir, jedes Abenteuer, auf das ich mich einließ, auszuhecken, zu planen und oft auch zu Ende zu bringen. Ihren Anfang nahmen diese Abenteuer in der Regel mit einer Idee, die beim Sonntagsbraten ausgebrütet wurde. Am Ende sah es dann so aus, dass meine Familie mit im Support-Boot saß und gegen Seekrankheit und knapp zwei Meter hohe Wellen in der Karibischen See ankämpfen musste, während ich mit einem an meiner Badehose befestigten Baumstamm im Wasser schwamm. Diese Art des selbstlosen Engagements zeigt, wie glücklich ich bin, diese Menschen in meinem Leben zu haben.

Ich danke Mark, Nick, Karl, Laura und dem Team von THE PROTEIN WORKS™; ich glaube nicht, dass es eine andere Firma in der Welt gibt, die die Teilnahme an einem Triathlon mit einem Baum auf dem Rücken oder einen Marathon mit einem Auto im Schlepptau als Teil deines Jobs so ungebremst unterstützt. Für eure Hilfe bei jedem meiner verrückten Abenteuer (und einer endlosen Versorgung mit Protein-Brownies) möchte ich ein großes Dankeschön sagen.

Schließlich möchte ich mich bei dem tollen Verlagsteam bei Little, Brown bedanken. Ohne dessen Hilfe würde das gesamte Buch nur als Kritzeleien in meinem Reisetagebuch sowie als ein zehn Jahre altes Dokument auf meinem Laptop existieren. Weil aber Adam Strange die engelhafte Geduld aufbrachte, sich mehr als 200 000 Wörter meines Sinnierens über Fitness und Ernährung durchzulesen, Alex Cooper es auf sich nahm, mit mir durch das Land zu reisen und Studios zu besuchen, und Stephanie, Duncan, Abby, Sian, Alison und das gesamte Team nichts dagegen einzuwenden hatten, mit mir eine Telefonkonferenz abzuhalten, während ich auf einem Spinning-Bike oder an der Seite eines Beckens bei einem 30-Kilometer-Schwimmens saß, wurde mein Traum, dieses Buch zu verlegen, Wirklichkeit.

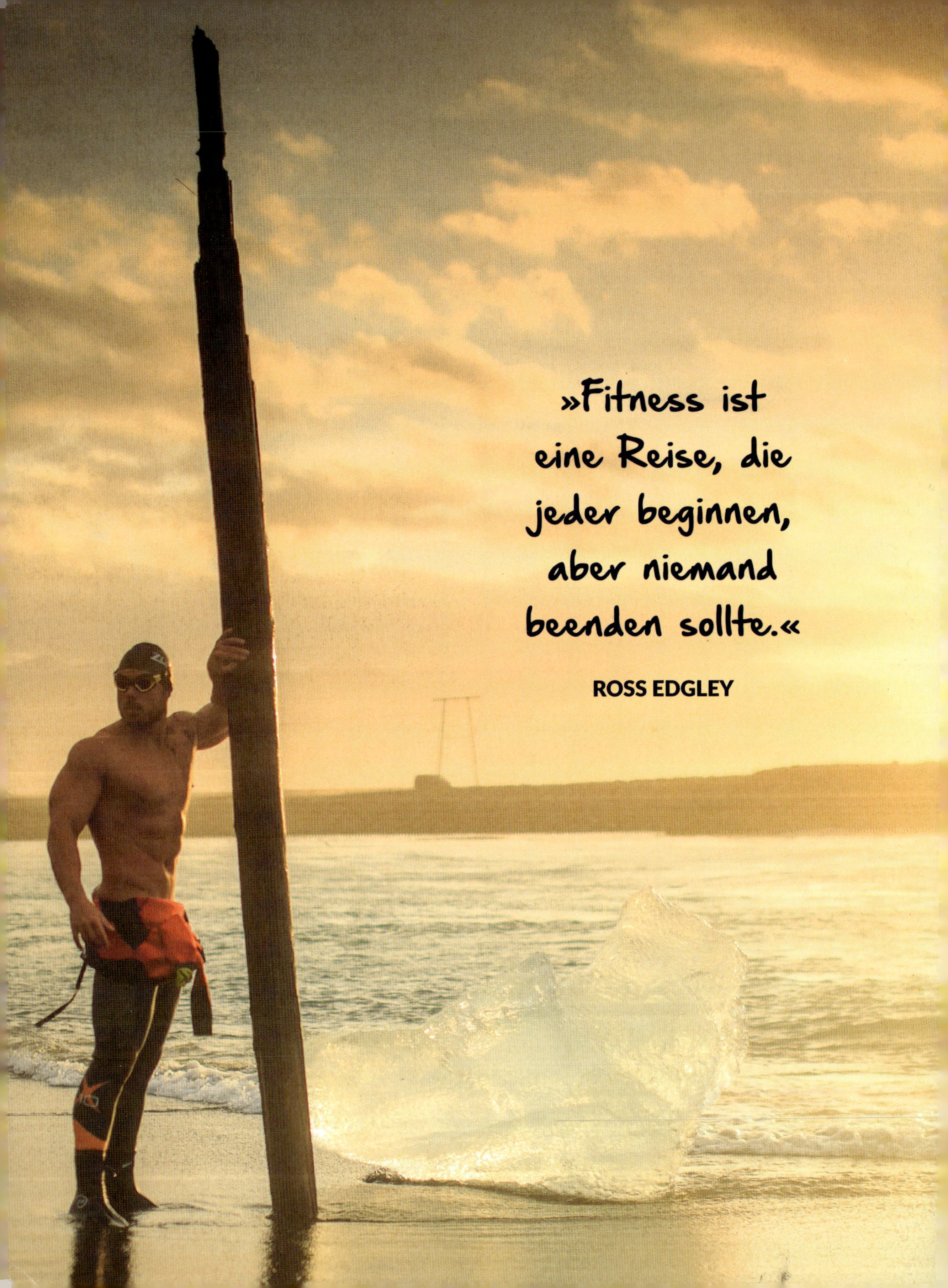
»Fitness ist
eine Reise, die
jeder beginnen,
aber niemand
beenden sollte.«
ROSS EDGLEY